Beate Helm

Kalifornische Blüten und Bewusstseinsarbeit

BEATE HELM

# KALIFORNISCHE BLÜTEN UND BEWUSSTSEINSARBEIT

EDELSTEINE, AROMATHERAPIE, MEDITATION, SEELENREISEN,
KÖRPER- UND ENERGIEARBEIT, MALEN & ASTROLOGIE

SATI-VERLAG

Bibliografische Information der Deutschen Nationalbibliothek:
Die Deutsche Nationalbibliothek verzeichnet diese Publikation in der Deutschen Nationalbibliografie; detaillierte bibliografische Daten sind im Internet über http://dnb.dnb.de abrufbar.

© 2015 Sati-Verlag, Bremen

Titelbild: Uhland (fotolia.com)

Herstellung: BoD – Books on Demand, Norderstedt

ISBN: 978-3-944013-49-7

# INHALTSVERZEICHNIS

# Wichtige Hinweise

Die Blütentherapie ist ein Weg zur Harmonisierung und Selbstheilung der Persönlichkeit. Sie unterstützt darin, um eigenständig seine inneren Potenziale umsetzen und ein bewusstes Leben in Einklang mit seiner wahren Natur führen zu können.

Die Blütenessenzen entfalten ihre Wirkung im seelischen und geistigen Bereich. Mit der Heilung oder Linderung körperlicher Beschwerden und psychischer Erkrankungen kann die Blütentherapie nicht in Zusammenhang gebracht werden. Wenn in dem vorliegenden Buch in der Medizin gebräuchliche Begriffe wie Heilung, Therapie, Patient oder Diagnose verwendet werden, so ist dies nicht im Sinne der Schulmedizin und des Heilpraktikergesetzes, sondern im auf den seelisch-geistigen Bereich übertragenen Sinn zu verstehen.

Die angeführten ätherischen Öle sind nur für die äußere Anwendung bestimmt. Bei Schwangeren, Epileptikern, Patienten mit Bluthochdruck und Kindern vor der Anwendung bitte erst Rücksprache bei einem erfahrenen Aromatherapeuten halten.

Die Einnahme der Blütenessenzen und die Ausführung der Übungen und zusätzlichen Methoden finden in eigener Verantwortung statt.

# Dank

Ich danke Dr. Edward Bach für die Begründung der Arbeit mit Blütenessenzen, seine hohe Sensibilität für die Pflanzenwelt und die Seele des Menschen.

Dank möchte ich auch Patricia Kaminski und Richard Katz sagen für ihre ebenso feinfühlige Forschungsarbeit, die zur Entdeckung und Entwicklung der Kalifornischen Blütenessenzen führte, die in ausgeprägter und differenzierter Weise auf die Anforderungen und Bewusstseinsprozesse der heutigen Zeit eingehen.

Dankbar bin ich auch Renate Sperling für ihr schönes Buch „Vom Wesen der Edelsteine".

Außerdem danke ich allen Menschen und Situationen, denen ich begegnen durfte, um die Erfahrungen zu sammeln, die ich in dieses Buch eingebracht habe.

Danken möchte ich auch dem Aquamarin Verlag für die Umsetzung des „Bach-Blüten-Orakels" und des Buchs „Die Heilkräfte der kalifornischen Blütenessenzen".

Besonders danke ich meinen Eltern Karl und Irene und meinen Geschwistern Uwe und Claudia, die auf meinem sehr unkonventionellen Lebensweg immer fest an meiner Seite standen.

# 1. EINFÜHRUNG

## DR. EDWARD BACH

Dr. Edward Bach arbeitete als Arzt und Forscher in verschiedenen Bereichen. Zuletzt faszinierte ihn die klassische Homöopathie, mit der auch erfolgreich praktizierte. 1928 gab er seine florierende Praxis und seine Forschungsarbeiten auf. Er wollte sich auf die Suche nach Pflanzen machen, die auf die ganze Persönlichkeit des Menschen wirken. Sein Ziel war eine Heilmethode, die einfach und für alle Menschen leicht anzuwenden ist. Er verbrannte seine ganzen Forschungsunterlagen, trennte sich damit von seiner bisherigen Arbeit und begann vollkommen neu. Dazu begab er sich auf Wanderschaft in die Natur. Mit Hilfe seiner hohen Sensibilität und Intuition fand er 38 Blütenessenzen, kurz Bach-Blüten genannt.

Nach einem intensiven Leben in Kontakt mit den schmerzhaftesten Seelenzuständen bei seinen Patienten und sicher auch sich selbst und in feinfühligem Kontakt mit den Schwingungen der Natur verstarb Dr. Edward Bach 1936.

## DIE NACHFOLGER UND SEELENGEFÄHRTEN

Inspiriert durch die seelische Schaffenskraft von Dr. Bach wurden und werden auch immer noch von dafür sensiblen Menschen auf der ganzen Welt neue Pflanzen entdeckt, die mit bestimmten Seelenzuständen des Menschen korrespondieren und diese auf ihre konstruktive Seite bringen und harmonisieren können.

Bekannt geworden sind dabei vor allem die kalifornischen Blütenessenzen. Sie wurden von Richard Katz seit 1978 entdeckt und in der von ihm 1979 gegründeten und seit 1980 von seiner Frau Patricia Kaminski mit geführten Flower Essence Society FES (www.flowersociety.org) erforscht und hergestellt. Dabei werden Problematiken der heutigen Zeit hervorgehoben und die einzelnen Seelenzustände stärker differenziert. Er hat zuerst 72 Essenzen gefunden, die auf 103 erweitert wurden. Auch heute wird in der FES weiterhin geforscht und werden neue Blütenessenzen intuitiv erfasst und entdeckt.

Der Kern der kalifornischen Blüten ist die Öffnung für und vor allem die Integration von Spiritualität in das heutige Alltagsleben: wie schütze ich mich bei zu hoher Sensibilität? Wie bleibe ich geerdet, in meinem Körper, meiner Sexualität, in Bezug zu meinen dunklen Seiten, wenn ich mich spirituell öffne, z.B. durch regelmäßige Meditation oder andere Übungen? Wie schaffe ich den Spagat zwischen Spiritualität und Liebesbeziehungen, Sex, Alltagsanforderungen, zwischen der männlichen und weiblichen Seite in mir? Wie heile ich meine emotionalen Wunden, um mich wieder öffnen zu können?

Richard Katz war ursprünglich als Mathematiker und Physiker tätig. Er entwickelte zunehmend Interesse für das Seelenleben des Menschen und studierte Psychologie. Danach vertiefte er sich in Pflanzenheilkunde und Meditation. Nach langer und intensiver Erfahrung mit den Bach-Blüten begab er sich ab 1978 auf die Suche nach Blütenessenzen, die in Nordamerika heimisch sind.

Patricia Kaminski ist auf einer Farm in Nebraska groß geworden und hatte deshalb schon früh einen engen Kontakt zur Natur, zu Pflanzen und Tieren. An der Universität von Nebraska engagierte sie sich bei der Gründung des ersten Women's Studies Program, einer Bewegung, in der die Betrachtung der Frau und ihrer Rolle und Definition nicht mehr den Männern überlassen wurde, sondern mit der realen Erfahrung, der realen Weiblichkeit in Einklang gebracht werden wollte - eine Erforschung des weiblichen Geschlechts aus den Augen der Frau heraus. Danach arbeitete sie als Lehrerin und in sozialen Projekten. Sie lernte die Wirksamkeit der Bach-Blüten vor allem bei Schülern mit Lernschwierigkeiten kennen und setzte sie dort erfolgreich ein. Sie hat sich weitergebildet im Heilen, speziell der Pflanzenheilkunde, im Lehren und in der Anthroposophie in Bezug auf beide Bereiche. Sie leitet die Ausbildungen an der FES und betätigt sich mit ihrem Mann als Autorin.

(Die Informationen über die Begründer sind der Homepage der FES entnommen. www.flowersociety.org)

DIE EINNAHME VON BLÜTENESSENZEN

Je nachdem wie tief und chronisch der Seelenzustand ist, wird eine ausgewählte Blütenmischung eingenommen. Diese besteht zu einem Viertel aus Weinbrand oder Essig zur Haltbarmachung, zu drei Vierteln aus stillem Mineralwasser und dazu kommen auf 10ml jeweils 1 Tropfen Uressenz aus der Stockbottle. Die Mischung kommt in eine braune Pipettenflasche, am besten von 30 ml, und wird normalerweise 4 Mal täglich, nur nicht direkt vor und nach dem Essen eingenommen.

Die Einnahme kann eine oder mehrere Wochen lang notwendig sein. In akuten Zuständen nimmt man die Mischung mindestens ein Mal stündlich ein, bis eine Besserung spürbar wird. Dann reduziert man die Einnahmehäufigkeit auf alle 2-3 Stunden. Am nächsten Tag prüft man das Befinden. Wenn der Zustand noch etwas wahrnehmbar ist, wird die Mischung 4 mal täglich oder intuitiv nach Bedarf noch weiter genommen. Es gibt keine rigiden, festen Regeln. Das energetische System und seine Selbstregulationsfähigkeiten nach Aufnahme der Blütenessenzen sind bei jedem Menschen anders und es bedarf seiner Mitarbeit, seiner Selbstwahrnehmung, um zu entscheiden, wann eine Mischung ihren Dienst getan hat und die Einnahme entweder ganz beendet oder die Mischung zum Teil oder vollständig neu zusammengestellt werden muss.

Bei tiefer liegenden oder schon sehr lange währenden negativen Seelenzuständen bedarf es einer sanften, langsamen Einwirkung auf die seelischen Wunden, geistigen Fixierungen oder eine andere Form von innerer Verletzung oder Starre im System. Es kommen langsam und in genau der richtigen Dosis die zu bearbeitenden Spannungen, Ängste, Konflikte, Abwehrmechanismen, Gefühle und Gedanken an die Oberfläche, die zu dem Thema gehören und können nach und nach verarbeitet werden.

Im Vergleich zu anderen therapeutischen Methoden wirken die Blütenessenzen immer schonend im Sinne der Sanftheit und dem Tempo des Bewusstwerdungsprozesses. Es ist keine Holzhammermethode, sondern absolut im Einklang mit dem Klienten. Wenn man das Gefühl haben sollte, eine Pause im inneren Prozess zu benötigen, setzt man mit der Einnahme einfach entsprechend aus. Aber das ist im Allgemeinen nicht notwendig. Es herrscht eine weise Verbindung und Zusammenarbeit zwischen der Wirkung der Blütenessenzen und dem Empfänger.

Die Blüten sind nicht nur harmonisierend, sondern es herrscht auch eine Harmonie zwischen der Blütenkraft und dem Ablauf des inneren Prozesses. Homöopathische Hochpotenzen z.B. können eine immense seelisch-geistige „Schlagkraft" besitzen, mit der aber nicht jeder umgehen kann. Blütenessenzen wirken dagegen immer sanft, darauf kann man sich verlassen, und dennoch tief. Das Geschehen wird oft als Liebe und Gnade wahrgenommen. Dennoch sind die Blütenessenzen keine „keep smiling"-Methode, sondern dringen in die untersten und hintersten Ecken vor, nur eben sanft und gemächlich, im Einklang mit dem Menschen, der sich ihrer Hilfe anvertraut.

Am authentischsten und sichersten ist es, die Blüten für die Mischung aus dem Unterbewusstsein heraus zu wählen, sei es mit Blütenkarten oder direkt durch Auswahl der Blütenfläschchen mit der linken Hand, mit der man bei geschlossenen Augen über die einzelnen Flaschen hinweggeht und dann intuitiv auf ein Fläschchen mit einem Finger tippt. Es gibt auch analytische Methoden zur Auswahl, aber die Wahl aus dem Unterbewusstsein heraus ist die Sicherste. Oft genug werden Blüten ausgewählt, die man insbesondere für sich selbst nie „freiwillig" gewählt hätte. Und schon die Auswahl allein gibt tiefen Einblick in die derzeitige Befindlichkeit. Am besten prüfen Sie für sich selbst, welche Methode am besten und stimmigsten aus Ihrer Sicht und Wahrnehmung ist.

## AUFBAU DES BUCHS

Das Buch ist so aufgebaut, dass sich dem Farbbild und der psychologischen Beschreibung der 103 Blütenessenzen die Zuordnung der entsprechenden Edelsteine und ätherischen Öle sowie Anregungen zur Bewusstseinsarbeit durch Körper- und Energiearbeit, Malen, Seelenreisen und Meditationen anschließt. Die Malthemen können mit jeder beliebigen Technik (Stifte, Aquarell, Öl etc.) umgesetzt werden. Die Seelenreise wird mit einer Entspannung begonnen, die im Anschluss beschrieben wird. Die meditativen Übungen werden entweder direkt erklärt oder einfach nur benannt. Sie erhalten beim Wunsch nach Vertiefung Literaturhinweise. Danach folgt die Zuordnung zu den astrologischen Konstellationen, die dem Blütenthema entsprechen.

## ENTSPANNUNG VOR DER SEELENREISE

Wählen Sie einen Ort und einen Zeitpunkt, an dem Sie ungestört sind. Merken Sie sich den Inhalt der jeweiligen Reise. Legen Sie sich auf den Rücken und atmen Sie bewusst sanft durch die Nase ein und danach tief und lange aus. Machen Sie eine kleine Pause, bevor Sie wieder einatmen. Die Atmung sollte in dieser Form bewusst und nur etwas verstärkt stattfinden. Es stellt sich zunehmend ein Gefühl der Ruhe ein.

Stellen Sie sich vor, dass mit jedem Ausatmen alles von Ihnen abfließt, was

Sie vom bisherigen Alltag noch mit sich herumtragen. Dabei lassen Sie immer mehr los und lassen sich vollkommen auf die Unterlage sinken. Wenn Sie entspannt und ruhig sind, zählen Sie bei jedem Ausatmen von 10 rückwärts bis 1. Danach können Sie die Bilder zur Seelenreise auftauchen lassen.

Falls Sie den Eindruck haben, dass Sie noch tiefer in das Thema einsteigen möchten, können Sie sich vorstellen, dass Sie eine Wendeltreppe nach unten gehen. Mit jeder Stufe wird es dunkler. Wenn Sie unten angekommen sind, sehen Sie vor sich einen langen Gang. Am Ende des Gangs, der ab und zu durch Fackeln an der steinernen Wand etwas erhellt wird, findet sich eine alte, schwere Holztür mit dem Namen des Themas bzw. des Persönlichkeitsanteils (oder wohin die Reise auch gehen soll) an der Tür. Sie öffnen die schwere, alte Tür und blicken hinein in diesen meist lange verschlossenen Raum Ihrer Seele.

Nachdem Sie alles gesehen und gehört haben, gehen Sie wieder hinaus aus dem Raum, den Gang zurück zur Wendeltreppe und steigen wieder nach oben, wobei es mit jeder Stufe heller wird.

Danach in beiden Fällen von 1 bis 10 hochzählen, sich recken und strecken, die Augen öffnen und wieder frisch und wach sein für den Alltag.


## CHAKRENARBEIT UND EINFÜHRUNG IN DIE PSYCHOLOGISCHE ASTROLOGIE

Im Anschluss an die 103 Blütenessenzen finden Sie eine Abhandlung zur Bedeutung der 7 Hauptchakren, die Symptome bei ihrer Über- und Unterfunktion und die Möglichkeiten, damit zu arbeiten.

Daran schließt sich eine Einführung in die psychologische Astrologie mit den 12 Grundenergien (Mars/Widder bis Neptun/Fische) an.

# 2. DIE 103 KALIFORNISCHEN BLÜTEN

## ALOE VERA
Aloe vera

### DIE PFLANZE

Die Aloe vera gehört zu der Familie der Liliengewächse. Ihre 40 bis 50 cm langen, blaugrünen, fleischigen Blätter tragen an ihrem Rücken dreieckige, zahnförmige Hornbildungen. Der vielblumige Blütenstand, der bei der hier verwendeten Blütenessenz gelbe Blüten trägt, erreicht eine Höhe von 90 cm. Aloe vera wird in der Kosmetik als Feuchtigkeitsspender und zur Beruhigung und Kühlung der Haut zum Einsatz gebracht. Sie ist außerdem eine wichtige Heilpflanze im indischen Ayurveda.

### DIE BLÜTENESSENZ

Thema: Regeneration
Lichtseite: Hoher Energiepegel für den kreativen Selbstausdruck. Hohes Maß an Leistungsfähigkeit und Vitalität.
Schattenseite: Völlige Verausgabung ohne Pausen. Tendenz zum Workaholismus und Burnout-Syndrom.
Vision und Lernaufgabe: Gleichgewicht zwischen dem engagierten Einsatz seiner hohen schöpferischen Kräfte und regelmäßigen Zeiten der Entspannung.

„Ich fühle, wie ich mit Lebensenergie erfüllt werde."

Aloe vera ist ein hervorragendes Kühlungsmittel bei Sonnenbrand und Hautentzündungen. Es holt den überhitzten Körper wieder auf den Boden und entspannt. Genau dieselbe Wirkung übt die Blütenessenz auf das System Mensch aus. Wenn man sich in seinem kreativen Ausdruck und Engagement vollkommen eingebracht und verausgabt hat, und ein weiteres Drehen an der schöpferischen Aktivitätsspirale zur Überhitzung und zuletzt zum Ausbrennen führen würde, bringt Aloe vera die notwendige, wohltuende Abkühlung und Entspannung, die man sich ansonsten nie gegönnt hätte.

Stattdessen ist man überzeugt, bei all den Ideen und Aufgaben, in die man schon sein ganzes Herzblut gegeben hat, alles machen zu können, nur keine Pause. Man sprudelt über an Kreativität und Inspiration, die man in eine Form gießen möchte. Sie sollen die eigene Persönlichkeit zum Ausdruck bringen und zudem für das Ganze nützlich sein, so dass ein ununterbrochener Einsatz fast schon nicht reicht, um diesem Schöpferdrang gerecht zu werden. In diesem Überschwang, der von dem inneren Antrieb nach Kreativität und individuell geprägtem Engagement getragen wird, erscheint eine freiwillige Auszeit, geschweige denn regelmäßige Entspannung völlige Zeitverschwendung, weiß man doch so schon nicht, wie man in diesen wenigen 24 Stunden am Tag seine vielfältigen Ideen verwirklichen soll.

Auch wenn die Tatkraft sehr stimmig eingesetzt wird und aus dem innersten Herzen heraus kommt, kann sie nicht ununterbrochen gelebt werden. Sie braucht eine kreative Pause wie jede andere Aktivität auch. Das überschäumende Element muss sich auslaufen, wie die Brandung Richtung Land langsam verebbt und am Sandstrand sich verliert, um langsam wieder Anlauf zur nächsten rauschenden Welle zu nehmen. Genauso kann man sich die schöpferische Tätigkeit oder der von Herzenskraft genährte Einsatz für eine wichtige Sache vorstellen, die einen starken Impuls, eine intensive, gewaltige Umsetzung in die Form erfahren, um sich dann wieder sanft zurückzunehmen und auffüllen zu lassen mit Energie und Inspiration.

Menschen, die Aloe vera brauchen, verfügen meist über so viel Kraft und Durchhaltevermögen, dass sie lange relativ unbeschadet den einseitigen Weg der Aktivität gehen können. Sie verfügen über das Selbstbild, dass sie diese Arbeits- und Lebensweise bei ihrer Leistungsfähigkeit und ihrer endlosen Kreativität dauerhaft an den Tag legen können. Aber selbst der energievollste Mensch braucht den Gegenpol, das Loslassen und das Nichtstun. Die Welt kann durchaus weiter existieren, auch wenn ihre Einsatzkraft mal ruht. Auch ihr Selbstausdruck wird durch eine Auszeit nicht gedrosselt, sondern bereichert und kann noch besser ausreifen.

Im positiven Aloe-vera-Zustand haben wir diesen natürlichen Rhythmus von Aktivität und entspanntem Loslassen kennen- und schätzen gelernt und in unser Leben integriert. Wir lassen uns tragen von unsrer schöpferischen, engagierten Seite und bieten einen Ausgleich durch Phasen der Ruhe und Regeneration.

Bei Kindern ist ein Aloe-vera-Zustand eher selten, da sie noch sehr natürlich in dem Rhythmus von Aktivität und Ruhe pendeln. Jugendliche, die sich mit all ihrem Herzblut langfristig und ohne Pause für eine Sache engagieren, kann der Einsatz dieser Blütenessenz durchaus angezeigt sein.


## FEINSTOFFLICHE UNTERSTÜTZUNGEN

Edelsteine
- Hellblauer Chalcedon (zum Loslassen und Entspannen)
- Mondstein (für Rezeptivität)
- Bernstein (zur kräftigenden Erdung)
- Feueropal (zum Wiederaufladen mit Energie)

Ätherische Öle
- Melisse
- Muskatellersalbei
- Cassia


## BEWUSSTSEINSARBEIT

Körper- und Energiearbeit
- Nichtstun
- Entspannende Bäder und Massagen
- Arbeit mit dem Stirnchakra für Abstand und mit dem Kronenchakra für Hingabe an das Ganze
- Kreativität von anderen genießen (Musik hören, Vernissagen) und sich dabei entspannen. Die Welt wird auch von Schöpferkraft versorgt, wenn man selbst eine Pause einlegt.
- Aufenthalt in der Natur, im Grünen, am Wasser
- Sich selbst im Wasser (See, Meer) entspannen und tragen lassen
- Sonnenbaden, Lichttherapie
- Regelmäßige Entspannungsphasen fest einplanen

Malthemen
- Überhitzt und im Dauerlauf am Werk, bei dem man sich mit seinem ganzen Herzblut engagiert.
- Tief entspannt sitzen vor seinem Schaffenswerk
- In Balance zwischen kreativer Aktivität und entspannender Ruhe

Seelenreise
- Reise zum inneren Ort der Entspannung, Erholung und Regeneration. Wie sieht es dort aus? Farben? Düfte? Gegenstände? Vielleicht ist dort auch eine innere Person, die für Erholung zuständig ist. Wie sieht sie aus, bewegt sie sich, ist ihre Ausstrahlung? Welchen Raum bekommt sie derzeit im Leben? Was wünscht sie sich? Wie kann auch sie eine Bühne im Leben bekommen? Was möchte sie eigentlich gerne schenken und kann es an diesem Ort endlich tun?
  Wissen, dass man jederzeit an diesen Ort gehen und sich verwöhnen lassen, laben und tief entspannen kann.

Meditation
- Autogenes Training
- Progressive Muskelentspannung.
- Sanfte Methoden wie T'ai Chi (Fließen, Yin und Yang)
- Dem inneren Ruheimpuls und seinen Ideen folgen

Astrologische Zuordnungen
- Sonne-Betonung (Sonne/Sonne, Sonne/Mars - Verausgabung, ohne seine Grenzen zu erkennen)
- Sonne/Jungfrau-Merkur (Workaholismus)
- Sonne/Saturn (kreative Leistung und Disziplin stehen über Gefühl, Erholung und Sich-Spüren)
- Sonne-Pluto (exzessive Selbstentfaltung und Schaffensdrang)

# ALPINE LILY
Kleine Gebirgslilie (Lilium parvum)


## DIE PFLANZE

Die kleine Gebirgslilie erreicht eine Höhe bis zu 1,80 m und trägt an ihrem Stiel 12 bis 40 zarte Blüten mit sechs roten, etwas nach hinten gebogenen Zungen und einem orangefarbenen inneren Blütenrachen mit braunen Punkten. Sie blüht von Juni bis August. Am besten gedeiht sie auf feuchtem Boden in der Nähe von Flüssen und auf nassen Wiesen. Die kleine Gebirgslilie wächst in der Sierra Nevada.


## DIE BLÜTENESSENZ

Thema: Weiblichkeit
Lichtseite: In tiefem Kontakt mit seinem weiblichen Körper sein.
Schattenseite: Innere Spannung zwischen Spiritualität/weiblichen Idealen und dem weiblichen Körper.
Vision und Lernaufgabe: Alle Facetten der Weiblichkeit entfalten und leben.

„Ich liebe meinen weiblichen Körper und genieße ihn in vollen Zügen."

Lilien haben oft einen Bezug zur Sexualität, zur Saftigkeit des Leibs und seinen Bedürfnissen. Gleichzeitig haben sie auch etwas abgehoben Edles und Madonnenhaftes. Während es bei Easter Lily um die Einheit der Heiligen und Hure in uns geht, liegt hier der Schwerpunkt auf dem tiefen Kontakt mit dem weiblichen Körper und allem, was dazugehört. Die Blüte kann auch beim Mann zum Einsatz kommen, um ihn mehr in Kontakt mit der saftigen Seite seiner weiblichen Seele zu bringen. Aber in erster Linie ist es eine Frauenblüte.

Im blockierten Alpine Lily-Zustand sind wir entweder in rein spirituellen Welten zu Hause und meiden den Kontakt mit der Niederungen der Körperlichkeit. Oder wir haben uns den Modediktaten der körperlosen Strichlinie verschrieben und jede weibliche Rundung, die sich auswächst, wird mit Panik registriert. Vielleicht sind wir auch so sehr in der virtuellen Welt unterwegs, sei es beruflich oder privat, dass der Körper und seine Bedürfnisse gar nicht mehr wahrgenommen werden. Bei der älteren Generation kann auch noch eine körperfeindliche Erziehung eine Rolle spielen. Oder wir haben die irrige Meinung verinnerlicht, dass eine lustvolle, irdische Körperlichkeit von dem Vorhandensein eines Partners abhängig ist. Sonst spüren wir uns nicht.

In jedem Fall ist die Lust an der Körperlichkeit mit ihren Wonnen und damit auch eine wichtige Basis für Lebensfreude verloren gegangen. Dabei geht es um die weibliche Seite. Das Genießen des weiblichen Zyklus' mit seinem Aufbau zur Höchstform und dem Loslassen, falls es zu keiner Befruchtung gekommen ist, d.h. der Menstruation. In Naturvölkern haben sich die Frauen zu diesen Zeiten zurückgezogen. Es war IHRE Zeit in dieser ganz speziellen, empfindsamen Stimmung. Das Alte kann gehen, Übergangszeit des Loslassens und der darauf folgenden Leere als Plattform für etwas Neues.

Wir meinen heute wenig Raum für diesen Gang nach innen zu haben. Dazu sollten wir uns ansehen, wozu wir stattdessen Zeit haben und ob es sich nicht doch einrichten lässt, ein paar Stunden für sich herauszunehmen und die Stille und die Ablösung, im übertragenen Sinn von was auch immer, bewusst zu erleben. Sich überhaupt in diesen Rhythmus für so viele Jahre eingebunden zu fühlen, in einer immer rhythmusloseren Zeit, kann Sicherheit und weibliche Ordnung schaffen und ganz individuell gestaltet werden.

Schwangerschaft mit all ihren Hochs und Tiefs und dem Wunder der Geburt, auch wenn sie noch so schmerzhaft ist, beschert nicht nur Schwangerschaftsstreifen, sondern initiiert in eine neue Welt des Frauseins.

Wesentlich ist auch eine konstruktive, beglückende Bewertung der Menopause. Sie verleiht Flügel. Sie macht frei und die Energie kann in ganz neue, bisher oft vernachlässigte Kanäle fließen. Die weise Alte mit all ihrer Erfahrung, Gelassenheit und Souveränität erwacht und weiß ihren Körper zu pflegen und geschmeidig zu halten. Die sexuelle Kraft kann jetzt unabhängig von dem Thema Schwangerschaft frei gelebt werden. Der Himmel steht offen für geistige Geburten und weite Horizonte, die über die Familienplanung und Kinderversorgung genauso hinausgeht wie über die Notwendigkeit, sich beruflich hochzuarbeiten und zu beweisen. Neue private und berufliche Herausforderungen können zur Vision und umgesetzt werden. Es wird immer mehr, anders, aber mehr und sicher nicht weniger. Ein Höhenflug über das bisherige Leben kann beginnen, genährt und durchsaftet von einem fit und dynamisch gehaltenen Körper. Regelmäßiges Beckenbodentraining und entsprechende andere Übungen aus dem Yoga oder der Bioenergetik, die das Becken warm und locker halten, erhalten die sexuelle Lust, die jetzt mit Gelassenheit und mehr Stille und Tiefgang gelebt wird.

Im positiven Alpine Lily-Zustand besteht eine innige Verbindung zum Körper, ohne den Drang, optische Auflagen erfüllen zu müssen. Wir definieren selbst, was attraktiv für uns bedeutet. Durch die Dreifaltigkeit von Körper, Geist/Spiritualität und Seele fühlen wir uns magisch und strahlen das auch aus. Jede auf ihre Weise.

Wir sind in Kontakt zu unserer weiblichen Kraft, Sinnlichkeit und körperlichen Lust, mit unserem urweiblichen Potenzial, das sich ganz natürlich aus der Hingabe an die Erde und Lilith, ihre dunkle Seite, ergibt. Diese Einheit schafft ein Fundament, aus dem heraus wir uns in spirituelle Höhen, in konkrete Ausdruckskraft und sensibles Fühlen erheben können. Beide Geschlechter werden dadurch ganz und stehen vollumfänglich in ihrem Saft.

Alpine Lily ist eher eine Blüte für Erwachsene.


## FEINSTOFFLICHE UNTERSTÜTZUNGEN

Edelsteine
- Karneol
- Pyrop (roter Granat)
- Thulit

Ätherische Öle
- Jasmin
- Muskatellersalbei
- Vetiver


## BEWUSSTSEINSARBEIT

Körper- und Energiearbeit
- Arbeit mit allen Chakren, besonders dem 1. und 2. Chakra
- Beckenbodentraining
- Bauchtanz

Malthema
- Selbstbild als Frau in ihrer machtvollen Weiblichkeit

Seelenreise
- Reise zu dem inneren Weib, mit der weiblichen Urkraft, mit dem Schoß und Sarg allen Lebens aufnehmen 1. ihre Kraft annehmen und sich davon durchströmen lassen, bis das ganze Wesen vibriert und pulsiert. Und/oder 2. Dieser machtvollen Kraft Fragen stellen, die einem gerade wichtig sind, und was getan werden könnte, um ihr mehr Raum und Bühne in seinem Leben geben zu können.

Meditation
- Meditatives Tonen seiner/ihrer inneren Weiblichkeit

Astrologische Zuordnungen
- Waage/Venus-Zwillinge-Merkur
- Waage-Venus-Uranus
- Waage-Venus/Neptun
- Mond/Zwillinge-Merkur
- Mond/Uranus
- Mond/Neptun


# ANGEL'S TRUMPET
Engelstrompete (Datura candida)


## DIE PFLANZE

Die Engelstrompete kommt ursprünglich aus Südamerika. Die Sträucher sind 2-5 m hoch. Die hier verwendete Pflanze hat weiße Blüten, die bis zu 20 cm groß werden können. Sie hat ihren Namen von der Trichterform der Blüten, die an eine Trompete erinnern. Die Engelstrompete ist eine Pflanze mit Rauschwirkung. Sie gehört zu den Nachtschattengewächsen und ist giftig. Eine Zubereitung der weiß-blütigen Art soll den Jiváro (Naturvolk in Ecuador) geholfen haben, eine arutam (Seele) zu fangen, die den Besitzer vor dem Tod durch Gewalt, Gift oder Hexerei beschützen soll. (Info letzter Satz: Wikipedia).

# DIE BLÜTENESSENZ

Thema: Loslassen bei tiefen Veränderungen
Lichtseite: Bereitschaft, sich in Phasen intensiver Wandlungsprozesse an eine höhere Kraft hinzugeben.
Schattenseite: Widerstände gegen tiefgehende Veränderungen, letztendlich gegen den Tod entweder des Egos/Selbstbilds oder auf der physischen Ebene.
Vision und Lernaufgabe: Jeden Tod als Ausgangspunkt und Voraussetzung für eine Wiedergeburt, eine neue Form des Lebens erkennen und annehmen.

„Ich lasse mein bisheriges Leben in Dankbarkeit hinter mir und freue mich auf das neue."

Der Überbegriff zu dieser Blüte ist Loslassen. Eine tiefe Wandlung steht an. Sei es der Tod vom Selbstbild, der Abschied von einem geliebten Menschen oder letztendlich vom Leben selbst.
Es wird danach nichts mehr sein wie zuvor. Das ahnen wir und das macht Angst. Wir müssen vollkommen die Kontrolle aufgeben. Jeder Kampf und jedes Hadern würde die Situation nicht ändern, sondern nur verschlimmern können.

Im christlichen Kulturkreis bleibt nur: „Dein Wille geschehe". In der systemischen Therapie würde man sage: „Ich stimme dem zu." Beides, ohne zu wissen, was nach dem Wandel kommen wird oder ob wir den absehbaren Wandel seelisch oder körperlich überleben werden.

Die aufgebauten und menschlich sehr verständlichen Widerstände kosten nur weitere Kraft. Loszulassen bedeutet hier Befreiung und Erlösung. Wir geben uns konstruktiv geschlagen. Wir haben alles in unserer Macht stehende getan und legen das weitere Geschehen in Gottes Hand bzw. in die Hände der geistigen Welt, wie wir diese im Einzelnen auch definieren mögen.

Das Leben findet in Zyklen statt. Es ist nicht geradlinig, sondern rhythmisch aufgebaut. Jedem Anfang wohnt schon das Ende inne. Jedes Ende bedeutet immer auch die Geburt von etwas Neuem. Das gilt für die Wandlungsprozesse innerhalb des Lebens und für den Übergang vom Leben in den Tod. Beim Sterben zieht die Seele sich aus dem Leib zurück und beginnt ein neues Leben in der geistigen Welt, in der sie schon immer gleichzeitig zu Hause war.

Dass es nach dem Tod nicht endgültig vorbei ist, zeigen die Nahtoderfahrungen vieler Menschen. Sie berichten, dass sie sich mit ihrem Bewusstsein aus dem Körper herausgehoben haben, von oben auf ihn schauen konnten, ihr Leben noch einmal im Zeitraffer vor sich sahen und dann sehr viel Licht erlebten. Manchmal haben sich auch geliebte Menschen gezeigt, die einem wichtig waren und die schon tot sind. Wir sind nach dem physischen Tod nicht allein. Wir beginnen in einer anderen, rein geistigen Form ein neues Leben. Es gibt verschiedene Ansätze, wie sich dieses Leben gestaltet, z.B. im Buddhismus, in der Anthroposophie.

Angel`s Trumpet leitet einen völlig neuen Lebensabschnitt ein und unterstützt uns in dem, was beim Tod des alten Lebens notwendig ist: Vertrauen und Hingabe.

Damit wir den Neubeginn erleben können, müssen wir zuerst das Alte bereitwillig und in tiefer Dankbarkeit verabschieden. Wir haben in allem unser Bestes getan. Es gab in jeder Lebensphase auch etwas Schönes, Beglückendes, das wir wahrnehmen und würdigen sollten. Auch das macht den Abschied leichter.

Die Erfahrung von Krisen (Wendepunkten) mit all der Angst, den Widerständen, die Trauer um den Verlust des Alten, mit der darauf folgenden Leere und der Phase der Orientierungslosigkeit, bis das Neue Gestalt annehmen kann, wird heute nicht mehr bewusst angegangen und als selbstverständlich ins Leben integriert. Es ist fast schon ein Tabu. Vor allem die Zeit, die dafür notwendig ist, hat keiner mehr. Es soll gleich weitergehen und wir wollen nach tiefgreifenden Veränderungen so schnell wie möglich wieder funktionieren.
Die Seele lässt sich aber nicht treiben. Sie fordert den ganzen Prozess und all die Zeit und Energie, die er braucht. Das bezieht sich auf die großen Veränderungen des Lebens, die auch durchaus positiv und dennoch tiefgreifend sein können, wie auch den Abschied aus unserem Körper.

Angel's Trumpet macht uns weich. Wir sind bereit, uns halten und tragen zu lassen durch das Nadelöhr, durch das es gerade geht, den plötzlichen Bruch, das Ende. Wir vertrauen darauf, dass wir nie allein sind, sondern von einer höheren Kraft und Liebe zu unserem Besten geführt und versorgt werden. Wir ergeben uns.

Angel's Trumpet ist auch eine große Unterstützung für Therapeuten, die intensive Transformationsprozesse begleiten, und für Sterbebegleiter, also auch für die Menschen, die bei großen Übergängen zur Seite stehen. Sie sind schon alleine durch ihre eigene Ausstrahlung der Hingabe und des Einverstandenseins eine wichtige seelische Stütze.

Im positiven Angel's Trumpet-Zustand sind wir bewusst und bereitwillig im Fluss mit dem Leben. Wir sehen unseren Drang, zu kämpfen und noch am Alten festzuhalten, wenn er doch noch auftaucht, und können ihn schneller hinter uns lassen. Wir stehen aktiv im Leben und gestalten es, immer wohlwissend, dass jedem Anfang irgendwann auch ein Ende folgen wird. Immer. Wir sind dennoch oder gerade deshalb bereit, jeden Moment auszukosten, jeden Augenblick vom Anfang hin zum Höhepunkt und weiter zum Ende.

Kinder und Jugendliche brauchen Angel's Trumpet bei denselben Indikationen, auch um Menschen loslassen zu können, die gestorben sind, und um darauf zu vertrauen, dass diese in ihrer neuen Welt versorgt sind und weiterhin liebevoll energetisch für sie da sein werden.

## FEINSTOFFLICHE UNTERSTÜTZUNGEN

Edelsteine
- Aragonit
- Boulder-Opal
- Schwarzer Spinell
- Dunkle Steine für den Abschied und die Trauer immer im Wechsel mit lichten, hellen Steinen wie Rosenquarz, Kunzit, Jade

Ätherisches Öl
- Weihrauch

## BEWUSSTSEINSARBEIT

Körper- und Energiearbeit
- Energetisch unterstützend sind Auf- und Ausräumarbeiten jeder Art
- Sich verabschieden
- Sich reduzieren auf das Wesentliche
- Sanfte Atemübungen
- „Arbeit" mit dem Kronenchakra
- Der violette Aura-Soma-Pomander
- Sich körperlich und seelisch halten und nähren lassen
- Sich selbst eine Grabrede schreiben und halten, auch wenn nicht der physische Tod, sondern eine intensive Veränderung innerhalb des Lebens bevorsteht oder gerade stattfindet. Die Grabrede bezieht sich in dem Fall auf das Selbstbild, das Selbstverständnis, das man bisher gewohnt war.

Malthemen
- In Gnade und Liebe gehalten werden
- Loslassen und Einverstandensein
- Das Alte, das vergeht, und das Neue, das daraus erwächst.
- Geborgenheit in einer höheren Weisheit und göttlichen Kraft

Seelenreise und Ritual
- Reise an den Ort der sicheren Geborgenheit, in der man immer gehalten wird. Wie sieht der Ort aus? Wie duftet es dort? Farben? Gegenstände? Sind Sie allein oder sind energetisch Menschen oder geistige Wesen da? Wenn die Energie dieses Orts im ganzen Wesen aufgenommen wurde, weitergehen an das Ufer eines fließenden Gewässers und dort in Liebe und Dankbarkeit das in ein Boot geben, was jetzt zu Ende gehen wird, und zusehen, wie es davonfließt, immer kleiner wird und ganz verschwindet. Danach zurück in das jetzige Leben gehen, das neu anfängt. „Das Alte ist zu Ende, das Neue darf beginnen. Ich werde gehalten. Dein Wille geschehe."
- Als weiteres Abschiedsritual kann das Alte auch aufgeschrieben und das Blatt dann mit derselben Dankbarkeit in einem Feuer verbrannt werden.

Meditation
- Alle Formen von Meditations- und Entspannungsmethoden, um loszulassen.

Astrologische Zuordnungen
- Alle Pluto-Verbindungen und –Transite als Zeichen für tiefe Wandlung
- Wenn die Angst und die Stockung stark ausgeprägt sind, sind Fixierungen auf das Erdelement vorhanden, vor allem Stier-Venus und Saturn.

# ANGELICA
Engelwurz (Angelica archangelica)


## DIE PFLANZE

Die Engelwurz zählt zu der Familie der Doldenblütler. Die ursprünglich aus den nordeuropäischen Ländern stammende Pflanze wurde im Mittelalter als Gemüse verzehrt. Sie galt zudem als maßgebliches Mittel gegen die Pest, für die Kranken wie auch zum Schutz vor Ansteckung, wozu man sich die Wurzel umhängte und ab und zu davon abgebissen hat. Laut Susanne Fischer-Rizzi hieß die Pflanze früher auch Angstwurz, weil sie für mutlose Depressive und zum Aktivieren von Vitalität und Herzkraft eingesetzt wurde. Engelwurz erwärmt den Magen, regt die Verdauung mit ihren Bitterstoffen an, ist auswurffördernd und hat eine antiseptische und abwehrsteigernde Wirkung. Sie ist ein Stärkungsmittel bei physischen und psychischen Schwächezuständen, nach auszehrenden Krankheiten und Operationen. Zudem reinigt sie von körperlichen und seelischen Giften. Der Sage nach soll die heilkräftige Pflanze dem Menschen von einem Engel gezeigt worden sein.


## DIE BLÜTENESSENZ

Thema: Hilfe aus der geistigen Welt
Lichtseite: Sich der Unterstützung aus der geistigen Welt gewiss sein.
Schattenseite: Bewusste oder unbewusste Abkehr von Engeln und anderen geistigen Helfern. Sich in schwierigen Zeiten auf sich selbst gestellt und verlassen fühlen.
Vision und Lernaufgabe: In Kontakt mit der geistigen Welt stehen und dadurch gehalten und geführt schwere Zeiten zuversichtlich überstehen können.

„Ich öffne mich dem Schutz und Rat meiner geistigen Führung."

So wie man früher schon der Engelwurz die Kraft zugesprochen hat, als einzige Pflanze vor der Pest zu schützen, und sie heute noch zur Stärkung auf allen Ebenen in der Phytotherapie verwendet wird, wird sie auch als Blütenessenz eingesetzt, um wieder in Kontakt mit schützenden Kräften aus der geistigen Welt zu gelangen. Schon der Name Engelwurz spricht für die Verbindung von Geist und

Erde.

Wenn wir uns in schwierigen Situation, besonders in Zeiten intensiver Veränderung allein und verlassen fühlen, öffnet Angelica unser Bewusstsein dafür, dass es Helfer aus der spirituellen Welt gibt, Engelwesen, schamanische Krafttiere und geistige Führer (letztendlich unser höheres Selbst). Ihre Eingebungen, die uns als Inspiration und Intuition erreichen, zeigen Lösungen auf, die intellektuelle Überlegungen, die zudem von Unsicherheit und Ängsten überlagert sind, nicht liefern können.

Angelica hilft, aus dem selbst gebauten Käfig, alles alleine machen zu können und zu müssen, oder aus der Illusion, Geld und rationale Erklärungen würden echte Sicherheit im Leben schenken, herauszukommen. Sie lehrt, darauf zu vertrauen, dass es Schutz und Hilfe gibt, die größer ist als wir selbst. Jeder kennt sicher die Situation, nach allen erdenklichen Anstrengungen für eine Sache nur noch eine Lösung zu erkennen, nämlich loszulassen und zu sehen, was das Leben daraus macht. Irgendwann sind die eigene Kraft und alle Einsatzmöglichkeiten unserer Person ausgelotet und investiert. Und dann bleibt nur, das Leben auf sich zukommen zu lassen, empfänglich zu werden, zu vertrauen.

Angelica fördert dieses Vertrauen in die Richtigkeit von dem, was ist und was kommen wird. Sie trägt uns wie auf einer sanften, schützenden Woge weiter. Wir stehen nie allein. Auch auf dem Weg, den wir alleine durchzukämpfen glauben, stehen uns Kräfte aus der geistigen Welt beständig und verlässlich zur Seite und stützen uns. Je nach religiöser oder spiritueller Ausrichtung sehen diese Kräfte bei jedem anders aus. Aber sie sind da. Angelica öffnet dafür immer wieder unseren Horizont und schafft Vertrauen. Wir sind geschützt und geborgen in einer höheren Weisheit, die sich wieder Gehör verschaffen und uns tiefe innere Ruhe und Zuversicht schenken kann. Das weitere Tun oder Nichttun folgt dann wie von selbst.

Wir brauchen uns nicht mehr isoliert zu fühlen. Wir brauchen nicht mehr hin und her zu denken und zu grübeln, wir können loslassen. Das erscheint in schwierigen Situationen, in denen sich sehr viel ändert und vielleicht auch viel wegbricht im Leben, oft unmöglich. Man hat eher das Gefühl, mit letzter Kraft alles zusammenhalten und die letzten Reserven mobilisieren zu müssen, damit es nicht zur Katastrophe kommt. Dabei können wir nur das Menschenmögliche tun und dann wird sich zeigen und ganz von alleine kommen, was es nach dieser Saat zu ernten gibt oder was sich aus einem Abschied Neues gestalten mag. Gerade in diesen Zwischenphasen des Lebens ist Angelica sehr hilfreich, in denen die Zeit für einen Moment stillzustehen scheint, bis wir wieder tief Luft holen können und registrieren, dass es doch weitergeht, dass wir überlebt haben, dass der Sprung ins

Ungewisse geklappt hat und wir tatsächlich noch existieren, als neue Menschen in einer völlig neuen Situation. Gerade in diesen Übergängen können wir mit Hilfe Angelicas die Unterstützung, die uns von allen Seiten zuströmt und nur noch wahrgenommen werden muss, sehen und uns fallenlassen. Wir werden getragen, zu den neuen Ufern.

Im positiven Angelica-Zustand spüren wir immer diesen geistigen Schutz und die Zuversicht, dass wir geistig versorgt und genährt werden, dass wir nicht alleine auf der Welt sind, dass wir auch extremste Lebensereignisse überstehen und dabei gehalten werden.

Kinder können mit Angelica in schwierigen Zeiten gut annehmen, dass ihr Schutzengel über sie wacht und immer auf sie aufpasst. Jugendliche brauchen dafür andere Bilder, in ihrer speziellen Sprache.


FEINSTOFFLICHE UNTERSTÜTZUNGEN

Edelsteine
- Baumopal
- Türkis (erdige Schutzgeister)
- Rubin (Hilfsgeister für das Herz)
- Chrysopal, farbloser Topas (Gott)
- Violetter Paraiba-Turmalin (Engel)

Ätherische Öle
- Rosengeranie (Herz)
- Orange (Geist/Herz)
- Weihrauch
- Vetiver


BEWUSSTSEINSARBEIT

Körper- und Energiearbeit
- Arbeit mit dem Stirn- und vor allem dem Kronenchakra
- Königsblauer und violetter Aura-Soma-Pomander
- Gebetshaltung einnehmen, entweder nur innerlich oder beim bequemen Sitzen mit seitlich nach oben gewendeten Handflächen (Offenheit) oder

durch nach vorne Beugen des Oberkörpers und der Hände zum Boden (Hingabe)

Malthemen
- Mein Schutzengel / meine Schutzkraft aus der geistigen Welt
- Mein Krafttier
- Selbstbild mit schützender Hülle / Weisheit / Inspiration / Intuition umgeben

Seelenreise
- Reise zur schützenden geistigen Kraft in sich. Wie sieht sie aus? In welchem Umfeld lebt sie? Welchen Rat gibt sie? Womit möchte sie gerne helfen, wenn man es zulässt und annimmt?

Meditationen
- Gebet
- Kontemplation (Gebetsmeditation mit westlichem Mantra, wie Liebe, Gnade, Jesus...)
- Meditation auf ein schützendes Yantra (Form/Symbol, das die Bedeutung eines Mantras hat)

Astrologische Zuordnungen
- Jupiter/Saturn
- Neptun/Saturn
- Hoher Anteil an Erdkräften, die die materielle Sicherheit, die Ratio und das Greifbare in den Mittelpunkt stellen, was bei extremen Umbruchzeiten wenig weiterbringt.

# ARNICA
Behaarte Arnika (Arnica mollis)


## DIE PFLANZE

Arnika gehört zur Familie der Korbblütler und ist eine ausdauernde, krautige und aromatisch duftende Pflanze. Hier wird eine amerikanische Art eingesetzt, bei uns bekannter ist Arnica montana (Bergwohlverleih). Sie wächst auf anspruchslosen Böden und besiedelt auch hochgelegene Gebiete. Arnika ist schon aus der Phytotherapie und Homöopathie als Mittel bei Verletzungen körperlicher Art und bei Zerschlagenheitsgefühl am ganzen Körper bekannt. Sie fördert die Wundheilung und wird nach Verletzungen und Traumata eingesetzt.


## DIE BLÜTENESSENZ

Thema: Trauma
Lichtseite: Fähigkeit zur Wiederherstellung der inneren Ganzheit nach traumatischen Erfahrungen.
Schattenseite: In der durch Schocks verletzten Geist-Seele-Körper-Einheit erstarrt sein.
Vision und Lernaufgabe: Hohe Regenerationskraft nach Traumata. Krisenfestigkeit. Der Fels in der Brandung.

„Ich bin wieder ganz und in meiner Kraft."

Arnica ist als erste Hilfe bei Verletzungen und stumpfen (die Haut nicht durchdringenden) Traumen ist allseits bekannt. Die Pflanze ist auch die kalifornische Schock-Blütenessenz. Im Vergleich zur Bach-Blüte Rock Rose besteht weniger tief sitzende Panik als Überempfindlichkeit und eine Aversion gegenüber Hilfe und vor allem Berührung, bei dem homöopathischen Arzneimittelbild aus Angst und zum Schutz vor erneuter Verletzung. Es ist ein absolutes Akutmittel, das in der Homöopathie in den ersten drei Tagen nach einem Trauma eingesetzt wird. Was dann noch an Beschwerden bleibt, wird mit anderen Mitteln weiterbehandelt. Ich würde auch beim Einsatz der Blütenessenz von einem Akutmittel sprechen. Interessanterweise wird es von der Seele beim Ziehen von Blütenkarten mit geschlossenen Augen oft schon in Vorahnung von einem eingreifenden Ereignis gezogen, das erst ein bis zwei Tage später eintritt, das die Seele aber schon spürt.

Eine schockartige Erfahrung kann zur Ablösung von Seelenanteilen führen. Wir stehen neben uns und das Leben läuft wie ein Film ab, zu dem wir nicht dazugehören. Wir sind herausgebeamt aus der Geist-Seele-Körper-Einheit und nicht ganz anwesend. Arnica hilft, diese Dissoziation aufzuheben und die energetisch getrennten Teile unseres Wesens wieder einzugliedern. Wir kommen wieder bei uns an, spüren wieder Boden unter den Füßen und die Lebenskraft kehrt zurück. Wir sind wieder Mensch, mit klarem Verstand, fließenden Gefühlen und energievollem Körper.

In dissoziiertem Schock-Zustand sind wir energetisch so „zerfleddert", dass wir keinen klaren Gedanken fassen können. Wir sind scheinbar gefühlstot und schmerzfrei. Das ist ein Schutz, um Traumen überleben zu können. Arnica trägt dazu bei, dass dieser Zustand nicht chronisch, im schlimmsten Fall zu einem posttraumatischen Belastungssyndrom wird. Es fügt zusammen, was auseinandergedriftet ist, und macht uns damit auch wieder bereit, Lebensenergie aufzunehmen und in unserem ganzen Wesen zu verteilen. Arnica ist demnach angezeigt, wenn es um die Integration von neuen, plötzlichen und intensiven Erfahrungen geht, so dass wir uns trotz der starken Energieeinwirkung durch die Aktivierung unserer Selbstheilungskräfte schnell wieder ganz und heil fühlen. Bei der Einnahme der Arnica-Blütenessenz kommt es zu einer beschleunigten Regeneration. Durch ihre Schwingungen kommt der physische Körper wieder in vollständigen Kontakt mit seinen geistigen und spirituellen Kräften und eine tiefe, heilsame Verbindung zwischen allen Ebenen wird möglich.

In positivem Arnica-Zustand ist unser Energiesystem sehr stabil und gleichzeitig durchlässig für starke Energieeinwirkungen. Wir nehmen Intensität wahr, aber sie durchbricht nicht unsere Integrität. Wir sind durchlässig dafür und stehen schnell wieder auf den Beinen. Wir tragen das leuchtende Gelb der Arnica-Energie in uns und es wendet Unheil ab. Werden wir dennoch bei einem Lebenssturm durchgewirbelt, so ohne dieses Sonnen- und Lebenslicht zu verlieren. Es ist stärker.

Kinder und Jugendliche, die einem erschreckenden Erlebnis ausgesetzt waren, also einem Geschehen, das sie schockartig fanden, auch wenn man es als Erwachsener nicht so wahrnehmen würde, können durch Arnica wieder in ihre Kraft und Einheit kommen. Bei schwerwiegenden Traumen ist auch hier immer parallel eine therapeutische Begleitung angezeigt.

## FEINSTOFFLICHE UNTERSTÜTZUNGEN

Edelsteine
- Honigcalcit (Wärme und Sonne)
- Goldberyll (Ganzheit durch Licht, Liebe und Sonnenkraft)

Ätherische Öle
- Zur Belebung: Rosmarin, Kampfer (Vorsicht abortive Wirkung! Nicht bei Schwangeren anwenden!)
- Koriander
- Melisse (zur Beruhigung)
- Weihrauch (zum Wiederkontakt mit der schützenden spirituellen (religiösen!) Kraft)


## BEWUSSTSEINSARBEIT

- Körper- und Energiearbeit
- Craniosakrale Therapie
- Somatic Release-Therapie
- Orange-farbener Aura-Soma-Pomander
- Sich eine Schutzhülle um sich vorstellen, in Weiß oder der (hellen) Farbe, die einem selbst spontan dazu einfällt.
- Arbeit mit allen Chakren, um sein Energiesystem wiederaufzubauen und zu stabilisieren.

Malthemen
- Selbstbild, umgeben von einer schützenden Energiehülle
- Selbstbild, durchdrungen von lebenspendendem Licht

Seelenreise
- Reise zum inneren Ort der Kraft, der schon von weitem seine machtvolle Energie ausstrahlt und der nur für den, der zu ihm gehört, zugänglich ist. Hat man ihn erreicht, schließt sich die Schutzhülle hinter einem und alle Kraft, endlose Sonne- und Lebensenergie durchstrahlt den Platz und einem selbst. Zur Unterstützung kann man die Handflächen nach oben drehen oder die Arme entspannt wie zu einem V nach oben halten und sich

durch und durch von dieser Energie erfüllen und stärken lassen. Man nimmt bei diesem Aufenthalt auch wahr, wie der Ort aussieht und ggf. sind auch Menschen da, die da sein dürfen, weil sie uns uneingeschränkt unterstützen (selbst fühlen, wie man sich diesen Kraftort vorstellt und was wirklich Macht über sich selbst symbolisiert und bringt). Gestärkt und aufgeladen bis in jede Zelle, verlässt man diesen Ort und geht zurück ins jetzige Leben und weiß, dass man jederzeit dorthin zurückkehren kann.

Meditationen
- Nährmeditation: sich mit einer energetischen Schutzhülle in Gelb oder in der Farbe, die man selbst spontan möchte, umgeben, um sich in diesem Schutz wieder „einsammeln" und zum Leben zurückfinden kann.
- Zur Stabilisierung und Erdung: Zazen

Astrologische Zuordnungen
- Alle Pluto- und Uranus-Verbindungen und –Transite

# BABY BLUE EYES
Hainblume (Nemophila menziesii)

DIE PFLANZE

Die Hainblume ist eine 15-25 cm hohe Wildblume, die in ihrer Blütenform dem Kleeblatt ähnelt, nur dass es fünf himmelblaue Blütenblättchen mit weißer Mitte hat. Sie erinnert in ihrem Aussehen tatsächlich an unschuldige Baby-Augen und weckt schon als Blüte die Erinnerung an diese Zeit, in der wir noch in positiver Erwartungshaltung in die Welt schauten, was sie uns auch als Blütenessenz wieder vermitteln will.

# DIE BLÜTENESSENZ

Thema: Kinderaugen
Lichtseite: Die schöne Seite des Lebens sehen und annehmen können.
Schattenseite: Misstrauen und Abwehrhaltung aufgrund negativer Kindheitserfahrungen, besonders mit der Vaterfigur.
Vision und Lernaufgabe: Die Wunden aus der Kindheit, die von männlichen Autoritätspersonen geschlagen wurden, sehen, aushalten, damit Frieden schließen und sie damit hinter sich lassen können. Die Augen für das Schöne im Leben öffnen.

„Ich nehme das Leben durch die Augen meines inneren Kindes wahr."

Baby Blue Eyes schenkt den Blick in die Welt zurück, den wir vor Restriktionen und Einschränkungen durch die väterliche oder eine andere männliche Autorität hatten. Es erinnert an die Augen eines Kleinkinds, das die Welt noch mit Kinderaugen sieht und sich geborgen, sicher und geschützt fühlt. Während die mütterliche Energie für die seelische Wärme und die Entfaltung einer gesunden Gefühlswelt zuständig ist, besteht die Aufgabe des Vaters darin, stabile Stütze für die Entfaltung von Selbstbewusstsein und persönlicher Strahlkraft des Kindes zu sein.

Die Mutter nährt das Innere und der Vater den Mut und die Selbstüberzeugung für den Weg nach außen. Fehlt diese männliche Unterstützung und Ermutigung, entsteht in dem Kind und Jugendlichen Unsicherheit bezüglich seiner besonderen Fähigkeiten und Qualitäten, die er der Welt stolz präsentieren möchte. Man misstraut seiner eigenen Persönlichkeit und den Menschen, denen man sie später im Erwachsenenalter demonstrieren möchte. Es ist kein Halt da gewesen, kein Zuspruch, keine Ermunterung und vor allem keine bedingungslose Anerkennung für die Werke des Kindes. Es traut sich nicht nach außen und es kann sich auch nicht vorstellen, dass es in seinem Anliegen, sich für alle sichtbar und erkennbar in seiner ureigenen Weise zu entfalten, unterstützt wird. Das bezieht sich nicht nur auf Menschen und Institutionen, sondern auch auf die geistige Welt. Es keiner da. Man steht alleine und entwickelt entsprechende Abwehrhaltungen, Ängste und Rückzugstendenzen bis hin zur totalen Isolation. Vielleicht funktioniert man noch in einem privaten und beruflichen Rahmen, der sich mit diesem Funktionieren zufrieden gibt und keine eigene Beteiligung, kreativen Impulse, eigenen Ideen und schon gar keine individuellen Handlungs- und Verhaltensweisen fordert. Die reiche, unendliche Schöpferkraft und Eigenwilligkeit, die eine Persönlichkeit erst ausmacht, ist nicht gefragt, wie sie es schon früher nicht gefragt war.

Vielleicht hatte die väterliche Autorität keine Zeit und Kraft, kein Interesse, war vielleicht selbst nie in ihrer Besonderheit gefördert worden, oder sie war überhaupt nicht anwesend. Das hinterlässt eine Lücke, die auch nur schwer durch die doppelt belastete Mutter zu schließen ist. Rückgrat, Durchsetzungskraft, Kreativität, die nach außen getragen werden, sind männliche Eigenschaften und Verantwortlichkeiten in Mann und Frau, die der Vater oder eine adäquate männliche Autorität zu bringen hat oder ganz natürlich aus seiner Männlichkeit heraus verbreitet, falls er die Möglichkeit hat, diese in sich selbst frei zu entfalten.

Wird dieser Teil in der Kindheit nicht abgedeckt oder das kindliche Verlangen nach Selbstausdruck wird ausgebremst und abgewertet, steht die Entwicklung von Selbstvertrauen und souveräner Präsentation seiner Persönlichkeit still. Man ist schüchtern, ängstlich und wagt sich mit seinen Werken, welcher Art auch immer, nicht in die Öffentlichkeit. Oder man geht mit einer so negativen Erwartungshaltung nach außen, dass nur eine erneute Ablehnung und Abwertung folgen kann. Angst, Zurückhaltung und Selbstisolation werden verstärkt und zurück bleibt zunehmend ein Mensch, der sich selbst oder in Projektion über die anderen das Recht auf die Entfaltung und Darstellung seiner Einzigartigkeit abspricht. Er arbeitet und wirkt entweder im Verborgenen oder er traut sich gar nicht mehr an die Umsetzung seiner individuellen Fähigkeiten, Eigenschaften und Verhaltensweisen.

Baby Blue Eyes weitet den Blick und lässt uns liebevoll und ermutigend mit unserem Potenzial, das nur wir in dieser ganz besonderen Weise zur Verfügung haben und das in genau dieser Weise von der Ganzheit gewünscht und gebraucht wird, umzugehen. Wir beginnen selbst, nicht nur die bekannte innere Mutter-Kind-Einheit herzustellen, in die natürlich auch die Liebe der echten Mutter mit einfließt und aufgenommen wird, sondern auch den inneren Vater in uns zu erwecken, was nicht so verbreitet ist. Da sind wir noch sehr darauf ausgerichtet, diesen allein von außen zu empfangen und auch nur von außen entsprechend beurteilt und gefördert zu werden.

Selbst wenn männliche Qualitäten von uns entwickelt wurden, wie Durchsetzungsvermögen, Ellbogenkraft, Initiativen starten, Risiken eingehen, dann sind diese eher Mars zuzuordnen als der strahlenden, schöpferischen Sonnenkraft. Vielleicht ist die Kreativität auch so stark ausgeprägt, dass sie sich ein Ventil verschaffen muss und wird, wenn auch bei Baby Blue Eyes-Persönlichkeiten eher unter Ausschluss der Öffentlichkeit. Aber insgesamt ist es eher ungewohnt, sich zuzugestehen, die väterliche Rückendeckung selbst in sich zu aktivieren, sich an der Hand zu nehmen und mit seiner Schaffenskraft, seinen Ideen und Visionen nach außen zu treten und sie selbstbewusst und souverän der Gesellschaft vorzuführen. Selbst beim Gang in die Welt der Führungskräfte und des Managements ist es nicht für jeden selbstverständlich, seine eigenen, individuellen Positionen zu beziehen und sich klaren, bestimmten Schrittes nach oben zu bewegen, ohne dabei einzuknicken oder Schwächen zu kompensieren. In ihrer Persönlichkeit vielseitig entwickelte Führungskräfte sind immer noch dünn gesät und Frauen halten sich nach wie vor viel zu sehr zurück.

Es bedarf der Wahrnehmung und des Annehmens der Kraft der männlichen Ahnenlinie hinter sich und zusätzlich der Entwicklung des inneren Vaters, der aufbaut, vorantreibt, Mut zuspricht, damit man sich traut, die eigene Besonderheit zu spüren und für alle erkennbar an die Oberfläche gelangen zu lassen und nach außen zu tragen.

Baby Blue Eyes bringt heilsam in Kontakt mit früheren Einschränkungen oder den Mangel an väterlicher Fürsorge, Stütze und Verlässlichkeit. Diese Wunden werden versorgt und wir entwickeln selbst die väterliche Kraft, die uns gefehlt hat.

Im positiven Baby Blue Eyes-Zustand wagen wir es, unsere Eigenheiten und Eigenwilligkeiten, unsere einzigartigen Fähigkeiten zu sehen und ihnen eine Bühne zu verschaffen. Die zuverlässige Unterstützung, der dauerhafte, bedingungslose Halt, Lob und Anerkennung sind uns durch uns selbst absolut gewiss. Wir sind nicht mehr auf andere angewiesen und müssen nicht länger ängstlich und schüchtern nach außen blicken, sondern können anfangen, unser Leben in den bisher eingeschränkten und deshalb verkümmerten Bereichen frei und schöpferisch zu gestalten. Vielleicht zuerst im stillen Kämmerlein, um uns erst mal selbst neu kennenzulernen, und dann aber mit Schwung und Strahlkraft auch in der Öffentlichkeit. Die Gefahr der Ablehnung und die Angst davor können von uns selbst vollständig gebannt werden. Wir haben die Kraft dazu, immer auch angeschlossen an die Männerlinie hinter uns und die immerwährende Unterstützung aus der geistigen Welt. Wir können das.

Baby Blue Eyes weckt das unschuldige, unbedarfte Kind in uns, nicht das emotionale, sondern das schöpferische, der männliche Anteil, der mit seinen Gaben und Werken stolz nach außen drängt und sich zeigen will.

Das Vertrauen in sich und damit auch in die Welt wird wieder hergestellt. Die positive Erwartungshaltung macht Erfolge möglich und der Zuspruch und die Anerkennung von außen entsprechen genau dem Zuspruch und der Anerkennung, die wir uns selbst geben.

Wir sehen wieder in die Welt wie in den ersten Kindertagen, voller Zuversicht und im Gefühl des Geschützseins, verbunden mit der Reife und dem Verantwortungsbewusstsein als Erwachsener, der diesem kindlichen Wesen, das vor Gestaltungsdrang nur so strotzt, sicheres Geleit in die große, weite Welt gibt.

Baby Blue Eyes ist natürlich auch Balsam für Kinder und Jugendliche, deren Vater entweder körperlich oder seelisch nicht anwesend ist oder der die spontane Entfaltung ihres Selbstausdrucks einschränkt oder abwertet. Durch die Blütenessenz wird die Verhärtung der negativen, ängstlichen Selbstsicht und des Misstrauens gegenüber Autoritätspersonen verhindert und das kindliche Wesen kann wieder oder überhaupt zum Vorschein kommen.


## FEINSTOFFLICHE UNTERSTÜTZUNGEN

Edelsteine
- Flourite (zur Öffnung der Blockaden)
- Honigcalcit
- Hessonit (Wärme und Ich-Kraft)

Ätherische Öle
- Cassia
- Mandarine
- Orange


## BEWUSSTSEINSARBEIT

Körper- und Energiearbeit
- Osteopathie, craniosakrale Therapie für Beweglichkeit und Energiefluss
- Jede Form von Kunsttherapie, Tanztherapie, freier Körperausdruck
- Spontaneität zulassen (Bewegung, Ideen umsetzen, Eigenheiten zulassen)
- Eigene Formen von Arbeit mit sich und seinem Körper entwickeln

Buchtipp für die Sonne-Entwicklung (für alle entsprechenden Blüten): Julia Cameron: Der Weg des Künstlers

Malthemen
- Selbstbild: Mein kreatives inneres Kind
- Selbstbild: Als Star in der Öffentlichkeit stehen mit seinen besonderen Werken

Seelenreise
- Reise zu dem kreativen Anteil des inneren Kindes, der etwas produzieren, in eigener Weise gestalten und der Welt zeigen möchte. In welcher Befindlichkeit ist es? Was braucht es? Was wünscht es sich von Herzen? Was will es zeigen? Worauf ist es besonders stolz? Was will es schon immer mal machen? Wie kann man es gemeinsam mit ihm endlich umsetzen?

Meditationen
- Regelmäßige Besuche bei dem kreativen Anteil des inneren Kindes, immer zur gleichen Zeit, ggf. immer mit derselben Musik
- Kundalini-Meditation für den freien Energiefluss, Lebensfreude und spontane Bewegung
- Tanzmeditation, z.B. Nataraj (CD im Handel erhältlich)

Astrologische Zuordnungen
- Sonne/Saturn (Einschränkung, Einschüchterung)
- Sonne/Pluto (Gewalt, Dominanz)
- Sonne/Neptun (Abwesenheit des Vaters)

# BASIL
Basilikum (Ocimum basilicum)


## DIE PFLANZE

Basilikum ist eine behaarte Pflanze mit weißen Blüten aus der Familie der Lippenblütler, die ihren Ursprung in heißen Gebieten Asiens hat. Sie wird als Gewürz genutzt und als Heilmittel in der Ayurveda-Medizin und der Aromatherapie eingesetzt. Angewendet wird sie als Gegenmittel bei Vergiftungen, zur Linderung von Magen- und Darmkrämpfen, zur Förderung der Verdauung, als Nerventonikum und äußerlich bei Entzündungen von Mund und Rachenraum.


## DIE BLÜTENESSENZ

Thema: Sexualität und Spiritualität
Lichtseite: Fähigkeit, seine Sexualität mit Herzenswärme zu verbinden und sie zu einer (auch) spirituellen Erfahrung zu machen.
Schattenseite: Abwertung und Abwehr der Sexualität als nicht spirituelle Energie
Vision und Lernaufgabe: Im Spagat und stiller Ekstase sein zwischen seiner sexuellen Urkraft und der Spiritualität. Wandlung der sexuellen Energie durch die Chakren nach oben und zur Erdung wieder zurück.

„Ich liebe meine Lust und Sexualität als Teil meines spirituellen Wesens."

Basil stellt den Spagat zwischen animalischer Triebkraft und Spiritualität während des Sexaktes her. Meist werfen wir uns auf eine der beiden Seiten, sei es die alleinige Reduktion auf die körperliche Lust oder ihre Ablehnung, da spirituelles Streben als wichtiger erachtet wird.

Ursache dieser inneren Spaltung ist die unterschiedliche Bewertung der einzelnen Ebenen. Ganzheit und eine hohe Erfüllung beim Sex und als Mensch allgemein wird dann erreicht, wenn alle Bedürfnisse und Sehnsüchte als gleichrangig bewertet und ausgelebt werden. Liebe ist nicht besser als Trieb, sondern eine umgewandelte Form davon. Ohne Trieb, d.h. ursprüngliche Lebenskraft, die sich die Chakren (Lebensbereiche) nach oben lodert und immer verfeinerter (nicht besser!) wird, gibt es kein Leben, keine Lebendigkeit, genauso wenig wie es eine Lotusblume ohne Wurzeln im Schlamm gibt. Beides bildet eine Einheit. Wertungen werden von uns wie Etiketten auf die verschiedenen Energien geklebt.

Wir haben aber die Freiheit, wenn wir diese Bewertungen vorgenommen haben, sie auch wieder einzustellen, was Menschen im Basil-Zustand erst begreifen müssen. Sie spalten den sexuellen Urtrieb als minderwertig ab, weil sie sich durch ihn in ihrem spirituellen Wachstum gestört fühlen. Er zieht sie immer wieder zurück in die inneren Abgründe, in den Kontrollverlust, in Töne, Bewegungen und Entladungen, die in ihren Augen nicht mit den Zielen ihres geistigen Strebens vereinbar sind. Basil hilft, das Zusammenspiel zwischen den Vitalkräften und der höheren Geistigkeit zu verstehen und auch innerlich wahrzunehmen.

Trieb, Herz und das Verlangen nach Einheit durchdringen, bedingen und bereichern sich gegenseitig. Sie bilden die Grundlage für eine tief erfüllende Sexualität, die nicht bei der körperlichen Abreaktion stehen bleibt, sich aber auch nicht in die spirituelle Welt verflüchtigt. Erst durch die Kombination von beidem wird sie erst reiner Genuss und echte Hingabe und bringt die spirituell gewünschte Auflösung des Egos mit sich.

Natürlich findet auch eine geistig-spirituelle Energieversorgung vom höheren Selbst durch das Kronenchakra nach unten statt, nicht nur die vitale von unten nach oben. Doch auch diese wird besser ihren Weg durch das gesamte System Mensch finden, wenn der Energiefluss in und zwischen allen Chakren frei stattfindet, weil die sexuelle Urkraft den ganzen Körper, den ganzen Menschen durchdringt und sanft zum Vibrieren bringt. Beide Energierichtungen durchdringen sich und fachen sich an. Sie sind gleichwertig und verschaffen dem Menschen eine beglückende Sexualität genauso wie spirituelle Einsicht und Nährkraft.

Im positiven Basil-Zustand werten wir nicht mehr. Wir erfreuen und erfrischen uns an allen Ebenen und geben ihnen gleich viel Raum in unserem Leben und unserer Sexualität. Das Ziel ist die Vielseitigkeit, das Springen von stiller Innigkeit mit dem Partner zu lustvoller, lautstarker Sexualität und zurück. Meditation und eine erfüllende, saftige Sexualität stehen sich nicht mehr im Wege, sondern gehen immer mehr ineinander über und ergänzen sich.

Basil spielt im Kindesalter nur dann eine Rolle, wenn das Umfeld sexuelle Empfindungen, Experimente und Selbstbefriedigung abwertet oder untersagt, da es höhere Ziele im Leben gibt, z.B. wenn die Eltern ihre eigene Sexualität aus spirituellen oder religiösen Gründen negieren und verdrängen.

## FEINSTOFFLICHE UNTERSTÜTZUNGEN

Edelsteine
- Sternrubin
- Violetter Turmalin für den Spagat
- Karneol, falls die sexuelle Urkraft wieder mehr entfacht werden möchte.

Ätherische Öle
- Myrrhe-Lavendel-Gemisch
- Für den direkten Kontakt nach unten: Ylang-Ylang, Moschus


## BEWUSSTSEINSARBEIT

Körper- und Energiearbeit
- Vajroli-Mudra: Einatmen durch die Nase, dabei die Energie vom 1. Chakra aus die Wirbelsäule entlang nach oben ziehen, durch die obere Gehirnhälfte bis vor zum Stirnchakra. Die Luft anhalten. Ein Mal schlucken. Während die Luft weiter angehalten bleibt, Beckenbodentraining, also die Muskulatur anspannen, wie man es beim Halten des Urins macht, plus die Muskulatur des Unterleibs, 10 mal (mit der Zeit steigern), dann Ausatmen und die Energie bis zum Nabelzentrum führen. Die Übung 11 Mal wiederholen.
- Alle 7 Chakren mit den ihnen zugeordneten Farben füllen (rot, orange, gelb, rosa/grün, hellblau, dunkelblau, violett). Vom ersten hoch zum siebten und wieder zurück.
- Inneres Qi Gong. Sanfte körperliche Bewegung in Wasser
- Bioenergetische Beckenübungen

Malthemen
- Sehr sanfte, hingebungsvolle sexuelle Verbindung/Verschmelzung zwischen zwei sich liebenden, sehr bewussten Menschen
- Sex als Weg in die Ganzheit und Einheit

Seelenreise
- Begeben Sie sich innerlich an einen für Sie tollen Ort, um Sex zu haben. Stellen Sie sich dort einen sehr sanften, stillen, verschmelzenden, hinge-

bungsvollen, zärtlichen, romantischen, traumhaften Sexakt vor.

Meditationen
- Der Körper bewegt sich völlig frei und vom Kopf unbeeinflusst auf sanfte, sphärische Musik. Den Körper loslassen in dieser sehr sanften, sehr langsamen Bewegung.
- Kundalini-Meditation

Astrologische Zuordnungen
- Mars/Neptun
- Neptun/Pluto

# BLACK COHOSH
Traubensilberkerze (Cimicifuga racemosa)

## DIE PFLANZE

Die Traubensilberkerze hat ihre Heimat im Osten Nordamerikas und bevorzugt schattige Plätze. Sie gehört zur Familie der Hahnenfußgewächse. Ihren Namen hat sie von ihrem traubigen, weißen Blütenstand. Sie ist mehrjährig und krautig und wird bis zu 2,5 Meter hoch. Ihre Wurzel wird in der Phytotherapie als Pflanzenhormon bei Beschwerden mit der Menstruation und den Wechseljahren und in der Homöopathie zusätzlich bei Patienten mit Träumen von einem bevorstehenden Unheil, bei Furcht und Wahnideen bzgl. Mäusen und Ratten und bei der Vorstellung, von einer dunklen Wolke oder einem Gitter umgeben zu sein, also bei depressiven Verstimmungen angewendet. Die Ureinwohner Nordamerikas setzten die Traubensilberkerze oder das Wanzenkraut, wie sie auch heißt, (cimex=Wanze, fuga=Flucht) als Mittel gegen Schlangenbisse und zur Erleichterung der Geburt ein.

# DIE BLÜTENESSENZ

Thema: Dunkle Kräfte
Lichtseite: Hohes Energieniveau, Intensität, Wandlungskraft.
Schattenseite: (Selbst-)zerstörerischer Einsatz seiner machtvollen Energie.
Vision und Lernaufgabe: Seine hohen magischen und sexuellen Kräfte ins Licht bringen und bewusst für sich und andere für intensive Wandlungen einsetzen.

„Ich kenne meine dunkle Seite und wandle sie in neue Kraft und Energie."

Stark plutonisch geprägte Menschen (hoher Skorpion-Anteil) oder Menschen unter dem temporären Einfluss eines Pluto-Transits haben einen tiefen, selbstverständlichen Bezug zu schwarzen Kräften. Sie ziehen sie magisch an. Sie werden sich mehr als andere damit auseinandersetzen müssen, konstruktiv damit umzugehen.

In niederem Bewusstseinsstand ist es verlockend, der Versuchung zu erliegen, diese große Kraft durch Machtmissbrauch umzusetzen, sei es nun ganz direkt oder durch subtile Machenschaften, das Einflößen von Schuldgefühlen, das Weben von Spinnennetzen und Intrigen, in denen der vermeintliche Feind sich verfangen wird, das Ausleben von Hass- und Rachegefühlen oder noch subtiler durch mentale Einflussnahme und schwarze Magie. Das klingt etwas gruselig und ist es auch. Zumindest für den Nicht-Plutonier. Da wir alle mal zeitweise unter plutonischem Einfluss stehen werden, gibt es für jeden in seinem Leben die Gelegenheit, in Kontakt mit diesen inbrünstigen Kräften zu kommen und sich ihnen stellen zu müssen. Sie wühlen alles auf und es gibt kein Entrinnen. Die Wahl ist, sich überwältigen zu lassen oder Wege aufzutun, sie zu beherrschen, ihr Meister zu werden, sie zu verwandeln und bewusst zum Nutzen aller Beteiligten einzusetzen. Dazu müssen wir ihnen ins Auge sehen, sie nicht länger nach außen projizieren, sondern in unser bisher vielleicht zu freundliches Selbstbild integrieren, eins mit ihnen werden, um zu wissen, mit wem und was wir es hier zu tun haben. Dann können wir uns aufschwingen, wie Phönix aus der Asche, wie der skorpionische Adler, und mit dem neuen, bewusst gewordenen Seelengut im Gepäck die nächste Lebensphase einläuten. Nichts wird mehr so sein wie zuvor.

Die Black Cohosh-Blütenessenz unterstützt diesen intensiven Wandlungsprozess der immensen sexuellen und emotionalen Kraft, die in solchen Zeiten an die Oberfläche gelangt oder uns von außen als Ergänzung begegnet. Das hohe Energiepotenzial können wir in uns brodeln und gären lassen, was eine zersetzende, letztendlich zerstörerische Wirkung gegen uns selbst und unser Umfeld ausüben wird. Oder wir bringen den Mut auf, unseren Abgründen bis in den hintersten dunklen Winkel zu folgen und unser schwarzes Seelenreich wieder in Besitz zu nehmen, um es in neuer Form zu kanalisieren.

Schon die Akzeptanz unserer dunklen Seiten bringt Ruhe ins System und macht uns reicher, tiefgründiger und wissender. Wir sind nicht mehr den inneren, unterschwellig wühlenden Mächten ausgeliefert und handeln aus diesen ungreifbaren, destruktiven Kräften heraus, sondern sind wieder selbst Herr in unserem inneren Haus und können diese an sich wertvolle Energie lenken.

Black Cohosh unterstützt uns bei der Integration und Transformation von Wut, Hass, Mordgedanken, Gewalt, Sex und Missbrauch – Themen, die wir unter Pluto vielleicht schon in heftiger Form als Opfer erlebt und erlitten oder als Täter selbst angewandt haben. Black Cohosh hilft uns dabei, dieser Kraft eine unschädliche Form zu verleihen (künstlerischer und körperlicher Ausdruck etc.) und durch regelmäßige Energie- und Meditationsübungen auf eine andere Ebene zu heben. Black Cohosh initiiert und begleitet diesen Wandlungsprozess der inneren Alchemie und ermöglicht so einen gezielten, konstruktiven Einsatz unseres hohen Energiepegels.

Im positiven Black-Cohosh-Zustand haben wir diesen intensiven Prozess in uns erlebt und zugelassen und sind imstande, auch andere Menschen auf diesem Weg zu begleiten, tiefenpsychologisch zu heilen, uns in Tabubereichen zu engagieren (Sterbebegleitung, würdevoll gestaltete Beerdigungsinstitute, Missbrauchsthemen etc.) oder unsere Kräfte in unserem Alltagswerk zum Nutzen und zur Wandlung aller einfließen zu lassen. Als Plutonier (oder unter temporärem Pluto-Einfluss als Transit) haben wir mehr Kraft und Stärke als andere und werden diese immer wieder zyklisch in ihrem Anfangslodern in den unteren Regionen erfahren, um sie dann immer geübter und bewusster und damit schneller nach oben ziehen können, um unsere Ich-Kraft, unser Herz und unsere Gefühle, unsere Sprache und unser Denken mit Energie zu versorgen und zu immer neuem Leben zu erwecken.

Kinder und Jugendliche mit sadistischen Zügen oder anderen Formen hoher Destruktivität wie auch ihre Opfer können durch Black Cohosh auch eine Unterstützung erhalten, mit der dahinter stehenden Urkraft konstruktiver umzugehen.

## FEINSTOFFLICHE UNTERSTÜTZUNGEN

Edelsteine
- Schwarzer Saphir
- Schwarzer Diamant
- Schneeflockenobsidian
- Zur Erholung zwischendurch: Rosenquarz, Jade, Kunzit, Bergkristall
- Durchbruch nach oben: Flourite, Zirkone

Ätherische Öle
- Ylang Ylang
- Jasmin
- Moschus


## BEWUSSTSEINSARBEIT

Körper- und Energiearbeit
- Bioenergetik
- Tantrische und taoistische Einzelübungen, um seine sexuelle Kraft zu spüren und zu lenken.
- Die Mantren oder Farben der Chakren vom 1. zum 7. Chakra hintereinander durchgehen (die Mantren rezitieren bzw. die Regionen der Chakren mit der entsprechenden Farbe füllen).

Malthemen
- Der/die Schwarzmagier/in
- Der/die Alchemistin/in
- Der/die Weißmagier/in

Seelenreise
- Reise zum/r inneren Alchemisten/in. Wo und wie lebt er/sie? Wie sieht er/sie aus? Was tut er/sie? Ihm/ihr in seine/ihre heiligen Gemächer folgen und fragen, wie man am besten mit seinen/ihren dunkelsten Seiten, Kräften, Gefühlen, Phantasien umgehen kann, um sie konstruktiv wandelnd für sich und in seinem Umfeld oder bzgl. destruktiver Energien, die irgendwo auf der Welt gerade großen Schaden anrichten, einsetzen zu können.

Meditationen
- Das violette Feuer der Alchemie: Stellen Sie sich locker hin, - wenn Sie sich noch etwas steif oder gestresst fühlen, tanzen Sie vorher ganz entspannt auf Ihre Lieblingsmusik - und stellen Sie sich vor, wie durch Ihre Füße hindurch in den Körper violettfarbene Flammen züngeln und Ihr ganzer Körper mit diesem reinigenden, alle Schlacken auf allen Ebenen verzehrenden Feuer durchdrungen wird. Falls Ihnen die Vorstellung des Feuers zu heiß und zu beängstigend ist (insbesondere als ehemals verbrannte „Hexe"), so sehen und fühlen Sie einfach nur violettes Licht und Leuchten in Ihrem gesamten Inneren.

  Wenn Ihr ganzer Körper davon eingenommen und durchgereinigt ist, lassen Sie das Feuer oder Licht/Leuchten über die Grenzen Ihres Leibes hinausdringen, ungefähr bis zu einem Meter über Ihre Haut hinaus. Sehen und spüren Sie, wie sich das Licht um Sie herum im Radius von diesem einen Meter zu einem Lichtwirbel verändert und sich um Sie herum schnell dreht. Dabei wird auch die Aura mit Emotional- und Mental-Körper gereinigt. Lassen Sie das violette Licht weiter um Sie als Achse wirbeln und sehen Sie gleichzeitig wie die Ergebnisse der Reinigung nach oben in dunklem Rauch und nach unten in Form von Asche aus diesem Lichtwirbel herauskommen und sofort beim Auftreffen auf dem Boden durch die Erde und beim Entweichen oben durch die Luft aufgenommen und verwandelt werden.
- Zum Wachrufen und Reinigen von starken negativen Energien: Dynamische Meditation.
- Zur inneren Klärung und für die Fähigkeit, Energie im Moment zu bündeln: Zazen.

Astrologische Zuordnungen
- Alle Pluto-Verbindungen und –Transite

# BLACKBERRY
Brombeere (Rubus ursinus)


## DIE PFLANZE

Dieser ein bis drei Meter hohe Halbstrauch mit seinen dornenreichen Ranken wächst an Wald- und Wegrändern und sonnigen Abhängen. In der Phytotherapie werden die Früchte bei Heiserkeit und die Blätter bei chronischer Diarrhoe eingesetzt. Der Brombeerstrauch trägt zuerst weiße oder hellrosa Blüten, aus denen sich rote und später die reifen blau-schwarzen Sammelfrüchte entwickeln. Die Blütenessenz wird aus hellrosa Blüten gewonnen.


## DIE BLÜTENESSENZ

Thema: Verwirklichung der Gedanken
Lichtseite: Tatkraft, um seine Ideen zu realisieren.
Schattenseite: Überbetonung der geistigen Ebene. Verträumtheit.
Vision und Lernaufgabe: Seine Eingebungen und Ideen aktiv in die Tat umsetzen.

„Ich verwirkliche meine Vorhaben mit Energie und Elan."

Blackberry hat astrologisch Zwillinge-Merkur und Mars als Thema. Es kann auch noch etwas Neptun (Fische) als Träumerei und Realitätsferne mit hineinspielen. In erster Linie geht es jedoch um die Überbetonung der geistigen Ebene, so dass der Bogen aus der Gedankenwelt ins reale, aktive Leben nicht gespannt werden kann. Die „Aktivität" findet stattdessen weitgehend im Kopf statt, in dem sich Bedürfnisse, Wünsche, Träume und Ziele sammeln, aber nicht in die Umsetzung gelangen. Wir malen uns die schönsten Dinge aus, die wir tun könnten, und erachten uns entweder dazu nicht in der Lage oder verschieben sie auf später, da sie erst noch genauer und noch ausgiebiger durchdacht werden müssen. Das spielt sich in der Gedankenwelt ab, in der wir als Helden oder in der angstvollen Version als Versager unsere Rollen in und auswendig kennen und in der uns nichts passieren kann – keine Verletzungen, keine Misserfolge und was sonst noch an Unannehmlichkeiten zum Leben dazugehört. Wir lehnen uns zurück und warten auf bessere Zeiten.

Aber: No risk, no fun. Wenn wir darauf beharren, in der Komfortzone sitzen zu bleiben, läuft das Leben ohne uns ab und unser Potenzial liegt brach.

Blackberry aktiviert in diesem Fall wieder Lebensenergie im ganzen System, vor allem zur Entwicklung von Tatkraft und Unternehmungsgeist. Die Blütenessenz weckt uns aus dem geistigen Dornröschenschlaf und macht uns wieder handlungsfähig. Unsere Situation und bisherige Lebensweise wird uns bewusst und wir stehen auf, um unsere Träume und Sehnsüchte, unsere Ziele klar zu definieren und konkret in Angriff zu nehmen. Blackberry trägt dazu bei, dass unser Wesen wieder vollständig von Lebenskraft durchpulst wird und wir Schritte einleiten, die unsere Wünsche wahr werden lassen können. Können bedeutet, dass es funktionieren oder schief gehen kann. Doch damit müssen wir uns konfrontieren. Beides gehört dazu.

Hintergrund eines negativen Blackberry-Zustands können Ängste sein, es ist aber oft schlichtweg ein niedriges Energieniveau oder dass der Kopf mit so vielen unterschiedlichen Zielen und Wunschvorstellungen gefüllt ist, dass man gar nicht weiß, wo man anfangen soll. Und dann passiert gar nichts.

Im Vergleich zu Cayenne hat Blackberry noch klare Ziele, die allerdings im Kopf hängen bleiben, während Cayenne völlig träge auf allen Ebenen ist.

Im positiven Blackberry-Zustand durchdenken wir sicher weiterhin genau, was wir wie tun könnten, bevor wir handeln. Vor der Tat steht eine geistige Auseinandersetzung mit den ins Visier genommenen Wünschen. Aber dann werden auch konkrete erste Schritte ausgearbeitet und sie werden auch tatsächlich getan. Zwischen Gedankenprozess und Handlung besteht ein Gleichgewicht. Der Kopf beginnt das Geschehen und der ganze Mensch bringt es in eine Form.

Kinder und Jugendliche, die viele Ideen haben, aber wenig Kraft aufbringen oder aufwenden, um sie auch zu realisieren, die von der Erfüllung ihrer Wünsche träumen und sie sich in allen Einzelheiten in ihren Gedanken ausmalen, ohne sich dafür in Bewegung zu setzen, können genauso wie Erwachsene durch Blackberry mobilisiert und zu einer aktiven Lebensweise angeregt werden.


FEINSTOFFLICHE UNTERSTÜTZUNGEN

Edelsteine
  - Feueropal
  - Karneol (Power)
  - Rotbrauner Jaspis (Erdung)

Ätherische Öle
- Rosmarin
- Wacholder
- Koriander
- Schwarzer Pfeffer (Kraft)
- Zypresse
- Vetiver (Erdung)


## BEWUSSTSEINSARBEIT

Körper- und Energiearbeit
- Tanzen auf African Music oder andere rhythmische Musik zum Stampfen und zum Mobilisieren der Bodenverbindung und der unteren zwei Chakren
- Arbeit mit den ersten drei Chakren
- Rebirthing und andere Atemarbeit, um den Körper mit Energie bis in die letzte Zelle zu versorgen.
- Alles, was den Körper erhitzt und in Wallung bringt (Laufen, Sex usw.).
- Arbeit mit Ton oder Gartenarbeit, um in Kontakt mit der Erde zu kommen.

Malthemen
- Bilder in Rot und Orange
- Das Feuer meiner Tatkraft und Dynamik
- Mein erreichtes Ziel mit mir selbst als Person darin

Seelenreise
- Reise zum inneren Mars (Persönlichkeitsanteil für Aktivität, Initiative, Durchsetzungsvermögen): Wie sieht er aus? Wie geht es ihm gerade? Was braucht er, um wieder aktiv und dynamisch wirken zu können? Wie möchte er gerne genährt werden? Was würde er gerne tun, wenn man ihn lassen würde? Was braucht er, um bei der aktiven Umsetzung der Ziele einsatzfähig zu sein? Welche Bühne hätte er gerne im derzeitigen Leben?

Meditation
- Alle Körpermeditationen

Astrologische Zuordnungen
- Zwillinge-Merkur/Sonne
- Zwillinge-Merkur/Mond
- Zwillinge-Merkur/Zwillinge-Merkur
- Zwillinge-Merkur/Waage-Venus
- Zwillinge-Merkur/Jupiter (bei zu vielen Gedanken)
- Zwillinge-Merkur/Saturn (bei Ängsten, Schüchternheit und Unsicherheit, die sich gedanklich gefestigt haben)
- Zwillinge-Merkur- und andere Neptun-Verbindungen (bei Verträumtheit)

# BLACK-EYED-SUSAN
Rauer Sonnenhut (Rudbeckia hirta)

## DIE PFLANZE

Der einjährige Raue Sonnenhut gehört zu der Familie der Korbblütler. Seinen Namen hat er aufgrund seines rauen Stängels und der rauen Blätter. Das große Zentrum seiner Blüte ist dunkelviolett bis schwarz, die äußeren Zungenblätter sind gelb gefärbt. Die Pflanze wird bis zu einem Meter hoch und blüht von Juni bis September.

## DIE BLÜTENESSENZ

Thema: Verdrängte Gefühle und Traumata
Lichtseite: Fähigkeit, unterdrückte Emotionen und seelische Verletzungen ins Bewusstsein zu bringen und zu heilen.
Schattenseite: Unterdrückung negativer Gefühle aus Angst vor seiner Schattenseite und tief verborgenen emotionalen Wunden.
Vision und Lebensaufgabe: Wiederverbindung mit seiner dunklen (= unbewussten) Seite. Hinabsteigen in die inneren Katakomben und wieder aufsteigen als neu geborener Mensch mit großer Vitalität und dem Wissen um seinen inneren Reichtum.

„Ich bin in Kontakt mit meinen tiefsten Gefühlen und Ängsten."

Black-eyed Susan ist eine der kalifornischen Blüten zur inneren Schattenarbeit. Hintergrund der inneren Abspaltung ist die Angst vor dem Unbekannten in seiner Seele, das deshalb dunkel erscheint, besonders vor dem Wiederkontakt mit schmerzhaften Erfahrungen, wie seelische oder körperliche Gewalt, sexueller Missbrauch oder die Schändung der seelischen Sensibilität und Integrität.

Da alles, was wir im Leben von außen anziehen, eine Affinität zu unserem eigenen Wesen hat, wir demnach immer Opfer und Täter in einer Person sind, geht kein Weg an der Aufdeckung der individuellen Form dieser Affinität und die Rücknahme der Projektionen vorbei, um heil und ganz werden zu können. Solange wir am Opferdasein festhalten, zementieren wir es und strahlen eine Empfänglichkeit dafür aus. Wir drehen uns in diesem Teufelskreis. Dem können wir nur entrinnen, wenn wir bei jeder Erfahrung als Opfer auch den Täter in uns suchen und ins Bewusstsein bringen. Das bringt den Gegenpol und seine Kraft mit ins Spiel und wir werden in die Lage versetzt, beide Seiten in ihrem Extrem hinter uns zu lassen. Ansonsten bleibt nur das ewige Leben als Opfer oder der unbewusste Wechsel zum schändenden, schlagenden, zerstörerischen Täter, der sich seinerseits seine Opfer sucht.

Wenn wir bewusst den inneren Täter an die Oberfläche gelangen lassen, können wir ihn unschädlich kanalisieren, durch Gemälde, Skulpturen, wilde Schreie, das Schreiben von Gruselkrimis, das Erdolchen von Kissen und Matratzen usw. Dann wissen wir genau, wir sind beides, brauchen es aber nicht mehr draußen im Leben zu erdulden oder andere erdulden zu lassen, sondern tragen es als innere Gewissheit in uns. Da beide Seiten als zu uns gehörig gesehen und integriert sind, kehrt Ruhe ein und es bedarf keiner Ergänzungen von außen mehr. Bei aller Innenschau ist es erfahrungsgemäß auch wichtig, sich das Thema aus systemischer und karmischer Sicht zu betrachten und bei Bedarf darüber zu lösen.

Black-eyed Susan ist Symbol für das schwarze Zentrum, die innere Schattenwelt und das Licht und Leben, das in Form der gelb leuchtenden Zungenblüten daraus erwachsen kann. Beides gehört zusammen und bildet eine untrennbare Einheit. Schwierig wird es erst, wenn eine Abspaltung ins Unbewusste stattfindet, hier vor allem von unverarbeiteten seelischen und körperlichen Wunden aus der Vergangenheit. Black-eyed Susan führt uns hinab zu diesen noch ungeheilten Seelenschmerzen, deren Unterdrückung uns viel Kraft und Lebensenergie kostet, ruft sie sanft zurück in unser Gedächtnis und umhüllt sie balsamisch. Schwerwiegende Erfahrungen sollten immer psychotherapeutisch bearbeitet werden, was durch die unterschiedlichen Trauma- und Schattenarbeits-Blütenessenzen tief unterstützt werden kann. Sie helfen, das verloren gegangene Seelengut in dem Maß und Tempo nach oben zu befördern, wie wir es vertragen, aushalten und verarbeiten können.

Im positiven Black-eyed Susan-Seelenzustand haben wir schon oft in unser inneres Schattenreich geblickt und sind fast schon heimisch geworden in diesen düsteren Gefilden, die, erst mal ans Licht gebracht, immer mehr an Schrecken verlieren. Sie bringen innere Weite, inneren Reichtum mit sich, den wir wertfrei annehmen. Wir sind sattelfest in der Konfrontation mit auftauchenden seelischen Wunden, die in uns schwelen oder uns von außen begegnen, und nehmen sie als eine Energie von vielen, die alle zum Leben gehören, in unser Selbstbild, unser Verständnis von einem alles umfassenden Leben auf. Und wir können auch andere authentisch auf dem Weg durch ihre innere Finsternis begleiten.

Hier gilt wie bei allen Schattenarbeits-Blüten, dass sie auch bei Kindern und Jugendlichen mit einem hohen Potenzial an negativer, dunkler Energie zum Einsatz gebracht werden.


## FEINSTOFFLICHE UNTERSTÜTZUNGEN

Edelsteine
- Gagat, Perlen (Trauerarbeit)
- Schwarzer Diamant und andere schwarze Steine, die man intuitiv wählt. Zwischendurch nach Bedarf zum Ausgleich: helle, rosafarbene, hellgrüne Steine

Ätherische Öle
- Ylang Ylang
- Moschus
- Etwas heller: Jasmin


## BEWUSSTSEINSARBEIT

Körper- und Energiearbeit
- Sanftes Rebirthing
- Arbeit mit allen Chakren

Malthemen
- Meine inneren Katakomben
- Meine größte, verdeckt gehaltene Wunde
- König/in der inneren Finsternis

Seelenreise
- Reise in die innere Finsternis: Die Wendeltreppe ganz tief nach unten. Den düsteren Gang durchgehen bis zu einer uralten Tür, die sich nur schwer öffnen lässt, und hineinblicken. Wer weitergehen möchte: nach der Wunde oder der verdrängten Seite in sich suchen bzw. sich durchfragen oder sie einfach auftauchen lassen, die im Moment dran ist, um liebevoll umarmt und gehalten zu werden. Sie fragen, was sie braucht, um geheilt zu werden, ihr die Energie geben und/oder versprechen, dass die notwendige Maßnahme oder Änderung im konkreten Leben umgesetzt werden wird. Sie schützend einhüllen und ganz langsam mit nach oben nehmen, um weiter Kontakt mit ihr zu haben und sie weiterhin optimal pflegen zu können. Ihr einen sicheren, geschützten Platz geben. Wenn sie zufrieden sein wird und sich geheilt fühlt, wird sie einfach zu Ihnen dazugehören, ohne dass noch etwas getan werden muss.

Meditationen
- Zum Wachrufen und Loslassen von starken negativen Energien: Dynamische Meditation
- Nährmeditation: Sich mit der Wunde sehen und sich mit einer intuitiv gewählten Farbe oder weiß vollkommen umgeben und diese Farbe sich und die Wunde durchdringen lassen. Regelmäßig durchführen. Dasselbe ist auch möglich mit einer negativen Energie, einem negativen Gefühl. Hierfür wählt man am besten Rosa oder strahlendes Grün.

Astrologische Zuordnungen
- Alle Pluto-Verbindungen und –Transite, besonders mit Sonne, Mond, Waage-Venus und Mars

# BLEEDING HEART
Schöne Herzblume (Dicentra formosa)


## DIE PFLANZE

Die Herzblume gehört zu der Familie der mohnartigen Blumen und ähnelt dem bei uns bekannten rosa-rot blühenden „Tränenden Herzen". Sie wird jedoch nur 10-25 cm hoch und ihre entsprechend kleinen Blüten erreichen eine Länge von 6 bis 8 mm.


## DIE BLÜTENESSENZ

Thema: Liebe und Schmerz
Lichtseite: Fähigkeit, Abschied und Schmerz als zur Liebe gehörig anzunehmen, auszuhalten und zu verarbeiten.
Schattenseite: Verlustangst und Festhalten aufgrund unverarbeiteter schmerzhafter Erfahrungen in Beziehungen
Vision und Lernaufgabe: Heilung von Verlusten und Enttäuschungen. Loslassen. Lieben, ohne zu fordern.

„Ich liebe bedingungslos aus vollem Herzen."

Jedem Anfang wohnt nicht nur ein Zauber (Hermann Hesse), sondern auch schon das Ende inne, auch wenn es erst nach 20 Jahren eintreten sollte. Die beiden Pole gehören einfach zusammen. Sie bedingen sich einander, genauso wie manche Hoffnungen, wenn sie sich als Illusionen entpuppen, in ihrem Gegenpol der Enttäuschung enden.

Die Frage ist wie immer, wie man mit diesen Tatsachen und vor allem den schmerzhaften Gefühlen umgeht. Nimmt man sie an und lebt die dazu gehörigen Emotionen, also seine Trauer, mit aller Intensität, kann man weitergehen und nach einer Phase der inneren Leere, die man durch Selbstliebe, Selbstachtung und Selbstwert gefüllt hat, wieder neu anfangen. Kämpft man dagegen an, bleibt man im Zustand des Leids stecken.

Wichtig zur Verabschiedung ist nach neusten psychologischen Erkenntnissen das Würdigen der schönen Zeiten mit dem Ex-Partner, die man im Herzen und in seiner Erinnerung bewahrt und die einem immer bleiben werden. Jeder übernimmt seinen Teil der Verantwortung für das Ende oder die Desillusionierung. Man verabschiedet sich auch dadurch, dass man dem anderen alles Gute wünscht. Bindungen werden damit gelöst, der Partner behält trotzdem seinen Platz im Herzen des anderen und ein Neuanfang ist möglich.

Oft genug verläuft es aber ganz anders. Der Schmerz, der Hass, das Leid werden immer weiter genährt und damit aufrechterhalten - ein sicherer Garant, vom anderen nicht loszukommen. Die Bindung, die man los sein möchte, weil sie weh tut oder im Außen schon längst beendet ist, wird zementiert. Aus Angst, all das noch einmal erfahren zu müssen, werden die folgenden Partner mit Argusaugen beobachtet, kontrolliert und mit allen möglichen direkten und subtilen Methoden festgehalten und seelisch vereinnahmt. Die Trennung, die man auf jeden Fall mit all diesen Anstrengungen vermeiden wollte, ist vorprogrammiert. Oder man lässt sich als Schutz vor weiteren seelischen Wunden gar nicht mehr auf eine neue Liebesbeziehung ein.

Bleeding Heart verbindet heilsam mit dem Schmerz der Enttäuschung und der Trennung. Die Blütenessenz ermöglicht die lösende Trauer. Das aus Angst und Hass verhärtete und übermäßig geschützte, gepanzerte Herz wird erweicht und die Liebe kann wieder fließen, zuerst sich selbst gegenüber, dann auch wieder zu den Mitmenschen und später zu einem neuen Partner.

Im positiven Bleeding Heart-Zustand können wir durch die seelische Verarbeitung des emotionalen Schmerzes, von Abschieden, die uns fast das Herz zerrissen haben, wieder tief durchatmen und Leben und Liebe zulassen. Emotionale Heilung kann hier nur über das Spüren und Leben der Traurigkeit erfahren werden. Der nächste Schritt nach vorne, eine von seelischen Altlasten freie neue Beziehung, in der nicht aus Verlustangst geknebelt zu werden braucht, sondern sich zwei emotional gereifte Menschen begegnen, kommt dann ganz von selbst.

Kinder, die sehr schmerzhafte Trennungen und vielleicht den ersten Kontakt mit dem Tod eines geliebten Menschen hatten, werden durch Bleeding Heart genauso unterstützt, wie Jugendliche bei ihrem ersten Liebeskummer.


## FEINSTOFFLICHE UNTERSTÜTZUNGEN

Edelsteine
- Schwarzer Gagat, schwarze Perle (Trauerarbeit)
- Rhodonit, Rhodochrosit, rosa Turmalin (Unterstützung bei Herzschmerz)

- Rosenquarz

Ätherische Öle
- Rose
- Rosenholz
- Neroli


# BEWUSSTSEINSARBEIT

Körper- und Energiearbeit
- Bewegung in warmem Wasser (Wasser-Shiatsu etc.)
- Aufenthalt an Orten mit fließendem Wasser (Flüsse etc.) und sich vorstellen, wie man darauf die verlorene geliebte Person, Illusion etc. loslässt und davon fließen lässt. Sich ausweinen.
- Arbeit mit dem smaragdgrünen (Reinigung) und rosa (Herzöffnung) Aura-Soma-Pomander

Malthemen
- Der Schmerz
- Der Abschied
- Die innere Leere
- Die neue Beziehung

Seelenreise
- Ein Boot mit der verlorenen Liebe darin an eine Leine angebunden visualisieren; die Leine durchschneiden und das Boot mit der Strömung des Flusses verschwinden sehen. Sich dabei bedanken für die schönen Zeiten und sich verabschieden.

Meditationen
- Bei durch Schmerz versteinertem Herzen: T'ai Chi
- Kontemplation

Astrologische Zuordnungen
- Waage-Venus/ Pluto
- Waage-Venus/Saturn
- Mond/Pluto
- Mond/Saturn
- Bei kühlem Abstand als Abwehrmechanismus nach Seelenschmerz: Waage-Venus/Uranus, Mond/Uranus


# BORAGE
Borretsch (Borago officinalis)


## DIE PFLANZE

Der Borretsch aus der Familie der Raublattgewächse ist eine bis zu 60 cm hohe Pflanze mit radförmigen, anfangs rosafarbenen und später leuchtend blauen Blüten. Der Farbwechsel geht auf eine Änderung des ph-Wertes während der Blütezeit zurück. Die Blätter und Stängel sind borstig behaart. In der Phytotherapie wird er bei nervösen Herzbeschwerden, als hustenstillendes, auswurfförderndes, harn- und schweißtreibendes als auch nervenstärkendes, aufmunterndes Mittel eingesetzt. Es soll den Adrenalin-Ausstoß erhöhen. Der Borretsch wird u.a. auch Herzfreude genannt. Über die Entstehung des Wortes Borretsch gibt es unterschiedliche Sichtweisen. Eine davon besagt, dass es sich von dem keltischen „borrach" (Mut) ableitet.


## DIE BLÜTENESSENZ

Thema: Seelische Regeneration
Lichtseite: Emotionale Stärke
Schattenseite: Ausgelaugtsein nach emotional schwierigen Zeiten.
Vision und Lernaufgabe: Kraft und Überzeugung, um sich bei lang anhaltenden seelischen Schmerzen wieder aufzurichten und in seine ursprüngliche Stärke zu kommen.

„Ich tanke seelische Kraft und bin voll Zuversicht und Freude."

Im negativen Borage-Zustand sind wir emotional ausgelaugt und erschöpft. Meist befinden wir uns schon länger in einer seelisch belastenden Situation, die sich langsam auf das Gemüt schlägt, die letzte Energie raubt und die Herzkräfte zunehmend zum Erliegen bringt. Typische Situationen sind schmerzhafte Abschiede, wie Trennung oder Tod von einer geliebten Person. Auch Beziehungen, in die alle Kraft eingebracht wird, ohne dass nennenswert etwas zurückkommt, können zu einem Borage-Zustand führen. Das Konto ist unausgeglichen. Auch die Pflege von Menschen, die einem sehr am Herzen liegen, und die damit nicht nur körperlich, sondern auch seelisch stark beansprucht, über lange Zeit überlastet und bedrückt, kann Ursache für einen Borage-Zustand sein. Es ist kein Antrieb mehr da, um zum Ausgleich etwas für sich zu tun, sich zu nähren und Betätigungen nachzugehen, die Lebensfreude mit sich bringen. Wann auch? Es ist zuerst keine Zeit dafür da und später auch keine Energie mehr. Entweder man ist selbst in einer dauerhaft schwierigen Gefühlslage, die alles andere ausblendet und alleine das Leben regiert, oder man begleitet Menschen große Wegstrecken in Kraft fordernden Phasen, wie chronische Krankheit oder seelisches Leid nach dem Tod naher Angehöriger.

Auch Menschen, die beruflich täglich mit bedrückenden Situationen konfrontiert sind, wie Pflegepersonal, Sterbebegleiter oder Trauma-Therapeuten, können bei zu vielen Überstunden und Nachtwachen an die Grenzen ihrer seelischen Belastbarkeit kommen.

Schwerpunkt bei Borage ist dabei die Überforderung der Gefühlswelt und des Herzens, die bis zu depressiven Stimmungen und emotionaler Abstumpfung und Dumpfheit führen kann. Man ist einfach k.o., kann nichts mehr hören und sehen, nichts mehr ertragen und irgendwann auch nichts mehr fühlen. Mehr geht einfach nicht.

Borage, dessen Blüten beide Farben „durchleben", das rosa und das blau, gibt wieder Lebensmut und öffnet und vitalisiert das Herz auf allen Ebenen. Der gesenkte Blick hebt sich und wir nehmen neben der seelischen Last und Überforderung auch wieder die weite Welt, ihre Farben, ihr vielfältiges Angebot wahr. Das kostet Überwindung, auch wenn man es sich noch so sehr wünscht, da es auch einen Moment der Traurigkeit mit sich bringt, über das so lange Zeit ungelebte Leben. Manchmal war und ist es nur schwer anders möglich (Pflege, Beruf) und es bedarf eines ziemlichen Rucks, um sich wieder ein Recht auf Lebensfreude, Helligkeit und Liebe zusprechen zu können. Es ist aber da und stellt die Basis dar, um weiterhin Menschen zur Seite stehen zu können. Es geht langfristig nur in der Balance zwischen Geben und sich auch etwas vom Leben nehmen. Ohne Schuldgefühle. Hier könnte auch ein Blick auf unterbewusste Selbstvorwürfe und Opferhaltungen gerichtet werden.

Besonders schmerzhaft ist der Augenblick der Veränderung zurück zum Leben nach monate- oder gar jahrelangem Liebeskummer um eine Person, die längst in der nächsten Beziehung schwelgt, und der man über Gebühr nachgetrauert hat. Hart gesagt tut man dies auch aus Abwehr und Angst vor einer neuen Bindung, vor einem ggf. erneuten Platzen einer Liebesillusion oder einer neuen Verletzung. Die alte kennt man wenigstens schon.

Borage gibt den Kick zurück ins Leben, in die Lebendigkeit und Lebensfreude, auch wenn die belastende Situation immer noch vorherrschen sollte. Man bekommt Balsam auf seine Wunden, wird herausgeholt aus seiner lähmenden Überforderung.

Im positiven Borage-Zustand können wir die Wärme der Lebenssonne wieder spüren und annehmen. Wir spüren wieder mehr uns selbst und unsere natürlichen Bedürfnisse und Ansprüche. Die Seele kann und will nicht länger ausfließen. Wir sind gestärkt, raffen uns auf und gewinnen wieder Elan und Antriebskraft.

Das Rosa der Borage-Blüte nährt das Herz und die Gefühlswelt. Das Blau bringt Klarheit, Abstand und die Weite des Meeres und des Himmels.

Kinder und Jugendliche, die nach langer seelischer Belastung, z.B. durch Krankheit oder Tod in ihrem Umfeld, nicht mehr zurück zu ihrer Lebensfreude, ihrem Lebensmut und ihrer kindlichen Begeisterungsfähigkeit zurückkommen, sondern immer zurückgezogener werden und traurig und emotional dumpf erscheinen, können durch Borage wieder mit seelischer Licht- und Herzensenergie versorgt und in ihrer eigenen Herzenskraft wiedererweckt und vitalisiert werden.


FEINSTOFFLICHE UNTERSTÜTZUNGEN

Edelsteine
- Für das Herz: Rhodonit (Heilstein für Herzschmerz), Rhodochrosit, Rosenquarz, Rubellit (Öffnung für Liebe und Vertrauen), Rubin (bedingungslose Liebe)
- Zur Stärkung der Persönlichkeit: Goldberyll, Honigcalcit, Feueropal
- Zur Erdung: Achate, Jaspis

Ätherische Öle
- Rose
- Rosenholz
- Cassia
- Neroli


## BEWUSSTSEINSARBEIT

Körper- und Energiearbeit
- Annehmen und sich nähren lassen: Wellness-Urlaube/-Anwendungen, regelmäßige Massagen, mit hellen Farben arbeiten (Kleidung, Möbel, Geschirr, Wohnung).
- Arbeit mit allen Chakren, besonders dem Herzchakra. Entsprechend der smaragdgrüne und rosa Aura-Soma-Pomander, auch der weiße zur Reinigung.

Dinge tun, die Spaß machen, ohne nützlich zu sein.

Malthemen
- Abstraktes Malen mit hellen, leuchtenden Farben besonders mit rosa, orange und rot
- Grenzen setzen, nein sagen
- Selbstbild: Wieder in meiner seelischen Kraft und Stabilität

Seelenreisen
- Reise zum Ort der inneren Ruhe, Erholung und Regeneration: Wie sieht es dort aus? Farben? Düfte? Umgebung? Sitz- oder Schlafgelegenheiten? Welche Art und Form bietet er, um Lebensfreude, Lebensmut, Vitalität und seelische Stärke zu schenken? Gibt es dort eine weise Person, die Fragen beantwortet und weiterhilft, um wieder in seine seelische Kraft zu kommen? ---
- Reise zu dem überforderten, seelisch bedrückten oder gar geschundenen Wesen in sich: wie sieht es aus? Was möchte es? Wie kann man ihm helfen, wieder auf die Beine zu kommen, sich in Zukunft zu schützen, auf sich aufzupassen und sich zu nähren? Es in den Arm nehmen und halten.

Meditation
- T'ai Chi für mehr Fließen und Leichtigkeit in Verbindung mit Klarheit und Erdung

Astrologische Zuordnungen
- Mond/Saturn
- Mond/Pluto
- Venus/Saturn
- Venus/Pluto

# BUTTERCUP
Hahnenfuß (Ranunculus occidentalis)

## DIE PFLANZE

Der Hahnenfuß ist von den Tälern bis in die alpine Zone verbreitet. Er ist ausdauernd und besitzt einen 30-100 cm hohen Stängel. Bei uns in Europa ist er besonders als Wiesenblume bekannt, deren leuchtend gelbe Blüten in der Zeit von April bis Mai zu sehen sind. Alle Pflanzen der Familie der Hahnenfußgewächse sind giftig und werden wegen ihres beißenden Geschmacks von den Kühen nicht gefressen. Das Gift wird beim Trocknen abgebaut, so dass der Verzehr von Heu den Tieren nicht schadet.

## DIE BLÜTENESSENZ

Thema: Selbstwertgefühl
Lichtseite: Echtes Selbstbewusstsein, unabhängig von der Bewertung anderer
Schattenseite: Geprägt und erdrückt durch die hohen und konventionellen Ansprüche durch die Eltern und die Gesellschaft. Im Erwachsenenalter als Projektion des eigenen Mangels an Mut zur Selbstentfaltung.
Vision und Lernaufgabe: Seine besonderen Fähigkeiten, Qualitäten und Talente selbstbewusst und doch in aller Bescheidenheit umsetzen.

„Ich lebe selbstbewusst und in Demut das, was ich bin."

Buttercup ist eine bescheiden anmutende Pflanze, die dennoch ihr leuchtendes Gelb verbreitet. Sie ist nicht dazu prädestiniert, ihre Einzigartigkeit an die große Glocke zu hängen und damit hausieren zu gehen. Sie strahlt in ihrer zurückhaltenden Weise. Diese Kombination aus Sonne (gelb) und Saturn (Bescheidenheit) ist auch Thema ihrer Blütenessenz. In der blockierten Form wird das Erblühen des Selbstbewusstseins im Kindesalter und in Folge der entsprechend negativen Erwartungshaltung auch noch beim Erwachsenen zurechtgestutzt. Es wird vermittelt, dass Lob und Anerkennung nur für offiziell anerkannte Werte zu erhalten sind, wenn überhaupt. Vielleicht geht man auch trotz großer Anstrengungen und der Anpassung und Unterjochung an die hohen Ansprüche anderer leer aus.

Man fühlt sich klein und nichtig und hat den Eindruck, nur dann geliebt zu werden, wenn man gar nicht erst in Kontakt mit seinem Potenzial kommt, sondern geradewegs auf die Umsetzung fremd diktierter Ziele zugeht und sein Licht von vorneherein unter den Scheffel stellt.

Geprägt davon, dass die eigenen Ideen und Impulse wertlos sind, wenn sie nicht in das Normraster passen, was vor allem von der väterlichen Seite her bestimmt wird, bleibt ein trauriges, stilles Bündel Elend, das sich zwar wacker schlägt und sein Bestes gibt, aber gar nicht zu seinen Kräften kommen kann. Es ist nicht in Kontakt mit seiner inneren Quelle der Kreativität und Einzigartigkeit, sondern führt ein Mauerblümchendasein, das wenig Eindruck hinterlässt.

Man spürt zwar durchaus, dass eine innere Lebendigkeit und Kraft da ist, die sich zeigen möchte, dass es aber im Moment oder in diesem Leben nicht sein soll, diese in großartiger Weise mit Fanfarenstößen und Lorbeerkranz umzusetzen und zu zeigen. Entweder bedingt durch den beherrschenden Druck der Eltern, besonders des Vaters, und später anderer Autoritäten, oder durch die eigene innere Befindlichkeit. Beispiel dafür ist eine Phase des Lebens, in der sich vieles ändert, sei es beruflich oder privat, und man noch nicht wieder in seine Strahlkraft gekommen ist. Das Selbstbewusstsein ist noch angeknackst, das neue Leben steht noch nicht und man hat nach außen noch nicht allzu viel vorzuweisen. Man sitzt nicht schon wieder in einer Führungsposition, hat seine Selbständigkeit noch nicht richtig zum Laufen gebracht oder es hat sich noch kein neuer Partner eingestellt. Es gibt nicht viel, was einem derzeit aufbaut und woran man sich selbst aufbauen könnte.

Vielleicht hat man lange Zeit in der Öffentlichkeit gestanden, sich engagiert, hohe Positionen bekleidet und war wichtig, mit allem was dazu gehört, so dass sich jetzt eine Art von Bescheidenheit einstellt, die gelebt werden möchte und die sich eher in unauffälligeren Aktivitäten zeigt. Es hat sich ein neues Verständnis für den Sinn seines Lebens entwickelt. Das Bisherige war toll und richtig, aber es ist zu Ende. Eine solche Übergangszeit und das zurückhaltendere Leben wollen erst tief verstanden, verinnerlicht und als neuer Ansatz integriert werden – eine bewusste, freiwillige Wandlung in einen positiven Buttercup-Zustand, in dem das innere Licht erst neu entfacht und in ungewohnter Weise genährt werden muss, genauso wie das Selbstbewusstsein und Selbstverständnis.

Man übt sich in Bescheidenheit und Demut, vielleicht auch ausgelöst durch eine Krise oder Krankheit, die einem die Welt mit neuen Augen betrachten lässt und dazu anregt, sich grundlegend umzustellen. Auch wenn man es selbst möchte und so gestaltet, ist es eine große Umstellung. Dabei geht es nicht wie bei California Poppy um die Entdeckung und Entwicklung des inneren Lichts, sondern darum, es mit einer veränderten Art zum Strahlen zu bringen und im Außenleben zu zeigen, und zwar einer bescheidenen. Dazu braucht es schon gerade am Anfang und beim heutigen Zeitgeist der Unterstützung, z.B. durch Buttercup als Blütenessenz.

Eine andere wichtige Anwendung von Buttercup ist für Menschen, die von ihrer Kindheit her eingeschüchtert sind oder sich freiwillig zurücknehmen in ihrer Außendarstellung. Obwohl sie sehr gut wissen, was sie können und wer sie sind, ist Buttercup sehr hilfreich, um die übermäßige Zurückhaltung hinter sich zu lassen und einseitige Schlichtheit mit Souveränität adäquat zu seiner Leistung und seinen inneren Qualitäten zu erweitern.

Buttercup bringt Menschen, die in ihren wirklichen Fähigkeiten unerkannt blieben und unterdrückt wurden, in Kontakt mit ihrem echten Kern und dessen wunderbaren Fähigkeiten und Visionen. Sie entwickeln immer mehr Verständnis für ihre echte Lebensaufgabe und erhalten dadurch auch immer mehr Energie und Möglichkeiten für ihre Umsetzung. Sie fühlen das Entstehen einer großen Kraft in sich, die ihnen dazu verhilft, ihre Begabungen als wertvoll zu erkennen, sich entsprechend liebenswert zu fühlen und sich nicht länger durch die Brille anderer zu sehen und entsprechend zu zensieren. Ihre Selbstliebe und Selbstachtung nehmen zu und machen den Weg frei, auch offener, freier und selbstbewusster nach außen zu gehen und konkrete Formen für ihre individuellen Besonderheiten zu finden. Sie spüren die Sicherheit, nur aus Ihrem Inneren heraus richtig handeln zu können, und schaffen sich damit eine immer größere Unabhängigkeit von äußeren Meinungen und (Zu-)Stimmungen. Sie sind nicht länger auf Ersatzgerüste (äußere Autoritäten, Konventionen) angewiesen, sondern können nun Halt und Stabilität in sich selbst finden, ihr eigenes Rückgrat aufbauen und ihre einzigartigen Gaben und Potenziale zur Wirklichkeit werden lassen – in Stille und Bescheidenheit, in Dankbarkeit und Demut zu dem, was eine höhere Kraft gerade in ihrem Sinne und im Sinne des Ganzen als Inspiration zur Verfügung stellt.

Menschen, die lernen möchten, ihr Licht nicht länger unter den Scheffel zu stellen, gehen mit Hilfe von Buttercup erhobenen Hauptes nach außen und bleiben dennoch auf dem Boden und in einer sich und andere erfüllenden Einfachheit.

Jeder, der Zufriedenheit und Selbstbewusstsein auf eine neue Basis der schlichten Strahlkraft stellen möchte, der es nicht mehr nötig hat oder für den es nicht bzw. nicht mehr anliegt, in einer alle überstrahlenden Leuchtkraft nach außen zu treten und sich zu präsentieren, wird durch Buttercup darin unterstützt, mit dieser neuen Situation umgehen zu können.

Im positiven Buttercup-Zustand schaffen wir eine Balance zwischen kreativem Selbstausdruck und echter Demut dem Leben gegenüber, die sich in Zurückhaltung zeigt, ohne sich im Mindesten zu unterdrücken.

Es geht beides: gelassene Souveränität und wahrer Selbstausdruck auf der einen Seite und ein tiefes Wissen, dass im Moment nur die Kombination mit der Bescheidenheit in der Entwicklung und Reifung seiner Persönlichkeit wirklich weiterbringt. Diese Kombination strahlt auf ihre Weise in die Welt hinaus und ermuntert und ermutigt auch andere dazu – ein sehr wichtiger Beitrag, der besonders aus diesem weiteren Blickwinkel heraus noch mehr an Bedeutung gewinnt.

Kinder und Jugendliche, die in ihrem spontanen, kreativem Selbstausdruck unterdrückt wurden oder die sich viel zu sehr zurücknehmen, die den Wert ihrer Person und ihrer Aktivitäten nicht erkennen oder zu schüchtern mit ihren Leistungen hinterm Berg halten, können Buttercup sehr gut gebrauchen, um stolze Selbstdarstellung und Bodenhaftung miteinander zu verbinden.


FEINSTOFFLICHE UNTERSTÜTZUNGEN

Edelsteine
-   Sodalith (klärende, erdende Kraft)
-   Gelber Granat
-   Honigcalcit (Wärme und Selbstbewusstsein)

Ätherische Öle
-   Rosmarin (anregend)

- Cassia (wärmend)
- Orange (geistige Weite)
- Zirbelkiefer, Zypresse (aufrichtend, stabilisierend)


## BEWUSSTSEINSARBEIT

### Körper- und Energiearbeit
- Regelmäßiger künstlerischer oder anderweitig kreativer Ausdruck
- Arbeit mit dem Solarplexus-Chakra
- Hatha-Yoga-Asanas zur Öffnung und Dehnung des Bauchraums und für das Halten des Gleichgewichts durch eine gerade, aufrechte Haltung (z.B. Baum)

### Malthemen
- Das innere Licht, das noch eingesperrt ist.
- Das Licht, das unter den Scheffel gestellt wird.
- Das wärmende Licht im Inneren und nach außen strahlend, das seine Einzigartigkeit zum Ausdruck bringt.
- Strahlendes Licht und echte Demut

### Seelenreise
- Reise zu seiner inneren Kreativität und Schöpferkraft. Wie möchte sie sich zeigen? Was ist ihr größtes Bedürfnis? Wie stellt sie sich die Verbindung zu Bescheidenheit und Demut vor? Was sind die nächsten Ziele und Pläne? Wie sehen die ersten Schritte dazu aus?

### Meditationen
- Qi Gong
- Zazen

### Astrologische Zuordnungen
- Sonne/Saturn (Einschränkung, Einschüchterung, übermäßige Zurückhaltung, Angst)
- Sonne/Neptun (sich verstecken statt sein Anderssein kreativ in eine Form zu bringen)
- Sonne/Chiron (die verletzte Strahlkraft, die zu Demut führt und zur Fä-

higkeit, sich und andere bei der Heilung zu begleiten, wohl wissend, dass ein Rest der Wunde bleiben wird und muss, um immer wieder in Demut gebracht zu werden)

# CALENDULA
Ringelblume (Calendula officinalis)

## DIE PFLANZE

Die Ringelblume gehört zur Familie der Korbblütler. Ihr 25 bis 50 cm hoher, verzweigter Stängel trägt behaarte Blätter und in der Zeit von Juni bis Oktober goldgelbe Blüten. In der Phytotherapie und Homöopathie wird sie in erster Linie zur Wundheilung eingesetzt. Sie wirkt reinigend, entzündungshemmend und fördert die Bildung von neuem Gewebe. Sie symbolisiert die Aufnahme von Sonnenkräften, die sie in Heilkraft in erster Linie für die Haut umsetzt.

## DIE BLÜTENESSENZ

Thema: Kommunikation
Lichtseite: Offenheit für den Gesprächspartner auf allen Ebenen.
Schattenseite: Mangel an Rezeptivität für den tieferen Sinn der Worte.
Vision und Lernaufgabe: Entfaltung einer hohen Sensibilität und Aufnahmefähigkeit in der Kommunikation auch für das, was hinter den Worten steht. Heilende Fähigkeiten durch seine Worte entwickeln.

„Ich bin offen für den tieferen Sinn der Worte anderer. Ich drücke mich sanft und liebevoll aus."

Ein Großteil der Interaktion im Gespräch findet zwischen den unbewussten Anteilen der Beteiligten statt. Dabei spielt die Aufnahme aller Energien des anderen eine wichtige Rolle: Geruch, Erinnerung an bestimmte Personen, Bewegung, Gestik, Mimik, die gesamte Ausstrahlung. Das Unterbewusstsein fällt blitzschnell ein

Urteil, ob die Person sympathisch, authentisch und relevant für die eigene Persönlichkeit ist und ob wir ihr positiv, gleichgültig oder negativ gegenüber stehen. Das trifft auf den ersten Moment der Begegnung, aber auch immer wieder auf das Gespräch mit unseren Mitmenschen zu. Jetzt hängt es davon ab, inwieweit wir in Kontakt mit diesen unterbewusst scannenden Fühlern sind und genau spüren können, was unser Gegenüber, sein Unbewusstes, seine Ausstrahlung signalisieren und aussagen, oder ob wir von dieser inneren Instanz abgeschnitten sind und lediglich die Worte auswerten, die gesprochen werden.

Noch weniger aufnehmen können wir, wenn nur unser eigener Selbstausdruck, unsere Ideen und Meinungen wichtig für uns sind und wir den Gesprächspartner mit unseren Worten voll Intensität, Missionseifer oder Machtanspruch überrollen. Vielleicht ist auch lediglich Unaufmerksamkeit im Spiel und wir sind so mit uns und unseren Gedanken beschäftigt, dass wir gar keinen Raum für die Aussagen des anderen haben. Es ist einfach kein Platz da, um Außeneinflüsse wahr- und aufzunehmen. Es interessiert uns im Grunde gar nicht wirklich, was unsere Mitmenschen bewegt und was sie verbal mit uns teilen möchten.

In diesem Zustand sensibilisiert die Calendula-Blütenessenz dazu, sich im Gespräch soweit zurückzunehmen, dass für beide Beteiligte gleich viel Raum ist. Man lernt, sich auf allen Ebenen zu öffnen und die Worte, das ganze Wesen des anderen zu spüren und aufzunehmen, was er ausstrahlt. Der gesamte Ausdruck kann dabei von der nackten Aussage der Worte abweichen. Streitereien können beim tieferen Einfühlen als Schrei nach Aufmerksamkeit und Liebe erfasst werden. Freundliche, zuckersüße Worte können von Aversion, Neid oder Intrigenhaftigkeit ablenken wollen, betont selbstbewusstes Auftreten kann eine Maske für Unsicherheit sein. So hilft Calendula dabei, waches, einfühlsames Zuhören zu entwickeln und dabei zwischen Authentizität und Vorspiegeln falscher Tatsachen zu unterscheiden. Und wenn unser Gesprächspartner authentisch ist, können wir entscheiden, ob wir ihn in unser Leben oder gar Herz einladen möchten oder nicht. Wir hören ihm mit Herz, Seele, Unterbewusstsein und Verstand zu und treten mit all unseren Wahrnehmungskanälen mit ihm in Kontakt.

In einen negativen Calendula-Zustand können wir in der heutigen hektischen, angespannten Zeit mit Dauerleistungsdruck ohne ausreichend Anerkennung für all das, was man leistet, schnell geraten. Es bleibt meist nicht einmal Zeit für uns selbst, um wieder ein inneres Gleichgewicht herzustellen, aus dem heraus entsprechend ausgeglichen dem Umfeld begegnet werden kann. Das Zuhören nach innen ist schon blockiert. Es besteht dann erst recht eine Blockade zur Aufnahme der Außenwelt. Es ist einfach alles zugestopft.

Vielleicht haben wir es aber auch nie gelernt, uns den Worten und dem Wesen des anderen vollkommen zu öffnen. Wir kennen es vielleicht selbst nicht, dass man uns aufmerksam und ernsthaft interessiert zuhört und echte Anteilnahme zeigt. Daher konnte auch unsere eigene Fähigkeit, achtsam zuzuhören, nie wirklich entwickelt werden. Stattdessen fühlen wir uns unsicher und ängstlich, haben überhöhte Ansprüche, bevor wir uns überhaupt trauen, den Mund aufzumachen

In diesem Fall bringt Calendula in Kontakt mit dieser Verletzung und öffnet uns für die Erfahrung, dass man uns heute durchaus zuhört und unseren Worten Wertschätzung entgegenbringt. Den Anfang dazu müssen wir selbst machen. Je mehr wir uns zuhören und unser Denken und unsere Worte wichtig, richtig und wertvoll finden, umso mehr werden es auch andere tun. Und umso mehr können wir auch mit den Worten unserer Gesprächspartner achtsamer, aufmerksamer und wertschätzender umgehen.

Im positiven Calendula-Zustand sind wir in der Lage, uns authentisch in Worten darzustellen und dem anderen aufmerksam und von allen Ebenen aus zuzuhören. Wir haben zudem die Fähigkeit, Herz und Seele in unsere Sprache einfließen zu lassen und damit eine heilsame Wirkung auszuüben. Wir sind Gefäß für die Worte anderer und bringen durch echte Anteilnahme und achtsam gewählte Worte strahlende Herzens- und Heilenergie nach außen.

Liebe heißt Annehmen, wer und was ist. Dank Calendula wird diese Fähigkeit über die Sprache erweckt und möglich.

Auch Kinder und Jugendliche, die sich völlig selbstbezogen und überrollend in Gesprächen verhalten, die es nicht kennen, dass man ihnen liebevoll und wertschätzend zuhört, oder die negative unterdrückende Erfahrungen in Bezug auf ihren sprachlichen Ausdruck sammeln mussten und deshalb in Gesprächen innerlich und ggf. auch nach außen hin verschlossen sind, können mit Calendula diese innere Wunde zunehmend heilen, mehr Sensibilität und Aufnahmefähigkeit in der Kommunikation zulassen und Vertrauen dafür entwickeln, dass man auch ihnen gerne und interessiert zuhört, dass es wichtig ist, was sie zu sagen haben.


## FEINSTOFFLICHE UNTERSTÜTZUNGEN

Edelsteine
- Orangefarbener und rosa Calcit für die Öffnung nach außen und die Weichheit der Sprache
- Hellblauer Flourit zum Durchbrechen von Blockaden in der Sprache

Ätherische Öle
- Douglasfichte
- Elemi
- Petitgrain
- Zitrone


## BEWUSSTSEINSARBEIT

Körper- und Energiearbeit
- Arbeit mit dem Halschakra, in zweiter Linie mit dem Herz- und Kronenchakra
- Singen, Sprachübungen bei Blockaden
- Gespräche mit Menschen üben und pflegen, die einem am Herzen liegen: jeder erzählt 5 Minuten nur von sich, ohne den anderen zu bedrängen, zu beratschlagen, einzunehmen und ohne Fragen zu stellen, immer im Wechsel, d.h. echte Selbstdarstellung und echtes Zuhören.

Malthemen
- Selbstbild mit geöffnetem Herzchakra
- Selbstbild als redende Person mit einem offenen, interessierten Zuhörer, der Anteil nimmt.
- Selbstbild mit geöffnetem Herzen als Zuhörer

Seelenreise
- Visualisierung: sich im Schneidersitz sehen, mit einer goldgelben Energiehülle umgeben wie die Farbe der Calendula, die einem öffnet, die Hände mit den Handflächen nach oben auf den Oberschenkeln liegend. Das goldgelbe Licht einatmen und beim Ausatmen überall dahin sich verteilen lassen, wo Blockaden, Angst, Stress, Unruhe sind, die bisher davon abgehalten haben, sich im Gespräch mit dem Gegenüber zu öffnen. Wenn man sich erfüllt fühlt von dieser Energie, sich vorstellen, wie man Menschen zuhört und sie dabei wirklich wahrnehmen und annehmen kann. Ein offener Kelch, der Worte aufnimmt und selbst Worte heilsam von sich gibt.

Meditationen
- Nadabrahma (30 Minuten summen, 7,5 Minuten langsame Bewegung der nach oben zeigenden Handflächen nebeneinander nach vorne und rechts und links im Halbkreis nach außen zurück zum Nabel (Geben), 7,5 Minuten Handflächen nach unten, den Halbkreis erst rechts und links nach außen, die Hände nähern sich vorne an und bewegen sich langsam Richtung Nabel nach innen (CD im Handel, mit Musik und Beschreibung).
- Mantren laut intonieren oder singen.

Astrologische Zuordnungen
- Zwillinge-Merkur/Jupiter (bei übertriebenen Redeschwällen, die für den anderen keinen Platz lassen)
- Zwillinge-Merkur/Saturn (bei Ängsten, Schüchternheit, Stottern und Unsicherheit im Gespräch, was verschlossen und eine tiefe Begegnung mit dem anderen unmöglich macht) Zwillinge-Merkur/Uranus (bei sehr viel Abstand und Kälte im Gespräch)
- Zwillinge-Merkur/Neptun-Verbindungen (bei Verletztheit und überhöhter Sensibilität, die auch zum Rückzug führen kann. Ansonsten spricht diese Konstellation gerade für die Fähigkeit, mit seinen 1000 Antennen im Gespräch alles wahrzunehmen)

# CALIFORNIA PITCHER PLANT
Kalifornische Schlauchpflanze, Kobralilie (Darlingtonia californica)

## DIE PFLANZE

Die kalifornische Schlauchpflanze gehört zu der Familie der Sarraceniengewächse. Ihre Blüten haben einen Durchmesser bis zu 8 cm und sie trägt große schlauchförmige Laubblätter, die eine Länge von bis zu einem Meter erreichen können. Die große Blattvorrichtung benötigt die Insekten fressende, in Sumpfgebieten wachsende Pflanze zum Aufnehmen der Tiere.

# DIE BLÜTENESSENZ

Thema: Instinkt
Lichtseite: In tiefer Verbindung mit seinen instinktiven Kräften.
Schattenseite: Abgespalten von seinem Instinkt aufgrund zu großer Kopflastigkeit oder Spiritualität.
Vision und Lernaufgabe: In tiefem Kontakt mit seinem Instinkt und gleichzeitig offen für geistige und spirituelle Energien sein.

„Ich bin offen für meine instinktiven und animalischen Kräfte."

Durch die Heiligung des Intellekts und durch die starke Bindung an das Medium Internet beruflich und privat findet unser Leben zum größten Teil auf der geistigen Ebene statt. Viele Fakten, Bilder, Eindrücke werden aufgenommen und kosten unsere Aufmerksamkeit und Energie. Endlich sind wir mit der ganzen Welt vernetzt und fühlen uns zumindest geistig und kommunikativ frei und als Weltenbürger. Das ist ein schönes Gefühl der Weite und der unbegrenzten Möglichkeiten und macht oft auch sehr viel Spaß. Die andere Seite der Medaille zeigt uns bei dieser Lebensweise als Menschen ohne Boden unter den Füßen, ohne Verwurzelung in unseren Instinkt, unsere Wahrnehmung aus dem Bauch, aus unserer archaischen Seele heraus. Wir sind abgeschnitten von den Botschaften aus der Körperebene, von spontanen Impulsen, die wir wegrationalisieren, wenn sie uns davon abhalten wollen, berechenbar zu funktionieren. Wir sind so fest in eine lust- und lebensfeindliche Kultur eingepasst, dass alles weggeschoben wird, was uns bei unserer funktionalen Alltagsfixierung stören könnte.

Die alten Rhythmen und Zyklen in jeder Zelle, im ganzen Menschen und der Welt gelten als uneffektiv und es wird über sie weggelebt. Die einseitige und gleichzeitig unendlich bunte Fütterung mit Informationen und die Leugnung natürlicher Impulse trennen uns von unserer vitalen Ursprünglichkeit, die unter dem Überbegriff Instinkt zusammengefasst werden kann. Es sollen hier nicht die Geschenke der Gegenwart schlecht geredet, sondern an die Basis, den Urgrund unseres Seins zurückerinnert werden.

Eine große Hilfe dabei stellt die California Pitcher Plant-Blütenessenz dar. Die Fleisch fressende Pflanze bringt uns wieder in Kontakt mit den brodelnden, animalischen Kräften in uns. Dadurch kommt eine neue Farbe und Schwungkraft in unser Leben, die alles durchsaftet und mit großer Lebendigkeit durchdringt. Diese Urkraft möchte ihren alten Thron neben den "Göttern" des world wide web, der überhöhten Ansprüche oder der Dauerfrustration zurück gewinnen und ihren alten, angestammten Platz einnehmen. Sie will uns wieder ins Gleichgewicht bringen, in den Ausgleich zwischen Kopf, Herz, Bauch und Sex.

Im positiven California Pitcher Plant-Zustand ist nichts Modernes weggeschoben worden. Es hat nur wieder ursprüngliche Lebendigkeit, der Ursaft unseres Lebens Einlass gewonnen und unsere Wahrnehmung erweitert und unsere Lebenslust entfacht und verstärkt. Aus diesem "Morast" heraus können wir das Leben erst richtig schmecken und genießen, können unsere Augen erst leuchten und unsere Körper vibrieren. California Pitcher Plant ist die ideale Pflanzenenergie, um diese Wiedergeburt zu initiieren, für sie Pate zu stehen und sie zu begleiten.

Kinder können California Pitcher Plant gebrauchen, wenn sie zu sehr von dem Schulbetrieb eingenommen werden und der Eindruck besteht, dass sie wieder mehr Kind sein sollten, das sich schmutzig machen, laut und lebendig sein darf.


## FEINSTOFFLICHE UNTERSTÜTZUNGEN

Edelsteine
- Karneol (Körper)
- Rubin (Herz)

Ätherische Öle
- Ylang-Ylang
- Moschus


## BEWUSSTSEINSARBEIT

Körper- und Energiearbeit
- Bioenergetische Beckenübungen
- Beckenbodentraining
- Urschrei
- Intensive Atemübungen, z.B. Rebirthing

Malthemen
- Der Urschrei
- Bauchgefühl
- Animalische Kräfte (und Säfte)

Seelenreise
- Gang die Treppen hinab, es wird immer dunkler, feuchter, überall züngelnde Schlangen, urtümliche Töne, Geräusche, Schreie, Gebrüll und dann ganz unten, den Gang entlang zur großen, uralten Türe, die sich langsam, quietschend öffnen lässt.

Meditationen
- Dynamische Meditation
- Kundalini-Meditation

Astrologische Zuordnungen
- Mars/Pluto, Mars/Lilith, falls kontrolliert gelebt.
- Viel Zwillinge-, Jungfrau-Merkur-, Waage-Venus- und Uranus-Energie

# CALIFORNIA POPPY
Goldmohn (Eschscholzia californica)

## DIE PFLANZE

Der kalifornische Goldmohn ist eine ausdauernde Staude mit einer tiefen Pfahlwurzel. Er wird 30 bis 60 cm hoch und hat bläulich-grüne, fiedrig geteilte Blätter. Die Blüten sind leuchtend gelb bis orange und 6 bis 8 cm breit. Sie öffnen sich nur bei Sonnenschein. Die Pflanze ist giftig aufgrund ihres Gehalts an Alkaloiden. Sie enthält im Gegensatz zu anderen Mohnpflanzen keinen Milchsaft, sondern eine durchsichtige, wässrige Flüssigkeit.

## DIE BLÜTENESSENZ

Thema: Innerer Reichtum
Lichtseite: Seiner einzigartigen Fähigkeiten und Qualitäten bewusst sein und darin seine Erfüllung finden.
Schattenseite: Sein Glück allein in der Außenwelt suchen. Verblendung durch äußere, spirituell erscheinende Erfahrungen.
Vision und Lernaufgabe: Glück und Erfüllung durch seinen inneren Goldschatz, der durch Offenheit für seine innere Stimme gehoben werden kann.

„Mein Glück und mein strahlender Reichtum liegen in mir."

Wenn wir California Poppy brauchen, suchen wir das Licht in der Außenwelt, vor allem durch besondere, spirituelle Methoden und Ereignisse. Wir sind leicht beeindruckbar durch geistige Meister, die neuesten Erleuchtungswege oder gechannelten Botschaften. Es besteht eine große Offenheit und Empfänglichkeit für Überirdisches und wir sind weit vom Boden der Realität entfernt. Die nächste Message muss uns die Antwort liefern oder bei dem frisch erlernten Regenbogenweg, der von anderen vorgezeichnet wurde, muss es geschehen. Aussagen von Zen-Lehrern wie „ich trinke meinen Tee und schlafe auf meiner Matte" als Antwort auf die Frage, was Erleuchtung bedeute, werden dann als wenig weiterbringend betrachtet. Es fehlen Glanz und spiritueller Glimmer.

Neben diesem leicht erkennbaren Streben nach Licht durch andere kann sich der negative California Poppy-Zustand auch subtiler bemerkbar machen: Wir fühlen uns nur glücklich und zufrieden, wenn wir mit anderen Menschen zusammen sind, wenn wir ein positives Feedback von unserem Umfeld erhalten und wenn wir durch die Leistung glänzen, die wir greifbar vor uns sehen. Licht heißt Erfolg und äußere wohlwollende Zustimmung, Unglück, wenn die positive Zuwendung von außen wegfällt.

In jedem Fall besteht wenig Kontakt zur inneren stillen Glückseligkeit, die immer verfügbar ist, unabhängig von äußerem Applaus und dem Schwelgen in lebensfremden Welten, die sich als pseudo-spirituell entpuppen könnten. Fällt die äußere Scheinwelt und Scheinerleuchtung weg, sind wir wie auf Drogenentzug und flüchten uns in die nächste Illusion spiritueller oder anderer Art. Wo es uns am wenigsten hält, ist auf dem Boden, auf dem das Leben nur stattfindet, wobei wir immer auch Kanal einer geistigen Welt sind, ihre Manifestation hier auf Erden. Wir sind dieser Kanal und das Gold liegt in uns selbst. Das wirft uns radikal auf uns zurück und auf den Boden der Realität. Es gibt nichts Besonderes zu erfahren und spirituell zu ergattern. Es ist tatsächlich schon alles da und wir brauchen es nur noch zu spüren, zu leben und zu sein. Das erscheint sehr unspektakulär und fast schon trist im Vergleich zu den vielen Versprechungen und eigenen Phantasien zum Thema Erleuchtung.

ES leuchtet durch uns, in uns und von uns aus nach außen. Punkt. Und das tut es bei jedem in seiner ganz individuellen Weise. Mehr ist da nicht, allen grandiosen Botschaften, Visionen und Träumen zum Trotz. Die schönsten Drogen-Erfahrungen, die in die unglaublichsten Welten (oder auch Horror-Höllen) entführen, gehen einmal zu Ende und wir landen immer wieder da, wo wir es manchmal am wenigsten aushalten: im hier und jetzt unseres derzeitigen Lebens, das alles beinhaltet. Was wir davon sehen, hängt von der Brille ab, die wir gerade aufhaben.

California Poppy öffnet uns für unser eigenes Licht und leuchtendes Strahlen von innen heraus. Es wirft uns sanft, aber sicher auf uns zurück und lenkt den Blick nach innen. Das erscheint zuerst etwas harsch und eng. Aus dieser Konzentration auf die eigene Person, das eigene Herz, den Gefühlen im Bauch, dem Stand auf der Erde, entsteht ohne Zutun eine stille Intensität. Wir spüren unser Herz, unsere Liebe, erst mal in uns und für uns und dann so stark, dass sie nach außen getragen werden muss. Das ist ein ganz natürlicher Vorgang. Das Leben ist wie der Atem, wie Ebbe und Flut. Es ist Konzentration und Ausbreitung in ganz natürlichem Wechsel. Alles findet in uns und durch uns statt. Das einzige, was es zu „tun" gibt, ist, Raum und Zeit in unserem Leben zu schaffen und bereitzustellen, in der die Konzentration auf uns möglich ist. Ohne etwas zu suchen. Ohne dass es etwas gäbe, das man finden könnte. Zumindest nichts außer der Reihe. Wir begegnen unserem inneren Gold, unserem Selbst, unserer Herzenskraft, die schon die ganze Zeit da waren und nur auf unsere Heimkehr gewartet haben. Wir sind all das. Es ist nicht von uns getrennt und war auch nie verschwunden oder zu suchen. Das wieder zu spüren und als liebevolle, leuchtende Vitalität, als Glück und Erfüllung zu sein und zu leben, ist die Botschaft dieser Blütenessenz.

Im positiven California Poppy-Seelenzustand sind wir regelmäßig in Kontakt mit diesem inneren Gold oder finden es zumindest schnell wieder. Die Suche in der Außenwelt, auch in der pseudo-spirituellen Szene haben wir hinter uns gelassen. Wir brauchen sie nicht mehr. Wir haben das Original gefunden. Und das lässt uns im gleichmäßigen Rhythmus nach außen und innen wiegen, ohne dass wirklich eine Bewegung stattfindet.

Kinder können die Blüte gebrauchen, wenn sie in einer dauernden Traumwelt leben und ihre Erfüllung fern von dieser Welt suchen. Hintergrund kann hierbei wie bei Erwachsenen auch eine Erfahrung sein, die nicht verkraftet wurde, weshalb die Reise in eine Phantasiewelt angetreten wurde.

Bei Jugendlichen ist California Poppy eine Unterstützung bei Drogenentzug.


## FEINSTOFFLICHE UNTERSTÜTZUNGEN

Edelsteine
- Gelber Turmalin (Tor zur inneren Sonne)
- Variscit (Glück in sich finden)
- Honigcalcit (Wärme von Licht und Sonne)

Ätherische Öle
- Myrrhe
- Weihrauch
- Vetiver


## BEWUSSTSEINSARBEIT

Körper- und Energiearbeit
- Arbeit mit dem Solarplexus- und Herzchakra
- Gelber und rosa Aura-Soma-Pomander
- Hatha-Yoga, um konzentriert wieder in seinen Körper zu kommen und dabei gleichzeitig loszulassen.
- Später: Arbeit mit dem Kronenchakra, um selbst Kanal zu sein und den Kontakt nach oben zu spüren und zu sein.

Malthemen
- Mein inneres Licht
- Selbstbild mit allen Chakren in ihren leuchtenden Farben
- Mein innerer Schatz und Reichtum

Seelenreise
- Reise in den Raum des inneren Reichtums: Wie sieht er aus? Größe? Lichtverhältnisse? Geruch? Farben? Und natürlich: der Inhalt. Was findet

sich darin? Was könnte man wie (noch mehr) nach außen bringen und zu Gold (Selbstwert) und Geld im Leben machen?

Meditationen
- Zazen und Vipassana, um völlig auf sich zurückgeworfen zu werden.
- Körpermeditationen, um wieder auf dem Boden anzukommen und sich zu spüren.

Astrologische Zuordnungen
- Jupiter/Neptun
- An zweiter Stelle auch andere Neptunverbindungen und –auslösungen

# CALIFORNIA WILD ROSE
Kalifornische Heckenrose (Rosa californica)

## DIE PFLANZE

Die Heckenrose ist tief  mit ihren Wurzeln mit der Erde verbunden, was ihr die Kraft gibt, Widrigkeiten wie Frost erfolgreich zu überstehen und immer wieder neue Triebe zu entwickeln. Gleichzeitig bringt sie diese wunderschönen Blüten hervor und bildet die Vitamin-C-reichen, roten Hagebutten als Samen aus. Die zartrosa Blüten rühren das Herz (Waage-Venus), Dornen und rote Früchte symbolisieren Mars, so dass beides, die Liebe und der kraftvolle Antrieb in ihr vereint sind – Energien, die man im blockierten California Wild-Rose-Zustand dringend braucht.

## DIE BLÜTENESSENZ

Thema: Lebensmut und Lebensfreude
Lichtseite: Sich ein angenehmes Leben zugestehen und es auch annehmen. Hingabe an das Leben mit allem, was dazugehört.
Schattenseite: Selbstaufgabe, Passivität, Apathie, dumpfe Gleichgültigkeit.

Vision und Lernaufgabe: In seiner Kraft und Vitalität sein und das Interesse an der Vielgestaltigkeit des Lebens auch in dunklen Lebensphasen bewahren oder immer wieder herstellen können. Hier und jetzt leben.

"Ich liebe das Leben und erkenne meinen Platz und meinen Sinn darin."

Im negativen California Wild Rose-Zustand liegt man energetisch vollkommen darnieder. Es ist fast kein Hauch an Leben oder gar Lebendigkeit mehr zu spüren. Man hat sich vollkommen dem Schicksal ergeben. Kaum ein Funke an Vitalität ist geblieben und man kann auch durch äußere Einflüsse an Lebendigkeit, Motivation und Anreizen nicht mehr berührt oder bewegt werden. Alles ist dumpf und leer. California Wild Rose ist der tiefste Zustand an Depression und Apathie, der auf einer negativen Grund- und Erwartungshaltung dem Leben gegenüber beruht und meist chronisch ist. Er bedarf neben der Blüteneinnahme einer psychotherapeutischen Intervention und hat oft systemische Hintergründe. D.h. auch nahe Verwandte kennen diese Verfassung, die bis zur Suizidalität führen könnte, wäre da nicht die innere Lähmung, die oft verhindert, dass es tatsächlich zur Selbsttötung kommt. Denn auch dazu fehlt dann meist die Kraft.

California Wild Rose ist tief innen tot. Man hat sich vom Leben und seinem Freud und Leid vollkommen zurückgezogen. Bei Menschen mit einem ursprünglich sehr hohen Energiepegel, die in diese negative Haltung kommen, in der man jede Selbstverantwortung und jede Möglichkeit, sein Leben mitzugestalten, aufgegeben hat, können vielleicht noch funktionieren und erscheinen auf den ersten Blick geschäftstüchtig. Dann wundert man sich, warum sie „plötzlich" zusammenbrechen, sich vor einen Zug werfen oder in anderer Weise von eigener Hand aus dem Leben scheiden. Es gab dafür aus äußerer Sicht doch scheinbar gar keinen Grund.

Je tiefer eine Persönlichkeit energetisch sinken kann, umso höher kann sie potenziell auch hinaus. Diese Amplitude ist bei California Wild Rose sehr weit und auch wenn das innere Licht erloschen ist, zeigt dieser Mensch manchmal noch verzweifelt Leistung. Er lebt im Spagat zwischen tiefster Hölle, die zu seelischer Dumpfheit und Regungslosigkeit führt, und Leistung, die dennoch abgerufen und abgespult werden kann.

Lebt man den negativen California Wild Rose-Zustand in dumpfer Apathie, was von jedem sofort erkannt werden kann und für das Umfeld sehr Energie raubend ist, ist die Behandlung einfacher. Dieser Mensch braucht Impulse auf allen Ebenen, mentale Reinigung und die Öffnung für positive Visionen und körperliche Vitalisierung.

Wird der Zustand jedoch in der Spagat-Version zwischen tiefster Depression innen und ungebrochener Leistung außen gelebt, ist es für Außenstehende schwierig, diese Flucht in die Aktivität und das Verbergen des Zustands vor anderen und vielleicht sogar vor sich selbst, zu erkennen und Hilfe zu leisten. Der Betroffene könnte diese ohnehin zurückweisen, da er seine Schwäche nicht eingestehen, sich nicht entblößen und das Gesicht wahren möchte. Diesen Zustand zu knacken, kann California Wild Rose einleiten, die in diesem Fall langfristig eingenommen werden muss, immer möglichst in Verbindung mit einer zusätzlichen Psychotherapie. Diese Menschen können immer wieder selbstmordgefährdet sein und brauchen professionelle Begleitung und Krisenintervention.

Hintergrund des California Wild Rose-Zustands können dauerhafte negative Erfahrungen oder schwere, chronische Erkrankungen sein. Bei der Tiefe dieses Befindens kann auch von systemischen oder karmischen Ursachen ausgegangen werden. Die systemische Bindung an lebende Verwandte und/oder verstorbene Ahnen, bei denen dieser Zustand vorlag oder gar Selbstmordversuche oder Selbstmorde begangen wurden, muss gelöst werden, um wirkliche Heilung möglich zu machen.

Im positiven California Wild Rose-Zustand hat man eine individuelle Möglichkeit gefunden, immer mehr im Moment zu sein und dessen Reichtum zu erkennen und anzunehmen. Man ist ehrlich zu sich, wenn die Beziehung, der Job, die Freunde, Wohnung, Wohnort o.a. nicht mehr der eigenen Persönlichkeit entsprechen und eine Veränderung anliegt, und nimmt sie auch in Angriff. Man gibt sich dem Fluss des Lebens hin mit allen Hochs und Tiefs und hat die Fixierung auf das Negative, die starke negative Erwartungshaltung, das negative Weltbild hinter sich gelassen. Man hat sich für das Leben entschieden mit allem, was dazu gehört, und ist zuversichtlich und motiviert, mit allem Unbill fertig zu werden.

Wie bei allen Jupiter-Blüten (Schütze) geht es darum, den Zusammenhang zwischen Weltbild und darauf folgende Erfahrungen, zwischen positiver und negativer Erwartungshaltung und was daraus erwächst, zu erkennen. Jupiter schenkt in Hülle und Fülle und erwartet dasselbe auch für sich. Je mehr wir diese Energie einladen und annehmen, umso mehr Raum kann sie in unserem Leben einnehmen. Jupiter hat auch Gegenspieler wie Saturn (Steinbock): Diese Kombination kann zum Sisyphos-Thema führen (Stein raufrollen, kaum fast oben, rollt er wieder zurück und er muss wieder von vorne anfangen, ihn nach oben zu rollen – Dauerfrustration). Die Jupiter/Saturn-Kombination kann aber auch mit Hilfe der saturnischen Eigenschaften Ausdauer, Disziplin, Reife, Durchhaltevermögen und Realitätssinn zu dauerhaftem Erfolg und Zufriedenheit (Jupiter) führen.

California Wild Rose ist selten ein Kindermittel, es sei denn sie sind chronisch krank. Es kann manchmal bei Jugendlichen notwendig sein, wenn sie sich bei zu viel Leistungsdruck und häufigem Versagen, womöglich gekoppelt mit Abwertungen und Ablehnung durch wichtige Bezugspersonen, aufgegeben haben.

Wild Rose gibt es auch bei den Bach-Blüten. Die Bedeutung der beiden Blütenessenzen deckt sich weitgehend. Bei der kalifornischen Form wird die Angst vor echter Inkarnation als Ursache des negativen Seelenzustands angeführt, die Angst vor all dem Leid bei sich und in der Welt, das man von früheren Leben her kennt und vor dem man sich zurückziehen und stattdessen in Teilnahmslosigkeit, Desinteresse und Resignation verharren möchte.


## FEINSTOFFLICHE UNTERSTÜTZUNGEN

Edelsteine
- Blauer Saphir
- Lapislazuli
- Feueropal
- Mondstein
- Für den Durchbruch ins Licht: Flourite

Ätherische Öle
- Niauli (geistig reinigend)
- Bergamotte (erhellend, Leichtigkeit)
- Orange (positive Stimmung)
- Rose (wieder sein Herz spüren)
- Pfefferminze auf die Stirnmitte für das Stirnchakra (Vorsicht nicht in die Augen bringen!)


## BEWUSSTSEINSARBEIT

Körper- und Energiearbeit
- Biologische, vitale Ernährung
- Aufenthalt und regelmäßige Bewegung in der Natur
- Sanfte Massagen geben lassen.

- Mit Düften und Farben arbeiten
- Seinen Alltag, seine Routinen bewusst durchbrechen, auch und gerade in Kleinigkeiten
- Spontane Handlungen zulassen
- Heilende Laute (Mantak Chia: Tao Yoga) zur Reinigung und zum Wiederauffüllen mit Energie
- Regelmäßige Körper- und Atemübungen
- Arbeit mit allen Chakren zur Reinigung, Öffnung und Energetisierung

Malthemen
- Vom Dunkel ins Licht
- Wiederauferstehung
- Liebe und Lust

Seelenreisen
- In diesem Zustand eignen sich erst mal keine inneren Reisen.
- Wenn es einem besser geht, man aber grundsätzlich zu California Wild Rose tendiert: Visionsreise: Wie stelle ich mir ein schönes Leben, in dem ich beschenkt werde und diese Geschenke auch annehme, vor und wie sehen die ersten Schritte dorthin aus?

Tagebuch führen mit all den schönen Dingen an sich selbst, im derzeitigen Leben, im heutigen Tag, im Moment.

Meditationen
- Alle Atem- und Körpermeditationen
- Kyudo Bogenschießen
- Wenn es einem besser geht: Zazen

Astrologische Zuordnungen
- Jupiter/Saturn
- Zwillinge-Merkur/Saturn (Härte, Kargheit, Strenge, übermenschliche Ansprüche, daraus folgend: Frustration, Depression, Resignation, stille Verzweiflung im Glauben und Denken)
- Jupiter/Pluto
- Zwillinge-Merkur/Pluto (selbstzerstörerisches Glauben und Denken)

# CALLA LILY
Calla (Zantedeschia aethiopica)


## DIE PFLANZE

Calla Lily ist eine wunderschöne Pflanze mit einer weiß-gelben kelchförmigen Blüte. Sie erreicht eine Höhe von bis zu einem Meter, die Blüte ist bis zu 20 cm lang und verströmt einen wunderbaren Duft, der viele Insekten und Bienen anzieht. Interessanterweise existiert eine weißfarben getarnte Spinne, die sich von den Insekten ernährt. Die Calla Lily-Blüte besteht eigentlich aus vielen dünnen Blütenblättern, die spiralförmig angeordnet sind. Die oberen 7 cm sind die männlichen Blüten und die unteren 1,8 cm die weiblichen Blüten mit dem empfangenden Blütenkelch. Der Name Calla kommt von kallos (griech.) und bedeutet schön.


## DIE BLÜTENESSENZ

Thema: Geschlecht
Lichtseite: In Einklang mit seiner Weiblichkeit bzw. Männlichkeit sein und sie leben.
Schattenseite: Sich nicht mit seinem Geschlecht identifizieren können. Kampf und Abwehr dagegen.
Vision und Lernaufgabe: Innere Hochzeit zwischen männlicher und weiblicher Seite. In Aussöhnung mit seinem Geschlecht kommen und es individuell leben.

„Ich lebe meine weibliche und männliche Seite."

Die Calla-Lilie kann je nach Geschlecht sowohl Mars als auch Venus zugeordnet werden. So wie diese wunderschöne Lilie gerne als Blume in Hochzeitssträußen verwendet wird, trägt auch die Blütenessenz das Thema Hochzeit als Botschaft in sich, nämlich die innere Vermählung von männlichen und weiblichen Anteilen. Menschen, die Calla Lily brauchen, haben bewusst oder unbewusst Probleme mit ihrem Geschlecht. Sei es weil sie es aus vielen Inkarnationen her gewohnt sind, das andere Geschlecht als das heutige gelebt und ausgefüllt zu haben, oder weil sich die Eltern eigentlich ein Mädchen und nicht den Jungen gewünscht haben, der es geworden ist.

Vielleicht ist auch die Anforderung, die das Geschlecht stellt, nämlich der starke, souveräne, leistungsfähige und natürlich stets potente Mann oder die liebevolle Mutter, die treue Ehefrau, die Frau, die alles unter einen Hut bringt (Beruf, Familie, ein spannendes Freizeitleben und Selbstverwirklichung, femme fatale), zu erdrückend und hebt sich elegant aus der Verantwortung und Last seines spezifischen Geschlecht heraus. Oder es hat familiensystemische Gründe, weil die Qualitäten, die es zu entwickeln gilt, in der Ahnenschaft geringgeschätzt wurden. Vielleicht wurde in der Frauen- bzw. Männerreihe der Vorfahren schweres Schicksal erlebt, das in einem Ritual an die betroffenen Personen zurückgegeben werden muss, damit der Calla-Klient diese frühere Belastung nicht mehr zu tragen braucht, sondern eine neue, individuelle Art entwickeln kann, mit seinem Geschlecht umzugehen. Auf jeden Fall besteht eine Abneigung und damit ein innerer Kampf gegen sein Geschlecht und man zieht es vor, die Rolle des anderen Geschlechts zu spielen bzw. gar keine Rolle einzunehmen.

Calla Lily hilft, in Aussöhnung mit der jetzigen Wirklichkeit zu kommen, den Wert des Mann- oder Frauseins zu erkennen und eigene Wege zu entwickeln, es zu leben.

Auf dem Weg dorthin ist die innere Gleichberechtigung zwischen männlichem und weiblichem Seelenanteil wichtig, um aus dem Schwerpunkt des "falschen" Geschlechts herauszukommen und innere Ganzheit zu erfahren.

Im positiven Calla Lily-Zustand kann man die Eigenschaften, Qualitäten und Fähigkeiten seines Geschlechts ganz individuell für sich benennen und entsprechend entfalten. Anregung dafür gibt es in der Mythologie, in der Vita berühmter und weniger berühmter Frauen und Männer und in erster Linie in der eigenen Seele. Sie weiß am besten Bescheid, wie die persönliche, ganz besondere Form des Frau- oder Mannseins aussieht. Sie wird sich, wenn man Calla Lily braucht, sicher etwas unkonventionell gestalten.

Kinder brauchen Calla Lily, wenn man weiß, dass sie aus der Erwartungshaltung der Eltern heraus mit dem "falschen" Geschlecht auf die Welt gekommen sind. Auch in der Pubertät kann Calla Lily nützlich sein, um sich mit dem Mann bzw. Frau werden besser und selbstverständlicher auseinander setzen zu können.

## FEINSTOFFLICHE UNTERSTÜTZUNGEN

Edelsteine
- Zirkon (rosa oder grün für Venus und rot für Mars; oder man wählt selbst ganz spontan und intuitiv die für sich richtige Farbe heraus)

Ätherische Öle
- Für die Weiblichkeit: z.B. Jasmin, Vetiver
- Für die Männlichkeit: z.B. schwarzer Pfeffer

## BEWUSSTSEINSARBEIT

Körper- und Energiearbeit
- Ausgleichende Yoga-Atemübungen
- Arbeit mit den beiden Kanälen rechts und links der Wirbelsäule (Ida und Pingala) und dem vereinten Sushumnakanal entlang der Wirbelsäule
- Yin- und Yang-Ausgleichsübungen (Qi Gong, T'ai Chi u.a.)

Malthemen
- Selbstbild als Frau bzw. Mann, in seinem jetzigen phänotypischen Geschlecht
- Innere Hochzeit zwischen männlicher und weiblicher Seite

Seelenreisen
- Reise zu seinem/r inneren Mann/inneren Frau und ihn/sie wahrnehmen: Wie sieht er/sie aus, wie riecht er/sie, was hat er/sie an, welche besonderen Fähigkeiten hat er/sie, was sind seine/ihre Bedürfnisse....?
- Die innere weibliche und männliche Seite auf einer Leinwand erscheinen lassen und dann innere Hochzeit feiern.

Meditationen
- Atemmeditation (Pranayama zum Ausgleich von weiblich und männlich), z.B.:
- Setzen Sie sich bequem hin. Die linke Hand auf dem linken Knie, Zeige- und Mittelfinger der rechten Hand auf die Stirn zwischen die Augenbrauen. Den rechten Daumen neben das rechte Nasenloch, den rechten Ring-

finger neben das linke Nasenloch. Das rechte Nasenloch mit dem Daumen schließen, durch das linke Nasenloch langsam einatmen. Das linke Nasenloch mit dem Ringfinger schließen und rechts ausatmen. Rechts wieder einatmen, rechts schließen, links ausatmen usw.

Astrologische Zuordnungen
- Mars/Zwillinge-Merkur
- Mars/Uranus
- Mars/Neptun
- Venus/Zwillinge-Merkur
- Venus/Uranus
- Venus/Neptun
- Auch Sonne und Mond mit Zwillinge/Merkur, Uranus, Neptun

# CANYON DUDLEYA
Dudleya (Dudleya cymosa)

## DIE PFLANZE

Canyon Dudleya gehört zu den Sukkulenten und bildet rosettenförmige Blätter. Sie erwacht im Spätherbst zum Leben und wächst über Winter. Im Frühling bildet sie orangefarbene Blüten.

## DIE BLÜTENESSENZ

Thema: Echte Spiritualität
Lichtseite: Mediale und meditative Persönlichkeit
Schattenseite: Auf der Suche nach ganz besonderen, exaltierten spirituellen Erfahrungen.
Vision und Lernaufgabe: Eins mit der Quelle des Ganzen. Aus dem damit verbundenen stillen Glück den Alltag gestalten und bewältigen.

„Ich erlebe Spiritualität in jedem Moment meines Alltags."

Canyon Dudleya bringt uns in heilsamer Weise auf den Boden der Realität und Alltagswirklichkeit. Ihre Blütenessenz eignet sich deshalb für Menschen, die sich zu sehr in die Spiritualität verstiegen haben und dabei schillernde Highlights und berauschende Erlebnisse erwarten und auch mit entsprechenden Übungen aktiv suchen.

Man fühlt sich mit seinen spirituellen Ambitionen der Welt enthoben und hat keinerlei Interesse mehr, sich mit den profanen Anforderungen des Alltags auseinanderzusetzen. Das überlässt man lieber dem normalen Volk und begibt sich schnurstracks in Richtung Erleuchtung, fern von dieser Welt, abgehoben, immer auf der Suche nach überwältigenden Erfahrungen, von denen der Normalbürger nur träumen kann.

In Wirklichkeit befindet man sich selbst in einem Traum. Erleuchtung, Einheit mit Gott, ist nichts Abgehobenes, von diesem irdischen Leben Getrenntes, sondern drückt sich als Manifestation in allen Wesen und damit auch im Menschen aus Fleisch und Blut aus.

Es ist ein Bewusstwerdungsprozess dessen, was schon immer war, ist und sein wird, und was nur noch von uns wahrgenommen zu werden braucht. , Nicht einmal das, denn solange noch eine Person da ist, die etwas wahrnehmen kann, ist die Trennung noch gegeben und die Einheit mit dem Ganzen nicht möglich (zumindest im Bewusstsein, real ist diese Einheit immer gegeben, sonst wären wir nicht lebensfähig). In Wahrheit sind wir schon das, was wir so angestrengt suchen, und brauchen uns nur noch dafür zu öffnen – hart für das spirituelle Ego, das sich gerne mit außergewöhnlichen Glückserfahrungen schmücken möchte. Es gibt diese aber nicht. Spirituell zu leben, heißt, die stille meditative Versenkung in den Alltag mitzunehmen und sie letztendlich in diesem mit all seinen schlichten Aktivitäten, Erledigungen, Ärgernissen und Freuden zu erleben.

Jeder kennt diese Einheitserfahrungen, wenn man sich vollkommen auf etwas konzentriert und keine Trennung mehr ist zwischen sich selbst und dem, was man gerade tut. Das kann die Hingabe an ein Sonnenbad sein, ein Verschmelzungserleben beim Sex oder bei einem Spaziergang im Grünen oder am Meer, bei dem sich eine stille Einheit zwischen Spaziergänger und Umwelt einstellt.

Es findet einfach eine Erweiterung statt. Man kann sich das so vorstellen, dass man in einem Raum sitzt, der die Körperebene symbolisiert. Dann fallen die nächstliegenden Mauern und man befindet sich automatisch auch im nächsten Raum. So verschwinden immer mehr Mauern, immer mehr Räume tun sich auf, ohne dass man deshalb seinen Platz auf der Körperebene verlassen und von Punkt Alpha nach Omega gehen müsste. Man bleibt, wo man ist. Die Mauern fallen von alleine, in der Meditation, in der Badewanne, beim Sonnen auf einer grünen, duftenden Wiese mit dem Summen und Zirpen von Insekten, auf der Toilette, beim Einkaufen oder beim Surfen im Internet. Es bedarf nicht irgendwelcher sphärischer Erlebnisse, sondern der Wachheit.

Canyon Dudleya hilft dabei, die Nährkraft des Aufgehens im Alltagsgeschehen wahrzunehmen und dieses nicht länger abzuwerten. Das Leben und die Gotteserfahrung finden immer im jetzigen Moment statt, wenn wir absolut gewahr sind. Das können wir konzentriert in der Meditation üben und aus dieser inneren Stille und Einheit heraus den Alltag in seiner Totalität wahrnehmen, der alles hat, was es gibt und was wir brauchen. Es ist immer und überall alles da, wir brauchen es nur zu sehen und zu sein. Es erscheint unspektakulär und ist doch allumfassend. Es ordnet, klärt und nährt. Es ist alles da, wie im Himmel so auf Erden.

Im positiven Canyon Dudleya-Zustand leben wir sortiert und bodenständig den Alltag und finden ganz klassisch das Gesuchte in jeder Kleinigkeit genauso wie in pompösen Ereignissen, im Leid und der überschwänglichen Freude. Es sind nur verschiedene Facetten derselben göttlichen Stimme.

Kinder brauchen diese Blütenessenz noch nicht. Bei Jugendlichen könnte sie dann angebracht sein, wenn sie sich in übermäßiger, exaltierter Weise einer spirituellen Richtung verschreiben, die sie vom normalen Leben wegbeamen möchte.


## FEINSTOFFLICHE UNTERSTÜTZUNGEN

Edelsteine
- Achat
- Eosit
- Brauner Diamant

Ätherische Öle
- Zypresse
- Vetiver
- Immortelle

# BEWUSSTSEINSARBEIT

Körper- und Energiearbeit
- Gartenarbeit
- Putzen
- Alles, was erdet.

Malthemen
- Mit beiden Beinen fest auf dem Boden der Wirklichkeit
- Alltag
- Selbstbild: Im Alltag seinen Lebensdienst verrichtend

Seelenreise
- Keine

Meditationen
- Achtsamkeitsübungen (Vipassana etc.)
- Kinhin (Gehmeditation aus dem Zen)
- Zazen

Astrologische Zuordnungen
- Uranus/Neptun
- Auch die anderen neptunischen Konstellationen

# CAYENNE
Chilipfeffer (Capsicum annuum)


## DIE PFLANZE

Die Chili-Pflanze gehört zu den Nachtschattengewächsen. Sie besitzt einen bis zu 150 cm hohen, kräftigen Stängel und langstielige Blätter. Sie ist ein Halbstrauch, d.h. ihre Triebe verholzen an der Unterseite und sind im mittleren und oberen Teil krautig und grün. Die Blüten bestehen aus fünf weißlich gefärbten Kronblättern und stehen einzeln verteilt. Die kleinen pfefferartigen Früchte sind als Gewürz bekannt. (Gemüsepaprika trägt denselben botanischen Namen, ist hier aber nicht gemeint). Cayenne wird medizinisch aufgrund seiner durchblutungsfördernden und schmerzstillenden Wirkung zum Einsatz gebracht.


## DIE BLÜTENESSENZ

Thema: Feuer und Dynamik für Veränderungen
Lichtseite: Mut und Entschlossenheit, um aus Routine und überholten Sicherheiten auszubrechen und Neues zu wagen.
Schattenseite: Passivität. Hohes Trägheitsmoment. In gewohnten Verhaltensmustern feststecken.
Vision und Lernaufgabe: Im Spagat zwischen seinem Sicherheitsbedürfnis und der Offenheit für Bewegung und Veränderung leben.

„Ich habe die Kraft und Energie, um die notwendigen Veränderungen in Angriff zu nehmen."

Wenn wir Cayenne brauchen, sind wir in Routine und bequemer Sicherheit erstarrt. Alles ist so schön bekannt und gewohnt und eine Veränderung würde schon eine sehr große Überwindung und Anstrengung bedeuten. Wir brauchen Feuer unter dem Hintern, um endlich aktiv zu werden und uns zu bewegen.
     Vielleicht sind wir schon viel zu lange in einer beruflichen Situation, die uns auslaugt und unseren Kompetenzen in keinster Weise gerecht wird. Unser Potenzial liegt brach und wir werden nicht gefordert. Oder wir verharren in einer unbefriedigenden Beziehung und reden uns ein, dass es doch ganz nett sei und man

schließlich nicht weiß, ob etwas Besseres nachkommt.

Beides sind klassische Situationen, in denen Cayenne einen Impuls setzen kann, um uns aus der Bequemlichkeit zu reißen. Die Blüte gibt einen Energiestoß nach vorne. Sie mobilisiert und energetisiert uns, um aus eingefleischten Gewohnheiten und unserem starken Sicherheitsbedürfnis ausbrechen zu können. Wir fühlen uns vitalisiert, um ausgetretene, überholte Pfade zu verlassen und wieder ein Risiko einzugehen. Die bisherige Trägheit und Schwere lähmen uns nicht länger. Der Alltagstrott hat ausgedient und wird durch Dynamik ersetzt. Es gelingt uns, das Bollwerk unseres Sicherheitsbunkers zu verlassen, den Staub aus der Phase der Regungslosigkeit abzuschütteln und Teilnahme und Lebendigkeit zu zeigen. Wir werden aufgemischt, reflektieren ehrlich unsere Situation und fühlen uns in der Lage, Veränderung nicht nur zuzulassen, sondern auch selbst einzuleiten.

Es ist auch möglich, dass die Blockade uns gar nicht bewusst ist, da wir uns als aktiven Menschen wahrnehmen und uns deshalb wundern, wenn wir diese Blüte aus dem Unterbewusstsein heraus als Karte ziehen. Dann muss sehr tief geschaut werden, wo sich Bewegungslosigkeit und Bequemlichkeit eingeschlichen haben könnten und welche Erfahrungen diesen Schutz- und Abwehrmechanismus gegenüber Veränderungen hervorgerufen haben.

Im positiven Cayenne-Zustand wissen wir, dass das einzig Beständige im Leben der Wandel ist, und lassen uns darauf ein. Wir spüren, wann es Zeit ist, zu gehen und neue Ufer zu betreten, ohne das Kind gleich mit dem Bade auszuschütten. Wir geben unserem Drang nach Erneuerung genauso viel Raum wie unserem Sicherheitsbedürfnis.

Kinder und Jugendliche brauchen nicht so häufig Cayenne. Es gibt aber auch in diesem Alter schon Menschen, die sich gegen jede Art von Veränderung, auch schon bei Kleinigkeiten, wehren und sich in ihrem Rhythmus gestört fühlen. Da reicht schon ein Urlaub oder ein Wochenendausflug, der alles durcheinander zu bringen scheint und deshalb Widerstände hervorruft. Wenn diese Kinder beginnen, träge, bequem und abgestumpft zu werden und ihre Lebendigkeit und Spontaneität nicht mehr zuzulassen, kann Cayenne die richtige Blütenessenz sein. Auch hier ist der Hintergrund ein übersteigertes Sicherheitsbedürfnis, das aus noch nicht verarbeiteten, als traumatisch oder verletzend wahrgenommenen Erfahrungen entstanden sein kann.

## FEINSTOFFLICHE UNTERSTÜTZUNGEN

Edelsteine
- Feueropal
- Karneol

Ätherische Öle
- Rosmarin
- Kampfer (Vorsicht! Abortive Wirkung. Nicht bei Schwangeren anwenden!)
- Schwarzer Pfeffer


## BEWUSSTSEINSARBEIT

Körper- und Energiearbeit
- Alles, was die Energie in Wallung und was ins Schwitzen bringt.
- Arbeit vor allem mit den ersten beiden Chakren
- Bioenergetik
- Roter und orangefarbener Aura-Soma-Pomander

Malthemen
- Eingeschlossen in den Mauern der Sicherheit und Bequemlichkeit
- Energievoller, feuriger Durchbruch aus der Gewohnheitsstarre
- Vision des neuen Zieles

Seelenreise
- Reise zu dem Persönlichkeitsanteil, der für Sicherheit im System zuständig ist, die Stier-Venus. Wie sieht sie aus? Was trägt sie für Kleidung? Wie und wo wohnt sie? Wie ist sie eingerichtet? Wie sieht ihr Geldkonto aus? Wie sicher fühlt sie sich im Moment in Ihrem Leben? Wie können Sie ihr bei Bedarf noch mehr Sicherheit verschaffen? Fragen Sie sie, warum sie sich in dem jeweiligen Punkt, um den es geht, bisher nicht bewegen wollte, und was sie braucht, um sich auf eine Veränderung einlassen zu können. Welchen ersten Schritt könnten Sie beide gemeinsam gehen, um aus der bisherigen Unbeweglichkeit herauszukommen und wieder Fluss und Wandlung zulassen zu können.

Meditationen
- Alle Körpermeditationen
- Regelmäßige Bewegung in der Natur (ohne Reden, ohne Handy)

Astrologische Zuordnungen
- Stier-Venus/Sonne
- Stier-Venus/Mond
- Stier-Venus/Merkur
- Stier-Venus/Stier-Venus
- Stier-Venus/Mars
- Stier-Venus/Saturn

# CHAMOMILE
Kamille (Matricaria recutita)

## DIE PFLANZE

Diese bekannte Heilpflanze aus der Familie der Korbblütler wächst 15 bis 30 cm hoch und blüht von Mai bis August. Sie wird auf verschiedene Weise (Homöopathie, Phytotherapie, ätherisches Öl) verwendet, wobei sie zur Wundheilung, bei Entzündungen und besonders zur Entkrampfung, Entspannung und Durchwärmung genutzt wird.

## DIE BLÜTENESSENZ

Thema: Emotionale Ausgeglichenheit
Lichtseite: Gelassenheit im Gefühlsbereich
Schattenseite: Seinen wechselhaften Gefühlen ausgeliefert sein. Angespannter bis verkrampfter Solarplexus/Magen. Gefesselt in emotionalem Stress.
Vision und Lernaufgabe: Auch in den Stürmen des Lebens schnell wieder zu seiner emotionalen, inneren Ruhe finden und diese seelisch wärmend ausstrahlen.

„Ich bin vollkommen entspannt, ruhig und gelöst."

Kamille ist das klassische Beruhigungsmittel schlechthin. Es besänftigt Entzündungen (Mars), Krämpfe (Pluto) im Magen (Mond) und Launen aller Art (Mond), besonders die schlechten. In der Homöopathie ist Kamille ein Kindermittel, auch für große Kinder, die unleidig, aggressiv nölend und übermäßig schmerzempfindlich sind. Das Kind will dies und das und wenn es das Gewünschte endlich in den Händen hält, wird es unwirsch wieder weggeworfen. Das Kind wird ruhig, wenn es herumgetragen wird, also in der Kombination von langsamer Bewegung und mütterlichem Gehaltenwerden.

Chamomile als Blütenessenz schlägt entsprechend gut bei Menschen an, die ihren wechselhaften Gefühlen völlig ausgeliefert sind und wie ein emotionaler Wetterhahn durchs Leben gehen. Ihre Wahrnehmung im Gefühlsbereich ist sehr ausgeprägt und bestimmt ihr Leben. Dazu kommt ein Schuss Mars im Sinne von krampfhaftem Wollen und emotional bedingter Aggressivität. Auch hier passt sehr gut das Wort Unleidigkeit. Da der Kontakt zur Erde und zur inneren Mitte fehlt, wird man zum Spielball seiner Gefühle, die die Angewohnheit haben, sich ständig zu ändern. Das macht unzufrieden und noch schlechter gelaunt.

Der Mensch wird angespannt, was sich außer in der unterschwelligen Daueraggression besonders in der Magengegend bemerkbar macht. Langfristig kann das zu Gastritis bis hin zu Magengeschwüren führen. Der erwachsene Umgang mit Gefühlen ist im negativen Chamomile-Zustand nicht möglich. Wenn etwas nicht passt, wird geschrien – jeder auf seine Weise. Bekommt man seine Wünsche erfüllt, ist es auch wieder nicht recht. Die Anspannung im Nervenkostüm und im Magen macht es immer schwieriger, loszulassen, zu vertrauen, sich anheim zu geben an das, was ist, innerlich ruhig zu werden und zu entspannen. Neben der Nervosität kann es auch zu Schlafstörungen kommen. Das ganze System steht unter Dauerspannung gepaart mit krampfhafter Willenskraft. Erfahrungen werden nicht verarbeitet und verdaut. Lernprozesse und Weiterentwicklung finden nicht statt. Es fehlen die führende Hand, der Überblick, die Klärung und das Errichten eines Rückgrats, das bewusste Entwickeln der inneren Mitte, des inneren Beobachters. Rückgrat im Sinne einer stabilen und doch flexiblen Festigkeit, die auch bei emotionalen Turbulenzen weiter aufrecht durchs Leben führt. Innere Mitte als Ort der seelischen Stabilität, körperlich am besten zu lokalisieren gleich unterhalb des Nabels (Hara).

Gefühle und das Erhalten und Pflegen seiner kindlichen Seite machen das Leben farbig und seelenhaft. Schwierig wird es erst, wenn keine ausgleichenden

Kräfte da sind, eine mütterliche und väterliche Hand, die stützen und Geborgenheit verleihen, um die Überempfindlichkeit abzubauen, und die gleichzeitig eine bodenständige Linie entwickelt, die Orientierung schafft und Grenzen aufzeigt und setzt. Das weiche Seelenempfinden, das so wertvoll ist, wird positiver und bewusster erlebt, da auch eine stützende Struktur vorhanden ist, ein Aufruf, sich regelmäßig auf sich selbst zu beziehen, anstatt sich in seine Gefühle und kindlichen Wunschvorstellungen zu verlieren. Das innere Kind will gesehen und versorgt werden. Aber dazu bedarf es der klaren Erkenntnis und aktiven, konkreten Umsetzung dieser Bedürfnisse. Es bedarf einer fürsorglichen, liebenden, haltenden Mutterinstanz in seinem Inneren. Sonst lässt man dieses innere Kind immer wieder in die alten, bekannten Situationen, Verletzungen, Abweisungen und Mangelzustände laufen, die als Bestätigung für die entsprechenden Glaubenssätze dienen.

Wir können nicht zurück in der Zeit. Wir müssen das aushalten, was früher gewesen ist, es akzeptieren, uns damit aussöhnen, das Schöne herausfiltern und weitergehen in die aktuelle Zeit und Welt. In dieser sind wir ganz alleine für uns zuständig und verantwortlich. Wir haben heute die Möglichkeit, für uns die Eltern zu sein, die wir uns immer gewünscht haben. Damit wird alles gut, heute, jetzt in dem Moment, in dem das Leben, innen und außen, von uns gestaltet werden kann.

Im positiven Chamomile-Zustand sind wir entsprechend ausgeglichen, können erwachsen mit Gefühlen umgehen, ohne sie deshalb einzuschränken (Saturn), ruckartig abzuschneiden (Uranus) oder zu manipulieren (Pluto), und gewinnen auch in hochemotionalen Situationen schnell wieder unsere Gelassenheit zurück. Wir strahlen in unserer emotionalen Reife Verständnis und seelische Nährkraft aus, die wir aus der inneren Mitte heraus an uns und andere verschenken können.

Kinder brauchen aus verständlichen Gründen oft Chamomile, besonders wenn sich ihre emotional gefärbte und angetriebene Willenskraft durch Unruhe, Nervosität, Unzufriedenheit, Daueranspannung und Bauchschmerzen im Magenbereich bemerkbar macht.

Jugendliche in der Pubertät mit ihrem himmelhochjauchzenden und zu Tode betrübten Gefühlsleben, profitieren ebenso von der Einnahme dieser Blütenessenz.

# FEINSTOFFLICHE UNTERSTÜTZUNGEN

Edelsteine
- Abricotfarbener und blauer Mondstein
- Honigcalcit
- Passende Steine für die jeweilige Mond/inneres Kind-Energie

Ätherische Öle
- Lavendel
- Kamille
- Melisse


# BEWUSSTSEINSARBEIT

Körper- und Energiearbeit
- Hara-Arbeit
- Arbeit mit dem Solarplexus-Chakra
- Entspanntes, erdendes Stehen: Füße schulterbreit auseinander. Stehen mit lockeren, leicht gebeugten Knien, aufgerichtetem Oberkörper, Arme entspannt an der Seite. Kopf und Oberkörper am höchsten Scheitelpunkt wie von unsichtbarer Hand sanft nach oben gezogen.
- Bewegung im und am Wasser
- Entspannungsmethoden: Autogenes Training, Progressive Muskelentspannung, Eutonie

Malthemen
- Das innere Kind in all seiner Kraft und sprühenden Lebendigkeit, geführt (oder gehalten) von einer zuverlässig versorgenden (inneren) Mutter
- Selbstbild: Entspannt und gelassen inmitten emotionaler Turbulenzen
- Einheit von Gefühl und Erwachsensein

Seelenreise
- Reise zum inneren Kind und es in den Arm nehmen, es halten, wiegen oder umhertragen, je nach seinen Wünschen, bis es entspannt ist, und dann fragen, was es will und braucht, um im Alltag jetzt glücklich und zufrieden zu sein. Erste, konkrete Schritte planen, wie diese Bedürfnisse erfüllt

werden können.

Meditationen
- Nährmeditation mit Energieumhüllung in der Farbe, die sich das innere Kind spontan wünscht (wenn es nichts wünscht, dann grün). Die Energie der Farbhülle als Mutter- und Kind-Einheit aufnehmen und sich erfüllen lassen.
- T'ai Chi und Qi Gong für die Verbindung von Fließen und Klarheit/Erdung

Astrologische Zuordnungen
- Sonne/Mond
- Mond/Mond
- Mars/Mond
- Mars/Pluto/Mond
- Mond/Uranus (innere Unruhe)

# CHAPARRAL
Kreosotbusch (Larrea tridentata)

## DIE PFLANZE

Der Kreosotbusch ist eine immergrüne, zierliche Buschpflanze mit ausdauernden, lederähnlichen Blättern, die durch einen harzartigen Überzug vor zu hohen Wasserverlusten in der heißen Gegend, in der sie existiert, geschützt ist. Sie wurde früher von den Eingeborenen als Heilmittel, z.B. bei Rheuma und Gicht genutzt, während aus ihren Blättern ein Pfeilgift hergestellt wurde.

## DIE BLÜTENESSENZ

Thema: Tiefgehende Reinigung
Lichtseite: Fähigkeit zur seelischen inneren Reinigung, besonders durch Träume.

Schattenseite: Übermäßiger seelischer „Müll" im Unterbewusstsein aufgrund starker negativer Eindrücke und Erfahrungen, die nicht verarbeitet werden konnten.

Vision und Lernaufgabe: Durchlässigkeit für die Schwemme an negativen Informationen und Bildern der heutigen Zeit. Reflektierter, bewusster Umgang mit belastenden seelischen Erfahrungen und ihre Verarbeitung.


„Ich bin tief von negativen seelischen Energien gereinigt."


Wenn wir durch zu viele Bilder aus den Medien und unserem Umfeld überwältigt werden, können wir sie nicht mehr bewusst verarbeiten. Sie sammeln sich im Unterbewusstsein an und zeigen ihre Wirkung durch Unwohlsein, Verwirrung und Unklarheit, deren Ursache wir nicht orten, noch von der geistig-analytischen Ebene her beeinflussen können. Eine Reinigung kann nur durch nächtliche Träume und als Unterstützung durch entsprechende Meditationen stattfinden.

Hier setzt Chaparral an. Die Blütenessenz wirkt besonders während des Schlafs in der Traumphase. Durch Träume wird es uns möglich, unverarbeitete Eindrücke aufzulösen.

Chaparral ist eine große Hilfe bei diesen nächtlichen Reinigungs- und Heilprozessen. Sie bringt uns im Schlafzustand tief hinab in die Bereiche, in denen all die tagsüber angesammelten, beängstigenden Bilder und Visionen vor sich hin gären und uns langsam von innen heraus vergiften. Dabei ist es egal, ob es sich um die vielen Eindrücke von außen oder konkrete negative seelische Erfahrungen handelt, die aus Überforderung ins Unterbewusstsein verbannt werden und von dort aus unterschwellig unseren freien Energiefluss stören und behindern. Chaparral löst die Blockaden sanft auf oder bringt die ängstlich und erschrocken abgespaltenen Schichten unseres Wesens in erträglichen Dosen wieder an die Oberfläche, so dass wir sie integrieren und uns mit ihnen aussöhnen können. Es findet eine tief wirkende Reinigung auf seelischer Ebene ab.

Eine weitere Indikation von Chaparral ist der starke Konsum von Drogen. Durch Drogen wird unsere Wahrnehmung erweitert. In dieser Offenheit sind wir nicht geschützt von Einflüssen auf mentaler und übersinnlicher Ebene Wir werden überschwemmt auch von negativen Eindrücken aus der geistigen Welt oder unseren Phantasieprodukten. Im nüchternen Zustand sind diese Bilder scheinbar verschwunden und werden in Wirklichkeit im Unterbewusstsein abgelegt. Auch hier ist Chaparral als Reinigungsblüte angezeigt.

Gleichzeitig ist es wichtig, sich der täglichen energetischen Belastung durch

Außeneinflüsse bewusst zu sein und sich konsequent dagegen zu schützen. Dafür eignen sich besonders die Yarrow-Blüten. Daneben können wir uns durch regelmäßige Chakrenarbeit, Meditation, Yoga, heilende Laute (Mantak Chia) oder andere Methoden, die uns besonders liegen, auf feinstofflicher Ebene stärken. Damit bauen wir einen Schutzwall auf, um weitere Verunreinigungen in unserem Inneren in Zukunft zu verhindern.

Im positiven Chaparral-Zustand sind wir stabil in unserer Mitte, stärken unser feinstoffliches Wesen als Schutzschild vor subtilen negativen Energien und leben unsere Sensibilität bewusst da, wo es uns und andere nährt.

Kinder und Jugendliche, die sehr viel im Internet surfen und dort viel mit aggressionsfördernden Spielen ihre Zeit verbringen bzw. schon allein aufgrund des Elektrosmogs in ihrem feinstofflichen Abwehrsystem geschwächt sind, können durch Chaparral zur inneren Verarbeitung und Reinigung angeregt werden.


## FEINSTOFFLICHE UNTERSTÜTZUNGEN

Edelsteine
- Bergkristall (Reinigung)
- Rosenquarz
- Amethyst

Ätherische Öle
- Lavendel
- Estragon
- Muskatnuss
- Salbei
- Wacholder
- Weihrauch


## BEWUSSTSEINSARBEIT

Körper- und Energiearbeit
- Feinstoffliche Reinigungsmethoden (Chakrenarbeit, Aura-Soma, Blüten etc.)
- Visualisierungen zum Schutz (blaues feinstoffliches Schutzschild. Oder

sich in den entsprechenden Situationen in reinigendes weißes oder rosa Licht hüllen)
- Weißer Aura Soma Pomander
- Traumtagebuch

Malthema
- Selbstbild: Mit energetischem Schutzschild vor äußeren negativen Einflüssen

Seelenreise
- Reise in die unteren Katakomben die Wendeltreppe tief hinunter. Die Tür öffnen, die in den Raum der seelischen Verunreinigungen führt, sich dort umsehen und dann den Raum mit kraftvollem, strahlendem Licht (weiß oder rosa) vollständig bis in die hintersten Ecken durchfluten. Diese Reise täglich machen, bis man sich innerlich heller und leichter fühlt.

Meditation
- Nach Wunsch, alle Meditationen reinigen geistig-seelisch und stärken das energetische Immunsystem.

Astrologische Zuordnungen
- Jungfrau-Merkur/Neptun
- Alle anderen Neptun-Konstellationen, insbesondere mit Pluto

# CHRYSANTHEMUM
Chrysantheme (Chrysanthemum morifolium)


## DIE PFLANZE

Die Chrysantheme gehört zur Familie der Korbblütler und stammt ursprünglich aus Fernost. Sie ist die japanische Nationalblume und wird dort „kiku", die Abendsonne genannt. Sie findet sich im japanischen Staatswappen und nach ihr sind Thron und Palast des Kaisers benannt. Sie symbolisiert Unsterblichkeit und Vollkommenheit. - Unser hiesiger Name Chrysantheme stammt aus dem griechischen und heißt übersetzt die Goldblume. Im 19. Jahrhundert galt sie als Totenblume und sie wird auch heute noch an Allerheiligen als Grabschmuck verwendet. Es werden ihr Heilkräfte bei Erkältungen, Fieber, Kopfschmerz und Augenproblemen zugeschrieben, die besonders auf ihre beruhigende Wirkung zurückzuführen sind. Chrysanthemen gibt es in vielen Farben. Als Blütenessenz wird eine rotbraun gefärbte Art verwendet.


## DIE BLÜTENESSENZ

Thema: Vergänglichkeit
Lichtseite: In Einheit mit der immerwährenden geistigen Welt.
Schattenseite: Verlustängste aufgrund der Identifikation mit seinem Körper und der Vorstellung, dass das Leben mit dem physischen Tod zu Ende ist.
Vision und Lernaufgabe: Das jetzige Leben als Manifestation der ewigen Seelenkraft, den Tod als Wiedergeburt in das rein geistige Dasein erkennen.

„Ich erkenne das Ewige in der Vergänglichkeit."

Chrysanthemum spannt den Bogen zwischen Stier (Materie/Sicherheit) und Skorpion (Wandlung/Tod). Wir sind hier inkarniert als Manifestation unserer Seele, in der sich das Ganze individualisiert hat. In dieses Ganze werden wir als Seele, als rein geistige Energie nach dem physischen Tod wieder zurückkehren, ohne dass es je eine Trennung davon gab.
   Wir sind hier auf der Erde beides in einem: unsterbliche Seele und sterblicher Körper. Chrysanthemum hilft, dies zu erkennen und wahrzunehmen. Der physi-

sche Tod ist nur das Ende der dichtesten, zur Materie gewordenen Schwingung unseres Wesens. Dieses Wesen bleibt auch nach dem Tod erhalten, entfernt sich aus der Hülle des Körpers und zieht sich zurück in die geistige Welt, zu der es durch ein Lichttor eingeladen und geleitet wird.

Die Chrysanthemum-Blütenessenz hilft uns, die Identifikation mit unserem Körper zu lösen. Wir lernen zu verstehen, dass unser Sein weit über das jetzige Leben hinausgeht. Das ist zeitlich und energetisch gemeint. Wir sind mehr als das, was wir sehen und in der Zeitspanne der momentanen Inkarnation sind.

Wenn uns das bewusst ist, haben wir immer weniger Angst vor dem Altern, unserer Vergänglichkeit und letztendlich dem physischen Tod.

Es sind alles Übergänge von einer Form in die nächste in einem großen, ewigen Kontinuum.

Alles fließt und wir sollten uns dem nicht entgegenstellen. Es kostet nicht nur Unmengen an Energie, sondern ist auch unmöglich. Wir sind in diesem Fluss durch die verschiedenen Formen unseres Daseins, ob wir uns dagegen stemmen oder nicht. Gleichzeitig können wir darin unser Leben bewusst und aktiv gestalten. Das ist kein Widerspruch.

Im negativen Chrysanthemum-Zustand denken wir voller Angst, dass jedes Anzeichen des Alterungsprozesses der Anfang vom Ende sei. Zum Teil haben wir damit Recht. Unser physischer Körper baut mit den Jahren ab. Die Alterung der Hautstruktur beginnt schon mit 25 Jahren. Auch hier gilt der natürliche Zyklus, der Kreis, von der Geburt über das Erwachsenwerden zur Blüte unseres Lebens und dem langsamen Abbau in Richtung Alter und Greisendasein.

Auf der anderen Seite findet jedoch auch eine geistige und spirituelle Entwicklung statt. Während der Körper abbaut, werden geistig durch die Lebenserfahrung und Selbstreflexion neue Erkenntnisse und eine eigene Weisheit entwickelt. Das schafft tiefe Zufriedenheit und stiftet Lebenssinn. Diese Form des Glücks und der Lebendigkeit kann sich auch im hohen Alter mit völlig faltigem Gesicht noch endlos fortsetzen.

Chrysanthemum öffnet uns für diese geistige Welt, die über unsere Person hinausgeht, die wir gleichzeitig auch selbst sind und die uns deshalb keiner mehr nehmen kann. Der Tod, sei es von unserem bisherigen Selbstbild in einer Krise oder als Abschied von unserem physischen Leib, wird dadurch relativer. Die Alterung des Körpers, vor allem ab der Midlife-Crises ist kein Schreckgespenst mehr, sondern erinnert immer wieder an den Kreislauf allen Seins. Das sollten wir dankbar annehmen, da es eine schonende Vorbereitung auf den Tod darstellt.

Wir sind bereit, mit den Rhythmen des Lebens mitzugehen. Wir richten zunehmend die Aufmerksamkeit auf die geistige Welt und legen mit dem Alter immer mehr entspannende Gelassenheit an den Tag. Diese Entwicklung findet kaum statt und der Schock ist groß, wenn wir Anfang 80, geliftet, auf jung getrimmt, mit schwarz gefärbtem Haar „plötzlich" dem Tod gegenüberstehen.

Das soll nicht heißen, sich gehen zu lassen und nichts für seinen Körper zu tun. Es widerspricht nicht dem Wunsch, gesund und attraktiv zu altern und sich fit zu halten. Es ist beides möglich, um dann in guter körperlicher Verfassung die zunehmende Entspannung und natürliche Souveränität im Alter willkommen heißen und genießen zu können. Es ist einfach eine Anregung, den Wert und Reichtum jeder Altersstufe zu erfassen und die Unterschiedlichkeit der einzelnen Phasen bewusst zu erleben und sich damit wohl zu fühlen.

Im positiven Chrysanthemum-Zustand haben wir die Widerstände gegen tiefe Wandlungen hinter uns gelassen und sind in Frieden mit der Vergänglichkeit des Seins. Wir fließen mit dem Leben, wie es kommt und wir es gleichzeitig gestalten, mit allem, was dazu gehört.

## FEINSTOFFLICHE UNTERSTÜTZUNGEN

Edelsteine
- Aragonit (Wandlung)
- Aquamarin (Vertrauen und Einheitsgefühl)

Ätherische Öle
- Myrrhe
- Weihrauch
- Immortelle

## BEWUSSTSEINSARBEIT

Körper- und Energiearbeit
- Arbeit mit dem Stirnchakra für mehr Abstand und geistige Weite und mit dem Kronenchakra
- Königsblauer und violetter Aura-Soma-Pomander

Malthemen
- Der Körper als Tempel der unvergänglichen Seele (auf Wunsch als Selbstbild)
- In dieser Welt und doch nicht von dieser Welt

Seelenreise
- Sich in der geistigen Welt vor seiner Zeugung vorstellen. Dann seine Eltern in der sexuellen Vereinigung sehen. Und dann spüren, wie man sich der Erde und dem Ort der Zeugung annähert und sich inkarniert – Geburt – das Leben – und dann bei seinem Tod diesen treuen, altgedienten Körper in Dankbarkeit wieder verlässt. Es ist sehr, sehr viel geschehen und doch hat sich auch nichts verändert.

Meditationen
- Alle Formen
- Besonders geeignet: Kontemplation (Einheit mit dem Göttlichen), Zazen (Leere. Alles und Nichts gleichzeitig)

Astrologische Zuordnungen
- Hoher Anteil an Erd-Energie, besonders Stier-Venus (Stier-Venus/Sonne, Stier-Venus/Mond, Stier-Venus/Stier-Venus, Stier-Venus/Saturn)

# CORN
Mais (Zea mays)


## DIE PFLANZE

Der Mais gehört zu den Süßgräsern und wird zwischen zwei und drei Metern hoch. Er stammt ursprünglich aus Mittelamerika. Der dicke, markerfüllte Stängel trägt 50 bis 150 cm lange, sehr breite Blätter. Die Maiskolben stehen in den Achseln der unteren Blätter und werden tütenförmig von vielen Hüllblättern umgeben, aus denen in der Blütezeit bei den weiblichen Blüten die langen Griffel der Fruchtknoten in einem dichten Büschel herausragen. Die männlichen Blüten bilden eine endständige Rispe. Mais hat eine harn- und schweißtreibende, reinigende sowie blutdrucksenkende Wirkung.


## DIE BLÜTENESSENZ

Thema: Erdung
Lichtseite: Fest in diesem Leben und auf der Erde verwurzelt sein.
Schattenseite: Aufgrund hoher Sensibilität und zu vieler Eindrücke aus dem Umfeld verwirrt und ohne Bodenhaftung sein.
Vision und Lernaufgabe: Trotz hoher Empfänglichkeit, dem Einfluss von Menschenmengen und zu viel Technik in tiefer Verbindung mit der nährenden Erde sein.

„Ich stehe mit beiden Beinen fest auf dem Boden der Realität. Ich spüre meine Verwurzelung mit der Erde."

Corn symbolisiert Erde pur. Er ist Saftigkeit und Bodenständigkeit in einem. Die Maiskolben bieten erdende Nahrung. Corn bringt oder zwingt uns fast auf den weichen, versorgenden Boden von Mutter Erde. Das verschafft innere Mitte und Bodenhaftung. Für sensible, in die Weite und geistige Höhen strebende Menschen kann sich das aber auch einengend bis erdrückend anfühlen. Sie ziehen es vor, endlos zu expandieren, und wehren sich unbewusst, hier anzukommen und mit beiden Beinen fest auf dem Boden zu stehen. Sie zeigen eine klare Aversion, Wurzeln zu schlagen, sondern heben lieber ab, wechseln häufig den Wohnort und sind überfordert durch die Konfrontation mit dem hektischen, lautstarken Alltagsleben. Das stört ihre geistige oder spirituelle Welt.

Aber auch wenn sie es in diesem Seelenzustand nicht gern einsehen, wir haben uns gerade deshalb hier auf der Erde inkarniert, um unser geistiges und seelisches Potenzial in eine greifbare Form zu bringen und in die Weltgemeinschaft, sei es die Familie, der Freundeskreis, die Gesellschaft oder wo auch immer einzubringen. Deshalb sind wir hier, um unsere Fähigkeiten zur Struktur zu gestalten und für uns und andere verfügbar zu machen. Dazu gehören die spirituellen, geistigen, seelischen, emotionalen und nicht zuletzt körperlichen Kräfte und Energien, die unsere Besonderheit, unsere individuelle Form des Ganzen ausmachen. Corn hilft bei diesem Erdungsprozess auf sehr weibliche, nährende Weise. Corn ist dabei nicht streng, sondern heißt liebevoll und versorgend willkommen. Es ist die wärmende, Halt bietende, mütterliche Erde, mit der er uns in Kontakt bringt, um unsere eigene Erdung, unsere bewusste materielle Menschwerdung mütterlich anzuregen und zu begleiten.

Im positiven Corn-Zustand haben wir Halt und Mitte, wenn wir von zu viel Hektik und Stress umgeben sind, und haben unsere Bodenhaftung wiedergefunden. Situationen wie überfüllte Fußgängerzonen, Kaufhäuser, Bahnhöfe, Flughäfen oder gar Arbeitsplätze in diesem Umfeld können uns nicht mehr von der endlos nährenden Kraft und Güte der Erde entfernen. Wir funktionieren nicht mehr nur noch automatisch vor uns hin. Die Corn-Blütenessenz gibt uns die Verbindung zur inneren, ruhigen und beruhigenden Erdkraft zurück.

Kinder und Jugendliche, die in der Stadt leben und die Scholle und das Grün der Natur nur noch vom Hörensagen oder aus einer Computeranimation kennen, werden von Corn balsamisch auf den Boden dieser Erde gebracht. Das stabilisiert und kann auch Grenzen schaffen, um nicht völlig Opfer der virtuellen Welt zu werden. Diese hat ihren wichtigen und spannenden Platz in unserem Leben. Corn hilft dann, wenn sich Jugendliche allein darauf beschränken und zurückziehen.


FEINSTOFFLICHE UNTERSTÜTZUNGEN

Edelsteine
- Achat
- Thulit

Ätherische Öle
- Douglasfichte
- Elemi
- Vetiver
- Vanille
- Etwas strenger: Zypresse


## BEWUSSTSEINSARBEIT

Körper- und Energiearbeit
- Aufenthalt in der Natur
- Körper-Schlamm-Masken
- Anfangsposition vom T'ai Chi bzw. Qi Gong: Füße schulterbreit auseinander, Knie entspannt und locker, etwas gebeugt, Bauch loslassen, Schultern und Arme entspannen. Vorstellung, dass der Kopf an seinem höchsten Punkt an einem Faden sanft nach oben gezogen wird, damit die obere Wirbelsäule aufrecht wird. Loslassen dabei, sich anheim geben und tragen lassen von der Erde. Bei Bedarf auch vorstellen, dass Wurzeln aus den Füßen in die Erde wachsen.

Malthemen
- Selbstbild mit festem, sicherem Stand auf der nährenden, Wärme spendenden Erde
- Selbstbild, umgeben von Technik, Action, Stress, vielen Menschen und trotzdem in seiner Mitte ruhend und mit beiden Beinen fest auf dem Boden.

Seelenreise
- Reise zur inneren Stier-Venus mit der Frage, wie sie sich das Ankommen und stabile Dasein in einem Körper, in der Materie, in diesem Leben und genau auf dieser Erde vorstellt und was sie ganz konkret braucht, um mit den Füßen auf den Boden zu kommen und dort auch zu bleiben, unabhängig davon, was in oder um Sie herum gerade passiert.

Meditationen
- Stille Meditation in der Natur
- Meditation zu den 4 Elementen
- Gartenarbeit oder eine andere Tätigkeit in direktem Kontakt zur Erde zur Meditation werden lassen.

Astrologische Zuordnungen
- Stier-Venus/Neptun
- Stier/Venus-Uranus

# COSMOS
Schmuckkörbchen, Kosmea (Cosmos bipinnatus)

## DIE PFLANZE

Das einjährige Schmuckkörbchen mit seinen rosa-gelben Blüten, die hier verwendet werden (es gibt sie auch in weiß-gelb, wie auf dem Bild ersichtlich) erreicht eine Breite von 30 bis 45 cm pro Pflanze und wird bis zu zwei Metern hoch. Durch die fein gefiederten Blätter und die zarten Blüten erscheint es duftig und leicht. Seine Farben vermitteln Vitalität und Lebensfreude mit viel Herz.

## DIE BLÜTENESSENZ

Thema: Sprachlicher Ausdruck
Lichtseite: Eine klare, sortierte und begreifliche Sprache sprechen.
Schattenseite: Zu viele Ideen und Gedanken, die nicht verständlich formuliert werden können.
Vision und Lernaufgabe: In Verbindung mit seiner Intuition und seinem innersten Kern sein und aus dieser Quelle heraus klar kommunizieren.

„Ich denke und rede aus meinem tiefsten Inneren heraus."

Menschen, die Cosmos brauchen, sind reich gesegnet mit Ideen und Inspirationen. Sie haben eine große Offenheit für die Eingaben ihres höheren Selbst und werden fast schon überflutet davon. Was der eine zu wenig hat, hat der andere zu viel. Bei diesem Seelenzustand besteht ein Übermaß an Intuition, die sich keinen klaren Kanal verschaffen kann. Symbol für die Offenheit ist die körbchenförmige Blüte, die wie eine weite Schale erscheint. Das Empfangene wird mit Hilfe des Zentrums gebündelt und in eine klare Sprache gebracht. Das ist das Thema von Cosmos: Seinen Geist zu sortieren und das Ergebnis in verständliche Worte zu bringen.

Der geistige Überschwang und die gedankliche Vielfalt kann sich auch durch die Aufnahme zu großer Mengen an Wissen und Weisheiten ergeben, die den Mentalkörper überschwemmen und keinen Raum lassen, um abschließende, griffige und nutzbare Erkenntnisse daraus zu gewinnen und sie zu artikulieren. Der Kopf ist einfach hoffnungslos überfüllt.

Jeder kennt die Situation, wenn eine neue Idee oder Herausforderung auftaucht und sich sofort eine Unzahl an Umsetzungsmöglichkeiten auftun, die sich überschlagen, die in dieser Gesamtheit nie alle machbar sind und mit der man eine ganze Kompanie mit Eingebungen und Blitzideen versorgen könnte. Wird man dann nach seiner Meinung gefragt, erscheint es unmöglich, die Sternenwelt an Vorstellungen und Visionen, die sich zum Thema entwickelt haben, in Worte zu fassen und nachvollziehbar zu vermitteln. Die geistigen Geschenke sind im ersten Moment zu groß und zu viel.

Das Unvermögen des klaren Ausdrucks dessen, was von oben kommt, zeigt sich in der Pflanze durch die vielen fiedrigen Blätter, die genauso „zerfleddert" sind, wie die Worte, die im negativen Seelenzustand herauskommen. Cosmos hilft, diesen geistigen Reichtum mit Leichtigkeit für den „Normalsterblichen" zu bündeln und für ihn sprachlich zum Ausdruck zu bringen. Die geistige Weite wird in nachvollziehbare Worte gebracht. Der Mensch wird zum Kanal seiner Inspiration, indem er sie formuliert und nach außen trägt.

Cosmos ist eine wunderschöne Pflanze, die aufgrund ihrer Farbe auch das Herz anspricht, so dass die Worte im positiven Seelenzustand emotional und seelisch gefärbt werden können, ohne deshalb ihre Klarheit zu verlieren. Wir sind ganz selbstverständlich die Einheit aus unserer Intuition, unserem angeeigneten Wissen und unserem Herz und unserer Seele. Diese Einheit wird in Worte gefasst, die unsere Persönlichkeit in ihrer Gesamtheit ausdrückt und für das Umfeld und die Welt verständlich macht.

Kinder und Jugendliche mit Sprachschwierigkeiten, die erkennbar auf ein Übermaß an geistigem Input zurückgehen, können durch Cosmos wieder zentrierter werden und ihre Gedankenfülle sortiert und in klaren Worten zum Ausdruck bringen.


## FEINSTOFFLICHE UNTERSTÜTZUNGEN

Edelsteine
- Brauner Epidot (erdende, zentrierende Klarheit)
- Hellblauer Diamant (Klarheit und Weite)
- Bergkristall (Herauskristallisieren der Essenz, Klarheit)

Ätherische Öle
- Salbei
- Eukalyptus
- Lemongrass
- Petitgrain
- Zitrone


## BEWUSSTSEINSARBEIT

Körper- und Energiearbeit
- Arbeit mit dem Stirnchakra (klärender Abstand) und Halschakra (sprachlicher Ausdruck)
- Königsblauer und saphirblauer Aura-Soma-Pomander
- Unterstützung der Erdung und Zentrierung, indem man in den Körper kommt: Sport, Tanzen, Sex.

Malthemen
- Selbstbild, das nach oben wie eine Schale ist (Kronenchakra) und sich über das Halschakra deutlich ausdrückt.
- Der weite, vielfältige Geist wird zum Wort

Seelenreise
- Visualisierung: Sich in einer hellblauen Energiehülle sehen, die klärt und das Halszentrum öffnet. Dann die Öffnung nach oben wahrnehmen und spüren, wie beim Einatmen endlos Ideen und Inspirationen einfließen und aufgenommen werden und beim Ausatmen sich artikulieren. Bei Bedarf: Beim Ausatmen die Töne kommen lassen, die sich zeigen wollen, um das Halschakra noch mehr zu öffnen.

Meditationen
- Mantren laut intonieren oder singen
- Zazen (Konzentration)

Astrologische Zuordnungen
- Zwillinge-Merkur/Jupiter (bei übermäßiger geistiger Offenheit)
- Zwillinge-Merkur/Uranus (geistiges Blitzlichtgewitter)
- Zwillinge-Merkur/Neptun-Verbindungen (endlos weiter Kanal sein), ggf. jeweils mit Saturn, so dass grundsätzlich das große Potenzial für eine klare Aussprache vorhanden ist, aber auch erst eine starke Sperre da sein kann, bis die Worte gefunden und ausformuliert sind.

# DANDELION
Löwenzahn (Taraxum officinale)

## DIE PFLANZE

Der Löwenzahn aus der Familie der Korbblütler hat seine Blütezeit von April bis Juni. In der Phytotherapie und Homöopathie wird er besonders bei Leber- und Gallenbeschwerden eingesetzt. Jeder kennt diese leuchtend gelbe Wiesenpflanze, die Licht und als „Pusteblume" Leichtigkeit und Loslassen zum Ausdruck bringt.

# DIE BLÜTENESSENZ

Thema: Loslassen muskulärer Verspannungen
Lichtseite: Hoher Energiepegel und ausgeprägte Leistungsfähigkeit.
Schattenseite: Unterdrücken von gefühlsmäßigen oder stressbedingten Spannungen mit der Folge von Verspannungen, vor allem der Muskeln. Ein Leben in Dauerdruck und Dauerstress.
Vision und Lernaufgabe: Gleichgewicht zwischen konstruktivem, effektivem Einsatz seiner Willenskraft mit entspannenden Ruhephasen.

„Ich genieße meine Ruhepausen."

Dandelion ist eine große Unterstützung für Menschen, die aufgrund von dauerndem Leistungsdruck unter muskulären Verspannungen und Verhärtungen leiden. Hintergrund sind überhöhte bis übermenschliche Ansprüche an sich selbst und die alleinige Konzentration auf Aktivität und Effektivität. Das Leben hat sich vollständig auf das Erbringen von Leistung reduziert, was sich vor allem in starker muskulärer Panzerung zeigt. Gefühle werden negiert, denn sie machen weich und empfindsam und senken in unberechenbarer Weise die eigene Produktivität. Gefühle öffnen für Hingabe und Empfänglichkeit, was den Kampfgeist schwächt. Gefühle öffnen Augen und Herz für den anderen, was das rücksichtslose Ausschalten von Konkurrenten erheblich erschwert. Gefühle stören damit ausgeprägt die Leistungsfähigkeit und werden bereitwillig im Keim erstickt. Sie sind damit aber nicht weg, sondern werden nur nicht mehr wahrgenommen. Stattdessen bilden sich auf körperlicher Ebene Energieblockaden aus und die Härte gegen sich selbst spiegelt sich in der Härte der Muskulatur und langfristig in körperlichen Erkrankungen wider.

Ein zweiter wesentlicher Störfaktor im Hamsterrad von Druck und Stress sind Ruhephasen. Sie sind aus Sicht der Menschen, die Dandelion brauchen, Gift für die Umsetzung ihrer hohen Ziele, so dass sie auch ihnen aus dem Weg gehen und sie auf ein Minimum reduzieren, was sich ebenfalls in Muskelverspannungen und irgendwann in Erkrankungen, die die Ruhe aufzwingen werden, niederschlagen wird.

Die Dandelion-Blütenessenz unterstützt darin, aus dieser Maschinerie, die man selbst in Gang gesetzt hat, auszusteigen und wieder menschliche Züge anzunehmen. Sie bringt Licht und Leichtigkeit ins Leben und weicht sanft die Härte auf allen Ebenen auf. Sie setzt Impulse und öffnet Freiräume, um die lange aus dem

Leben ausgeschlossenen Gefühle wieder mehr zuzulassen und zu integrieren. Sie beschleunigt und erleichtert die Lösung von Blockaden bei manuellen Therapien und Körperarbeit. Diese Veränderung findet kontinuierlich, aber langsam statt, da sehr vieles, was auf Eis gelegt war, ins Bewusstsein zurückkehren wird und verarbeitet werden muss. Das braucht Zeit. Und die wird man sich nehmen müssen, um seine Ansprüche zu reflektieren und auf ein menschliches Maß herunterzuschrauben und um wieder mehr Farbe und Lebendigkeit in sein Leben einziehen lassen zu können.

Im positiven Dandelion-Zustand werden Härten gelöst und es gestaltet sich ein neuer Lebensentwurf heraus, in dem Emotionalität und Phasen der Stille und Regeneration neben der gewohnten Effektivität und dynamischen Aktivität gleichberechtigt bestehen dürfen.

Kinder und Jugendliche brauchen Dandelion, wenn sie durch die hohen Leistungsansprüche in der Schule zu wenig Raum für Kindsein und Freizeit, für Sport und Bewegung und ab und zu auch Faulenzen haben und sich die Anspannung besonders im muskulären Bereich zeigt (Kiefermuskulatur, Zähneknirschen, Spannungskopfschmerz, Nacken- und Schulterverspannungen).


## FEINSTOFFLICHE UNTERSTÜTZUNGEN

Edelsteine
- Lavendeljaspis
- Hellblauer Chalcedon
- Für die Gefühlswelt: Rhodochrosit, Rhodonit

Ätherische Öle
- Melisse
- Rose
- Lavendel
- Majoran

BEWUSSTSEINSARBEIT

Körper- und Energiearbeit
- Bioenergetik, osteopathische Behandlungen und Massagen, heiße Bäder
- Hatha-Yoga
- Kampfsport
- Progressive Muskelentspannung nach Jacobson

Malthemen
- Selbstbild: Gefangen im Leistungszwang
- Selbstbild: Loslassen, Fließen, getragen werden
- Im Spagat zwischen Aktivität und Entspannung

Seelenreisen
- Reise zu dem stahlharten Mars in sich. Wie sieht er aus, wie bewegt er sich, was tut er? Ihn fragen, wer ihm diesen Auftrag gegeben hat. Den Auftrag an diese Person in Liebe und Respekt zurückgeben. Was möchte er eigentlich tun mit der Energie? Was sind seine Ziele? Wie können die ersten Schritte dahin aussehen?
- Reise zum inneren Kind, es nach seinen Bedürfnissen befragen, sich zeigen lassen, was es gerne möchte, es frei erzählen lassen, es umarmen und halten.

Meditationen
- Kundalini-Meditation
- Hatha-Yoga

Astrologische Zuordnungen
- Mars/Saturn
- Mars/Pluto

# DEERBRUSH
Säckelblume (Ceanothus integerrimus)


## DIE PFLANZE

Die Säckelblume ist ein immergrüner, rundlicher Strauch und wächst bevorzugt in den trockenen Bergwäldern Kaliforniens. Aus ihren Stängeln geht eine Vielzahl von traubenartig im Kreis und auf einem Stiel stehende weiße Blüten hervor. Aufgrund des Aussehens der Blüten wird die Säckelblume auch Kalifornischer Flieder genannt. Bei uns sind eher die Sträucher mit blauen und rosafarbigen Blüten bekannt.


## DIE BLÜTENESSENZ

Thema: Reinheit des Herzens
Lichtseite: Agieren und Reagieren aus dem Herzen heraus.
Schattenseite: Die Handlungen basieren auf Impulsen der unteren Chakren.
Vision und Lernaufgabe: Fähigkeit zur Öffnung und Reinigung des Herzchakras. Liebe ist die wesentliche Motivation für seine Art zu leben.

„Ich handle aus meinem Herzen heraus."

Deerbrush reinigt und öffnet das Herzchakra. Wenn unsere Aktionen und Reaktionen allein durch die drei unteren Chakren bestimmt werden, richten wir uns danach aus, zu überleben, unseren Willen zu bekommen und unser Ego zu hegen und zu pflegen. Diese Lebensthemen sind elementar. Sind sie aber abgekoppelt von der Liebe, werden sie einseitig umgesetzt und das Leben wird reduziert auf Kampf und rein selbstbezogene Handlungen. Wir haben die Verbindung zu unserem Herzen, unserem Einfühlungsvermögen und Mitgefühl verloren.

Eine Ausrichtung am Du, die Erkenntnis, dass wir nicht alleine auf der Welt schalten und walten, sondern auch das Bedürfnis und die Fähigkeit zu seelischer Nähe und Wärme, zu Liebesbeziehungen, die diesen Namen verdienen, haben, ist uns nicht gegenwärtig und fällt bei unseren Verhaltensweisen unter den Tisch. Durch die Entfremdung von unseren Gefühlen im negativen Deerbrush-Zustand, ist es schwierig, aus unserer Ganzheit heraus klare Entscheidungen zu treffen. Wir wissen oft nicht, wie wir agieren sollen, damit es unserem wahren Wesen gerecht wird, da wir uns von unserer Liebesenergie abgetrennt haben. Unser Verhalten stimmt mit dem, was unser Herz eigentlich will, nicht überein, was uns verwirrt und unsicher macht. Ganz tief innen spüren wir, dass unsere Vorstellungen und Handlungsweisen zwar geistig nachvollziehbar, aber emotional unstimmig und auch für alle Beteiligten unbekömmlich bis destruktiv sind. Unser Herz ist wie von einer dunklen Wolke eingehüllt und der Zugang zu ihm ist versperrt.

Hintergrund können emotionale Verletzungen sein, die durch die Abtrennung nicht mehr wahrgenommen werden müssen. Sie wirken aber subtil vergiftend auf uns. Unser Umfeld und die Abgrenzung von seelischem Schmerz bedeuten auch Abgrenzung von Liebesfähigkeit und die Möglichkeit, sich für eine neue Liebe zu öffnen. Stattdessen gehen wir im negativen Deerbrush-Zustand roboterhaft und wie fremdgesteuert durchs Leben. Es regieren die unteren Chakren, es fehlt das Herz und die Verbindung in die oberen Chakren.

Deerbrush ist eine große Hilfe, um die dunkle Wolke wieder aufzulösen, unser Herz wieder wahrzunehmen, auch wenn auf dem Weg dahin der Schmerz noch einmal kurz spürbar wird, um ihn integrieren zu können. Der Wiederkontakt mit dem Herzen geht natürlich auch gegen das Ego, da Herzensenergie immer auf Versöhnung, Vergebung und Hingabe ausgerichtet ist. Recht haben zu wollen und immer nur seinen Dickkopf durchzusetzen, werden durchdrungen von einem un-eingeschränkten Ja zum Leben und Ja zu der Liebe, wohin diese auch immer flie-ßen möchte. Das kann uns gegen den Strich gehen, macht uns aber rund und heil und wir öffnen uns weit für das Leben, ohne in gut und schlecht zu werten.

Im positiven Deerbrush-Zustand fallen Entscheidungen wie von selbst, da un-ser Herz immer ganz genau weiß, was gut für uns und andere ist. Das Leben fließt wieder, in Gemeinsamkeit mit unserer sexuellen Lust, unserem Willen, unserer Durchsetzungskraft und stolzen Selbstentfaltung. Es ist kein Widerspruch. Die Energien durchdringen und befruchten sich gegenseitig. Das Herz wird dabei wieder mehr zur Schaltzentrale. Unsere emotionale Intelligenz hat das übergeord-nete Sagen.

Kinder und Jugendliche brauchen Deerbrush, wenn sie aufgrund seelischer Verletzungen oder ein nicht förderliches Umfeld ihr Herz verschlossen haben, was sich besonders durch Unsicherheit und Unklarheit bzgl. Entscheidungen oder durch Mangel an Einfühlungsvermögen und Mitgefühl zeigt.

## FEINSTOFFLICHE UNTERSTÜTZUNGEN

Edelsteine
- Rubin
- Rhodonit
- Rhodochrosit
- Rosa Topas
- Rosenquarz

Ätherische Öle
- Rose
- Rosenholz
- Geranie

## BEWUSSTSEINSARBEIT

Körper- und Energiearbeit
- Alle Formen der Arbeit mit dem Herzchakra
- Smaragdgrüner Aura-Soma-Pomander zur Reinigung und rosa Pomander zur Öffnung
- Heilender Herzlaut aus dem Tao-Yoga von Mantak Chia

Malthemen
- Selbstbild, bei dem das ganze Wesen von Herzenergie durchdrungen wird.
- Selbstbild mit offenem, überströmendem Herzen

Seelenreise
- Reise zu dem Raum, in dem sich alle negativen, Herz „verunreinigenden" Energien und Gestalten befinden und ihn mit rosa Licht solange ausräuchern, bis nur noch das leuchtende Rosa als Kraft in dem Raum vorherrscht. Sich selbst mit dem rosa Licht erfüllen und umhüllen lassen und wieder in den Alltag zurückkehren.
  Zur Unterstützung: Rosenduft im Raum, in dem man sich real aufhält, sich den rosa Pomander vorher in die ganze Aura fächeln und einen Tropfen auf das spirituelle Herzchakra in der Brustmitte auftragen.

Meditation
- Stille Meditation auf das Mantra Liebe (Einatmen Lie-, Ausatmen –be)

Astrologische Zuordnungen
- Waage-Venus/ Pluto
- Waage-Venus/Saturn
- Waage-Venus/Uranus
- Mond/Pluto
- Mond/Saturn
- Mond/Uranus

# DILL
Dill (anethum graveolens)

## DIE PFLANZE

Das Gurkenkraut gehört zur Familie der Doldengewächse. Die 40 bis 100 cm hohe Pflanze mit graugrünem Stängel und goldgelben Blüten zeichnet sich durch einen intensiven aromatischen Geruch aus, weshalb sie auch als Gewürzpflanze genutzt wird.

## DIE BLÜTENESSENZ

Thema: Überlastung durch Außenreize
Lichtseite: Fähigkeit zur Aussortierung und Abwehr von unwesentlichen oder schädlichen Einflüssen.
Schattenseite: Überreizte Sinne durch Dauerstimulation durch zu viele Außeneindrücke.
Vision und Lernaufgabe: Seine Sinne zur Wahrnehmung des Umfelds einsetzen und dabei zwischen schädlichen und nährenden Einflüssen unterscheiden.

„Ich bin offen für nährende Eindrücke und bewahre meine innere Ruhe."

Während Chaparral besonders die Verarbeitung negativer Eindrücke, die tief ins Unterbewusstsein abgesunken sind, unterstützt, stärkt und verfeinert Dill die Sinne und Wahrnehmungsfähigkeit, die in Großstädten und bei starkem Einfluss von Technik reduziert sind.

Dill schafft Entspannung bei der Überreizung von zu vielen Eindrücken und Aktionen ganz allgemein. Im negativen Dill-Zustand kann das Leben nicht mehr in seinem Reichtum mit allen Sinnen wahrgenommen und genossen werden. Das Nervensystem ist überfordert. Augen, Ohren, Nase, Zunge und der Tastsinn sind nur noch wenig in bewusstem Einsatz. Sie werden durchgehend von Außeneindrücken überschwemmt und verlieren ihre Funktionstüchtigkeit. Sie erscheinen auch nicht mehr so wichtig, da man für ein liebevoll zubereitetes 5-Gänge-Menü weder Zeit noch Muse hat. Auch das bewusste, lustvolle Kauen und Schmecken einer Frucht oder das Riechen des betörenden Duftes einer Rose finden keinen Raum mehr, sondern werden als Zeitverschwendung abgetan.

Stattdessen nimmt man Stimulanzien zu sich, setzt sich unter nervlichen Hochdruck, wird überwältigt von Außeneindrücken, Internet, Handy und dem entsprechenden stetigem Dauerstress. Die Fähigkeit, die Fülle des Lebens bewusst über die Sinne wahrzunehmen, verkümmert und damit besteht auch kein Maß mehr, um die Eindrücke zu sortieren und frühzeitig Grenzen zu setzen. Das Wesen Mensch wird automatisiert und immer fremd gesteuerter.

Dill hilft bei dem notwendigen Sortierungsprozess und lässt uns wieder spüren, was und wie viel wir in Wirklichkeit nur aufnehmen und verarbeiten können. Es verfeinert unsere Sinne und ermöglicht, das Leben in vollen Zügen zu schmecken, zu riechen und zu fühlen. Im nächsten Schritt kann Dill auch dazu befähigen, sensitiver zu werden und Dinge wahrzunehmen, die nicht zu greifen und in der geistigen Welt zu Hause sind. Unsere Wahrnehmungsfähigkeit wird geschärft und öffnet uns auf allen Ebenen die Augen für das, was in und um uns ist.

Wir entziehen uns nicht den vielen Einflüssen der Welt, sondern wir lernen, sie zu nutzen, um bewusster, klarer und geordneter mit dem Leben umzugehen.

Im positiven Dill-Zustand stehen wir offen dem Reichtum der Außenwelt gegenüber und wissen ihn einzuschätzen, in nährend und schädigend zu trennen und uns nur so viel der bunten Außenwelt auszusetzen bzw. von ihr überwältigen zu lassen, wie wir es möchten und auch verarbeiten können. Wir haben unseren Lebensrhythmus wieder gefunden und können damit die vielen Einflüsse besser kompensieren und eine Balance zwischen Aufnahme, Verarbeitung und Abgabe herstellen.

Kinder und Jugendliche, die jeden Bezug zur Natur, zu ihrem Körper, zur sinnlichen Wahrnehmung des Lebens verloren haben, die nur noch lernen und vorm Computer sitzen und keinerlei Schranken gegenüber Außeneinflüssen setzen können oder wollen, werden

durch Dill wieder mehr auf den Boden und in Bezug zu sich selbst gebracht.


## FEINSTOFFLICHE UNTERSTÜTZUNGEN

Edelsteine
- Grüner Moosachat (Ruhe und Naturverbindung)
- Bergkristall (Reinigung und Klarheit)

Ätherische Öle
- Lavendel
- Kamille
- Melisse
- Vetiver


## BEWUSSTSEINSARBEIT

Körper- und Energiearbeit
- Königsblauer Aura-Soma-Pomander
- Achtsamkeitsübungen
- Seine Sinne verwöhnen und wieder bewusster wahrnehmen
- Klar definierte Termine für nährende Betätigungen

Malthemen
- Techno-Welt
- Mit allen Sinnen
- Selbstbild: Achtsam und wach inmitten des Trubels und der technisierten Welt

Seelenreise
- Reise in sein inneres Reich der sinnlichen Wahrnehmung, in dem man wieder in Ruhe in Kontakt kommt mit seiner Fähigkeit und Art, zu schmecken, zu riechen, zu hören, zu sehen und zu tasten, wo man diesen Fähigkeiten Raum gibt und sie entwickelt und lebt. Wie sieht es dort aus? Was erlebt man? Die sinnliche Wahrnehmung und Unterscheidungskraft eine Zeit lang auskosten und mit den Alltag nehmen.

Meditationen
- T'ai Chi
- Teezeremonie

Astrologische Zuordnungen
- Jungfrau-Merkur/Stier-Venus
- Jungfrau-Merkur/Uranus (bei zu viel Technik)

# DOGWOOD
Blüten-Hartriegel (Cornus nuttallii)

## DIE PFLANZE

Der Blüten-Hartriegel ist ein Strauch, dessen Zweige sich im Herbst rötlich färben. Seine Blätter sind zugespitzt, an der Unterseite heller als oben und leicht behaart. Die Blüten wachsen in weißlichen, ebenfalls behaarten Trugdolden, die in Wirklichkeit Hochblätter sind. Die eigentliche Blüte findet im Inneren statt und ist fast unscheinbar. Die Früchte des Blüten-Hartriegel sind schwarze, beerenartige Steinfrüchte.

# DIE BLÜTENESSENZ

Thema: Heilung der Gefühlswelt
Lichtseite: Elternliebe annehmen, wie sie auch ausgesehen haben mag. In Aussöhnung mit den seelischen Verletzungen sein, sich emotional selbst nähren können.
Schattenseite: Emotionale Schocks und schlechte Erfahrungen. Das Herz zum Schutz verschließen.
Vision und Lernaufgabe: Bewusster Abschied von den gefühlsmäßigen Verletzungen und Offenheit für neue emotionale Erfahrungen.

„Ich nehme die Liebe meiner Eltern an. Ich öffne mein Herz für neue Erfahrungen."

Dogwood durchströmt alle Härten und Verkrustungen im menschlichen System. Basis für ihre Bildung sind emotionale Verletzungen, die Leib und Seele haben immer enger werden lassen. Jeder kennt das Gefühl, wenn sich nach einem tiefen seelischen Schmerz der Körper und das Herz aus Angst, Scham und Enttäuschung in sich zusammenziehen und am liebsten in dieser Position verharren wollen, um nichts mehr fühlen zu müssen. Es ist zu traurig, vielleicht auch zu erniedrigend oder entwürdigend. Es ist zu viel.

Die Körper-Seele-Einheit gerät in eine Starre. Sie wehrt alles ab, was noch einmal so tief berühren und wehtun könnte. Damit ist aber auch keine positive Berührung mehr möglich. Man ist wirklich verhärtet. Das zeigt sich auch in der Körperhaltung und mangelnden Beweglichkeit. Teile des Körpers scheinen wie feste Platten zusammengewachsen, die Schultern sind nach vorne gezogen und schützen die Herzregion, der Rücken ist gebeugt, der Gang ist fest und hart ohne federnde Schwingung beim Gehen. Der Mensch ist gerüstet vor weiterem Übel und Schmerz. Da damit auch Freude und Liebe ausgeschlossen werden, gerät das Leben immer mehr zur Tristesse. Die entsprechende Erwartungshaltung zieht bestätigende düstere Erfahrungen magnetisch an. Das Schutzgerüst wird noch enger zusammengezurrt. Blick, Bewegung und Seele sind zur Regungslosigkeit verdammt. Sie sind eingefroren und starr.

Der erste Schritt ist die Ehrlichkeit zu sich selbst: "Ich habe Angst. Es hat damals so wehgetan. Es hat auch danach immer wieder so wehgetan, auch wenn ich es nicht mehr so gespürt habe. Ich will das alles nie mehr erleben. Ich brauchte bisher diesen Schutz, um überleben zu können. Ich bin dankbar dafür, dass ich solche Schutzmechanismen in meinem System habe und es bisher geschafft habe, trotz diesem Schmerz leben zu können. Ich habe große Angst, noch einmal zurückgewiesen, abgelehnt, verlacht, weggeschickt, missbraucht oder benutzt zu werden. Ich kann eigentlich nicht mehr. Aber ich will auch nicht länger in mir selbst eingekerkert vor mich hinvegetieren. Ich möchte nicht länger gefühlstot sein. Ich bin bereit, vorsichtig wieder zu fühlen, weicher zu werden und mich langsam ins Leben und die Lebendigkeit hinauszudehnen. Ich weiß, dass dadurch der Schmerz, auch über die lange Zeit der Verschlossenheit an die Oberfläche gelangt, und ich bin bereit dazu. Ich möchte wieder emotional am Leben teilnehmen. Ich mache es in meinem Tempo. Vorsichtig, langsam und in schützender, liebevoller Umarmung meiner selbst. Ich weiß auch, dass ich nach dem Wiedererwachen erst rausgehen kann, wenn ich mich auf mich verlassen kann, darauf, dass ich auf mich aufpasse, nein sage und Grenzen setze, wenn sich die Ereignisse gegen meine Integrität, Selbstachtung und Würde wenden sollten. HEUTE passe ich auf mich auf.

Ich weiß, dass zum lieben und geliebt werden alles gehört: Schöne, erfüllende Zeiten und Phasen der Distanz, der Abweisung und des Abschieds und ich nehme alle Seiten an, die zu einem offenen Herzen gehören, die lichten und die dunklen. Ich kann es nur in seiner Ganzheit haben. Heute weiß ich das und kann damit umgehen. Heute bin ich reifer und erwachsener. Ich bin der Steuermann und kann mich gleichzeitig den Geschehnissen hingeben. Es ist kein Widerspruch. Es gehört zusammen. Es sind die zwei Seiten der Medaille. Und ich lebe sie bewusst."

Dem Weg zur Wiederbelebung des hart gewordenen, wenn nicht gar versteinerten Herzens muss viel Zeit und Liebe zu sich selbst gegeben werden. An manchen Stellen bedarf es sogar therapeutischer Interventionen, wie systemischen Aufstellungen, homöopathischen Hochpotenzen, einer Trauma-Sitzung oder anderer zusätzlicher Unterstützung. Es muss nicht nur das Alte angeschaut und ausgesöhnt werden, sondern auch Mut zu einem Neuanfang in langsamen Schritten aufgebracht werden. Das Ganze findet am besten in einem heilsam geschützten Rahmen statt, sei es durch energetischen Schutz (Farbe, Aura-Soma, regelmäßige Meditation), den Schutz einer Gruppe mit ähnlichen Erfahrungen, dem Schutz des bewussten Rückzugs o.a.. Es ist ein langer Weg, aus dem wir gereift, geschmeidig, selbstverbunden, seelisch gereinigt und in tiefer Selbstachtung, die wir auch ausstrahlen, und wieder gewonnener Verletzlichkeit mit einer starken inneren mütterlichen Hand an der Seite und der Familienkraft hinter uns, hervorgehen. Wir können stolz und zufrieden sein, uns trotz der früheren Erfahrungen dem Leben zurückgeschenkt zu haben. Dogwood ist ein treuer Begleiter auf diesem Weg.

Im positiven Dogwood-Zustand sind die Wunden nicht vergessen, aber geheilt, und wir können mit diesem Erfahrungsschatz in erwachsener Weise neu anfangen.

Kinder und Jugendliche brauchen Dogwood seltener und wenn, dann nach dauerhaft schwierigen, seelisch bedrückenden Verhältnissen. Man sieht es dann schon an der starren körperlichen Haltung, die sich als Folge des seelischen Zusammenziehens entwickelt hat.

## FEINSTOFFLICHE UNTERSTÜTZUNGEN

Edelsteine
- Rhodochrosit
- Rhodonit
- Rhodolith
- Rubin
- Smaragd
- Für Trauerphasen kurz Gagat

Ätherische Öle
- Rose
- Geranie
- Neroli
- Cassia

## BEWUSSTSEINSARBEIT

Körper- und Energiearbeit
- Sanfte Bioenergetik-Übungen
- Osteopathie, craniosakrale Therapie, Massagen
- Yoga-Asanas, alles, was den Körper und damit das ganze Wesen weich und geschmeidig macht.
- Aura-Soma: smaragdgrüner und rosa Pomander
- Arbeit mit dem Herzchakra

Lösungssätze:
Zu Eltern, wenn emotionaler Mangel herrschte:
„Danke, dass ihr mir das Leben geschenkt habt. Den Rest mache ich jetzt alleine."
Zu anderen Menschen, die einem verletzt haben:
„Es hat wehgetan und ich lasse es bei Dir."

Malthemen
- Eingekerkert in meinem Schutz- und Angstpanzer
- Das versteinerte Herz
- Sanftes Durchströmen und Erweichen des Herzens und des Körpers
- Die wieder erwachte Gefühlswelt
- Die schützende Kraft der inneren mütterlichen Kraft
- Die Kraftquelle meiner Ahnen

Seelenreisen
- Wenn diese Reise/Visualisierung durchgeführt wird, dann bitte einen Therapeuten an der Hand haben, an den man sich bei Bedarf richten könnte.
- Sich mit einer schützenden, versorgenden Farbhülle umgeben, z.B. mit rosa. Dann Reise zu seinen größten seelischen Wunden, wenn man das möchte. Jedes Mal nur eine Verletzung ansehen und sich dabei in den Arm nehmen (so wie man dort ausgesehen hat) und halten. Die Reise so lange wiederholen, bis Ruhe eingekehrt ist. Dann das nächste Mal zur nächsten Verletzung übergehen.
- Visualisierung: Seine Ahnenschaft hinter sich aufstellen, immer paarweise, angefangen mit den Eltern direkt hinter sich und dann die Großeltern dahinter usw. und einfach fühlen, welche großen Kräfte der Zuwendung geflossen kommen und auch schon geflossen sind.

Meditationen
- T'ai Chi, Qi Gong für Geschmeidigkeit und fließende Energie
- Später für Leichtigkeit: Kundalini-Meditation

Astrologische Zuordnungen
- Mond/Saturn
- Venus/Saturn
- Bei Traumata als Hintergrund auch Mond/Pluto, Venus/Pluto

# EASTER LILY
## Madonnenlilie (Lilium longiflorum)

## DIE PFLANZE

Die stark duftende, weiße Madonnen- oder Königslilie trägt 5 bis 20 Blüten an einem Stängel. Aufgrund dieser schweren Blütenpracht muss sie oft gestützt werden, damit sie nicht bricht. Lilien, insbesondere die Madonnenlilie gelten einerseits als Symbol der Unschuld und Reinheit. Anderseits hat sich Aphrodite so sehr über diese Reinheit geärgert, dass sie ihr einen großen, keulenförmigen, phallischen Stempel einpflanzte. Lilienblüten können durch ihren Duft oder in einem Liebestrank als Aphrodisiakum eingesetzt werden.

## DIE BLÜTENESSENZ

Thema: Sexualität - Heilige und Hure
Lichtseite: Frei und ungehemmt seinen hohen Pegel an Sexual- und Triebkräften leben.
Schattenseite: Seine Sexualität verdrängen und ggf. verdammen aufgrund von Angst und Aversion gegen körperliche und seelische Verschmutzung. Oder oberflächliche Kurzbeziehungen und One-Night-Stands, um die Intensität von Sex zu vermeiden.
Vision und Lernaufgabe: Seine mächtigen Sexualkräfte spüren, annehmen und integrieren. Heilige und Hure in sich vereinen.

„Ich verbinde Sex und Spiritualität in mir. Ich bin Heilige und Hure."

Die weiße Madonnenlilie vereint Sexualität und Reinheit in sich und unterstützt darin, diese Einheit auch in unserem Inneren wiederherzustellen. Sie lässt die Spaltung zwischen Heiliger und Hure bewusst werden, die dazu führt, gegen unsere sexuelle Lust und Triebhaftigkeit zu kämpfen und alles abzuwehren, was mit Sex zu tun hat.

Diese Abwehr kann auch ganz unbewusst sein. Vielleicht möchte man offiziell seine Sexualität ausleben, wird aber durch ständige Pilzerkrankungen oder Schmerzen beim Sex davon abgehalten. Man würde ja gerne, aber es stellen sich ständig Zustände oder Ereignisse ein, die eine körperliche Zusammenkunft und vor allem das Genießen der Sexualität verhindern oder zumindest stark einschränken. Wenn man sich schon auf dieses "schmutzige Geschäft" einlässt, dann sollte man sich wenigstens gleich dabei bestrafen, sei es durch Anspannung und Kontrolle, um Lust nicht zu spüren, sei es durch Schmerzen oder durch Selbstbestrafung, indem man sich Erkrankungen im Genitalbereich zuzieht. Hintergrund dieser Abwehr kann eine lustfeindliche, religiöse Erziehung sein, vielleicht auch familiensystemisch bedingt, also in den Generationen zuvor, was sich bis zu den späteren Nachfahren energetisch durchzieht, auch wenn diese selbst nicht mehr so streng erzogen werden.

Oder man ist Reinigungs- und Reinheitsfanatiker und ekelt sich unbewusst oder bewusst vor dem Schweiß und den anderen Körperflüssigkeiten seines Sexpartners, auch wenn man ihn sonst liebt. Der Kontakt mit fremdem Speichel, Samen etc. wird mit dem Eindringen von Keimen und der Gefahr einer Erkrankung assoziiert. Und aufgrund dieser Sichtweise und Erwartungshaltung kommt es dann auch oft tatsächlich zu einer Infektion, was die Sicht der Dinge erneut bestätigt und zementiert.

Easter Lily kann auch eingesetzt werden, wenn zwar Sex stattfindet, aber so flüchtig und oberflächlich, dass die Interaktion schnell wieder aus dem Gedächtnis verdrängt werden kann. Es kommt nicht zu der Intensität und Nähe, die unkontrollierten, totalen Sex möglich machen. Auch bei dieser Verhaltensweise schützt man sich vor dem animalischen Teil in sich und schiebt gleichzeitig den Wunsch nach echter Intimität und hingebungsvoller Vereinigung von sich, der Sex gefährlich für die Abwehrmechanismen machen kann.

Easter Lily nimmt der sexuellen Lust und dem Sexualakt das sogenannte Schmutzige, Verwerfliche, und integriert ihn im positiven Seelenzustand als Basis für Vitalität, Lebensfreude und tiefen Genuss.

Kinder aus Elternhäusern (auch Generationen zurückliegend) mit streng religiöser Erziehung oder übertriebener Reinlichkeit, die sich auch auf Verbote, sich "dort" anzufassen bezieht, profitieren auf jeden Fall auch von dieser Blütenessenz, vor allem in der Pubertät.


FEINSTOFFLICHE UNTERSTÜTZUNGEN

Edelsteine
-   Karneol (Anregung des inneren Feuers)

- Kunzit (Liebe als höchste Form der Spiritualität)

Ätherische Öle
- Ylang Ylang
- Moschus, Patchouli
- Jasmin


## BEWUSSTSEINSARBEIT

Körper- und Energiearbeit
- Beckenstoß, -kreisen aus der Bioenergetik
- Beckenbodentraining mit innerem Energiekreislauf, siehe Basil
- Bei jeder möglichen Gelegenheit: das entspannte Stehen (die Knie weich, leicht gebeugt, Bauch entspannen, Anus und Genitalöffnungen nach unten entspannen).
- Seine sexuellen Kräfte, seinen Trieb spüren und langsam nach oben steigen lassen, die Wirbelsäule entlang, mit jedem Atemzug ein Stück weiter nach oben und spüren, wie es sich auf jeder Höhe anfühlt.

Malthemen
- Sex total
- Meine wirklichen Phantasien

Seelenreise
- Reise zum inneren Mars mit seinem sexuellen Urtrieb. Wie sieht er aus? Wie riecht er? Was trägt er für Kleidung? Wie will er sich bewegen und zeigen? Was sind seine Bedürfnisse? Wie würde er gerne sexuell erobern und verführen und wie möchte er gerne selbst verführt werden?

Meditation
- Kundalini-Meditation

Lektüre: alles, was mit Prostitution zu tun hat. Tantra-Übungen und Tao-Yoga, um in Verbindung mit seiner sexuellen Kraft zu kommen und neue Möglichkeiten zu entdecken, wie man sie "nach oben" transformiert.

Astrologische Zuordnungen
- Jungfrau-Merkur/Mars
- Jungfrau-Merkur/Pluto
- Jungfrau-Merkur/Lilith
- Neptun/Pluto
- Neptun/Lilith

# ECHINACEA
Roter Sonnenhut (Echinacea purpurea)

## DIE PFLANZE

Der Rote Sonnenhut gehört zur Familie der Korbblütler. Seine Blüten bilden Köpfchen am Ende der bis zu einem Meter hoch wachsenden Stängel. Am Ende der Köpfchen befinden sich die langen und nach unten gebogenen Zungenblüten. Echinacea ist eine alte, bekannte Heilpflanze zur Stimulierung des Immunsystems. Die Indianer Nordamerikas haben sie bei Hautverletzungen, Wunden und Schlangenbissen genutzt. Sie findet auch heute noch ihren Einsatz bei Entzündungen, Fieber, Pilzerkrankungen und zur Vorbeugung im Winter, um sich vor Erkältungen zu schützen.

## DIE BLÜTENESSENZ

Thema: Abwehrkräfte in schwierigen persönlichen und kollektiven Situationen
Lichtseite: Fähigkeit, in extrem belastenden und destruktiven Situationen seine Würde zu wahren.
Schattenseite: Gefühl der Ohnmacht und Wehrlosigkeit gegenüber inneren und äußeren zerstörerischen Kräften.
Vision und Lernaufgabe: Heilung zulassen. Seinen innersten, unversehrbaren Kern spüren und Wege finden, sich gegen weitere tiefgreifende Verletzungen zu wehren und zu schützen.

„Ich spüre meine Lebensgeister wieder. Ich schütze mich und bewahre meine Würde."

Im Vergleich zur Blütenessenz Garlic (Knoblauch), die bei Mangel an Abwehr-kräften aufgrund zu hoher Sensibilität wirkt, geht die Wunde und das Heilungspo-tenzial bei Echinacea tiefer. Wenn wir diese Blüte brauchen, fühlen wir uns ganz grundlegend in unserer Würde verletzt. Die derzeitige Situation geht uns richtig an die Substanz.

Möglicherweise schwelt schon sehr lange und eindringlich eine unverarbeitete Verletzung unseres innersten Kerns, unserer Würde als Mensch und Individuum, die uns so schwer geschwächt hat, dass wir den Eindruck haben, uns gegen nichts und niemanden mehr wehren zu können. Wir haben keine Kraft mehr. Innen ist alles tot, aber wir funktionieren weiter.

Anfangs vielleicht noch mit übersteigertem, kompensatorischem Selbstbe-wusstsein, später erledigen wir nur noch roboterhaft unsere Aufgaben, ohne jede innere Beteiligung. Der Bezug nach innen, nach oben, zu welcher Nährquelle auch immer ist verloren gegangen. Was uns noch hält ist, der automatisch ablau-fende Überlebensinstinkt unseres Körpers, der aber auch nachlässt, da der Zugang zu echten Kraftquellen abgeschnitten ist.

Dadurch wird zunehmend die Bahn frei für Erkrankungen. Eine effektive Abwehr ist auch auf der körperlichen Ebene nicht mehr machbar. Wir fühlen uns ausgelie-fert, hilflos und ohnmächtig auf allen Ebenen und lassen uns irgendwann wehrlos in den Strudel wachsender selbstzerstörerischer Energien hinabgleiten. Der Zu-stand ist ernst. Wir haben keinen Bezug mehr zu unserer Identität und können sie deshalb auch nicht spüren, nähren und durchsetzen. Ursache können neben der dauernden Schwächung durch unbewusst oder auch bewusst wahrgenommene Erniedrigungen unserer selbst auch entsprechende Zustände im Kollektiv sein (Missachtung aller Mitarbeiter der Firma, der Arbeiterschaft allgemein, der Wür-de von Frau oder Mann, der Unversehrtheit von Körper und Seele bei Kindern, gewaltsame Kriegszustände, Vergiftung, Verseuchung und Vergewaltigung der Natur, der Mutter Erde).

Sensible Menschen spüren diese Entmachtung, die Entwürdigung, die zerstöre-rischen Kräfte, auch wenn sie selbst nicht betroffen sein sollten, und leiden ge-nauso darunter, als beträfe es sie selbst. Sie können sich nicht abgrenzen. Es gibt heute genügend Missstände, die sensible Menschen unterschwellig aufnehmen und von denen sie belastet werden. Das betrifft uns letztendlich alle und schwächt auch bei größter nach außen getragener Raubeinigkeit jeden von uns.

Schlimmer ist natürlich die eigene, persönliche Entehrung, die kollektive wird sie allerdings noch verstärken. Da diese Erfahrungen, die im persönlichen Bereich oft als beschämend und beschmutzend wahrgenommen werden, unerträglich sind, werden sie auch erst im Extremfall, wie Krankheit, Burnout, Zusammenbruch und Suizidalität, während des Heilungsprozesses wieder in Erinnerung gerufen. Feinstoffliche Heilweisen wie Blütenessenzen, Meditation und vor allem homöopathische Hochpotenzen können sanft, aber sicher Heilung mit sich bringen, ohne dass eine evtl. retraumatisierende direkte Konfrontation mit dem Vergangenen notwendig ist. Es wird aber auf jeden Fall spürbar, was an Gefühlen verdrängt worden ist. Bei auftauchenden Gefühlen, die überfordern, gilt es, psychotherapeutische Hilfe in Anspruch zu nehmen!

Gesundung heißt hier, es auszuhalten, was gewesen ist oder wie die Welt heute, auch im zwischenmenschlichen Bereich und Miteinander tickt. Es ist, wie es ist. Und wir haben uns genau diese Zeit und dieses Leben ausgesucht, um unsere Lektionen zu lernen. Dazu gehört immer die Art der Wahrnehmung und wie wir mit den Dingen umgehen. Echinacea hilft, unseren tiefsten Kern zu spüren und zu schützen, uns überhaupt zu schützen gegenüber destruktiven Energien, die uns an die Substanz gehen. Wir können zwar das Resonanzgesetz analysieren und auswerten (wie innen, so außen), aber das ist nur die halbe Wahrheit. Es bleibt uns dennoch das Recht, uns abzugrenzen, nein zu sagen, einen Schutzwall, einen Bannkreis um uns aufzubauen, um nicht energetisch wie ein Blatt im Wind von den Außenereignissen umhergeweht zu werden. Es ist unser Lebensrecht, unsere Identität und Würde zu kennen und zu schützen.

Im positiven Echinacea-Zustand ist uns das bewusst geworden und wir sind aus den Tiefen des Strudels der zerstörerischen Kräfte wieder auferstanden, seien es unsere eigenen oder die der anderen gewesen. Wir haben uns innerlich wieder zusammengesetzt aus den umher liegenden Stücken und sind stärker daraus hervorgegangen, als wir es vorher waren. Wir wissen ganz tief, was es an destruktiven, entwürdigenden Kräften gibt, zählen sie zum Leben dazu, erkennen schneller ihr Vorhandensein und haben Wege gefunden, mit ihnen bewusst umzugehen.

Nicht indem wir ihnen den Kopf abschlagen, aus dem nur zwei neue wachsen werden, sondern indem wir sie bewusst konfrontieren, Aug in Aug, und ihnen sagen: ja, ich sehe euch und ihr gehört auch zum Leben, auch zu meinem. Aber heute weiß ich mich zu schützen nach innen und nach außen. Ich weiß meine Identität, meinen innersten Kern zu nähren und zu stärken. Ich wandle mich gerne, aber durch ein menschliches, menschenwürdigendes Verabschieden von Überholtem und anschließendes Auferstehen zu einem neuen Menschen in einer neuen Lebensphase. Mein innerster Kern, meine Würde ist unantastbar.

Echinacea ist deshalb nicht nur auf der körperlichen Ebene ein Mittel zur Aktivierung unserer Abwehrkräfte, sondern wirkt als Blütenessenz tief in unser Energiesystem, in unsere geistige und emotionale Welt ein. Sie lässt uns wieder zum Eigenleben erwachen, Selbstbehauptung und das Recht, hier ein sinnvolles und selbstbestimmtes Leben zu leben. Wir spüren, einen heilenden, vielleicht auch heiligen Schutzwall in dieser schwierigen Zeit des Wandels, der Zuwendung zu einer neuen Vision in einer neuen Welt, in und um uns entstehen.

Auch Kinder und Jugendliche mit einer sehr hohen Sensibilität für kollektive Missstände und Katastrophen können Echinacea gebrauchen, genauso wie nach tief entwürdigenden Erfahrungen, die ihnen langfristig an die Substanz gehen (dauerhafte Hänseleien, Schlägereien/Raufereien, aus denen sie immer als Verlierer, der verlacht wird, hervorgehen. Sexueller Missbrauch).


## FEINSTOFFLICHE UNTERSTÜTZUNGEN

Edelsteine
- Braunroter Jaspis (erdige Feuerkraft)
- Rhodonit, Rubin (Herzenskraft)
- Goldberyll (Sonnenlicht)
- Feueropal (Lebenskraft und Lebensfreude)

Ätherische Öle
- Rosmarin
- Kampfer (Vorsicht abortiv! Nicht in der Schwangerschaft anwenden!)
- Knoblauch
- Melisse


## BEWUSSTSEINSARBEIT

Körper- und Energiearbeit
- Arbeit mit dem Solarplexus- und dem Halschakra
- Bei Trauma: orangefarbener Aura-Soma-Pomander
- Zur Reinigung: weißer Aura-Soma-Pomander
- Heilende Laute (Tao Yoga)

- Sonnenlicht
- Sich von außen von liebenden Händen mit Energie versorgen lassen (Reiki o.a.)
- Erste Hilfe: Arme geschlossen nach vorne strecken und dann wie beim Brustschwimmen zur Seite soweit es geht und dabei sagen: Bis hierhin und nicht weiter. Mehrmals wiederholen.
- Oder frei nach Rudolf Steiner: Die äußere Hülle meiner Aura verdichte sich. Sie umgebe mich wie eine undurchdringliche Hülle gegenüber allen äußeren Einflüssen und Gedanken. Sie öffne sich allein der göttlichen Weisheit (oder nach Wunsch: Wahrheit, Liebe...).
- Irgendwann, wenn es stimmig ist: Sich und anderen vergeben. („Es darf gewesen sein. Es ist für mich jetzt zu Ende").

## Malthemen
- Phönix aus der Asche nach schwierigsten, erniedrigenden Lebensphasen
- Meine Würde ist unantastbar

## Seelenreise
- Reise zum/r inneren Heiler/in: wie und wo lebt er/sie? Wie sieht er/sie aus? Ihn/sie einfach auf sich wirken lassen. Dann um Hilfe und Information fragen, wie die schwere Verwundung bis in den innersten Kern hin, die Beschämung, das Zerstörerische in und um sich bewältigt werden kann. Wie man sich in Zukunft ganz konkret davor schützen und abschirmen kann? Wie könnte man das Destruktive den zutiefst zerstörerischen Kräften zurückgeben und bei ihnen belassen? Wie soll man in der individuellen bzw. kollektiven Situation, die so sehr schwächt und an die Substanz geht, handeln, sich abgrenzen und in neuer Weise verhalten?

## Meditationen
- Innere Energie wieder aufbauen: Mantren still oder laut rezitieren
- Hara-Arbeit. Erst die Solarplexus-Region wieder stärken und stabilisieren,
- dann Herzarbeit, z.B. Kontemplation auf das Mantra „Liebe" (Einatmen: Lie, Ausatmen: be).

## Astrologische Zuordnungen
- Alle Plutokonstellationen und –Auslösungen, insbesondere Sonne-, Mond- Venus-, Mars/Pluto; verstärkt, wenn auch noch Neptun beteiligt ist.

# EVENING PRIMROSE
Nachtkerze (Oenothera hookeri)


## DIE PFLANZE

Die Nachtkerze hat schmale, lanzettenförmige, leicht behaarte und deshalb silbrig scheinende Blätter und trägt gelbe Blüten, die sie erst in der Dunkelheit öffnet. Sie kann auf rauem Grund und selbst in Steinspalten gedeihen. Es gibt sogar eine Art, die in der Wüste wächst. In der Kosmetik wird das Nachtkerzenöl bei sehr trockener Haut zur Pflege eingesetzt.


## DIE BLÜTENESSENZ

Thema: Wiedererwachen der Gefühlswelt
Lichtseite: Verantwortungsbewusste, reife und zuverlässige emotionale Verbindungen eingehen.
Schattenseite: Unverarbeitete emotionale Wunden aus der Zeit im Mutterleib und im Säuglingsalter. Ängste und innere Härte entwickeln, um sich vor weiteren seelischen Verletzungen zu schützen.
Vision und Lernaufgabe: Die frühen Verletzungen hinter sich lassen, für die bisherigen Schutzmechanismen dankbar sein und sie verabschieden. Mutter für sein inneres Kind sein und dadurch emotional erwachsen werden.

„Ich versorge mein inneres Kind mit allem, was es sich wünscht. Ich öffne mich endlich für meine wirklichen Gefühle und Bedürfnisse. Ich kümmere mich zuverlässig und in meiner ganz eigenen Art um mich und andere."

Die Nachtkerze ist auf kargsten Böden lebensfähig und zeigt ihre Blüten erst im Schutz der Dunkelheit. Darin erkennt man schon ihre Wirkung als Blütenessenz, die sich auf emotionale Wunden und den aus Angst daraus erwachsenen Schutzpanzer bezieht.

Die Ursachen für einen blockierten Evening Primrose-Zustand liegen sehr weit zurück und nehmen ihren Anfang im Mutterleib, bei der Geburt, vielleicht schon bei der Zeugung, falls sie lieblos oder entwürdigend war.

Ein Fötus und später der Säugling sind in so tiefer Verbindung und Einheit mit der Mutter, dass sie jedes ihrer Gefühle aufnehmen und davon mitgeprägt werden. Belastungen, Traurigkeit, Enttäuschungen, vielleicht auch eine bewusste oder unbewusste Abneigung gegen die Schwangerschaft nimmt der Fötus energetisch auf und fühlt sich entweder von den negativen Stimmungen bedrückt oder schon im Mutterleib abgelehnt. Es kommt als ungeliebtes Kind auf die Welt. Oder es erlebt eine sehr schwierige Geburt als ersten Eindruck seines Daseins, das schon ab diesem entscheidenden Moment Kampf, Frustration, Qual und Anstrengung bedeutet.

Durch diese Brille sieht er auch weiterhin das Leben. Er filtert alles heraus, was in diese Wahrnehmung passt. Die grundlegende Störung betrifft die Mutter-Kind-Einheit, das Urvertrauen, besonders in Bezug auf Bindungen. Wenn dieser Mensch sich später auf Kontakte, Freundschaften und vor allem auf Liebesbeziehungen einlassen möchte, werden unterschwellig immer wieder die Bilder und Eindrücke abgerufen, die er als Fötus, bei der Geburt und/oder im Säuglingsalter abgespeichert hat, zusammen mit dem daraus entstandenen Glaubenssatz: Bindung heißt schmerzhafte Trennung und das Gefühl, nicht gewollt oder nicht geliebt zu sein.

Entweder entwickeln sich Beziehungen immer wieder in diese Richtung oder sie werden gar nicht mehr angefangen bzw. man sucht sich unbewusst Situationen aus, in denen eine Beziehung zwar eigentlich gewollt, aber „leider" nicht möglich ist (verheiratete Männer/Frauen, der/die Ausgewählte wohnt auf einem anderen Kontinent usw.). Der Trennungs- oder Ablehnungsschmerz sitzt so tief in jeder Zelle, dass der Aufbau einer tiefen emotionalen Nähe und Verbundenheit zwar mit jeder Faser gewünscht und ersehnt wird, aber die Angst größer ist und sich durchsetzt.

Eine weitere Möglichkeit, mit dieser quälenden Ambivalenz umzugehen, besteht in der Abwendung von dem Thema Bindung und Liebesbeziehung. Man geht mit der festen Überzeugung durchs Leben, eigentlich gar kein Interesse an einer festen Partnerschaft oder tiefen Freundschaft zu haben, sondern viel besser alleine zurechtzukommen. Dann ist man schließlich frei, ungebunden und in seiner Kraft. Man braucht nicht unnötig Zeit, Energie und Herzblut für etwas zu verschwenden, das ohnehin nicht funktioniert. Die anderen lassen sich ja nur auf eine Beziehung ein, weil sie nicht alleine klar kommen. In diesem Zustand meint man, wunderbar alleine leben zu können. Das ist eine Schutzbehauptung, aus einem tiefen Verlassenheitsschmerz heraus und der Angst, diesen noch einmal erleben zu müssen. Wenn die Distanz zu den eigenen Gefühlen schon so weit gediehen ist, oder wenn die Angst durch Auswahl unerreichbarer Partner oder eine andere entsprechende Form gelebt wird, kann Evening Primrose sanft, ganz sanft an den Ort zurückführen, der die ganze Zeit mit aller Kraft geschützt und verschlossen gehalten wird: zu seinem Herzen. Bis dahin sind viele Schutzzäune aus dem Weg zu räumen, die bisher einen so wichtigen Sinn erfüllt haben, weshalb sie mit großer Dankbarkeit beiseitegeschoben werden sollten.

Es kann zudem traurig machen, wenn man sieht, wie lange man sich vor Nähe und Verletzlichkeit hat schützen müssen, weil der Abweisungsschmerz im Mutterleib, die schwierige Geburt oder Zeit danach so tief gesessen haben und nie verarbeitet werden konnten.

Wenn uns Evening Primrose begegnet, ist es an der Zeit und wir sind auch bereit, uns getragen und geführt von dieser starken Blütenkraft unserem Herzen und allem, was darin festgehalten wird, anzunähern und das Dunkel durch das strahlende Gelb der Pflanze erhellen und heilsam ausleuchten zu lassen. Dieser Prozess dauert und findet genau in den zeitlichen Schritten statt, wie wir es verarbeiten können. Dabei kommen wir auch an unsere wahren Bedürfnisse nach Nähe und Austausch von Liebe heran, die wir zu unserem Schutz die ganze Zeit nicht haben wahrnehmen wollen.

Auch bei dieser Blüte gilt: Es ist heute anders. Wir sind jetzt groß und erwachsen. Wir sind nicht mehr ausgeliefert. Wir können für uns und den traumatisierten Teil des inneren Kindes sorgen und unsere schützende Hand darüber halten. Auch wenn es Geduld kostet, bis sich dieser Teil im schützenden Dunkel der Nacht, des Rückzugs, der therapeutischen Hilfe traut, sich zu zeigen. Er muss erst lernen, seiner neuen Mutter zu vertrauen. Je mehr das geschieht, je stärker ein vertrautes, stabiles Band zur eigenen Mütterlichkeit hergestellt ist, je mehr die Verbindung zur äußeren Mutter in den Fluss gebracht wurde (wenn z.B. eine frühe Trennung von der Mutter stattgefunden hat: „Danke dass Du mir das Leben geschenkt hast, den Rest mache ich jetzt alleine." oder wenn die Mutter das Kind in der Schwangerschaft nicht wollte: „Danke dass Du mir trotzdem das Leben geschenkt hast und dass Du für mich da warst. Ich sehe Deine Abneigung gegen die Schwangerschaft und lasse sie bei Dir. Ich bin Dein Kind und Du bist meine Mutter und das wird auch immer so sein."), umso mehr geschieht ganz von selbst eine Offenheit für neue Kontakte und für eine echte Bindung und Liebesbeziehung. Es ist schon ein großer Schritt getan, sich das Bedürfnis danach einzugestehen. Wenn dann ein passender Partner den Weg kreuzt und man sich langsam auf ihn einlässt, kommt man seiner inneren Heilung immer näher.

Im positiven Evening Primrose-Zustand kennen wir die alten Wunden und den alten Schmerz. Er gehört zu uns und darf jetzt aber vorbei sein. Die Blüte hat in der Dunkelheit ihren Dienst getan, unsere Wunden mit leuchtendem Gelb berührt und den Weg zur Heilung frei gemacht. Ab jetzt können wir es wirklich alleine, nämlich die Öffnung für eine neue Liebe, die Zugang zu unserem Inneren finden darf und kann, genauso wie unsere eigene Liebe, unsere seelische Wärme fließen und sich verströmen kann.

Neugeborene können nach einer schweren Geburt oder schwierigen Zeiten der Mutter in der Schwangerschaft Evening Primrose sehr gut gebrauchen. Auch (Klein-)Kinder mit diesen oder anderen Erfahrungen, in denen die Bindung zur Mutter zu früh oder zu lange unterbrochen wurde (z.B. Freigabe zur Adoption, sehr früher Krankenhausaufenthalt) können sehr gut mit Evening Primrose versorgt werden.


FEINSTOFFLICHE UNTERSTÜTZUNGEN

Edelsteine
- Rhodochrosit
- Thulit
- Dolomit

Ätherische Öle
- Rose
- Neroli
- Iris


BEWUSSTSEINSARBEIT

Körper- und Energiearbeit
- Sanftes Rebirthing
- Arbeit mit dem Herzchakra
- Rückführung in den Mutterleib und zur Geburt mit einem professionell dafür geschulten Therapeuten
- Ggf. Traumatherapie
- Systemische Aufstellungen

Das innere Kind Briefe schreiben lassen, an die wirkliche Mutter, ohne sie unbedingt abzuschicken, und an die Mutter in sich selbst.

Malthemen
- Im Mutterleib
- Auf dem Weg nach draußen in die Welt
- Mutter-Kind in liebender, nährender Verbundenheit
- Eine Liebesbeziehung mit Nähe und Vertrautheit

Seelenreise
- Reise an den inneren Ort unserer wahren Bedürfnisse, Sehnsüchte und Träume. Sie wahrnehmen und ins Bewusstsein sinken lassen. Dann Ideen entstehen lassen, mit welchen ersten Schritten man ihnen näher kommen kann.

Meditation
- Regelmäßig, täglich zu einer bestimmten Zeit eine Zusammenkunft mit dem inneren Kind. Kommen lassen, was kommen will. Sich zeigen lassen, was es einem zeigen will.

Astrologische Zuordnungen
- Mond/Saturn
- Mond/Uranus
- Mond/Neptun
- Mond/Pluto
- Auch Waage-Venus mit Saturn, Uranus, Neptun und Pluto

# FAIRY LANTERN
Weiße Mormonentulpe (Calochortus albus)


## DIE PFLANZE

Wie der englische Name schon sagt, trägt diese Mormonentulpe laternenförmige Blüten. Diese bleiben mehr oder weniger geschlossen. Die Mormonentulpe wächst im Schatten von z.B. Pinienwäldern und blüht im Winter, in dem sie auch tiefere Temperaturen aushält, und im Frühling. Mormonentulpen gehören zur Familie der Liliengewächse.


## DIE BLÜTENESSENZ

Thema: Erwachsen werden
Lichtseite: Verantwortung für sein Leben übernehmen. Sein inneres Kind bewusst wahrnehmen und versorgen.
Schattenseite: In kindlichem Verhalten verharren und nicht erwachsen werden wollen.
Vision und Lernaufgabe: Beiden Persönlichkeitsanteilen, dem erwachsenen und dem kindlichen Ich, gleich viel Raum und Bühne im Leben geben.

„Ich übernehme mit Freude und Dankbarkeit die volle Verantwortung für mein Leben."

Schon das Bild der Blüte zeigt die nach Schutz suchende, den Mutterinstinkt weckende Natur der Pflanze und auch des Menschen, der ihre Blütenessenz braucht. Denn er ist in einem zarten, kindlichen Stadium geblieben, das es ihm zu verbieten scheint, Konturen anzunehmen, Substanz zu entwickeln und zu einer erwachsenen Persönlichkeit heranzureifen.

Etwas im Leben dieses Menschen hat ihn bisher davon abgehalten, und dieses Etwas war z.B. eine übermäßige Versorgung im Kindesalter durch Eltern, die Angst hatten, ihn selbständig werden zu lassen. Es könnte ja etwas passieren. Und – unbewusst – sie würden mit jedem Reifeschritt des Kindes unwichtiger werden. Dass Kinder einem übergangsweise anvertraut werden, auch um sie auf das (Eigen-)Leben vorzubereiten und dann vertrauensvoll ihren Weg gehen zu lassen, wird von diesen Eltern übersehen oder übergangen. Vielleicht mischen sie sich auch so in die Entwicklung ein, dass dieses Kind nie spüren, experimentieren, in sich fühlen konnte, wer es ist und was es wirklich möchte.

Auch die Erfahrung, dass die Eltern glücklich sind, wenn man die Abhängigkeitsverhältnisse aufrechterhält, dass kindliche Abhängigkeit Basis dafür ist, geliebt und angelächelt zu werden, während Emanzipationsversuche als Bedrohung und Verunsicherung bei den Eltern wahrgenommen werden und deshalb beim Kind die Angst wachrufen, nicht mehr gemocht zu werden, ist mögliche Ursache, um im Kinderstadium hängen zu bleiben.

Hintergrund für einen Fairy Lantern-Zustand kann aber auch das genaue Gegenteil sein: Man ist so stark überfordert, dass man einfach loslässt, sich gehen lässt und regrediert, d.h. wieder Kind spielt, um sich endlich ausruhen und versorgen lassen zu können. Aus seiner Sicht, die sich unbewusst abspielt, hat man das nach all den Strapazen verdient. Es darf jetzt auch mal Ruhe sein und andere können sich kümmern. Da man aber erwachsen ist, wäre man selbst für einen Ausgleich von vollem Einsatz und Ruhephasen zuständig gewesen, so dass es gar nicht erst zu einer solchen Burnout-Situation kommt. Spürt man Überforderung, muss man sich das Recht einräumen, Urlaub zu machen und kleine Auszeiten im Alltag zu nehmen. Eine Dauerbeanspruchung wird ohnehin nicht funktionieren. Entweder man nimmt die kindliche Haltung ein oder wird krank. Beides schreit nach bewusstem Ausgleich und mehr Entspannung und Regeneration. Wird man dem nicht gerecht, wird die Pause erzwungen. Da sein wird sie früher oder später auf jeden Fall. Also kann man sie auch gleich selbst einbauen, auch wenn es bei dem Stress unmöglich erscheint.

Eine weitere Ursache kann eine mangelnde Versorgung in der Kindheit sein, so dass man sein Leben lang meint, dass das heutige Umfeld diesen Mangel auszugleichen hat. Man fühlt sich auch hier im Recht. Wenigstens heute kann sich endlich jemand um einen kümmern und die Anforderungen, die das Leben stellt und die viel zu mühsam erscheinen, übernehmen. Schließlich musste man als Kind schon erwachsen sein, dann noch lange Zeit danach auch, aber jetzt ist mal gut. Jetzt will man seine Kindheit endlich nachholen und Baby spielen. Es ist zwar sehr verständlich und nachvollziehbar, was sich diese schon früh überfordete Seele wünscht, die nie kindlich hat lachen und sich hat halten lassen können. Es gab nämlich nicht viel zu lachen, entweder von der äußeren oder der seelischen Seite her, und dieses Kind war immer allein. Dennoch bleibt auch hier nur die Aussöhnung, das Aushalten dessen, was war und wie es war, und den Blick nach vorne, zur inneren Mutter-Kind-Einheit. Mangel und Versäumnisse in der Kindheit können später von außen nicht mehr nachgeholt und eingefordert werden. Die Zeiten sind einfach vorbei.

Folge all dieser möglichen Hintergründe eines negativen Fairy Lantern-Zustands ist ein Leben in ausgeprägten Abhängigkeitsverhältnissen. Man spielt unbewusst Kind und zieht passenderweise Menschen an, sei es als Mitbewohner, Nachbarn, Freunde oder ganz wichtig: Partner, die – ebenfalls unbewusst – gerne die Elternrolle spielen und damit co-abhängig sind. Schon haben wir das perfekte Paar. Da das Leben aber auf Bewegung und Wachstum ausgerichtet ist, wird es immer wieder Situationen und Begegnungen präsentieren, die an diesem Konstrukt rütteln. In einer ruhigen Minute wird man sich eingestehen, dass diese Rollenverteilung zwar praktisch und komfortabel ist, aber sicher nicht glücklich macht.

Das Leben wird ziehen und zerren, damit wenigstens ab und zu bewusst wird, dass ein Leben in permanenter Hilflosigkeit und Bedürftigkeit nicht sehr förderlich für das Selbstvertrauen und die Selbstachtung ist. Aber die Gewohnheit siegt überraschend oft und überraschend lange. Wenn der Leidensdruck dann doch nicht mehr zu ertragen ist, nämlich mit zunehmendem Alter, in dem man immer stärker im Vergleich zu den Entwicklungen der Menschen seines Umfelds zugeben muss, dass man selbst wohl irgendwie stehen geblieben ist auf seinem Lebensweg, hilft Fairy Lantern, sich in kleinen Schritten wieder in Bewegung zu setzen und den Weg der Reifung und des Erwachsenwerdens doch noch anzutreten.

Dazu bedarf es Mut, vor allem wenn der Partner auf seiner Elternrolle beharrt und die Beziehung durch die eigene Entwicklung gefährdet ist. Vielleicht wird der Partner in der Elternrolle durch das Erwachsenwerden „seines Kindes" aber auch dazu angeregt, die Überfülle an Pflichten und Stabilität zu gleichen Teilen an den ehemals bedürftigen Partner abzugeben, damit an Bedeutung als „Elternteil" zu verlieren, aber eine gleichberechtigte Beziehung zwischen zwei jetzt seelisch-geistig erwachsenen Menschen zu ermöglichen. Dann steht wenigstens jetzt die sehr verspätete Befreiung für den kindlichen Partner und auch sein „Elternteil" an. Freiheit, Macht und Selbstverantwortung gehören untrennbar zueinander.

Im positiven Fairy Lantern-Zustand lassen wir dem kindlichen Anteil in uns freien Lauf. Er darf sich zeigen und weiterhin an unserem Leben teilhaben. Es hat jetzt aber einen hoffentlich verlässlichen neuen „Partner" an seiner Seite, der ihn an die Hand nimmt, dabei Struktur annimmt und ein eigenes Rückgrat entwickelt, das ihn stützt und aufgrund dessen er jetzt das innere Kind selbst tragen kann. Die beiden sind wieder eins geworden. Auch das Kind hat dadurch neue Perspektiven gewonnen. Es hängt nicht mehr am Rockschurz, sondern bekommt eine lebendige Bühne für seine Kreativität und seine Verspieltheit.

Kinder und Jugendliche, die in Entwicklungen steckenbleiben oder von den Eltern oder anderen Menschen im Umfeld klein gehalten und in ihre Kindlichkeit für immer gebannt werden sollen, können Fairy Lantern sehr gut gebrauchen, um die nächsten Schritte auf dem Weg zu einem reifen, erwachsenen Menschen gehen zu können.


## FEINSTOFFLICHE UNTERSTÜTZUNGEN

Edelsteine
- Rutilquarz
- Bergkristall
- Blaue und sehr klare Steine

Ätherische Öle
- Zeder
- Zypresse
- Riesentanne


## BEWUSSTSEINSARBEIT

Körper- und Energiearbeit
- Kampfsport, um Konzentration zu lernen und seine Kraft durch Konzentration zu spüren.
- Alle regelmäßigen, Disziplin fördernden Tätigkeiten und Übungen
- Marathon, Bergwandern, Langlauf

Malthemen
- Malen mit schwarz, grau oder dunkelblau. Mit geraden Linien. Wenigen Schnörkeln. Wenig Buntes.
- Selbstbild: erwachsen und aufrecht im Leben stehen oder durchs Leben gehen

Seelenreise
- Den übermäßig und einseitig Kind gebliebenen Teil vor seinem inneren Auge sehen: Aussehen? Größe? Befindlichkeit? Wünsche und Bedürfnisse?

  Ihn an die Hand nehmen und mit ihm eine Bergwanderung machen. Langsam, aber sicher. Spüren, wie dieser in der rein abhängigen Kindlichkeit verharrte Anteil langsam munter wird, durchatmet und an Form und Größe zunimmt. Er wächst und wird groß. Beide erreichen den Gipfel, stolz und zufrieden und sehr, sehr erleichtert.

  Bei Bedarf, mit etwas Zeitabstand: das innere Kind besuchen und mit ihm neue Sachen aushecken, die es gerne tun würde, und ihm diese auch erlauben.

  Das sind zwei Instanzen, die erste ist die nicht gereifte Form eines Erwachsenen, und die zweite, das innere Kind, darf Kind sein und belebt und erfrischt durch seine Kindlichkeit unser Erwachsenenleben.

Meditationen
- Alles aus dem Zen: Zazen, Kinhin, Ikebana, Kyudo

Astrologische Zuordnungen
- Hoher Mondanteil
- Oder Saturn, den man nach außen projiziert und delegiert und von älteren, reiferen Menschen leben lässt.

# FAWN LILY
Zahnlilie (Erythronium purpurascens)


## DIE PFLANZE

Die Fawn Lily hat grüne, lederartige Blätter und trägt sehr zarte, zerbrechlich wirkende Blüten in der typischen Lilienform. Die Blüten sind etwas nach unten geneigt, ihre Blättchen sind hellgelb, die Staubblätter im Inneren sind gelb-orange gefärbt.


## DIE BLÜTENESSENZ

Thema: Angewandte Spiritualität
Lichtseite: Hohe spirituelle Entwicklung
Schattenseite: Rückzug vor Kontakten. Selbstisolation.
Vision und Lernaufgabe: Seine in der Meditation und dem inneren Entwicklungsprozess gewonnenen Fähigkeiten in der Welt einbringen und seinen Dienst tun.

„Ich übernehme meinen Dienst im Leben und bringe mich mit meinem ganzen Wesen ein."

Fawn Lily ist für Menschen geschaffen, die sich vollkommen ihrer spirituellen Entwicklung verschrieben haben und aufgrund der entsprechenden Sensibilität Schwierigkeiten mit der rau erscheinenden Außenwelt haben. Lärm, Hektik, Stress und die Unbewusstheit anderer Menschen machen ihnen zu schaffen, da sie ungefiltert auf das stark geöffnete System der Fawn Lily-Persönlichkeit treffen und sie damit überfordern.

In manchen Situationen sind wir alle etwas „Fawn Lily", z.B. nach einem Tag in Kaufhäusern beim Sommerschlussverkauf. Das System ist völlig überschüttet und überfrachtet von Fremdenergien, die man am liebsten mit einer heißen Dusche loswerden möchte. Im dauerhaften Fawn Lily-Zustand hat man dieses Gefühl allerdings schon, wenn draußen ein schwerer, lauter LKW vorbeirauscht, in der Nachbarwohnung ein Ehestreit tobt oder die Telefonklingel zu laut eingestellt ist. Es stört alles empfindlich das Wohlbefinden, was nicht Ruhe und Sensibilität beinhaltet, und das ist in der heutigen Welt fast alles. Als Fawn Lily lebt man deshalb völlig in sich gekehrt, verlässt nur die Wohnung, wenn es unbedingt sein muss, und isoliert sich immer mehr in seinem spirituellen Elfenbeinturm. Die Welt draußen hat kein Verständnis für seine empfindsame Seele und man ist für sie und ihre ruppige, kalte Art nicht geschaffen. Man lebt in einer anderen, fast schon heiligen Welt, was nicht moralisch, sondern als spirituell-sensibel zu verstehen ist.

Die innerlich angesammelten Reichtümer dringen aber darauf, geteilt und verschenkt zu werden. Das Göttliche will nicht im Menschen eingeschlossen, sondern auch im Austausch ausgedrückt werden. Energie will immer fließen, auch die spirituellste und feinste Art davon.

Fawn Lily bringt diesen Menschen auf den Boden und öffnet ihn für die Nährquelle des Erdenlebens, des Austauschs und der Nähe zu Menschen. Verschließt man sich dagegen, wird selbst das spirituell noch so geschulte Herz kalt. Es kann erst aufblühen, wenn Liebe, Lust, Lebendigkeit und Lachen wie auch dessen dunklen Seiten ausgedrückt werden, sonst kommt es zur Stockung und die Energie dreht sich im Kreis. Die Gesellschaft soll ja gerade von spirituell entwickelten Menschen profitieren und befruchtet werden. Allein schon durch deren Anwesenheit und die Art des Umgangs mit dem Leben und den Mitmenschen schenkt seelische Wärme und setzt Impulse zur Selbstreflexion und Weiterentwicklung. Erst durch die Begegnung und den Austausch trägt die persönliche spirituelle Entfaltung ihre bestmöglichen Früchte im Ganzen.

Fawn Lily öffnet für diese Sichtweise und das Bedürfnis, seinen Rückzug aufzugeben und nach außen zu treten. Dazu muss die Spiritualität in die eigene Mitte gebracht und geerdet werden. Man bringt das Geistige in sich und in der Welt auf den Boden und erweitert damit die materielle, sichtbare Welt. Fawn Lily inspiriert dazu, praktische Umsetzungsmöglichkeiten zu finden und durch dieses Einbringen in die Praxis stabiler und bodenständiger zu werden.

Im positiven Fawn Lily-Zustand wird die Spiritualität und Sensibilität weiter gepflegt, in Herzenswärme und Mitgefühl umgewandelt und der Welt zur Verfügung gestellt.

Bei Kindern und Jugendlichen braucht diese Blüte normalerweise noch nicht zum Einsatz gebracht werden.

## FEINSTOFFLICHE UNTERSTÜTZUNGEN

Edelsteine
- Achate (Erdung)
- Siderit (in den Alltag kommen)
- Honigcalcit (Wärme)
- Sodalith (Klarheit, Konzentration, Solidität)
- Rosa Calcit

Ätherische Öle
- Douglasfichte
- Elemi (wärmende Erdung)
- Sandelholz
- Vetiver
- Zimt


## BEWUSSTSEINSARBEIT

Körper- und Energiearbeit
- Erdendes Stehen mit leicht gebeugten, entspannten Knien
- Arbeit mit dem ersten Chakra (Erden), ggf. noch dem 3. Chakra für die Frage: was sind meine individuellen Begabungen und wie setze ich sie um? Wer bin ich als individuelle Persönlichkeit?
- Aufenthalt und vor allem Bewegung in der Natur

Malthemen
- In spiritueller Versenkung
- Die Welt draußen
- Selbstbild: In der Welt stehend und seinen Dienst tun

Seelenreisen
- Reise aus seinen geistigen Höhen und seiner Auflösung im Ganzen hinab auf die Erde. Spüren, wie man mit den Füßen auf dem Boden ankommt und bei diesem Gefühl bleiben. Die Hände auf seine Nabelregion (Hara) legen und fühlen wie man geführt und gehalten wird hier auf der Erde, wie Erfüllung und Vervollkommnung erst durch diesen Erd- und Boden-

kontakt und das Leben mitten in der Welt möglich ist.---
- Reise zum/r inneren Führer/in – was rät er/sie, wie der Dienst in der Welt konkret aussehen soll?

Meditationen
- Achtsamkeitsübungen (Vipassana etc.)
- Kinhin (Gehmeditation aus dem Zen)
- Zazen

Astrologische Zuordnungen
- Uranus/Neptun
- Auch die anderen neptunischen Konstellationen

# FILAREE
Schierlings-Reiherschnabel (Erodium cicutarium)

## DIE PFLANZE

Der Schierlings-Reiherschnabel gehört zu den Storchschnabelgewächsen und wird zwischen 15 und 50 cm hoch. Die einjährige, behaarte Pflanze besitzt fünf violett gefärbte Kronenblüten und erhält ihren Namen von ihren Früchten mit ihrem langen, gedrehten Schnabel. Sie wächst auf Äckern und an Wegrändern.

## DIE BLÜTENESSENZ

Thema: Gesamtschau
Lichtseite: Fähigkeit zu perfekter Detailarbeit.
Schattenseite: Fixierung auf die Einzelheiten und Kleinigkeiten des Alltags.
Vision und Lernaufgabe: Den Fokus auf Details richten und dabei die Wahrnehmung der größeren Einheit bewahren.

„Ich bin im Abstand und behalte den Überblick."

Im negativen Filaree-Zustand ist man völlig auf die Alltagsgeschehnisse fixiert und beißt sich an den kleinen und großen Sorgen, die sich dabei auftun, fest. Die restliche Welt, sei es außen oder innen, findet in seiner Wahrnehmung nicht mehr statt. Die gesamte Aufmerksamkeit wird auf den Einkauf, den Bügelkorb, die Termine der Kinder, den Essens- und Putzplan, das Jäten der Balkonpflanzen und die nächste Autoinspektion gerichtet. Dabei geht man zwanghaft vor und ist so stark eingebunden in die Anforderungen des täglichen Lebens, dass ein Blick über diesen Tellerrand nicht mehr möglich ist.

Das Leben im hier und jetzt im Alltagsgeschehen ist elementar und wertvoll, denn dort findet das Leben größtenteils statt und es gibt neptunische Menschen (s. Neptun-Blüten), die genau das lernen müssen. Bei Filaree ist man allerdings ins andere Extrem gelangt und hat seinen Blick auf die Sorgen des Alltags rigide verengt. Der Gesamtüberblick über die verschiedenen Lebensbereiche, die alle gleich wichtig sind und gelebt werden wollen, ist verloren gegangen. Stattdessen wuseln wir wie ein Wiesel unter Kokain hin und her, um die vielen dringenden Aufgaben zu erledigen, die der Tag so mit sich bringt. Innehalten, um uns zu fühlen, um einen Schritt zurückzutreten und unser Leben mit Abstand zu betrachten, ist unmöglich. So wird die Erlebniswelt immer eindimensionaler und beschränkt.
Meist sind Filaree-Menschen dabei sehr leistungsfähig und ihr Problem liegt allein in der Einseitigkeit.

Im positiven Filaree-Zustand gelingt es, seine Fähigkeiten klar zu erkennen, sein Leben aus der Vogelperspektive zu betrachten und seine Qualitäten und Energien auf mehrere Lebensbereiche auszuweiten und zu verteilen. Das relativiert die zwanghafte, verbissene Fixierung auf die Anforderungen des Alltags und weitet Geist und Seele, die neben den Aktivitäten mit dem Putzschwamm oder der Arbeitssucht auch gesehen und genährt werden wollen. Durch die Aufnahme anderer Lebensbereiche wie Gefühle, Körper, bereichernde Kontakte, Wissen und Bewusstseinserweiterung wird das Leben bunter und erfüllter und die Erfahrungen aus den anderen Bereichen erleichtert die Bewältigung des üblichen Tagesprogramms.

Vielleicht lernen wir dabei Menschen kennen, mit denen wir z.B. die Betreuung der Kinder teilen können, oder die uns gerne bei unliebsamen Betätigungen helfen, da es deren Lieblingsbeschäftigungen sind und sie ihnen leicht fallen. Dafür unterstützen wir sie mit Aktivitäten, die uns selbst sehr leicht von der Hand gehen und die anderen entlasten. So erweitern wir nicht nur im eigenen Leben unsere Wahrnehmung, sondern es könnte ein Netzwerk entstehen, in dem jeder einbringt, was seiner Begabung besonders entspricht. Wie von Geisterhand werden alle Aufgaben erfüllt, ohne dass man sich so plagen muss. Auch am Arbeitsplatz könnte man vielleicht neue, individueller ausgerichtete Verteilungen der Aufgaben finden.

Auf jeden Fall wird durch die Filaree-Blütenessenz der Blick weiter, in uns und in Einbeziehung unseres Umfelds. Die Fülle des Lebens erhält wieder Einzug, geistig, seelisch, körperlich und in der Begegnung mit unseren Mitmenschen.

Kinder und vor allem Jugendliche brauchen Filaree, wenn sie sich zu sehr auf die Hausaufgaben und Prüfungen fixieren, daneben noch endlos im Internet surfen, vom Hundertstel ins Tausendstel kommen und einen Impuls brauchen, um einen Schritt zurückzutreten und wieder Freunde, ihren Sport, ihre Hobbys wahrnehmen und ihr Leben dadurch zu bereichern.

## FEINSTOFFLICHE UNTERSTÜTZUNGEN

Edelsteine
- Flourit (Durchbruch)
- Sugulith (Reinigung von Herz und Denken, erfrischend, beflügelnd, Ehrfurcht vor der Größe des Lebens)
- Rhodochrosit (zarte Gefühle)
- Padparadscha (Weitblick, Lebensfreude)
- Bergkristall (Klarheit), Zirkon (Abstand)

Ätherische Öle
- Pfefferminze
- Eukalyptus
- Niaouli
- Orange
- Rose
- Myrrhe
- Weihrauch

# BEWUSSTSEINSARBEIT

## Körper- und Energiearbeit
- Arbeit mit dem Stirnchakra, königsblauer Aura-Soma-Pomander
- Atemarbeit in allen Variationen für Abstand und Weite
- Sich Zeit nehmen für Nichtalltägliches (Massagen, Sauna, heiße Bäder, Wellness, Spaziergänge)
- Prüfen, wo und wie etwas delegiert werden kann, und es auch umsetzen.

## Malthemen
- Eingesperrt im selbst geschaffenen Gefängnis der Alltagssorgen
- Als Ameise mit 1000 Aufgaben unterwegs
- Die Fesseln sprengen und den Blick heben
- Selbstbild: Ein buntes Leben führen

## Seelenreisen
- Reise zum/r inneren Führer/in und fragen oder sich Ratschläge geben lassen, wie man sein Leben erweitern und bereichern kann. ---
- Einen entsprechenden Reigen an Persönlichkeitsanteilen einberufen und sie befragen, was sie sich konkret wünschen, um wieder am Leben teilnehmen und sich entfalten zu können.

## Meditationen
- Gebet
- Vipassana

## Astrologische Zuordnungen
- Starke Jungfrau-Merkur-Betonung, besonders in Verbindung mit Pluto und Saturn

# FORGET-ME-NOT
Wald-Vergissmeinnicht (Myosotis sylvatica)


## DIE PFLANZE

Das Wald-Vergissmeinnicht zählt zu der Familie der Raublattgewächse. Ihre spatelförmigen Blätter sind entsprechend rau behaart. Der fünfteilige Blütenkelch ist mit hakigen Haaren besetzt, die Fruchtstiele sind ebenso lang wie der Kelch oder länger und die Blütenkrone färbt sich anfangs rötlich und später hellblau.


## DIE BLÜTENESSENZ

Thema: Kontakt zu Verstorbenen
Lichtseite: Fähigkeit, eine Verbindung zur Seele von verstorbenen Menschen zu haben.
Schattenseite: Nur den physischen Körper als menschliche Realität wahrnehmen und den Tod als dessen absolutes Ende.
Vision und Lernaufgabe: Geistige Verbindung zu seinen Ahnen und anderen geliebten Personen herstellen und auch noch nach deren Tod mit der Quelle ihrer Kraft und Liebe in Kontakt sein.

„Ich lebe in nährender Verbindung mit…"

Forget-me-not erweitert unsere Wahrnehmung für die Seele verstorbener Menschen. Auch wenn sie ihren physischen Körper zurückgelassen haben, existieren sie weiter energetisch in der geistigen Welt. Dabei ist es wichtig, sie nach ihrem Tod bewusst zu verabschieden und gehen zu lassen. Wir bewegen uns in Richtung Leben nach vorne. Ihre unsichtbare Kraft wirkt immer von hinten. Wenn es uns in ihre Richtung zieht und wir das Gefühl haben, ihnen folgen zu wollen, weil die Liebe und der Abschiedsschmerz so groß sind, begeben wir uns auf einen selbstzerstörerischen Weg. Wir beginnen mit einer Sucht, sind offen für eine schwere Erkrankung oder finden eine andere Möglichkeit, uns sukzessive selbst dem Tod zu nähern, um dem Verstorbenen wieder nahe sein zu können. Dieser Prozess ist sehr gefährlich, vor allem weil er unbewusst abläuft. Es bedarf dann dringend einer systemische-therapeutischen Intervention, um den Verstorbenen bei den

Toten zu lassen und selbst wieder in Richtung Leben zu gehen.

Nachdem diese Ablösung stattgefunden hat, können wir uns der ganzen Kraft und Liebe öffnen, die wir von der Ahnenreihe hinter uns erhalten. Das ist sehr viel und auch vielfältig. Zur Unterstützung können wir uns Bilder mindestens zurück bis zu den Urgroßeltern besorgen, sie als Stammbaum an die Wand hängen oder aufstellen und uns gewahr sein, dass diese Kräfte uns jederzeit zufließen und zur Verfügung stehen. Dadurch erhalten wir einen ungeheuren Kraftschub, mit dem alles möglich wird. Dies umso mehr, je offener wir für jede Form von Energie sind. Aversionen und Ressentiments gegenüber Verwandten und Vorfahren sperren Kräfte aus, verschließen uns und wir sind scheinbar ganz allein auf weiter Flur. Dem ist aber nicht so, wenn wir den Seelenstrom aus der Familie zulassen und annehmen. In Dankbarkeit und in Respekt vor Lebensweisen, die wir nicht so übernehmen möchten und deshalb bei der Person belassen, zu der sie gehört. Wir sollen und können unseren ganz ureigenen Lebensweg gehen. Dabei werden wir dennoch weiter von der Liebe und Inspiration, auch von positiven Vorbildern für unsere Ziele, aus dem weitverzweigten Familienclan hinter uns unterstützt und getragen.

Wenn wir möchten, können wir Kontakt zu ganz bestimmten Ahnen aufnehmen und diesen Kontakt kultivieren, z.B. durch einen kleinen Altar, auf dem wir neben einem Bild all die Lieblingsdinge dieser Person stellen (Lieblingsgetränk etc.) und sie ihr symbolisch schenken (eine afrikanische Methode, die wirklich nur mit Verstorbenen vollzogen werden darf). Einen gleichen Bezug, eine geistig-seelische Verbindung können wir zu jedem anderen geliebten Menschen, der verstorben ist, herstellen.

Im positiven Forget-me-not-Zustand können wir sehr gut eine seelische Verbundenheit mit verstorbenen Menschen schaffen. Auf diese Art und Weise bleiben sie für immer in unserem Herzen und können uns all das energetisch schenken, was sie uns schon zu Lebzeiten weitergegeben haben. Sie bleiben in ewiger Erinnerung und wir können lernen, dass Beziehungen auch über das irdische Leben hinweg, auch dann wenn beide Parteien gestorben sein werden, Bestand haben können, wenn wir das wollen. Sie werden auf jeden Fall bestehen bleiben, wenn noch etwas erledigt und abgeschlossen werden muss und will. Das sind dann die Menschen, die uns begegnen und von denen wir das Gefühl habe, sie schon ewig zu kennen. Tun wir auch. Wir sind sofort vertraut und beginnen da, wo wir damals aufgehört haben.

Kinder und Jugendliche können den Tod geliebter Menschen mit Hilfe dieser Blütenessenz leichter überwinden, da sie spüren, dass die Person zwar nicht mehr hier auf der Erde, aber in der geistigen Welt erreicht werden kann. Die Herzens-verbindung bleibt bestehen.


## FEINSTOFFLICHE UNTERSTÜTZUNGEN

Edelsteine
- Obsidian (Gesetz der Wandlung)
- Schwarzer Spinell (Unsterblichkeit)
- Goldberyll, gelber Diamant (Licht)

Ätherische Öle
- Immortelle
- Weihrauch


## BEWUSSTSEINSARBEIT

Körper- und Energiearbeit
- Eine Ahnenreihe mit Fotos
- Systemische Aufstellungen und Therapie
- Ahnenforschung und die bewusste Verbindung mit den Ahnen
- Briefe an die Verstorbenen schreiben oder andere Formen der Artikulation finden, die spürbar machen, dass die Verbindung noch besteht, wenn man sie aufrechterhalten will. Man kann dann auch das noch zum Ausdruck bringen, was man zu deren Lebzeiten immer gerne gesagt hätte.
- Sich von toten Menschen klar verabschieden und ihnen dennoch einen si-cheren, ewigen Platz in seinem Herzen einräumen
- Arbeit mit dem Herz-Chakra

Malthemen
- Die Ahnenreihe mit einem selbst dabei, als Jüngster ganz vorne
- Ein Bild mit der Person, zu der man den geistigen Kontakt möchte, und einem selbst, wobei die verstorbene Person IMMER hinter einem zu se-hen ist.

Seelenreise
- Reise zu der Person, mit der man Kontakt aufnehmen möchte. Das mitteilen, fragen, zeigen, was man will, oder einfach eine stille Verbundenheit. – Grundsätzlich dabei sehen, dass die verstorbene Person gegangen ist und man selbst im jetzigen Leben nach vorne, in die Zukunft gerichtet unterwegs ist!! Es darf nicht zu einer Hinwendung im Sinne, dass man sich selbst in Richtung der Person und damit dem Tod bewegt! Die Person ist tot und sie steht IMMER hinter einem. Man geht mit dieser Energie im Rücken gestärkt nach vorne in sein Leben.

Meditation
- Jede Art ist förderlich für diese Öffnung.

Astrologische Zuordnungen
- Für neptunische und plutonische Menschen, die diese Verbindung bewusst suchen möchten.

# FUCHSIA
Fuchsie (Fuchsia magellanica)

## DIE PFLANZE

Die Fuchsie gehört zu der Familie der Nachtkerzengewächse. Die Blütenbecher der verholzenden Pflanze sind besonders lang und kräftig und meist rot gefärbt. Sie trägt abstehende, ebenfalls rote Blütenkelche und röhrenförmig zusammengelegte Kronblätter. Als Frucht bildet sie Beeren aus. Die Fuchsie hat ihren Ursprung in Mittel- und Südamerika.

## DIE BLÜTENESSENZ

Thema: Authentischer Ausdruck von Gefühlen
Lichtseite: Gefühlsintensität und –totalität

Schattenseite: Angst vor tiefen, vor allem negativen Gefühlen. Angst vor Kontrollverlust aus diesen Gefühlen heraus. Seine Gefühle vor sich und anderen verbergen.

Vision und Lernaufgabe: Mut, seine starken Gefühle zu spüren, sie auszudrücken und durch seine Gefühlsintensität ganz zu werden.

„Ich spüre meine tiefsten Gefühle und drücke sie direkt und ehrlich aus.“

Fuchsia gehört zu den Blüten für die innere Schattenarbeit, besonders in Bezug auf negative Gefühle. Wenn wir Fuchsia brauchen, haben wir unsere Gefühle unseren Vorstellungen unterjocht. Alles, womit wir uns nicht identifizieren können oder was uns Angst macht, wird im Keim erstickt, ohne dass wir diese Aussortierung noch bewusst wahrnehmen.

Dabei erstarren wir nicht, wie nach Schocks oder bei Saturn, sondern wir führen ein Doppelleben, in dem wir uns durchaus emotional darstellen können, mitfühlend, nah am Wasser gebaut, engagiert, einfühlsam. Weder ein Außenstehender noch oft wir selbst erkennen diese innere Aufspaltung, da die Vorstellungen dazu schon seit Jahren ihren stillen Dienst tun und uns vor echter Gefühlsintensität und allem, was dazu gehört, bewahren. Hintergrund könnte sein, dass wir in einer emotional direkt oder subtil gewalttätigen Familie groß geworden sind und innerlich beschlossen haben, dass wir nie mehr diese extremen Wut-, Hass- Abwertungs- und Rachegefühle in unserem Leben erfahren möchten, weder in uns selbst oder bei anderen. Wir haben vielleicht miterlebt, als wir noch klein und wehrlos waren, was solche Gefühle anrichten können, und uns geschworen, später anders zu sein, es anders zu machen.

Ein anderer Hintergrund kann darin bestehen, dass lebensfremde, spirituelle Ansprüche unsere Ganzheit verhindern und unsere Vorstellung von Weiterentwicklung dahingehend missverstanden wird, dass spirituelles Leben mit Dauerfreundlichkeit und der Begrenzung auf die sanfte Gefühlswelt gleichzusetzen ist.

Es ist auf jeden Fall bewusst oder unbewusst die Entscheidung gefallen, tiefgehende negative Gefühle aus unserem Selbstverständnis zu streichen und ihnen in uns und um uns aus dem Weg zu gehen. Übertüncht mit einer Schein-Emotionalität, wie sie oben beschrieben wurde.

Das Leben verlangt nun aber nach echter Ganzheit. Die eingekerkerten Gefühle verschaffen sich auf eigene Weise Luft, zuletzt durch körperliche Beschwerden und Erkrankungen. Die Psyche drückt sich über den Körper aus und schreit auf diese Weise nach Aufmerksamkeit für das Verdrängte und nach dessen Reintegration.

Fuchsia führt uns hinab in diese dunkle Welt der verborgen gehaltenen Emotionen, unsere tiefen Ängste, unseren Hass, unsere blinde Wut, unseren Sadismus, unsere Aggression und Gewalttätigkeit. Sie ruft auf sanfte Weise in unser Gewahrsein zurück, was wir längst hinter uns glaubten oder wovon wir überzeugt waren, dass es nicht zu unserer Persönlichkeit gehört. Es wächst langsam die Bereitschaft, diese Gefühle in uns wahrzunehmen und in unser Selbstbild mit aufzunehmen. Das erweitert und bereichert uns und gibt die Energie frei, die bisher für die innere Kontrolle aufgewendet werden musste.

Bei diesem Bewusstwerdungsprozess macht es Sinn, sich konstruktive Kanäle zu suchen, in denen sich das wiedererwachte sogenannte Böse schadfrei zeigen und ausleben kann. Am besten ist dafür körperlicher und künstlerischer Ausdruck. Vielleicht bedarf es auch der Ablösungen mit Hilfe systemischer Therapie, um den dunklen Weg einiger Ahnen so stehen und vor allem bei ihnen zu lassen und mit einem eigenen Umgang mit tiefen Emotionen seinen Weg einzuschlagen. Wir können es anders machen, aber nicht in anmaßender Abwendung von den Vorfahren, denen wir unser Leben und vieles andere verdanken, sondern in Achtung und Respekt vor ihrer Art, mit negativen Gefühlen umzugehen. Wir lassen diese Art bei ihnen und finden und leben unsere eigene.

Es kann auch notwendig sein und mit Fuchsia unterstützt werden, karmische Ursachen für die Abwendung von einer tiefen, wertfrei betrachteten Gefühlswelt herauszufinden.

Wenn wir bereit sind, die Vorstellungen über das, was in uns sein darf und was nicht, als abtötend zu verabschieden, die angstvollen Kontrollmechanismen aufzugeben und zu einem bewussten, konstruktiven und authentischen Umgang mit unserer Gefühlswelt überzugehen, haben wir den positiven Fuchsia-Zustand erreicht. Innere Ruhe und Gelassenheit kehren ein, da nichts mehr krampfhaft unterdrückt werden muss, sondern alles dazugehört und eine bewusste Bühne und Ausdrucksmöglichkeit gefunden hat. Wir sind satt, ganz und zufrieden, mit beiden Seiten der Medaille in uns – Voraussetzung, um uns und andere authentisch zu lieben.

Kinder und Jugendliche, die sich aufgrund ihrer Erziehung oder schlechter Erfahrungen mit Negativität vollständig auf die Seite der oberflächlichen Emotionalität und des Liebseins geschlagen haben, können auch Fuchsia einnehmen.

## FEINSTOFFLICHE UNTERSTÜTZUNGEN

Edelsteine
- Schwarzer Saphir,
- Schwarzer Diamant
- Schwarzer Turmalin

Ätherische Öle
- Jasmin
- Ylang-Ylang
- Schwarzer Pfeffer
- Moschus
- Neroli
- Melisse

## BEWUSSTSEINSARBEIT

Körper- und Energiearbeit
- Bioenergetik, alle Formen von Beckenübungen
- Rebirthing, Rolfing
- Osteopathische Behandlungen und craniosakrale Therapie. Sex. Aufbauend: Vajroli-Mudra (siehe Blütenessenz Tansy).

Malthemen
- Abstraktes Bild in Rot und Schwarz
- Wut und Gewalt
- Einheit zwischen totalen, brodelnden Gefühlen im Bauch und der Liebesenergie im Herzen

Seelenreise
- Sich ein Symbol für Schutz auswählen (Stein o.a.). Mit diesem Schutz begibt man sich die Treppe nach unten zur Reise in die dunklen Katakomben zu jedem einzelnen sogenannten negativen Gefühl (Wut, Hass, Rachegefühle, Neid, Eifersucht, Gewalt, totaler Sex.). Jedes bekommt seine eigene Reise, nach Bedarf kann man sich auch noch andere Gefühle dazu auswählen. Der Name des Gefühls steht an der Tür, die man öffnet und man

sieht darin alles, was zu diesem Gefühl in seinem Inneren gehört. Man schaut sich das solange an, wie es geht, und hat ein Symbol des Schutzes in der Hand oder umgehängt, je nachdem was man gewählt hat.

Wenn man Ereignisse mit oder von anderen Personen sieht: „Es war schlimm für mich und ich lasse es bei Euch. Und/oder: Es darf gewesen sein und es ist jetzt zu Ende."

Wenn man sich selbst in dieser Emotion agieren sieht: „Es gehört zu mir."

Was kann in dieser Situation heilend, nährend, befreiend sein, das mit in den Alltag genommen werden kann? Was will diese wilde Person da unten in Ihrem Unterbewusstsein? Was braucht sie? Wie kann man ihren Wunsch, ihr Bedürfnis heute, im Erwachsenenalter eigenständig nähren und erfüllen? Vielleicht möchte ein Teil auch mit nach oben ins Licht und dort versorgt werden und eine Möglichkeit geboten bekommen, an Ihrem Leben aktiv teilzunehmen.

Nach dem Besuch im Gefühlsraum wieder die Treppe nach oben gehen und zurückkehren in den Alltag.

Oft wird auch ein klärendes Gespräch mit unserem Umfeld notwendig, um unsere zurück gewonnenen Gefühle auszudrücken. Dazu empfiehlt sich die Kommunikation nach Marshall Rosenberg.

Meditationen
- Regelmäßiges freies Tanzen auf Trommelmusik, African Music
- Dynamische und Kundalini-Meditation
- Alchemie der Gefühle
  Setzen Sie sich bequem hin. Atmen Sie tief in Ihren Bauch ein und aus und aktivieren Sie eventuelle negativen Gefühle, die sich angesammelt haben oder ohnehin gerade aktuell sind. Nach mehreren Minuten gehen Sie dazu über, diese Gefühle beim Einatmen nach oben zu Ihrem Herz zu ziehen und sie dort als Liebe wieder auszuatmen. Auch wenn Sie sich anfangs dagegen sträuben sollten, besser gesagt Ihr Ego, atmen Sie weiter in dieser einfachen Weise Ihre dunklen Gefühle in den inneren alchemistischen Brennofen Ihres Herzens. Atmen Sie so mindestens 15 Minuten, wobei der Atem immer ruhiger wird.

Astrologische Zuordnungen
- Sonne-, Mond-, Waage-Venus- und Mars/Pluto-Konstellationen

# GARLIC
Knoblauch (Allium sativum)


## DIE PFLANZE

Der Knoblauch gehört zu der Familie der Liliengewächse. Er trägt flache Blätter und sein Blütenschaft endet mit einem dichten Blütenstand, der von einem weißlichen, tütenförmigen Hochblatt umgeben ist. Die Blüten sind rötlich-violett. Die einheitlich erscheinende Zwiebel setzt sich aus mehreren Brutzwiebeln (Zehen) zusammen. Der Knoblauch ist als Gewürzpflanze bekannt und wird in der Phytotherapie bei Arteriosklerose und zur Blutreinigung eingesetzt.


## DIE BLÜTENESSENZ

Thema: Abwehrkräfte und Sicherheitsgefühl
Lichtseite: Energetische Offenheit und Aufnahmefähigkeit
Schattenseite: Schwache Abwehrkräfte aufgrund von Ängsten und Unsicherheit. Angstbedingte Verspannungen im Solarplexus-Chakra.
Vision und Lernaufgabe: Entwicklung von energetischem Schutz. Dadurch die Möglichkeit, seine Feinfühligkeit für sich und die Welt einzusetzen.

„Meine Selbstsicherheit und Widerstandskraft sind wieder hergestellt. Ich grenze mich klar ab.“

Im blockierten Garlic-Zustand bestimmen Ängstlichkeit und Unsicherheit das Leben. Ursache ist die übermäßige Offenheit auf energetischer Ebene, über die ungefiltert negative Energien das System überschwemmen. Die Aura wird dadurch geschwächt und kann daher auch Krankheitserregern wenig entgegensetzen. Der Schwerpunkt beim negativen Garlic-Zustand liegt deshalb auf der Wirkung der hohen Empfindsamkeit auf die körperliche Abwehrkraft. Diese leidet Not und ist stark geschwächt.

Die mangelnde Abgrenzungsfähigkeit, die oft nicht einmal bewusst ist, sondern eher unterschwellig erlitten wird, schlägt sich auch auf das Immunsystem nieder. Bakterien, Viren und allergieauslösende Substanzen sind Tür und Tor geöffnet. Auch die Tendenz, allergisch zu reagieren, als körperlicher Ausdruck der doch vorhandenen Abwehrhaltung gegenüber Fremdstoffen, ist im blockierten Garlic-Zustand sehr ausgeprägt. Man erkennt oft nicht bewusst den Feind, sprich die Notwendigkeit zwischen nährenden und schädigenden Einflüssen zu unterscheiden und sich entsprechend zu verhalten, und sind gleichzeitig überempfindlich gegenüber allen Außeneinflüssen. Diese hohe Sensibilität zeigt dann auch der Körper, der auf alle möglichen Substanzen überreagiert und das zu viel macht, was man selbst im Leben ganz bewusst tun müsste, nämlich sich abzugrenzen.

Die Grundstimmung bei Garlic ist die Ängstlichkeit. Diese kann dauerhaft zur Persönlichkeit gehören. Ursache könnten unverarbeitete, traumatische Erfahrungen sein, die das System überbeansprucht haben und daher ständig die Angst und das Schwächegefühl aufrechterhalten, ohne dass man weiß, woher es kommt. Oder wir sind so stark neptunisch geprägt, dass der Umgang mit einer gewaltsam und unsensibel erscheinenden Außenwelt erst gelernt werden muss.

Das geschieht am besten durch die bewusste Entwicklung der neptunischen Fähigkeiten, wie die soziale Ader, das künstlerische Talent, das psychologische Einfühlungsvermögen oder die Begabung, heilend tätig zu sein. Diese bewusste Umsetzung stabilisiert unsere Empfindsamkeit und gibt uns die Möglichkeit, uns mit unseren besonderen, oft unkonventionellen Fähigkeiten in der Gesellschaft einzubringen. Neptunische Menschen sind anders als die anderen und das ist sehr gut so. Das wird unbedingt gebraucht und das sollten wir uns im Garlic-Zustand immer wieder klar machen.

Es gibt auch vorübergehende Phasen, in denen man Garlic braucht, nach sehr Kräfte zehrenden Krankheiten, nach oder bei langjähriger Verausgabung durch hingebungsvolle Pflege im Beruf oder bei einem geliebten Menschen. Es ist nicht nur der Stress, der Kraft kostet, sondern bei Garlic vor allem das seelische Engagement, das aus vollem Herzen und echtem Mitgefühl heraus eingebracht wird. Daher ist es auch bei der Verwirklichung der neptunischen Potenziale, die das empfindsame System stärken, von elementarer Bedeutung, sich zu schützen, Grenzen zu setzen und zu lernen, nein zu sagen.

Davor bleiben wir auch nicht bewahrt, wenn wir unsere sozialen, kreativen und heilenden Fähigkeiten konstruktiv umsetzen. Entweder es ist schwierig, weil man sich nur ängstlich zurückzieht, oder es kann problematisch werden, wenn man sich in seiner neptunischen Selbstentfaltung zu sehr auflöst und sich gleich überhaupt keine Rückzugsmöglichkeiten mehr offenhält. Das stellt das andere Extrem dar. Gesund und gesund erhaltend ist auch hier die Mitte zwischen Hinausgehen und sich in seinem Anderssein zu offenbaren einerseits und Phasen des Alleinseins zur Regeneration anderseits.

Im positiven Garlic-Zustand kennen und schätzen wir unsere Empfindsamkeit, haben eine Form der konkreten Verwirklichung für sie gefunden, setzen konsequent Grenzen und stärken ganz bewusst unseren Körper in seiner Abwehrkraft.

Kinder und Jugendliche können ebenso Garlic gebrauchen, wenn ihr Immunsystem durch eine zu sensible, ängstliche Haltung geschwächt ist oder wenn sie sehr Energie raubende Krankheits- und Lebensphasen erleben oder hinter sich haben und sich diese Schwächung auf das körperliche Abwehrsystem niederschlägt.

## FEINSTOFFLICHE UNTERSTÜTZUNGEN

Edelsteine
- Heliotrop (körperlich)
- Honigcalcit (Wärme und Schutz)

Ätherische Öle
- Bergamotte
- Eukalyptus
- Auch den Instinkt zu Wort kommen lassen und stärken durch die intuitive Wahl eines Duftes, der einem gut tut.

## BEWUSSTSEINSARBEIT

Körper- und Energiearbeit
- Mobilisierung des Immunsystems, z.B. durch Saunagänge, morgendliche Warm-Kalt-Wechselduschen, naturheilkundliche Mittel und Methoden, Psychohygiene, eine entsprechende geistige Ausrichtung und energetischen Schutz
- Beschäftigung mit der Funktionsweise des Immunsystems und mentale Unterstützung davon
- Zur Abgrenzung auch: Mit den Armen wie beim Brustschwimmen erst geschlossen nach vorne und dann jeweils zur Seite und dabei innerlich sagen: Bis hierhin und nicht weiter.

Malthemen
- Selbsterfahrung durch Selbstbild des Status quo (energetischer Zustand, Zustand des Abwehrsystems). Bei Bedarf: Das Bild liebevoll verabschieden und vernichten.
- Selbstbild: Aufgerichtet in seiner Kraft und Vitalität und gleichzeitig sensibel
- Meine Stärke durch die Verwirklichung meiner sensiblen, sozialen oder künstlerischen oder heilenden oder psychologischen oder ...... Fähigkeiten)

Seelenreise
- Reise zum/r inneren Heiler/in und fragen oder sich einfach erzählen lassen, was man alles braucht, um sich zu schützen, zu stabilisieren, sein Immunsystem zu aktivieren und zu unterstützen.
- In schwierigen Situationen: Visualisierung von energetischem Schutz.

Meditationen
- Regelmäßige Arbeit mit allen Chakren
- Stärkung durch Qi Gong oder Hatha-Yoga, die regelmäßig ausgeführt werden.

Astrologische Zuordnungen
- Mars/Neptun
- Auch Neptun zu Sonne, Mond, Merkur und Venus

# GOLDEN EAR DROPS
Goldgelbe Herzblume (Dicentra chrysantha)


## DIE PFLANZE

Die Herzblume ist wie die Bleeding-Heart-Pflanze eine Herzglöckerl-Art und gehört zu der Familie der mohnartigen Pflanzen. Sie hat niedrige Stängel und trägt goldgelbe, kleine Blüten.


## DIE BLÜTENESSENZ

Thema: Verarbeitung von schwierigen Erfahrungen in der frühen Kindheit
Lichtseite: In Frieden mit schmerzhaften Kindheitserfahrungen sein.
Schattenseite: Verdrängte, bedrückende Erlebnisse
Vision und Lernaufgabe: Das Aushalten und die Verarbeitung der Kindheitserlebnisse als inneres Fundament für ein selbstverantwortetes Leben erfahren, in dem Zeiten des Alleinseins nicht als Einsamkeit, sondern als Stärkung und Stabilisierung gelebt werden.

„Ich schenke meinem inneren Kind Geborgenheit."

Während bei Dogwood die emotionalen Verletzungen zu innerer Starre und Härte geführt haben und sich Evening Primrose besonders auf Bindungsprobleme aufgrund der Geschehnisse in der ersten Lebenszeit bezieht, findet Golden Ear Drops seine Anwendung bei emotionaler Unsicherheit und nicht altersgemäßem Verhalten aufgrund unverarbeiteter, tief im Inneren noch schwelender Kindheitserfahrungen.

Die Folge sind Rückfälle in Handlungs- und vor allem Reaktionsmuster, die in der Kindheit als Schutz entwickelt wurden und auf ein Verhalten hin aktualisiert werden müssen, das einem erwachsenen Menschen entspricht. Jeder Satz, jeder Blick und jede Geste, die uns an die früheren Erfahrungen erinnern, rufen sofort alte Ängste und Abwehrmechanismen wach und lassen uns ins Kleinkindalter zurückverfallen. Wir reagieren über, fühlen uns existenziell bedroht, hyperventilieren auf seelischer Ebene und legen genau die Muster an den Tag, mit denen wir uns als Kind das Überleben gesichert haben.

Mit Abstand betrachtet stehen unser Empfinden und die dazugehörige Reaktion in keinem Verhältnis zur realen Situation. Es wird der verletzte Anteil des inneren Kindes auf den Plan gerufen, der automatisiert agiert. Vielleicht steht man sogar daneben, als Erwachsener, und fragt sich selbst, warum man immer wieder an genau diesem Punkt so empfindlich ist und entweder wild um sich schlägt oder wochenlang still vor sich hin leidet.

Da wir heute, wenn man das Thema auf Beziehungen anwendet, im Schnitt 4 Minuten täglich mit dem Partner reden und diese kurze Zeit dann noch meist nur der Verwaltung des Alltags dient, während jeder durchschnittlich 5 Stunden täglich seine ungeteilte Aufmerksamkeit den Massenmedien widmet, kommt es zudem nicht zu einem offenen und für beide erhellenden Austausch darüber, was jeder in Wirklichkeit fühlt und denkt. Stattdessen kann ungehindert alles auf das Verhalten des anderen projiziert werden, was als Bestätigung für die bestehenden Glaubenssätze gebraucht wird. Dadurch sind der Erhalt derselben und das immer neue Aufrühren der alten Wunde gesichert.

Golden Ear Drops gibt einen heilsamen Impuls und ist eine gute Begleitung, wenn man festgestellt hat, dass sich an den Reaktionen und Aktionen in diesen Reizsituationen über Jahre nichts ändert und man nicht länger sich und sein Umfeld mit den Folgen alter Kindheitswunden quälen möchte.

Die Blütenessenz bringt auf sanfte Weise das bisherige Verhalten und die Erfahrungen, aus denen heraus es geboren wurde – ganz berechtigt und notwendig zu jener Zeit – ins Bewusstsein. So sanft und alles zu seiner Zeit, dass es zu verarbeiten und zu verdauen ist. Das ist das Schöne bei der Blütentherapie, dass sie mit dem höheren Selbst und der Seele zusammenarbeitet und nur so viel an die Oberfläche spült, wie wir aushalten, und damit eine evtl. Retraumatisierung gewöhnlich ausgeschlossen ist. Dennoch sind sie unnachgiebig, diese Blüten, und lassen uns zwar langsam, aber sicher erfahren, was die Hintergründe unseres Verhaltens sind, ohne etwas auszulassen, was für unsere Weiterentwicklung nötig wäre. In schwierigen Fällen und wenn der Bedarf nach weiterer Unterstützung aufkommt, empfiehlt sich zusätzlich psychotherapeutische Hilfe nach Bedarf.

Golden Ear Drops führt uns vor Augen, wie wir bisher aufgrund kindlicher Verletzungen in bestimmten Bereichen in der Entwicklung stehengeblieben sind und uns mit 30, 40 oder 50 noch genauso verhalten wie ein kleines Kind, das gerade abgewiesen, zusammengestaucht und oft auch allein gelassen wurde. Wie bei allen Blütenessenzen, die sich auf frühere Ereignisse und ihre Prägung bis zum heutigen Tag beziehen, wird uns bewusst, dass wir heute erwachsen sind. Wir können nein sagen, unsere Bedürfnisse klar artikulieren, uns selbst nähren und versorgen, uns bei Bedarf auch verabschieden. Deshalb würden wir nicht mehr zu Grunde gehen, da wir heute auch und gerade ohne Nabelschnur zu Eltern, Partner oder Freunde unser Leben gestalten und uns jederzeit neu orientieren können. Das geht.

Doch dazu muss zuerst diesem verletzten Teil des inneren Kindes wieder Vertrauen eingeflößt werden, damit es sich aus seinem Versteck heraustraut. Es muss immer wieder erfahren dürfen, dass jetzt kontinuierlich jemand für es da ist. Immer. Nämlich wir selbst.

Das Alte darf gewesen sein und ist jetzt zu Ende. Jetzt sind wir groß und passen auf uns auf. Nur wir selbst sind verantwortlich und zuständig für unser Wohlergehen, wozu in Krisensituationen auch das Hinzuziehen professioneller Hilfe gehört, genauso wie im Alltag der Aufbau eines sozialen Netzes und von förderlichen Partnerschaften. Zum Austausch, aber nicht als Ersatz. Denn diese Zeiten sind jetzt einfach vorüber. Definitiv. Das schafft Verantwortung, aber auch Freiheit und Macht über unser Leben.

Dabei werden wir auch heute noch, als Erwachsene, energetisch geliebt und gehalten von unseren Eltern und der gesamten Ahnenreihe. Sie alle lieben und unterstützen uns, immer so, wie sie es am besten können. Diese Liebe zu spüren, wie sie auch aussehen mag, und anzunehmen, ist ein ganz wichtiger Meilenstein auf dem Weg zur inneren Heilung.

Wir leben zwar selbständig auf allen Ebenen, aber nicht isoliert, sondern als Spross, als Jüngste/r in der langen, langen Reihe unserer Vorfahren. Jeder hat sein Bestes mitgegeben. Wir brauchen nur noch ja zu sagen und zuzugreifen. Es ist wie in Beziehungen: wir sind wir selbst. Aber trotzdem eng verwoben mit dem anderen. Jeder ist autonom und dennoch sind bei allem, was geschieht, immer beide beteiligt und zur Hälfte mit verantwortlich.

Golden Ear Drops kann sich neben der Gefühlswelt auch auf andere Bereiche beziehen, die in der Kindheit abgewertet, unterdrückt und verletzt wurden, wie Selbstbewusstsein, sprachlicher Ausdruck, Kontakte, Körper, Sexualität, Aussehen, Attraktivität usw.

Im positiven Golden Ear Drops-Zustand sind wir in stärkendem Kontakt mit unseren familiären Wurzeln und unserer eigenen Versorgungskraft für unser inneres Kind. Wir können uns für emotionale Beziehungen und alle anderen Bereiche der Selbstentfaltung, die früher verletzt wurden, öffnen und selbstbewusst unseren Weg gehen. Die alten Wunden wurden angeschaut und liebevoll in unser Bewusstsein integriert. Wenn doch noch mal Ängste oder Unsicherheiten auftauchen sollten, werden sie wahrgenommen und der Persönlichkeitsanteil dazu liebevoll gehalten und genährt.

Kinder und Jugendliche, bei denen man den Eindruck hat, dass sie sich in bestimmten Bereichen aus ihrer quirligen Kindlichkeit zurückgezogen haben, die in ihrer Entwicklung zu wenig unterstützt wurden, die zu früh Verantwortung übernehmen mussten und oft alleine da standen, können Golden Ear Drops nehmen, damit sich die Schutz- und Abwehrmechanismen nicht einstellen und verfestigen können.


## FEINSTOFFLICHE UNTERSTÜTZUNGEN

Edelsteine
- Thulit (Mond)
- Rhodochrosit, Rhodonit (Venus)
- Brauner Epidot (Merkur)
- Goldberyll, gelber Diamant, Honigcalcit (Sonne)
- Rotbrauner Jaspis, Feueropal, Karneol (Mars)
- Bergkristall (für alle zur Klarheit)

Ätherische Öle
- Neroli
- Rosenholz
- Rose
- Vetiver


## BEWUSSTSEINSARBEIT

Körper- und Energiearbeit
- Arbeit mit dem Herzchakra. Regelmäßig rosa Aura-Soma-Pomander (oder andere Farben passend zum Verletzungsbereich, wie gelb für Selbstbewusstsein usw.)
- Rückführungen in die Kindheit unter professioneller therapeutischer Begleitung
- Ggf. Traumatherapie
- Systemische Aufstellungs- und Ritualarbeit
- Sich körperlich Entspannung und Berührung gönnen, z.B. durch sanfte

Massagen oder craniosakrale Therapie

Malthemen
- Mein inneres Kind und sein größter Wunsch
- Mutter-Kind- und Vater/Kind-Bild (Status quo und die Vision, entweder mit den realen Eltern, um ihre Liebe anzunehmen, oder mit sich selbst als Elternteile)

Seelenreise
- Reise zum verletzten Teil des inneren Kindes und es frei erzählen, sich beschweren, fordern, wünschen, aus seiner tiefsten Seele sprechen oder auch einfach ruhig sein lassen. Es dabei in dem Arm nehmen, wenn es das möchte. Regelmäßig diese Reise machen und Zeit lassen.

Meditation
- Das innere Kind entscheiden lassen, was es möchte.

Astrologische Zuordnungen
- Mond/Saturn
- Auch Mond/Pluto, Mond/Uranus, Mond/Neptun. Sonne-, Merkur-
- Venus- und Mars-Saturn (auch Pluto, Uranus, Neptun) möglich, je nach betroffenem Bereich

# GOLDENROD
Goldrute (Solidago californica)


## DIE PFLANZE

Die Goldrute gehört zur Familie der Korbblütler und ist ein Staudengewächs. Der 10 bis 80 cm hohe Stängel trägt die kleinen, goldgelben Blumenkörbchen in einer endständigen Traube. Die Blütezeit ist von Juli bis Oktober. Als Heilpflanze wird die Goldrute besonders bei Beschwerden und Erkrankungen im Urogenitaltrakt zum Einsatz gebracht.


## DIE BLÜTENESSENZ

Thema: Echte Selbstdarstellung
Lichtseite: Authentische Selbstentfaltung und Präsentation seiner Persönlichkeit.
Schattenseite: Unsicherheit und Unbewusstheit über seine wahre Natur. Bedürfnis nach Anerkennung durch die Außenwelt.
Vision und Lernaufgabe: Seine Einzigartigkeit erfassen und entwickeln. Sie als Grundlage nehmen, um sich nach außen zu zeigen und seinem Wesen gemäß zu engagieren.

„Ich erkenne meine wirkliche Natur und bringe sie souverän zum Ausdruck."

Goldenrod-Persönlichkeiten sind im blockierten Zustand zu stark an den Ansichten und Erwartungen ihres Umfelds orientiert. Ihre Ausrichtung findet noch nicht ausreichend nach innen statt, sondern wird sehr von den Eingaben und Bedingungen der Außenwelt gesteuert. Dadurch kann sich kein klarer Kontakt zur inneren Stimme entwickeln, die den Weg zur Entfaltung der wirklichen Kräfte und Aufgaben weist. Je mehr der Mensch seine Persönlichkeit auf seine Weise entfaltet hat, umso mehr verfügt er über genau die Qualitäten, die die Welt braucht und seinen Sinn ausmachen. Er kann sich erst effektiv und erfüllend einbringen, wenn er weiß, wer er ist und wie er dieses Potenzial umsetzen und dann immer weiter entwickeln kann, wenn er auf seinem ureigenen Lebensweg ist.

Sind seine Antennen nur nach außen gerichtet, wird er zum Spielball der Konventionen, der Vorstellungen von Gemeinschaften, denen er sich zugehörig fühlt, oder familiärer Gewohnheiten. Sein Leben hat wenig mit ihm selbst zu tun, was ihn schwanken lässt und unschlüssig macht. Aufgrund seiner Unsicherheit zieht er noch mehr Einflussnahme von der Außenwelt an und verliert immer mehr den Draht zu sich selbst. Das wiederum macht ihn noch mehr abhängig von der Anerkennung der anderen und er passt sich noch stärker an. Der Teufelskreis ist geschlossen.

Goldenrod öffnet seine Wahrnehmung nach innen, für seine Intuition und eigenen Inspirationen, die Abbild der Absichten seiner Seele sind. Er beginnt seinen inneren Raum mit all dem Reichtum zu spüren, der ganz speziell nur ihm in dieser Weise mitgegeben wurde. Er fängt an, sich zu spüren und eigene Impulse bewusst wahrzunehmen. Das ist ungewohnt und kann manchmal auch traurig machen, wenn man feststellt, wie sehr man bisher an seiner eigenen Natur und seinem Lebensauftrag vorbeigelebt hat. Aber es ist ein unvermeidlicher erster Schritt in die richtige Richtung, die einem sehr schnell stärken und erste Grenzen nach außen setzen lassen wird.

Das gibt viel Kraft und Lebensfreude und nährt das entstehende echte Selbstbewusstsein. Man entwickelt eine innere Plattform an Einzigartigkeit und den wachsenden Willen, diese auch zu verwirklichen und nach außen zu zeigen, unabhängig davon, was die Meinung und Erwartungshaltung des Umfeldes dazu sagt. Man wird überrascht sein, dass gerade durch dieses neue Verhalten, das die eigene Essenz und Gestaltungskraft demonstriert, das geschieht, was man durch die Anpassung vorher erreichen wollte: Bewunderung und Anerkennung, zumindest von Menschen, deren Weg auch in die wahre eigene Bestimmung ist. Möglich, dass anfangs auch manche irritiert sind, weil sie an Einfluss und Bedeutung verlieren. Dafür findet man neue Freunde und Gemeinschaften, die sich gegenseitig unterstützen und deren Ausrichtung Echtheit und Natürlichkeit ist.

Goldenrod hilft, sich aufzurichten zu seiner wirklichen Größe und den Mut aufzubringen, sich so zu präsentieren, unabhängig davon, in welchem Umfeld man sich gerade bewegt. Da die eigenen Qualitäten immer mehr erkennbar sind, für sich und andere, entstehen neue Möglichkeiten, um diese einzubringen und seinen Platz in der Gesellschaft zu finden. Man nimmt Konturen an, weiß um seine Fähigkeiten, die man schätzt und selbst anerkennt. Die Stabilität und Struktur, die lebendig und facettenreich im Inneren entstehen, können jetzt dazu beitragen, auch Projekte, Ziele und Visionen mit Klarheit und Struktur in seiner einmaligen Weise mitzuprägen und zu gestalten. Jetzt hat man wirklich etwas zu geben und nährt mit jeder Aktion sich und andere aufgrund der Stimmigkeit und Authentizität, mit der man vorgeht, handelt und sich zeigt.

Im positiven Goldenrod-Zustand schafft man den Spagat zwischen echter Selbstdarstellung und den sozialen Erfordernissen, zwischen freiem, kreativem Selbstausdruck und den Notwendigkeiten und Zielvorstellungen einer Gemeinschaft oder der Gesellschaft insgesamt. Man bleibt sich treu und dient damit dem Ganzen am besten.

Für Kinder und Jugendliche, die sich zu sehr dem Gruppenzwang in der Schule beugen oder die sich im Gegensatz dazu durch destruktive Verhaltensweisen abgrenzen, da sie noch keinen Bezug zu ihrer persönlichen Besonderheit, deren Entfaltung sie ganz automatisch als individuelle Persönlichkeit abgrenzt, haben, ist Goldenrod eine sehr gute Unterstützung, um die Verbindung nach innen herzustellen und ihre Persönlichkeit immer mehr herauszukristallisieren, was besonders in der Pubertät immer wieder notwendig sein wird.


## FEINSTOFFLICHE UNTERSTÜTZUNGEN

Edelsteine
-   Flourit (Lösung von Selbstbegrenzungen und Blockaden, Leuchten in der Gemeinschaft)
-   Bergkristall (Reinigung, Klarheit, Echtheit)
-   Sodalith (stabile Kraft)

Ätherische Öle
-   Lavendel
-   Wacholder
-   Zeder
-   Zirbelkiefer


## BEWUSSTSEINSARBEIT

Körper- und Energiearbeit
-   Arbeit mit dem Solarplexus-Chakra
-   Grenzen setzen, regelmäßiger Rückzug, um sich zu spüren und Ideen entstehen zu lassen, wie dieses Ich umgesetzt und gezeigt werden kann, unabhängig von den Erwartungen und Sichtweisen anderer.

Regelmäßiger künstlerischer Selbstausdruck zu den momentan wesentlichen Lebensthemen (Wer bin ich und darf es auch sein?)

Liste mit ersten konkreten Schritten in Richtung mehr Echtheit und Einmaligkeit in der jetzigen Situation.

Sich neue Verhaltensweisen selbst erlauben (seine eigene Autorität und Instanz der Anerkennung werden). Konkrete Vorhaben in konkreten Situationen für sich artikulieren und umsetzen.

Auch hier sehr hilfreich von Julia Cameron: „Der Weg des Künstlers".

Malthemen
- Meine Persönlichkeit mit klaren Konturen und Grenzen
- Menschenreihe, in der ich meinen ureigenen Platz einnehme und aufblühe.

Seelenreise
- Lebensbereich wählen, in dem man nicht wirklich auf seinem Weg oder in einem Übergang ist: Sich vorstellen, dass alles abfällt, was nicht wirklich zu seinem Wesen gehört. Die Nacktheit und Leere zulassen, die zuerst entsteht. Nichts tun. Sehen, welche Bilder danach auftauchen.

Meditation
- Regelmäßig Raum für freien, spontanen Selbstausdruck als Meditation, z.B. Tanzmeditation immer auf dieselbe selbst gewählte Musik oder Nataraj (CD im Handel erhältlich)
- Zazen zum Klären und Erden

Astrologische Zuordnungen
- Sonne/Saturn
- Sonne/Neptun
- Merkur/Saturn
- Merkur/Neptun

# GOLDEN YARROW
Spierstauden-Schafgarbe (Achillea filipendulina)

## DIE PFLANZE

Die Spierstauden-Schafgarbe, Goldschafgarbe oder auch Goldgarbe kommt ursprünglich aus Kleinasien und gehört zu der Familie der Korbblütler. Die buschige Pflanze mit ihren lanzettenförmigen, gefiederten Blättern trägt 6 bis 15 cm große, goldgelbe tellerartige Blüten.

## DIE BLÜTENESSENZ

Thema: Schutz bei empfindsamer Kreativität
Lichtseite: Hohes Potenzial an Kreativität und künstlerischem Ausdruck
Schattenseite: Rückzug bis zur Selbstisolation wegen der großen Verletzlichkeit in Bezug auf seine kreativen Werke.
Vision und Lernaufgabe: Fähigkeit, sich energetisch zu schützen und zu festigen. Dadurch nicht mehr so beeindruckbar durch Außeneinflüsse und freier während seiner künstlerischen Arbeit.

„Ich fühle mich geschützt und unsichtbar gewappnet in dieser Welt."

Die Yarrow-Pflanzen haben alle Schutzcharakter bei zu hoher Sensibilität. Bei Golden Yarrow soll vor allem der künstlerische Teil des Menschen geschützt werden. Wenn wir kreativ arbeiten, kehren wir unser Innerstes nach außen. Unsere Seele drückt sich frei und in ihrer ureigenen Weise aus. Das ist optimal für die Selbstentfaltung. Die Ergebnisse sind aber auch den Blicken und Bewertungen der Außenwelt aussetzt. Wurden dabei schon negative und verletzende Erfahrungen gemacht, besteht die Tendenz, sich mit seinen Werken zurückzuziehen und im stillen Kämmerlein tätig zu sein. Das führt zu immer stärkerer Isolation und der Ausdruck seiner innersten Persönlichkeit wird zunehmend unter Verschluss gehalten.

Im kreativen Akt, der sich sehr vielgestaltig zeigen kann - es muss nicht nur die klassische Kunst sein - sind wir sehr sensibel. Denn nur in dieser hohen Empfänglichkeit kommt die Seele mit ihren Ideen und Eingebungen an die Oberfläche und kann in eine Form gebracht werden. Deshalb hängen kreative und künstlerische Betätigungen immer mit einer großen Empfindlichkeit zusammen. Durch den Rückzug, letztendlich nicht nur bei der Kreativität gibt man sich nicht mehr die Blöße und vermeidet es, sich Kritik und eventueller Abwertung auszuliefern. Folge ist natürlich, dass die Werke, die ins Licht der Öffentlichkeit kommen und ihren Beitrag in der Gesellschaft leisten wollen, zurückgehalten und nicht präsentiert werden.

Da man seine Sensibilität und das Fließen seiner künstlerischen Kräfte liebt und sie einem wertvoll sind, schützt man zunehmend nicht nur seine Werke, sondern seine ganze Person, indem man ein sehr zurückgezogenes Leben führt. Das ist schade, für einen selbst wie auch für die Welt. Es fehlt ihr etwas, nämlich genau der Selbstausdruck, der zuhause unter Tüchern oder im Beruf hinter einer Schutzmaske versteckt wird. Und es wird jeder Selbstausdruck gebraucht, damit die vom Ganzen exakt aufeinander aufgebaute und abgestimmte Komposition von Menschen mit ihren Begabungen entstehen und sich entwickeln kann. Es besteht sonst eine Lücke, die kein anderer füllen kann.

Golden Yarrow stärkt die innere Kraft und das innere kreative Licht, damit man es wagt, nach außen zu treten und als sensibler, schöpferischer Mensch die Öffentlichkeit auszuhalten. Das kann bedeuten, dass manchmal Kritik geübt wird, die dann nur kritische Stimmen in sich selbst spiegelt. Es heißt aber auch, seinen Teil zum Ganzen für alle sichtbar beizutragen und zu lernen, Anerkennung und Applaus anzunehmen und sich berechtigt daran zu freuen. Der zurückgezogene kreative Mensch muss erst lernen, mit beiden Reaktionen der Öffentlichkeit umzugehen. Dabei hilft ihm Golden Yarrow. Er spürt noch mehr seine künstlerischen Fähigkeiten und ihr Drang, sich zu zeigen, und gleichzeitig bildet sich auch eine liebevolle Schutzhülle um sein Wesen und sein Werk, damit er selbstsicher und souverän nach außen treten kann.

Im positiven Golden Yarrow-Zustand erleben wir eine Innigkeit zu uns selbst, unserer Schaffenskraft, ihren Ergebnissen und irgendwann auch eine freundliche Offenheit zur Außenwelt mit einer zunehmend positiven Erwartungshaltung. Die Zuwendung zu anderen bringt uns nicht aus dem Konzept, verbaut uns nicht den Kontakt zu unserer Kreativität, noch schädigt sie unsere Empfindsamkeit, sondern bereichert uns durch den Austausch, bei dem wir in uns und unserem künstlerischen Wesen bleiben.

Golden Yarrow ermöglicht die Verbindung von sensiblem Schaffen, Handeln und Leben mit dem Wunsch und der Fähigkeit, sich anderen Menschen zu öffnen und seine Seelenwerke zu präsentieren.

Kinder und Jugendliche können Golden Yarrow besonders nach schlechten Erfahrungen bzgl. ihres kreativen Selbstausdrucks durch Eltern oder in der Schule gut gebrauchen, damit sich gar nicht erst verstärkte Rückzugstendenzen entwickeln können.


FEINSTOFFLICHE UNTERSTÜTZUNGEN

Edelsteine
-   Gelber Turmalin
-   Für den Anfang: Goldberyll

Ätherische Öle
-   Myrrhe
-   Melisse
-   Zimt


BEWUSSTSEINSARBEIT

Körper- und Energiearbeit
-   Arbeit mit dem Solarplexuschakra
-   Goldener und gelber Aura-Soma Pomander
-   Visualisierungen mit einer energetischen Schutzhülle

Malthemen
-   Selbstbild: bei seiner Art der Kreativität
-   Sanft umgeben von einer energetischen Schutzhülle
-   Mit seinem Werk in der Öffentlichkeit stehen und dabei sicher in sich ruhen

Seelenreise
-   Reise zu seinem/er inneren Künstler/in / kreativen Schöpfer/in. Aussehen? Umgebung? Farben? Düfte? Befindlichkeit? Wie möchte er/sie geschützt werden? Was kann man für ihn/sie tun, damit er/sie sich sicher fühlt in der Öffentlichkeit? Was würde er/sie sich eigentlich gerne trauen, wozu er/sie Ihre Unterstützung braucht? Wie kann diese Unterstützung aussehen? Was

sind die ersten Schritte in Richtung von diesem Wagnis?

Meditationen
- Nährmeditation: Sich regelmäßig mit einer schützenden Energiehülle umgeben und diese Energie beim Einatmen aufnehmen und beim Ausatmen in seinem Körper und seiner Aura verteilen. Farbe nach Wunsch oder leuchtendes Gelb.
- Alle Formen des Gebets, um sich von höherer Stelle geschützt und verstanden zu fühlen.

Astrologische Zuordnungen
- Sonne/Neptun
- Auch Mond/Neptun, Venus-Neptun, Mars-Neptun

# HIBISCUS
Rosenhibiscus (Hibiscus rosa-sinensis)

## DIE PFLANZE

Der Rosenhibiscus stammt ursprünglich aus Asien und zählt zu der Familie der Malvengewächse. Er wächst nur in frostfreien Klimazonen. Die oft mehrstämmigen, kleinen Bäume mit ihren gewölbten, weichen Blättern und (hier) roten Blüten öffnen das Herz und symbolisieren den sanften Teil der Weiblichkeit, der auch Thema der Blütenessenz ist.

## DIE BLÜTENESSENZ

Thema: Die weibliche Seite der Sexualität
Lichtseite: Sexualität ist verbunden mit Herz, Liebe und seelischer Nähe.
Schattenseite: Bei der Frau: Abkehr von der weiblichen Seite der Sexualität wegen seelischer Verletzung oder körperlichem Missbrauch beim Sex. Beim Mann: Reduktion auf den männlichen Anteil der Sexualität (rauf, rein, runter).

Vision und Lernaufgabe: Verarbeitung der seelischen Traumata beim Sex. Öffnung für die weiche, seelische Seite der Sexualität.

„Ich bin Gefühl, Wärme und Liebe in meiner Sexualität."

Die Abtrennung von der weiblichen Seite der Sexualität, also dem Wunsch nach Nähe, Verschmelzung und seelischer Verbundenheit, kann viele Ursachen haben. Bei der Frau steckt meist eine sehr verletzende Erfahrung dahinter. Dabei bedarf es bei sehr sensiblen Frauen nicht der rohen, brutalen Gewalt, um sich innerlich zurückzuziehen, sondern es genügt schon die Abweisung und Ignoranz ihrer Zärtlichkeit und sanften Seite, ihrer stillen Hingabe, die übergangen und durch den ausschließlichen körperlichen Austausch weggefegt wird. Wenn nur nackte Tatsachen gefragt sind, im wahrsten Sinne des Wortes, nämlich die effektive Stimulation der Standardstellen und der zügig folgende Sexualakt, wird sie ihre Sensibilität und ihren Wunsch nach seelischer Nähe bald verdrängt und aus ihrem Bewusstsein verbannt haben, um weitere Verletzungen zu vermeiden.

Stattdessen beginnt sie, rein körperlich zu funktionieren, was auf dieser Ebene dennoch lustvoll sein kann, und nimmt ihre anderen Wünsche beim Sex gar nicht mehr wahr. Findet diese Trennung in der Außenwelt statt, d.h. sucht sich eine Frau einen Mann mit einer solch eindimensionalen Sexualität aus, wird diese Diskrepanz auch im inneren Wesen der Frau vorhanden sein. Sie verfügt demnach selbst über eine ausgeprägte Triebhaftigkeit und gleichzeitig eine sehr hohe Empfindsamkeit, seelische Wärme und Emotionalität. Durch die Abspaltung der männlichen, "groben" Seite in sich und die Identifikation allein mit ihrer weichen, weiblichen Seite, zieht sie zum Ausgleich und zur Ergänzung den rein körperorientierten Mann magisch an. Der vorher schon innen stattgefundene Trennungsvorgang wird im Äußeren wiederholt und gespiegelt.

Von daher besteht die endgültige Lösung für diese Frau nicht nur darin, ihre aus Angst vor weiteren seelischen Verletzungen verdrängte weibliche Seite wieder zu erwecken, wobei Hibiscus sehr hilfreich ist, sondern sich auch dem lustbetonten Mann in sich selbst wieder anzunähern, ihn in ihr Bewusstsein aufzunehmen und selbst beide Seiten in Kombination in ihre Sexualität einfließen zu lassen, also ihre männliche Lust und Triebhaftigkeit in das bisher einseitige Selbstbild zu integrieren.

Wenn echte körperlich-sexuelle Gewalt gegenüber einer Frau stattgefunden hat, kann ihr neben einer Traumatherapie die Hibiscus-Blütenessenz helfen, sich ganz langsam dem durch den Schock schlagartig und zum Schutz abgespaltenen weiblichen Anteil ihrer Empfänglichkeit, Zärtlichkeit und Seelenwärme zu nähern, sie zuerst selbst zu nähren und so lange zu schützen, bis sie die Kraft und den Selbstwert wieder gewonnen hat, um klare Grenzen zu ziehen und ihre Art der Sexualität zu zeigen und zu leben.

Traumatische sexuelle Erlebnisse können auch systemische oder karmische Hintergründe haben, die aufgeklärt und gelöst werden müssen, um einen Neuanfang möglich zu machen.

Für Männer ist die Hibiscus-Blütenessenz wichtig, wenn sie mehr Nähe, Liebe, Innigkeit und echte Intimität in ihrer Sexualität zulassen und damit ihre Erlebnisfähigkeit erweitern und bereichern möchten.

Im positiven Hibiscus-Zustand hat die weibliche Seite der Sexualität ihren festen, angestammten Platz und wird harmonisch mit der aktiven Dynamik der männlichen Triebhaftigkeit in Mann und Frau ausgelebt

Für Kinder ist Hibiscus neben einer Psychotherapie unterstützend, wenn sie sexuell verletzende oder traumatische Erfahrungen machen mussten.


## FEINSTOFFLICHE UNTERSTÜTZUNGEN

Edelsteine
- Rhodochrosit
- Rhodolit
- Rosa Turmalin

Ätherische Öle
- Cistrose (entspannend und erweiternd auf Herz und Unterleib)
- Jasmin
- Rose
- Vetiver


## BEWUSSTSEINSARBEIT

Körper- und Energiearbeit
- Vajroli-Mudra mit Beckenbodentraining (s. Übung Basil).
- Atemübung, 5 Minuten lang: In Kontakt mit der sexuellen Lust kommen und sie ins Herz hochatmen (beim Einatmen) und Herzenergie beim Aus-

atmen ins Sexzentrum nach unten führen. Zur Unterstützung bei seelischen Verletzungen beim Sex: nährende Schutzhülle von hellrosa Licht oder reinigendes weißes Licht um den Unterleib oder die ganze Person. Grenzen setzen! (Falls mehr Integration der männlichen Triebkraft bei der "nur sanften Frau" gewünscht wird: Beckenübungen aus der Bioenergetik. Diese sanft ausgeführt, geschützt morgens oder abends im Bett, öffnen auch sanft wieder für die sexuelle Energie und Lust, ganz behutsam und in vollkommenem Schutz vor der Außenwelt, ganz für sich alleine erst mal).
-   Orangefarbener Pomander zur Unterstützung bei der Lösung von Schmerz und Trauma, besonders im sexuellen Bereich

Malthemen
-   In inniger seelischer Verbundenheit mit dem Partner
-   Zärtliche Sexualität
-   Sex und Liebe

Seelenreise
-   Sich an einen inneren Ort des Schutzes und der Geborgenheit begeben. Wie sieht dieser Ort individuell aus? Dort, in vollkommener Sicherheit, ein Bild entstehen lassen, wie (wieder) mehr Nähe, Intimität, Gefühl und Seele während der Sexualität möglich ist und entdecken, wie die eigene Form davon aussieht.

Meditation
-   Zum Wiederkontakt mit der weiblichen, seelischen Seite über den Körper und die Vereinigung von männlich und weiblich: T'ai Chi

Astrologische Zuordnungen
-   Mars/Mond
-   Mars/Waage-Venus
-   Mars/Neptun

# HOUND'S TONGUE
Hundszunge (Cynoglossum grande)

## DIE PFLANZE

Die Hundszunge gehört zu der Familie der Raublattgewächse. Die filzig behaarte Pflanze trägt an ihrem verzweigten Stängel kleine blaue Blüten an endständigen Rispen. Die Blütezeit ist von Mai bis Juni. Die an sandigen Plätzen und Feldrainen verbreitete Pflanze gibt einen unangenehmen Geruch von sich. In der Phytotherapie werden die Blätter und Wurzeln der Hundszunge schon seit dem Mittelalter aufgrund ihrer adstringierenden (zusammenziehenden) Eigenschaften als Wundheilmittel eingesetzt. Ihre Wurzel hat bei innerlicher Anwendung eine hustenstillende, beruhigende bis narkotisierende Wirkung.

## DIE BLÜTENESSENZ

Thema: Materialismus und Spiritualität
Lichtseite: Fester Stand in der materiellen Welt
Schattenseite: Fixierung und Selbstreduktion auf die materielle, körperliche Ebene.
Vision und Lernaufgabe: Lustvolles Genießen der materiellen und körperlichen Annehmlichkeiten. Sie erweitern durch die emotionale, geistige und spirituelle Welt.

„Ich bin offen für alle Ebenen meines Seins."

Wenn wir die Hound's Tongue-Blütenessenz benötigen, hat sich unser Blickfeld allein auf die materielle Ebene reduziert. Unsere Gedanken kreisen nur noch um Geld und die Absicherung unseres Lebensunterhalts. Entweder es drücken Schulden oder das Gehalt scheint in keinster Weise die Kosten unserer dringendsten Bedürfnisse zu decken. Die waschechte Dauer-Hound's Tongue-Persönlichkeit wird allerdings auch dann noch nicht ihren Blick über den materiellen Tellerrand hinausschweifen lassen, wenn das Bankkonto prall gefüllt ist, denn man weiß ja nie, was kommt, und es gilt, immer weiter Geld zu scheffeln, ohne deshalb je sein Sicherheitsgefühl befriedigen zu können und in der Maslow'schen Bedürfnispyramide die nächste Stufe in Angriff zu nehmen. Der Fokus bleibt konstant auf die materielle Ebene gerichtet und macht eng und zugeschnürt.

Egal ob Hound's Tongue ein Dauerzustand oder eine vorübergehende Phase ist, in dieser Zeit verlieren wir zunehmend an Lebendigkeit, Frische und Spontaneität. Wir bekommen nur noch einen Bruchteil dessen mit, was das Leben zu bieten hat und uns tagtäglich schenkt. Von Wert sind nur noch die Finanzen. Gefühle, seelische Bedürfnisse, der Wunsch nach Austausch und Nähe, das soziale Umfeld, geistige Interessen und der Drang nach körperlicher Bewegung werden ausgeblendet. Sie erhalten keine Aufmerksamkeit mehr. Wir werden dumpf und gehen mit Scheuklappen durchs Leben.

Dadurch können wir auch keine Anregungen, Ideen und Inspirationen mehr wahrnehmen, die in uns und um uns herum angeboten werden und uns vielleicht schneller aus der misslichen Lage befreien würden, als die reine Fixierung auf das, was sich finanziell abspielt. Durch die Verschlossenheit entsteht kein fruchtbarer Austausch mehr mit unserem Umfeld, was uns darin bestätigt, dass das einzig Wichtige das Geld ist. Der Teufelskreis schließt sich.

Das positive Seelenpotenzial von Hound's Tongue ist die Fähigkeit, um unsere Werte und Qualitäten zu wissen und sie in eine gesunde materielle Basis umzumünzen, unseren Preis zu kennen und ihn selbstbewusst und überzeugend einzufordern. Wir wissen, was wir können, finden einen adäquaten Kanal, um es in Geld umzusetzen und verstehen es, mit dem erwirtschafteten Eigentum umzugehen. Daneben haben auch Herz und Gefühle, Kommunikation und körperliche Bedürfnisse ihren festen, gleichrangigen Platz in unserem Leben.

Hound's Tongue hilft uns dabei, die materielle Welt zu beherrschen, ohne in ihr stecken zu bleiben. Sie öffnet unseren Horizont für Geist und Seele und lässt uns dabei mit beiden Beinen fest und solide auf der Erde und unserem materiellen Besitz stehen. Finanzielle Sorgen nagen nicht länger an unserer Substanz, sondern erhalten ihren realen Stellenwert als existenzielles, aber nicht alleiniges Lebensthema zurück.

Durch die Öffnung für die anderen Ebenen erhalten wir neue Impulse zur Lösung unserer materiellen Probleme, auch wenn es uns in einer schwierigen finanziellen Situation im ersten Moment als Luxus erscheinen mag, auch noch Gefühle und Entspannungsphasen zuzulassen. Fülle entsteht aus Fülle und nicht aus einem zusammengezurrten, fast schon leblosen Wesen. Sicher muss man sich zeitweise finanziell einschränken, aber nicht als gesamte Persönlichkeit. Wer Lichtes denkt, wird irgendwann auch Lichtes anziehen.

Das bedeutet nicht, die rosa Brille aufzusetzen oder ein Mangel an Realitätssinn, sondern sich anzustrengen und gleichzeitig Vertrauen zu haben, den Sinn der Misere herauszufinden und sich auf entsprechende Änderungen einzulassen. Hound's Tongue unterstützt den Öffnungsprozess heraus aus der Selbstreduktion hin zur allumfassenden Wahrnehmung des gesamten Kaleidoskops des Lebens und seines Reichtums.

Kinder und Jugendliche brauchen Hound's Tongue, wenn sie zu sehr in die Reduktion auf die „richtige" Markenkleidung, den Markenschulranzen, das neuste Handy etc. ihres Umfelds in Schule und Freundeskreis hineingezogen werden und anfangen darunter zu leiden, wenn sie nicht in allen Sparten mithalten können. Oder wenn bei der Schul- und Berufswahl individuelle Qualitäten, die sie sehr stark ausmachen, unter den Teppich gekehrt und ignoriert werden, da sie nicht so sicher in Geld umgesetzt werden können. (Außerdem welcher Bereich kann das heute noch garantieren?)


## FEINSTOFFLICHE UNTERSTÜTZUNGEN

Edelsteine
- Bixbit, Rubin (Widerkontakt mit dem Herzen)
- Sonnenstein (Wiederkontakt mit dem Selbstbewusstsein)
- Feueropal (Wiederkontakt mit Lebendigkeit und Lebensfreude)
- Grüner Aventurin (Selbstüberzeugung und Glück)
- Chrysopras (Ruhe und Zuversicht)

Ätherische Öle
- Rose (Herz, Gefühle)
- Bergamotte (geistiges Licht, Leichtigkeit)
- Pfefferminze (geistige Frische und Klarheit)
- Cassia (Wärme)
- Orange (Zuversicht)


## BEWUSSTSEINSARBEIT

Körper- und Energiearbeit
- Arbeit mit allen Chakren. Reise durch die Chakren von unten nach oben mit den jeweiligen Mantren oder mit der Vorstellung der entsprechenden

Farben in jedem Chakra
- Alle Aura-Soma-Pomander
- Heilende Laute von Mantak Chia (Tao-Yoga)
- Sich in die Natur begeben und jede Einzelheit bewusst betrachten und wahrnehmen
- Um Abstand zu bekommen: Stirnchakra-Arbeit

Malthemen
- Selbstbild umgeben mit all dem, was man sich gerade materiell wünscht.
- Selbstbild mit allen geöffneten Chakren in ihren Farben
- Meine Träume und Sehnsüchte (außer Geld)

Seelenreisen
- Reise zum inneren Finanzexperten (Stier-Venus) und fragen, welche Fähigkeiten in welcher Weise noch entfaltet werden müssen, damit genügend Geld fließt, und wie diese in die Welt hinaus gebracht und kommuniziert werden können.
- Visualisierung: Das innere Team (die 12 astrologischen Grundenergien) an einen Tisch setzen und jeden befragen, was er im Moment gerade empfindet, wie es ihm geht und was er für sich braucht.

Meditationen
- Kundalini-Meditation zur Abreaktion und für mehr Leichtigkeit und Abstand
- Kontemplation zur Herzöffnung
- Zen für die innere Leere und Raum schaffen für alles (nicht nur das eine). Realitätssinn

Astrologische Zuordnungen
- Stier-Venus/Sonne
- Stier-Venus/Stier-Venus
- Stier-Venus/Mars
- Stier-Venus/Jungfrau-Merkur
- Stier-Venus/Saturn

# INDIAN PAINTBRUSH
Indianischer Malerpinsel (Castilleja miniata)


## DIE PFLANZE

Der indianische Malerpinsel ist ein Lippenblütler und gehört zur Familie der Sommerwurzgewächse. Er trägt viele lanzettenförmige Blätter. Seine leuchtenden Blüten sind schlauchförmig und können in großen Mengen einen roten Teppich in der Prärie ausbreiten.


## DIE BLÜTENESSENZ

Thema: Schöpferkraft und Vitalität
Lichtseite: Fähigkeit, sich konkret kreativ auszudrücken.
Schattenseite: Mangel an Energie, um seine Kreativität umzusetzen.
Vision und Lernaufgabe: Offenheit für kreative und künstlerische Impulse und die Fähigkeit, diesen eine Form zu geben.

„Ich bin in Kontakt mit meinen schöpferischen Kräften."

Im blockierten Indian-Paintbrush-Zustand fehlt die Kraft und Energie, um seinen kreativen Impulsen zu folgen und sie in eine Form zu bringen. Die Verbindung zum Körper und zur Erde ist nur schwach ausgebildet, so dass der schöpferische Prozess entweder zu sehr schwächt oder gar nicht erst in Bewegung kommt.
Vorteil davon ist es, die Risiken, die die Präsentation seiner seelischen Essenz über den künstlerischen Ausdruck mit sich bringen, nicht in vollem Maße eingehen zu müssen. Wenn das Energieniveau schon auf körperlicher Ebene sehr niedrig ist und man sich überfordert fühlt, die schöpferischen Ideen und Visionen zu verwirklichen, kann auch keine Ablehnung erfahren werden und man braucht keine Verantwortung für seinen Selbstausdruck zu übernehmen. Vielleicht schwebt man auch in einer Phantasiewelt von vielen noch zu malenden Bildern, zu schaffenden Skulpturen und letztendlich von der Umsetzung seiner Einzigartigkeit im ganz normalen Alltag, der auch zu einem Abbild seiner Besonderheit werden kann. Kreativität muss sich nicht nur in den klassischen Ausdrucksformen zeigen, sondern kann die Gestaltung seines ganzen Lebens durchziehen und kenn-

zeichnen. Die eigene Persönlichkeit wird präsent in jedem Wort, jedem Handgriff, jeder Tätigkeit. Kunst ist nicht zwingend eine abgetrennte Betätigung, sondern ständiger Ausdruck seiner selbst. Es entsteht die eigene Form der Kunst, zu leben.

Am auffälligsten wird der blockierte Indian Paintbrush-Zustand dennoch beim schöpferischen Akt, der zwischen den Welten hängenbleibt und nie geboren wird. Oder es kommt zur Produktion, zur Geburt eines Werkes und es fehlen die Tiefe, die Verbindung zum Saft und der Kraft des Körpers und die Verwurzelung mit der nährenden Wärme der Erdverbundenheit. Das leuchtende Rot der Pflanze stimuliert alle Kraftreservoirs des Menschen, aus denen heraus seine Kreativität nur so sprudelt, ohne dass er sich anstrengen muss. Er wird energetisch beseelt und durchdrungen und seine tief sitzenden Widerstände und Ängste in Bezug auf seinen noch so eigenwilligen Selbstausdruck werden aufgelöst. Sie haben gegen diese Energieflut keine Chance mehr.

Eine Begegnung mit dieser Pflanze (als Blütenkarte oder durch den Blütenberater) zeigt klar, dass nun innerlich, vielleicht noch völlig unbewusst, die Bereitschaft besteht, sich in höherem Maß für sein künstlerisches Potenzial zu öffnen und es in seine Werke und sein Leben mit Schwung und Dynamik einfließen zu lassen.

Die bisherige Zurückhaltung, die sich hinter der Energielosigkeit und Erschöpfung versteckt, kann aufgegeben werden. Frustrierende Erfahrungen weisen nicht länger den Weg, sondern die Überflutung des Energiesystems mit diesem leuchtenden, vitalisierenden Rot. Die Kreativität wird nicht nur kraftvoll und ausdauernd gezeigt, sondern entwickelt sich mehr und mehr zu einer wichtigen inneren Quelle der Lebendigkeit und immer authentischeren Selbstentfaltung. Der Mensch blüht auf und strahlt und kann sich nicht länger unter dem Deckmantel der Müdigkeit verstecken. Er ist hier, um zu blühen und zu gedeihen, und das Ergebnis kann und soll auch jeder sehen.

Es ist ein immenser Kraftakt, seine Intuition zu spüren und diese auch tatsächlich durch sich hindurch in die Sichtbarkeit und reale Umsetzung zu kanalisieren. Es braucht Mut und Vertrauen in sich selbst und die Richtigkeit der Impulse, um das zu Papier zu bringen, was sich innen regt und als Inspiration über uns kommt. Es ist immer wieder neu und ein Risiko. Wir wissen nicht, was dabei herauskommt, bei diesem Pinselstrich oder Meißelschlag, diesen Worten, die fließen, ohne dass sie vorher kontrolliert und zensiert werden, denn das wäre ihr Untergang.

Im positiven Indian Paintbrush-Zustand kann die Kreativität frei fließen und unvorhersehbare Formen entstehen lassen. Wir entdecken uns immer wieder neu, werden neu und gestalten und formen Neues, nie Dagewesenes. Das kostet jedes Mal wieder große Überwindung und verlangt vollkommenes Loslassen. Wir sind nur noch Kanal für die Eingebungen unserer Seele, die alles dafür tut, damit wir unserem realen Selbstausdruck gerecht werden.

Künstlerisches Schaffen ist eine spezielle und sehr freie Form der Persönlichkeitsentwicklung. Hier fließen oft Persönlichkeitsanteile ein, die im sonstigen Leben wenig die Chance haben, sich zu zeigen. Es im kreativen Prozess trotzdem zu tun, ist ein ganz wichtiger Schritt, um das ganze Leben von sich durchdringen zu lassen und den bisherigen Kellerkindern unseres Wesens eine erste Bühne zu geben. Die Integration in den Alltag fällt dann immer leichter.

Kinder und oft auch noch Jugendliche sind meist noch sehr in Kontakt mit ihrer überfließenden Kreativität. Sie brauchen Indian Paintbrush höchstens, wenn sie in schädigender Weise in ihrer Schöpferkraft unterdrückt und eingeschränkt wurden und wenn das Selbstbewusstsein fehlt, diese innere Quelle anzuzapfen und das an die Oberfläche zu bringen, was sie ausmacht.


## FEINSTOFFLICHE UNTERSTÜTZUNGEN

Edelsteine
- Gelber Calcit
- Goldener Topas

Ätherische Öle
- Cassia
- Iris
- Zeder
- Zypresse


## BEWUSSTSEINSARBEIT

Körper- und Energiearbeit
- Arbeit mit den ersten drei Chakren (rot, orange, gelb) und ggf. dem Halschakra, falls der Ausdruck über Stimme und Sprache läuft.
- Die Farben rot und orange verstärkt einsetzen (Kleidung, Wohnung etc.)
- Regelmäßige Bewegung und Atemarbeit, auch in der frischen Luft, um in

seine Vitalität zu kommen und diese auch für seine Kreativität zur Verfügung zu haben.
- Sich in seinem künstlerischen Ausdruck schulen und unterrichten lassen, bis man selbst zu seiner Autorität und bestimmenden Kraft (in Ausführung höherer Impulse) geworden ist.
- Regelmäßiger künstlerischer oder anderweitig kreativer Ausdruck
  Auch hier: Julia Cameron: Der Weg des Künstlers

Malthemen
- Kreativität pur in Rot und Orange
- Selbstbild: Aufgeladen mit Kreativität und Lebenskraft

Seelenreise
- Reise zum/r inneren Künstler/in. Wie geht es ihr/ihm? Welche Bühne hat sie/er gerade in Ihrem Leben? Was wünscht sie/er sich ganz dringend? Was ist überfällig? Wie können Sie sie/ihn nähren, aufbauen und stärken? Was macht sie/ihn stolz? Was braucht sie/er für ihre/seine Heilung? Welches erste Geschenk könnten Sie ihr/ihm machen?

Meditationen
- Körper-, vor allem Tanzmeditationen, um in seine Kraft und seinen natürlichen, freien Selbstausdruck zu kommen.
- Gebetshaltung (Arme nach oben im V) oder Hände mit den Handflächen nach oben entspannt auf die Oberschenkel legen. Ruhe und Inspiration zulassen und annehmen.

Astrologische Zuordnungen
- Sonne/Saturn (bei Einschränkung, übermäßigen Ansprüchen, Ängsten und Frustration)
- Sonne/Neptun (wenn zu sehr abgehoben und nicht von dieser Welt und ohne die Fähigkeit, die Erfahrungen von dort im kreativen Ausdruck zu kanalisieren)
- Auch Neptun/Saturn (wenn Neptun stärker wirkt bzw. man sich mehr damit identifiziert und deshalb zu wenig Bodenhaftung und zu wenig Bezug zu seinen Form gebenden Kräften besteht)

# INDIAN PINK
Leimkraut (Silene californica)


## DIE PFLANZE

Das Leimkraut gehört zu der Familie der Nelkengewächse. Bei vielen Arten ist der obere Stängelabschnitt durch Drüsenhaare klebrig, was dem Schutz vor Insekten dient. Die buschige Staude wird bis zu 40 cm hoch und blüht von April bis Juni.


## DIE BLÜTENESSENZ

Thema: Zentriertheit
Lichtseite: Fähigkeit zu einem intensiven, sehr aktiven Leben. Dabei gut verankert in seiner Mitte.
Schattenseite: Durch zu vielseitige Aktivitäten und zu wenig Kontakt zur Erde aus seiner Mitte geworfen. Oder: Überempfindlich gegenüber Stress, Chaos und Außeneinflüsse.
Vision und Lernaufgabe: Viel Bewegung und Vielfalt in seinem Umfeld aushalten können, durchlässig dafür sein und in seiner Mitte bleiben.

„Ich bin vollkommen ruhig und in meiner Mitte."

Menschen, die Indian Pink benötigen, haben einen hohen Energiepegel und eine ausgeprägte geistige Flexibilität. Es sind die klassischen Multitasking-Typen, die mehrere Aufgaben gleichzeitig im Kopf oder in der Realität koordinieren, dabei noch ein Telefonat führen, nebenbei die Mails abrufen und beantworten, während das Essen auf dem Herd steht und vor sich hin köchelt und noch das Paket an der Haustür entgegengenommen wird. Im Beruf sind sie die geborenen Organisationstalente, die über einen unglaublichen Rundum-Blick verfügen, jede Kleinigkeit im Kopf oder zumindest aufgelistet im Computer haben und wirklich an alles denken.

Aber auch diese Talente können sich übernehmen und in dem ganzen Stress und in dieser selbst gewählten Vielseitigkeit den Boden unter den Füßen verlieren. Es ist einfach zu viel und der ganze Trubel hat einem dann doch aus der sonst so stabilen Mitte gerissen. Im negativen Indian-Pink-Zustand wissen wir nicht mehr, wo wir anfangen sollen, wo hinten und vorne ist, und die gesamte Diversität, die uns sonst so lebendig hält und beglückt, stürzt über uns ein und fegt uns weg wie die rauschende Brandung des Meeres.

Alles dreht sich und ist so viel und vielseitig, dass es nicht mehr in der gewohnten Klarheit und Souveränität erfahren und abgehandelt werden kann. Wir haben uns übernommen und beginnen bei der Masse den Überblick zu verlieren. Das Geschehen kann auch nicht mehr richtig wahrgenommen und wirklich erlebt werden. Wir fegen durch unser Leben und können die Aufgaben und Ereignisse nicht mehr sortieren und sich setzen lassen. Der Kontakt zu unserem Zentrum ist abgebrochen und die Gelassenheit im Sturm unseres lebendigen, aktiven Lebens abhandengekommen.

Indian Pink ist außerdem indiziert bei Menschen, die sich ohnehin schwer tun, in ihrer Mitte zu sein, da sie mehr im Geist als auf der Erde unterwegs oder zu stark spirituell ausgerichtet sind. Dadurch sind sie überempfindlich gegenüber Lärm und erhöhter Aktivität in ihrer Umgebung, sei es in der Familie, im Straßenverkehr oder an einem stressigen Arbeitsplatz. Sie werden dadurch schnell unkonzentriert und kommen durcheinander. Sie verlieren den Faden, zu dem sie ohnehin schon wenig Bezug haben, und wissen schnell nicht mehr, was sie gerade tun wollten, geschweige denn wie sie in diesem Umfeld Konzentration aufbringen sollen. Sie fühlen sich wohl und sicher, wenn sie sich zurückziehen, auf ihre geistige oder spirituelle Ebene beschränken und dadurch den Überblick bewahren. Kommen neue, laute oder intensive Impulse von außen dazu, verlieren sie ihre innere Ruhe und werden aus ihrer Mitte geworfen.

Indian Pink hilft auch hier, sich zu sammeln, auf sein Zentrum zu konzentrieren und den inneren Ruhepol wieder zu finden. Die Blütenessenz unterstützt in beiden Fällen darin, sich stabil damit zu verbinden und Festigkeit zu erhalten, auch wenn außen alles drunter und drüber geht. Die sehr vielseitig aktive Persönlichkeit bewahrt sich Ruhe und Gelassenheit trotz sich türmender Herausforderungen an ihr Organisationstalent. Die gegenüber Außeneinflüssen überempfindliche Persönlichkeit freundet sich immer mehr mit der Herausbildung der inneren Mitte an und erlernt Standfestigkeit und Souveränität auch in stressigen Situationen.

Im positiven Indian Pink-Zustand sind wir die Klarheit, Erdverbundenheit und Gelassenheit in Person, unabhängig davon, was es an Trubel und Turbulenzen, an Vielfalt und unvorhersehbaren Zwischenfällen auch geben mag. Die rote Kraft der Blütenblätter (Vitalität und Vielfalt) verbunden mit dem klaren Zentrum, wovon sie ausgehen und wieder zurückkehren, ohne je davon entfernt gewesen zu sein, ist ein sehr schönes Symbol dafür und kräftigt unsere Fähigkeit zur Stabilität in den vielen Herausforderungen des Alltags.

## FEINSTOFFLICHE UNTERSTÜTZUNGEN

Edelsteine
- Rotbrauner Jaspis
- Chalcedon
- Bergkristall

Ätherische Öle
- Zeder
- Zypresse
- Vetiver
- Zitrone

## BEWUSSTSEINSARBEIT

Körper- und Energiearbeit
- Hara-Arbeit
- Entspannungsmethoden
- Visualisierung zur Verwurzelung (entspannt mit lockeren, leicht gebeugten Knien stehen und sich vorstellen, wie Wurzeln aus den Füßen in die Erde wachsen.)
- Arbeit mit dem Stirnchakra für Klarheit und Abstand
- Weißer und royalblauer Aura-Soma-Pomander

Malthemen
- Im Zentrum meiner Kraft
- Selbstbild: Einen festen Stand haben inmitten von viel Aktivität und Diversität

Seelenreise
- Reise in den inneren Ort der Klarheit und Struktur. Wie sieht es dort aus? Farben, Düfte, Formen, Umgebung? Wodurch gibt es dort Kraft und Ruhe? Welchen Rat erhält man, um Ruhe und Klarheit durch die Verbindung mit seiner Mitte zu stärken und im Alltag schnell wieder zu erlangen? Wissen, dass man jederzeit wieder dorthin zurückkehren kann.

Meditationen
- Qi Gong, T'ai Chi
- Zazen

Astrologische Zuordnungen
- Sonne/Mars (sehr viel Bewegung und Aktivität)
- Sonne mit Zwillinge/Merkur und vor allem mit Uranus (Vielfalt, Lärm, Stress, Chaos, Lust auf Diversität und Gemeinschaftsarbeit)
- Auch Sonne/Jungfrau-Merkur (zu sehr in die Details verhaftet, dass man den Wald vor lauter Bäumen nicht mehr sieht; Workaholismus) und Sonne/Neptun (Überempfindlichkeit)

# IRIS
Schwertlilie (Iris douglasiana)


## DIE PFLANZE

Die Schwertlilie besteht aus einem Hauptstängel, der an seinem Ende eine große Gipfelblüte trägt. Das untere Hochblatt bleibt steril, während das obere die Blüte bildet. Die Pflanze basiert auf einem holzigen Rhizom, in der sie Wasser speichern und nach Bedarf aufnehmen kann.


## DIE BLÜTENESSENZ

Thema: Inspiration für kreative Tätigkeiten
Lichtseite: Empfänglichkeit für Ideen, um schöpferisch aktiv sein zu können.
Schattenseite: Mangel an Selbstvertrauen in sein künstlerisches Potenzial. Selbstbegrenzung und Verschlossenheit gegenüber kreativen Impulsen.
Vision und Lernaufgabe: In Kontakt mit seiner Inspiration und der Kraft, diese kreativ auszudrücken.

„Ich bin in Kontakt mit dem Ganzen und erfahre so Inspiration und Kraft."

Während bei Indian Paintbrush zwar die Inspiration da ist, aber Saft, Kraft und Erdverbundenheit fehlen, um kreativ sein zu können, ist es bei Iris der Mangel an Inspiration, an Verbindung mit der Farbenpracht des Lebens und der Seele, der davon abhält, schöpferisch seine Werke und das Leben insgesamt zu gestalten. Man ist so beeindruckt und durchdrungen vom Grau des Alltags und seinen Anforderungen, dass kein Zugang zu dem Kanal nach oben, zu seinen Ideen und Eingebungen mehr möglich ist und diese Verbindung auch zunehmend aufgegeben wird. Das Alltagsgrau hat seinen Mantel erbarmungslos über die Persönlichkeit geworfen und die Schaffenskraft, die aus ihrer inneren Seele heraus aufsteigen möchte, in diesem Dunkel zurückgelassen. Man stumpft immer mehr ab und arbeitet sich durch die Notwendigkeiten, die alltäglich anfallen.
Iris spannt den Bogen gleich in zwei Richtungen. Erst in die eigene Seele und ihr Bedürfnis nach allumfassenden Selbstausdruck und dann nach außen in die materielle Welt, in der sich diese Ausdruckskraft niederschlagen wird. Kaminski

und Katz, die Begründer der kalifornischen Blütentherapie, sprechen von einer Regenbogenbrücke, die zwischen Geist/Seele und der Materie durch den künstlerischen oder anderen kreativen Akt geschlagen wird. Seele und Geist finden sich wieder in ihrer künstlerischen Umsetzung, in der greifbaren Form. Sie durchdringen und beseelen die materielle Welt, während die Materie notwendig ist, um die Impulse aus Seele und Geist in eine für alle erkennbare Form auf die Erde bringen zu können.

Mit Iris streifen wir den Grauschleier des Alltags ab und nehmen uns und die Welt wieder in der ganzen Palette von frischen, belebenden Farben wahr. Wir atmen tief durch und weiten unseren Blick für das viele Schöne und Farbenprächtige, das in und um uns ist.

Das übliche Tageswerk verlangt weiterhin seinen Tribut, beherrscht aber nicht mehr unser Leben, sondern wird bereichert durch die neuen kreativen Ideen und Visionen, die jetzt wieder zu uns durchdringen können. Durch die lange Abwesenheit dieser Farbenpracht in unserem Leben konnte auch kein Selbstbewusstsein in Bezug auf unseren spontanen, kreativen Ausdruck entwickelt werden. Wir sind lange nicht im Fluss mit den schöpferischen Impulsen gewesen und entsprechend etwas eingerostet, was die Aufnahmefähigkeit der Impulse anbelangt und in Bezug auf deren künstlerische Umsetzung. Wir fühlen uns vielleicht unfähig, unzulänglich oder zumindest unsicher.

Iris gibt hier den Schwung nach vorne und verschafft uns wieder die Wahrnehmung einer endlos sprudelnden Quelle an Inspiration über unser höheres Selbst, die innere Stimme oder bildhafte Intuition. Wir sind immer umgeben und werden optimal versorgt von dieser Quelle. Wir brauchen sie nur noch wahrzunehmen, uns ihr zu öffnen, Kanal zu werden und unseren Ausdruckskräften zu vertrauen. Es ist ein Geschehen, nichts, bei dem viel getan werden muss, wie im ganzen Leben eigentlich auch. Wir brauchen nur unsere selbstbegrenzende Brille abzunehmen und die Fülle und den Reichtum zu erfassen, der auf allen Ebenen da ist und uns unbegrenzt nähren und verwöhnen möchte. Schranken und Grenzen dazu bilden wir selbst aus. Sie real nicht da.

Es gehören zwar auch Tiefpunkte, Abschiede, Grenzen (möglichst freiwillig selbst gesetzte) zum Leben dazu. Aber nicht nur. Es ist unsere Aufgabe, eine Balance herzustellen zwischen Pflichten und Zwängen auf der einen Seite und Freiraum, Absichtslosigkeit, Spontaneität und pure Lebensfreude auf der anderen. Nichts ist besser oder schlechter als das andere. Die wertfrei betrachtete Mischung macht es. Trüb und schwierig wird es erst, wenn wir uns auf die Selbstbegrenzung und die Philosophie von Müh und Plag, das Leben ist schwierig und der Alltag lässt keine Luft für Freude und Farben reduzieren und beschränken. Solche Phasen gehören durchaus zum Leben dazu, aber es sollten Ausnahmen in Extremzeiten sein und nicht zur Regel werden.

Im positiven Iris-Zustand sind wir wieder in Verbindung mit der göttlichen Kraft, über die wir mühelos Energie und Inspiration aus einer höheren, überpersönlichen Quelle erhalten. So entwickeln wir das Gefühl der Einheit und Sicherheit, in ein größeres Ganzes eingebettet zu sein, das alles liefert, was wir an Kraft und Ideen brauchen, um uns kreativ zu betätigen und damit ganz konkret das zu schaffen und zu präsentieren, weswegen wir hier sind. Es entsteht ein ständiger Fluss zwischen der Aufnahme aus dem Ganzen und unserer individuellen und eigenwilligen Art des Ausdrucks dieser Energie. Wir brauchen nicht länger im Gefühl des Selbstzweifels zu verharren, sondern können uns vertrauensvoll der allgegenwärtigen Quelle hingeben, ihre Impulse aufnehmen und in konkrete, schöpferische Arbeit einfließen lassen. Die Beschränkungen, die wir vielleicht durch ein negatives Selbstbild oder zu hohe Ansprüche unserer gestalterischen Ausdrucksfähigkeit auferlegt haben, können sich wandeln in Offenheit und Empfänglichkeit für unsere einzigartigen Talente und Begabungen und das Selbstbewusstsein, diese auch zur Tat werden zu lassen, ihnen eine Bühne zu geben, auf der sie sich frei in unserer speziellen Art ausdrücken können.

Kinder und Jugendliche, die zu sehr unter Schul- oder Freizeitstress stehen oder nur noch vor dem Computer sitzen, so dass die Impulse zur freien, spontanen Kreativität und Selbstentfaltung erstickt werden und keinen Weg mehr in das Leben der Kinder und aus ihrem Wesen heraus finden, können durch Iris wieder zurück zu ihrer schöpferischen Lebendigkeit und Leichtigkeit finden und Lust am Ausdruck ihrer kreativen Ideen zurückgewinnen.


FEINSTOFFLICHE UNTERSTÜTZUNGEN

Edelsteine
  - Sodalith (erdende Klarheit und Kraft)
  - Goldberyll (selbstbewusster Ausdruck seiner Persönlichkeit), Honigcalcit (innere Wärme und Strahlkraft)
  - Amethyst (Öffnung nach oben zu Inspiration und Intuition)

Ätherische Öle
  - Rosmarin

- Palmarosa
- Muskatellersalbei
- Iris
- Zimt


# BEWUSSTSEINSARBEIT

Körper- und Energiearbeit
- Regelmäßig seine Lieblingsform der Kunst oder die Art, bei der man sich am wenigstens zutraut, ausüben.
- Kurse besuchen, an denen man schon immer teilnehmen wollte und sich nur nicht getraut hat.
- Spontaneität zulassen und diese in eine klare Form bringen
- Julia Cameron: „Der Weg des Künstlers"

Malthemen
- Im Grau des Alltags versunken
- Erwachen zu Licht und den Farben des Lebens
- Selbstbild: In künstlerischer oder anderer kreativer Aktion

Seelenreise
- Reise zum/r inneren Künstler/in. Befindlichkeit? Aussehen? Umgebung? Was will sie/er einem zeigen? Ihre/seine dringendsten Wünsche? Welche konkreten Möglichkeiten gibt es, sie umzusetzen?

Meditationen
- Kundalini-Meditation für Bewegung, Lösen von Blockaden und für mehr Leichtigkeit und Lebensfreude
- Regelmäßig spontanes Tanzen

Astrologische Zuordnungen
- Sonne/Saturn, Waage-Venus/Saturn (Strenge, reines Pflichtbewusstsein, zu hohe Ansprüche, Selbstzweifel, Selbstbeschränkung in Bezug auf die kreativ-künstlerischen Fähigkeiten)
- Sonne/Jungfrau-Merkur (reine Alltags- und Zweckorientierung, Workaholismus)

# LADY'S SLIPPER

Frauenschuh - (Cypripedium parviflorum und reginae)


## DIE PFLANZE

Der Frauenschuh gehört zu den Orchideen. Aus seiner Wurzel bilden sich mehrere Stängel, die eine Höhe von 25 bis 90 cm erreichen und jeweils eine bis drei Blüten tragen. Die hier verwendeten Blüten sind bei Cypripedium parviflorum gelb und bei C. reginae rosa und weiß gefärbt.


## DIE BLÜTENESSENZ

Thema: Erdung
Lichtseite: Verbindung der geistigen und spirituellen Kraft mit dem Körper und der Sexualität.
Schattenseite: Vergeistigt, keine Bodenhaftung; daher Mangel an Vitalität und Handlungsfähigkeit.
Vision und Lernaufgabe: Seine Visionen und Ideen mit den unteren Chakren verbinden und sie im Leben verwirklichen. Wiederbelebung durch die Aktivierung seiner sexuellen Kraft.

„Ich bin in tiefem Kontakt mit der Erde und meinem Körper."

Im blockierten Lady's Slipper-Zustand kann die spirituelle Energie und Inspiration nicht in unseren Körper und unser Alltagsleben gebracht werden. Es fehlt uns der Kontakt zum Boden. Im Gegensatz zu anderen Blüten, bei denen die Erdung fehlt, bestehen keine übertriebenen spirituellen Ambitionen oder eine Abgrenzung aus einer spirituellen Abgehobenheit heraus. Wir sind einfach nicht in der Lage, unsere große Seelenkraft in adäquate Projekte unseres Lebens einfließen zu lassen und zu konkretisieren.

Die vorhandene Lebensenergie findet nicht genug Zugang zu unserem Körper. Es fehlt ihm an Vitalität und wir sind schnell erschöpft und kraftlos. Die Arme sind weit geöffnet auf der geistigen Ebene. Die aufgenommene Energie fließt aber nicht weiter in unser ganzes Wesen. Sie kann sich nicht in Handlungsfähigkeit und von der vorhandenen starken Intuition getragenen Werken ausdrücken. Sie stagniert.

Am Anfang war das Wort, auch die Eingebung. Beides kann erst zur einzigartigen Form des Einzelnen werden, die genau in dieser Weise gebraucht wird, wenn wir die Lebenskraft unseren ganzen Körper durchpulst und wir mit festem Stand und beiden Beinen auf der Erde stehen und ihren Halt annehmen. Dann können wir beginnen, aktiv zu gestalten und festen Schrittes voller Lebendigkeit an unser Lebenswerk zu gehen. Dann erst leben wir.

Ohne die Materialisation, die Manifestation der spirituellen Kraft kann keine Lebendigkeit und Bewegung entstehen. Der Gedanke kann nicht greifbar und sichtbar gemacht werden, was der wahre Sinn unserer Inkarnation ist: das Wort zu Fleisch werden zu lassen, zu Handlungen und klaren Formen.

Die Reduktion auf die geistige und spirituelle Ebene bringt auch eine Blockade im freien Fluss unserer Sexualität mit sich. Wenn die Lebensenergie ausschließlich von oben aufgenommen und in den oberen Chakren gehalten wird, wird der Körper saft- und kraftlos, entbehrt der Lebendigkeit und Vitalität, vor der er nur so strotzen könnte. Daher ist das Entzünden der Lebenskraft am unteren Ende unseres Wesens dringend notwendig. Das erreichen wir, indem wir bewusst unsere geistige Energie nach unten leiten und an der Öffnung und Aktivierung der unteren Chakren durch das Erwecken der sexuellen Kraft arbeiten. Dazu eignen sich jede Art von Körperarbeit, regelmäßige sportliche Aktivitäten und spezielle Übungen zur Lockerung des Beckens. Es fließen wieder Wärme und Lust, die uns mobilisieren und eine gesunde, genussvolle Basis zur Umsetzung unserer Inspirationen abgeben. Der Geist trifft auf einen energetisierten Leib als offenes, vitales Gefäß und wir können unseren Alltag in unserer ganz einzigartigen Weise aktiv und praktisch gestalten.

Im positiven Lady's Slipper-Zustand werden wir durch das Kronenchakra beseelt und inspiriert, durch die sexuelle Kraft aus den unteren Chakren mit Lebendigkeit durchdrungen und durch die Verbindung mit der Erde fest in diesem Leben verwurzelt.

Die Lady's Slipper-Blütenessenz unterstützt dies Öffnung unserer inneren Kanäle in beide Richtungen und schafft so die Voraussetzung, dass sich der kosmische Wille durch unser Wesen, unser Tun und Handeln, die konkrete Selbstentfaltung hier auf der irdischen Welt Ausdruck verschaffen kann.

# FEINSTOFFLICHE UNTERSTÜTZUNGEN

Edelsteine
- Achat in allen Farben

Ätherische Öle
- Douglasfichte
- Sandelholz
- Vetiver
- Zypresse

# BEWUSSTSEINSARBEIT

Körper- und Energiearbeit
- Beckenübungen, Arbeit mit den beiden unteren Chakren
- Anwendung des roten Aura-Soma-Pomanders
- Entspanntes Stehen mit geschlossenen Augen. Sich auf seine Füße konzentrieren und sich vorstellen, wie sich langsam Wurzeln aus ihnen heraus bilden und eine immer tiefere Verbindung mit der Erde entsteht.

Malthema
- Geistige und spirituelle Kraft fließt bis ins Wurzelchakra in den Körper ein

Seelenreise
- Sich vorstellen, wie man mit spirituellen Energien durch sein Scheitelchakra versorgt wird. Sich dann eine weiße Leinwand vorstellen, auf der man sich wie in einem Film sieht, wie man diese Energie im Alltag umsetzt, in seinen Beruf, seine Beziehung, sein Familienleben, seinen Freundeskreis, seine Freizeit, in eine Gemeinschaft oder die Gesellschaft allgemein einfließen lässt.

Meditation
- Qi Gong und T'ai Chi, besonders die Anfangsstellung mit lockeren Knien

Astrologische Zuordnungen
-   Starke Betonung der Neptun- und Uranus-Energien in Bezug zu Mars

# LARKSPUR
Rittersporn (Delphinium variegatum)

## DIE PFLANZE

Der Rittersporn gehört zu der Familie der Hahnenfußgewächse. Er trägt handförmige Blätter mit breiten Zipfeln und blauviolette Blüten, die in einer lockeren Traube angeordnet sind. Der Rittersporn ist sehr giftig. Es kommen damit intensive (tödliche) Kraft mit der geistigen Klarheit und Weite des Blau und der Spiritualität des Violett zusammen.

## DIE BLÜTENESSENZ

Thema: Führungsqualitäten
Lichtseite: Natürliche Autorität
Schattenseite: Härte gegen sich selbst und andere. Bedürfnis nach Anerkennung um jeden Preis.
Vision und Lernaufgabe: Disziplin, Ausdauer und Aufrichtigkeit als Basis für das eigene Rückgrat und eine machtvolle, charismatische Führungstätigkeit entwickelnd.

„Ich setze meine Führungskräfte zum Wohle aller ein."

Um Menschen anzuleiten und konstruktiv zu führen, bedarf es einer integren, umfassend entwickelten Persönlichkeit, ständiger Selbstreflexion und regelmäßigem professionellem Feedback. Dazu hat man heute wenig Zeit. Meist folgt dem Studium oder einer anderen höheren Ausbildung übergangslos der Einstieg in den Beruf und die Anforderung, Menschen inhaltlich und persönlich optimal zu führen und damit auch in ihrer Entwicklung zu fördern. Man kann aber nur das anderen geben und authentisch vermitteln, was im eigenen Inneren verwirklicht und gereift ist. Dafür ist weder in der Ausbildung und oft auch während des Jobs wenig Raum. Den muss man sich ganz bewusst nehmen und den Wert erkennen, der in der Eigenentwicklung für seine Arbeit als Führungskraft liegt, für sich selbst, um gut mit den hohen Anforderungen umgehen zu können, und für die Mitarbeiter.

Besteht diese innere Reife und der daraus entstehende Rundum-Blick auf allen Ebenen noch nicht, werden verschiedene Kompensationsformen gelebt. Statt saturnischer aufrechter Haltung auf der Basis eines echten Rückgrats wird Härte gegen sich selbst und andere eingesetzt. Es wird von sich und den Mitarbeitern alles abverlangt. Die Arbeit hat alleinige Priorität im Leben zu haben. Alle anderen Impulse werden unterdrückt. Krankheit wird als mangelnde Belastungsfähigkeit und Unzuverlässigkeit gewertet. Überstunden sind selbstverständlich. Es wird alles aus sich und den Kollegen herausgeholt. Vorbildlich sitzt man auch spät abends und am Wochenende noch an den Arbeitsbergen, die man ohne Rücksicht auf Verluste vor sich und den anderen aufgetürmt hat.

Härte in dieser Form ist ein negativer saturnischer Aspekt. Man reduziert sich auf ein effektives, rein leistungsorientiertes Funktionieren. Jeder hat als Teil im Rädchen des Ganzen seinen Aufgaben ordnungsgemäß nachzukommen. Alles andere ist Reibung im Getriebe und muss ausgemerzt werden.

Folge für alle Beteiligten ist ein freudloses Abarbeiten seiner Stapel ohne innere Beteiligung. Darauf folgen mittelfristig entweder ein Ausgebranntsein, wenn man sich zu viel anspannt, oder die innere und bald darauf auch die äußere Kündigung der Mitarbeiter. Die Führungskraft wirkt weiter als Dauerantreiber, bis der Körper durch entsprechende Erkrankungen eine Pause erzwingt und vielleicht auch ein Umdenken. Oder man entlässt sich selbst auf eigene Verantwortung aus dem Krankenhaus und macht so weiter wie zuvor. Man ist natürlich belastungsfähig und faulenzt nicht im Krankenbett herum! Wird diese Linie rücksichtslos weiter durchgezogen, helfen nur noch schwerwiegendere Erkrankungen, um dem Ganzen in irgendeiner Weise ein Ende zu bereiten.

Ein weiterer unreifer Antrieb, um Führungskraft zu werden, ist der Mangel an Selbstbewusstsein. Die Leitung von Untergebenen verschafft sofort ein Gefühl der Erhöhung, ohne als Persönlichkeit die Entwicklung dazu durchgemacht zu haben. Man braucht den Blick der Mitarbeiter nach oben zum „Herrscher" und schon geht es einem gut und das Ego freut sich und lacht. Die Entwicklung eines gesunden Egos gehört auch wesentlich zum Leben dazu. Es sollte aber auf der Entfaltung seiner besonderen Persönlichkeit und nicht auf einer Kompensation beruhen. In dem Fall wird die Führungsposition nicht mit echtem Inhalt gefüllt, sondern erweist sich eher als hohles Konstrukt, um Defizite in seinem Wesen auszugleichen.

Eine andere Variante ist der unbewusste Wunsch, anderen Menschen seinen Willen aufzuzwingen, da man diese Erfahrung durch Autoritätspersonen in seiner Kindheit und Jugend selbst ertragen musste. Jetzt ist man groß und kann den ganzen Frust und das Leid, das man früher hat einstecken müssen, als Täter ausleben, subtil oder ganz direkt.

Auch der Gegenpol, die schüchterne Version an Führungskraft, die Konflikte scheut und die eigene Verantwortung auf andere abwälzt, wenn etwas schief geht, der Minus-Pol der mangelnden Eigenentwicklung, ist möglich. Auch ihr fehlt das Rückgrat, was dann noch oft als Verfechtertum der modernen gleichen Augenhöhe zwischen oben und unten verkauft wird, nur weil man sich nicht durchsetzen und keine stabile, klare Stellung beziehen kann.

Larkspur hilft als Blütenessenz in all diesen Fällen der unreifen Umsetzung seines Führungspotenzials. Sie macht uns zuerst zum Manager unserer eigenen Persönlichkeit, wozu wir diese kennenlernen und bewusst fördern müssen. Die Führung beginnt im eigenen Inneren. Larkspur bringt dabei auch in Kontakt mit den Wunden, die uns Autoritätspersonen geschlagen haben und aus denen heraus die verzerrte Form des Auftritts als Führungskraft entstanden ist. Diese Verletzungen, die bis hin zum Biegen und Brechen unseres Rückgrats geführt haben können, werden wir wahrnehmen und verarbeiten können.

Die Wurzel wird berührt und aus der Lösung von dem Täter („Es hat weh getan und ich lasse es bei Dir") und der Anerkennung seiner selbst für seine Leistungen als Mensch, privat und beruflich, kann langsam ein gesundes Rückgrat wachsen, das einem sicher, souverän und gleichzeitig in aller Bescheidenheit hält und trägt.

Aus diesem inneren Halt und der Gewissheit um seine Fähigkeiten heraus kann der Blick in neuer Weise nach außen gerichtet werden. Für welche Sache, welche Firma, welches Anliegen möchte man seine Führungskraft einbringen? Wofür möchte man seinen Dienst leisten? Wofür will man sich mit aller Kraft und seinem jetzt bewusst in ständiger Entwicklung befindlichen Potenzial engagieren? Auch die Mitarbeiter, die einem unterstellt sind, werden durch eine neue Brille wahrgenommen, nämlich als Mitstreiter für die Sache, bei der jeder auf seine Weise und auf seinem Posten seinen wertvollen Beitrag leistet, wofür ihm Unterstützung, konstruktive Kritik und ernst gemeinte Anerkennung zusteht.

Im positiven Larkspur-Zustand ist eine echte Führungskraft entstanden, mit einer inneren Beteiligung für das Unternehmen und sein Angebot, mit einem realen Selbstbewusstsein, mit einer förderlichen Haltung gegenüber den Mitarbeitern und einem hohen Grad an Integrität, Verlässlichkeit und Berechenbarkeit.

Jugendliche, die erste Führungsrollen einnehmen, z.B. in der Schule und der Ausbildung, im Sport o.a. und die in Ansätzen die blockierten Larkspur-Eigenschaften an den Tag legen, können auch schon diese Blütenessenz vertragen, um gar nicht erst in die falsche Richtung zu marschieren und um evtl. Wunden durch Autoritätspersonen besser verarbeiten zu können.


## FEINSTOFFLICHE UNTERSTÜTZUNGEN

Edelsteine
- Sodalith
- Lapislazuli

Ätherische Öle
- Wacholder
- Zypresse
- Zeder


## BEWUSSTSEINSARBEIT

Körper- und Energiearbeit
- Hatha-Yoga
- Kampfsport
- Osteopathie und craniosakrale Therapie

Seine Fähigkeiten, Besonderheiten und Leistungen in allen Lebensbereichen und als Mensch ganz allgemein auflisten.
Tagebuch, in dem die Fähigkeiten und Leistungen und das Besondere, Eigenwillige des Tages aufgezeichnet wird.
Sich anerkennen dafür.

Malthemen
- Vater und Kind (einmal der äußere und einmal der innere Vater)
- Selbstbild: Aufrecht, in seiner Klarheit und Kraft, diszipliniert und mit menschlicher Güte
- Selbstbild: Die reife, charismatische Führungskraft

Seelenreisen
- Reise zur inneren Wunde in Bezug auf sein Selbstbewusstsein, seine Souveränität, seines Durchsetzungsvermögen, seiner Männlichkeit. Ihre Entstehung noch einmal wahrnehmen und an den Täter zurückgeben: Es war schlimm für mich und ich lasse es bei Dir. - Dann diesen verletzten Teil unterstützen, indem man seine Besonderheit und seine Kraft sieht, benennt, wertschätzt und anerkennt. - Bei den nächsten Besuchen oder gleich, wenn er sich erhoben hat und aufrecht steht, ihn auszeichnen mit all den Anerkennungen, die man sich früher immer gewünscht hat.
- Visualisierung: Seinem Vater gegenüberstehen, sich verbeugen: Ich gebe Dir die Ehre, und sich vorstellen, dass er all das sagt, was man sich schon immer von ihm gewünscht hat.

Meditation
- Alles aus dem Zen: Zazen, Kinhin, Kyudo usw.

Astrologische Zuordnungen
- Sonne/Saturn
- Mars/Saturn
- Jungfrau-Merkur/Saturn
- Saturn/Pluto

# LAVENDER
Lavendel (Lavandula officinalis)


## DIE PFLANZE

Der Lavendel ist ein 30 bis 60 cm hoher Halbstrauch mit blauvioletten Blüten und gehört zur Familie der Lippenblütler. Er wird aufgrund seines aromatischen Wohlgeruchs in der Parfumindustrie und in der Aromatherapie genutzt. Schon hier ist er für seine beruhigende, nervenregenerierende Wirkung bekannt.


## DIE BLÜTENESSENZ

Thema: Gelöstheit und innere Ruhe
Lichtseite: Entspanntes meditatives Üben
Schattenseite: Überbeanspruchung des Nervensystems aufgrund von Überempfindlichkeit oder Überforderung durch geistige Energien.
Vision und Lernaufgabe: Spiritualität, die sich natürlich entwickelt und in den Alltag integriert werden kann.

„Ich bin völlig entspannt und gelöst."

Was die einen zu wenig tun, machen die anderen zu viel. Lavender setzt als Blütenessenz mit seiner entspannenden Wirkung bei zu intensivem bis krampfhaftem Streben nach spiritueller Entwicklung an. Es werden zu viele Übungen gemacht, über das Maß hinaus Energiearbeit betrieben und mit allen Mitteln nach den Erleuchtungssternen gegriffen. Es kann auch „nur" ein ernsthaftes Bestreben nach möglichst schneller Wandlung sein, das die Anspannung mit der dazugehörigen Nervosität hervorruft.

Veränderung und Weiterentwicklung kann man durch bewusste Arbeit an sich selbst anregen und unterstützen. Man geht seinen spirituellen Weg mit allen Höhen und Tiefen, mal regelmäßig, dann wieder mit Pausen, human eben. Damit käme man nie in den negativen Lavender-Zustand. Anders sieht es aus, wenn die Bewusstwerdung mit der Brechstange angestrebt wird. Deshalb hat diese vom Thema her neptunische Blüte auch ein ganz gehöriges Quantum Pluto mit im Programm. Die Auflösung, die Einheit mit dem Ganzen, die immer nur absichtslos geschehen kann, wird hier mit aller Macht herbeigearbeitet.

Selbst wenn man anfangs noch ganz entspannt eine Übung nacheinander macht, gerade im Energiebereich, wird das System überfordert und kann die vielen Impulse nicht umsetzen und verarbeiten. Diese subtilen Übungen wirken tief und brauchen ihre Zeit, bis sie in das Energiesystem eines Menschen abgesackt sind, sich dort ausgebreitet haben und gemäß einer uns nicht unbedingt nachvollziehbaren eigenen Intelligenz ihre Wirkung zeigen. Die muss nicht mit Pauken und Trompeten daher kommen, sondern vollzieht sich sanft, leise, aber sicher. Dazu muss man diesen Prozessen Raum und Zeit geben. Sie verändern genau im richtigen Tempo auf jeden Einzelnen abgestimmt an den Stellen, an denen es der inneren Weisheit des Menschen am wichtigsten ist. Wir geben mit den Übungen Energie und Impulse und unser Inneres im Einklang mit unserem höheren Selbst als Bindeglied zum Ganzen verwertet sie in unserem bestmöglichen Sinne. Darauf können wir vertrauen und entsprechend loslassen. Mehr bringt nicht unbedingt mehr, sondern überreizt das feinstoffliche Energiesystem und damit auch gleichzeitig unser Nervenkostüm. Die Überspannung zeigt sich seelisch-geistig und bald auch im Körper.

Lavender weicht dieses Wollen, das Übertreiben, die Anspannung ganz sanft auf. Sie wird wie weggeweht und das ganze Wesen Mensch kann sich innerlich und äußerlich zurücklehnen und Gelassenheit erfahren.

Im positiven Lavender-Zustand hat Spiritualität einen festen Platz im Leben. Wir arbeiten auf allen Ebenen an unserer Weiterentwicklung. Entspannt und in tiefem Vertrauen, dass wir dabei geführt werden. Wir tun unseren Anteil und überlassen die „Weiterverarbeitung" unserer höheren Intelligenz. Das wird dann schon. Es wird regelmäßig, aber im Rahmen geübt, mit Leichtigkeit, absichtslos. Gleichzeitig kommen wir den anderen Wünschen und Anforderungen unseres Lebens nach. Inneres und äußeres Wachstum und Leben gehen Hand in Hand. Entspannt, klar, konsequent, leicht und in tiefem Vertrauen in die Richtigkeit von allem, was kommt.

Kinder und Jugendliche brauchen Lavender normalerweise noch nicht.


## FEINSTOFFLICHE UNTERSTÜTZUNGEN

Edelstein
- Lavendeljaspis

Ätherische Öle
- Lavendel
- Melisse
- Kamille
- Vetiver


## BEWUSSTSEINSARBEIT

Körper- und Energiearbeit
- Pausieren und dann reduzieren
- Passive Entspannung durch Massagen
- Dosiert: Entspannungsübungen wie Autogenes Training oder Progressive Muskelspannung

Malthemen
- Spontanes, freies Malen

Seelenreise
- Zu Persönlichkeitsanteilen außerhalb der rein spirituellen Welt (wobei letztendlich alles spirituell durchdrungen ist bzw. sein kann) und nach ihren Wünschen fragen, wie inneres Kind, sexuelle Persönlichkeiten wie Mars und Sonne, Waage-Venus für die Liebe usw., die gerade wenig Aufmerksamkeit erhalten und mehr genährt werden müssten.

Meditation
- Pausieren und dann reduzieren

Astrologische Zuordnungen
- Uranus/Neptun (Hochspannung durch zu viele spirituelle Übungen)
- Jungfrau-Merkur/Neptun-Achse (Ausgleich zwischen Spiritualität und ihrem Ausdruck im Alltag)
- Mars/Pluto (krampfhafter Wille)

# LOTUS
Lotusblume (Nelumbo nucifera)


## DIE PFLANZE

Die Lotuspflanze gehört zu der Familie der Seerosengewächse. An dem im Schlamm kriechenden Wurzelstock stehen auf ein bis zwei Meter langen Stielen die 30 bis 60 cm großen, blaugrün bereiften, flachtrichterförmigen, runden Blätter. Ihre Blüten mit dem Durchmesser von bis zu 35 cm sind rosarot gefärbt.


## DIE BLÜTENESSENZ

Thema: Spirituelle Öffnung mit Bodenhaftung
Lichtseite: Offenes Kronenchakra
Schattenseite: Spiritueller Hochmut und Arroganz
Vision und Lernaufgabe: Eine Brücke leben zwischen Kronen- und unterstem Chakra.


„Ich bin die Einheit von oben und unten."


Die Lotus-Blütenessenz dient zur Öffnung für die spirituelle Welt. Sie unterstützt zudem darin, in Kontakt mit unserem Lebenssinn und den Kräften und Potenzialen, diesen zu verwirklichen, zu kommen. Als wunderschöne Blüte, die mit den Wurzeln im Sumpf des Daseins steht, verleiht sie die besondere Fähigkeit, wertfrei die verschiedenen Seiten in uns in Einklang zu bringen und ein gesundes Gleichgewicht zwischen oben und unten herzustellen. Der alleinige Fokus auf die „Sumpfseite" oder auf die heilige „Kronenchakraseite" wird relativiert und durch den Reichtum unseres gesamten Wesens erweitert.

Das nimmt seinen Anfang in der brodelnden Urnatur der Sumpfseite durch die unteren Kraftzentren, geht weiter über die Individualität, unsere Sonnenseite (Solarplexuschakra), Liebe, Gefühlswelt (Herzchakra), unsere Freude an Kommunikation (Halschakra), die verrücktesten Ideen und Inspirationen (Stirnchakra) bis hin zur alles enthaltende Stille am Ende und gleichzeitig Anfang dieses Weges (Kronenchakra). Auf diesem Weg muss man sich die einzelnen Meilensteine nicht als Abgrenzungen, sondern als verschiedene Formen derselben Kraft vorstellen.

Es gibt durch den Einfluss der Lotus-Blütenessenz keinen spirituellen Menschen mehr, der auf diesen Zustand stolz ist und ihn immer mehr polieren möchte, der sich erhaben, bis hin zur Arroganz fühlt. Es gibt nur noch den Zustand des Daseins.

Wir nehmen die Lebenskraft von oben über das Kronenchakra in unsere Aura auf, wo sie sich verteilt (beim Tod zieht sich diese feinstoffliche Hülle von dem physischen Körper zurück).

Diese Lebenskraft in aller Demut und im Dienst unserer Aufgabe, wie sie im Lebensalltag auch aussehen mag, aufzunehmen, sich in jeder Situation des Lebens versorgt zu fühlen und diese feine Wahrnehmung zu fördern, ohne die Verwurzelung in den Sümpfen unserer Menschlichkeit zu vergessen oder abzuwerten, wird durch die Lotus-Essenz gefördert. Sie öffnet unser Wesen nach oben für die spirituelle Energie und lässt uns von ihr durchdringen, ohne abzuheben.

Im positiven Lotus-Zustand meinen wir nicht mehr, weiter und etwas Besseres als die anderen zu sein, das gemeine Volk, das noch nicht verstanden hat, um was es wirklich geht im Leben. Stattdessen ist unser spirituelles Ego aufgelöst und wir sind frei, ganz natürlich die Öffnung nach oben und unten in uns gleichberechtigt zu erfahren und zu leben.

Kinder und Jugendliche brauchen diese Blütenessenz normalerweise noch nicht.


FEINSTOFFLICHE UNTERSTÜTZUNGEN

Edelsteine
- Aquamarin
- Amethyst

Ätherische Öle
- Myrrhe
- Weihrauch
- Ysop

# BEWUSSTSEINSARBEIT

## Körper- und Energiearbeit
- Alles für den Ausgleich der oberen und unteren Chakren
- Sex
- Übungen, um die sexuelle Energie durch den Körper zu führen, wie man es braucht und möchte (Tantrische und Tao-Yoga-Übungen), um sie als Urkraft seiner Vitalität, Heilung etc. zu erfahren und keine Trennung zwischen oben und unten herzustellen. Dabei geht es nicht um das „Wegmachen" des Triebes, sondern um den bewussten, spielerischen, selbstbestimmten Umgang damit. Er kann unten genauso gelebt werden wie sonst wo im Körper und Wesen. Man ist ihn in allen Formen und Variationen der Lebendigkeit. Genauso wie die Kraft, die durch das Kronenchakra kommt, sich in den ganzen Körper, das ganze Wesen verteilen lässt. So findet ein ständiger Austausch von oben nach unten und unten nach oben statt.

## Malthemen
- Selbstbild mit allen gleich geöffneten Chakren
- Selbstbild mit geöffnetem Kronenchakra, dessen Energie nach unten fließt, und feurigem 1. und 2. Chakra, die Vitalität und Lebenssaft nach oben bringen, wo sie immer mehr verfeinert wird.

## Seelenreise
- Reise zum/r inneren Führer/in, um Rat zu bekommen, wie man sich entweder mehr spirituell öffnen kann oder wie man von seinem spirituellen Ross herabsteigen kann (beides negative Lotus-Zustände) und worin im Moment der Dienst im Leben besteht, in den man sein ganzes Wesen einfließen lassen kann.

## Meditation
- T'ai Chi

## Astrologische Zuordnungen
- Mars/Neptun
- Jupiter/Neptun, aber auch Neptun mit Sonne, Mond und Venus

# LOVE-LIES-BLEEDING
Amarant, Fuchsschwanz (Amaranthus caudatus)

## DIE PFLANZE

Der Fuchsschwanz ist eine buschige Pflanze mit lanzettenförmigen Blättern und langen, roten Blütenzöpfen. Die hängenden Blüten können an die negative Selbstaufgabe in schwierigen Zeiten erinnern, aber auch an ein bewusstes Loslassen, das durch die rote Farbe die Wiedergeburt in sich birgt, die sich daraus ergeben wird.

## DIE BLÜTENESSENZ

Thema: Umgang mit Leid und Krankheit
Lichtseite: Fähigkeit, den Sinn seines Leids für seine Persönlichkeit zu erkennen und ihn anzunehmen.
Schattenseite: Selbstisolation durch die alleinige Fixierung auf seine Krankheit und/oder sein seelisches Leid.
Vision und Lernaufgabe: Sein Leid annehmen und als Grundlage für seine Läuterung erkennen, für die Möglichkeit, mehr Mitgefühl seinem Umfeld entgegenzubringen.

„Ich erkenne den tieferen Sinn, die Vision in meiner Krankheit/meiner seelischen Last/meiner Trauer."

Die Love-Lies-Bleeding-Blütenessenz kann verschiedenen astrologischen Grundenergien zugeordnet werden, besonders Pluto, den großen Wandler, dem kein Schmerz, wenn er tief verändert, groß genug sein kann, oder Saturn, der uns immer wieder durch das viel zu enge Nadelöhr drückt, was ebenso als langwährendes Leid empfunden werden kann.
    Love-Lies-Bleeding ist eine wichtige Schmerzblüte, besonders wenn der Schmerz uns so fest im Griff hat, dass wir außerhalb von ihm nichts mehr wahrnehmen können. Wir sind Schmerz und lassen nichts anderes mehr zu, kapseln uns ab von allem anderen im Leben. Love-Lies-Bleeding erweitert unser Bewusstsein bezüglich dieses Verhaltens und des Hintergrunds, des tieferen Sinns unseres Leidens. Sie schenkt uns Trost in diesen Phasen, sei es nun eine kräfte-

zehrende Krankheit oder ein tiefer seelischer Schmerz.

Der erste Schritt, um aus dem Tief herauszukommen, ist es, nicht länger dagegen anzukämpfen, nicht länger mit dem Schicksal zu hadern und damit unsere letzten Kraftreserven zu verbrauchen, sondern in Richtung Akzeptanz zu gehen, den derzeitigen Zustand, sofern er nicht aktiv geändert werden kann, anzunehmen und sich bereitwillig zu ergeben.

Love-Lies-Bleeding öffnet uns für eine weitere Sichtweise, den tieferen Sinn der leidvollen Situation. Sie lässt uns das Ziel und Ergebnis spüren, das wir mit dieser Krankheit, diesem Schmerz erwirken und erfahren werden, was wir vorher opfern müssen für unsere persönliche Entwicklung und damit auch die des Ganzen, auch wenn diese Betrachtung in einer solchen Situation zugegebenermaßen nicht gleich einfach ist.

Jeder bewusst angenommene Gang durch die Finsternis, durch ein tiefes Tal im Leben eines Menschen, wird das alte Ich wie eine abgestreifte Haut (Frage: was müssen wir mit dieser Haut loslassen und aufgeben?) hinter sich lassen und Raum für die Wiedergeburt zu einem neuen Menschen schaffen, mit mehr Reife, Tiefe und vor allem Verständnis für das Leid des anderen.

Echtes Mitgefühl kann nur aus einer solchen Phase des am eigenen Leib erlebten und überlebten Leides entstehen. Wirkungsvollen Trost kann nur der spenden, der selbst einmal in einer trostlos erscheinenden Lage war und sich hat herauswinden können. Die dabei erfahrene Wandlung bringt ihn nicht nur für sich selbst auf eine andere Stufe der Entwicklung, sondern auch für seine Mitmenschen, für das Wesen der ganzen Welt, die eine andere wäre, wenn jeder mit seinen dunklen Lebenszeiten so umgehen, diesen Nutzen daraus ziehen und danach eine andere Richtung im Leben einschlagen würde, nämlich in ein Leben voller Hingabe, Mitgefühl, Anteilnahme und Mitmenschlichkeit.

Eine solche Veränderung im Umgang mit sich selbst und anderen wäre ein Segen, so dass wir im Love-Lies-Bleeding-Zustand gleich damit anfangen und unseren Teil dazu beitragen können. In Love-Lies-Bleeding-Phasen sollten wir uns nicht länger der Verzweiflung ergeben, sondern der Realität unseres Zustandes, unserer Lebenssituation. Wir lassen los und gleichzeitig versorgen und nähren wir uns auf allen Ebenen so gut es geht (Nahrung, Atem, Bewegung, Meditation usw.). Wenn wir uns der Situation ergeben, die nicht zu ändern ist, haben wir umso schneller das Tal durchschritten und es blinzelt wieder Licht am Ende des Tunnels und lädt uns zu einem Neuanfang ein.

Im positiven Love-Lies-Bleeding-Zustand können wir unsere gewachsenen Eigenschaften der mitfühlenden Liebe gleich einbringen, sei es nun im gewöhnlichen Alltag oder in speziellen Aktionen wie dem Schreiben von Büchern, dem Organisieren von Selbsthilfegruppen, der Gründung einer Stiftung, dem Leiten von Seminaren, dem Aufbau eines Unternehmens mit alternativen Heil- oder anderen Hilfsmitteln und vieles mehr. Unserem Aktivitätsdrang und unserer Phantasie sind keine Grenzen gesetzt.

Doch der erste kleine Schritt wird immer sein: zu unterscheiden, was man ändern kann – und das zu tun – und was man nicht ändern kann – und es bereitwillig anzunehmen. Love-Lies-Bleeding hilft uns dabei.


## FEINSTOFFLICHE UNTERSTÜTZUNGEN

Edelsteine
- Melanit (schwarzer Granat, durch den Schmerz durchgehen und sich öffnen für den Neuanfang)
- Gagat (Trauerarbeit)
- Aragonit (Unterstützung von Wandlung)
- Flourit (zum Durchbrechen von alten Bindungen und Strukturen)
- Amethyst (für Vertrauen in das Göttliche)
- Rhodonit und Rhodochrosit (Heilung von Wunden durch die Liebe)
- Feueropal (für Neubeginn in Licht und Lebensfreude)

Ätherische Öle
- Rose (Herz)
- Kampfer (intensive Tiefenreinigung. Vorsicht abortive (abtreibende) Wirkung! Nicht für Schwangere geeignet!)
- Orange (Trost und Lebensfreude)
- Douglasfichte (sanfte, wärmende Erdung)


## BEWUSSTSEINSARBEIT

Körper- und Energiearbeit
- Zur Reinigung und Nährung: Arbeit mit allen Chakren und den farblich passenden Aura-Soma-Pomandern
- Die Heilenden Laute im Tao Yoga von Mantak Chia
- Sich nähren lassen und lernen, etwas anzunehmen: sanfte Massagen

- Zur Lösung festsitzender Blockaden: Bioenergetik, Osteopathie und Craniosakraltherapie

Malthemen
- Licht am Ende des Tunnels
- Am Gipfel des Berges angelangt
- Das Geschenk aus all dem Leid und Schmerz

Seelenreise
- Sich als Schlange vorstellen. Das Jucken und Spannen in der Haut lässt uns spüren, dass sie bald aufreißen und von uns weggescheuert und abgestreift werden wird. Während sie noch da ist, stellen wir uns vor, was im Moment unseres Lebens überholt ist, was bisher vielleicht sehr wertvoll und nützlich war, aber nun vorbei sein darf, um einer neuen Entwicklung, einer nächsten Reifestufe Platz zu schaffen. Wenn das definiert ist und wir es uns in der alten Haut vorstellen, platzt diese auf. Wir bedanken uns bei dem, was jetzt zu Ende ist, und arbeiten uns aus dieser Haut heraus, die ab jetzt der Vergangenheit angehören wird. Wenn wir uns unter Mühen und vielleicht auch Schmerzen herausgelöst haben und in unserem neuen Kleid geboren wurden, verwandeln wir uns in unsere heutige Gestalt, bedanken uns bei der Schlangenkraft für ihre Hilfe, und sind wieder Mensch, in einer neuen Form, auf einem neuen Stück unseres Lebensweges, den wir in unserer Vorstellung jetzt auch beginnen, zu gehen. Und spüren mit jedem Schritt nach vorne, was Neues herausgeboren wurde und jetzt Raum in unserem Leben bekommen wird.

Meditationen
- Zum Loslassen von negativen Energien: Dynamische Meditation (sehr anstrengend)
- Für mehr Beweglichkeit und Leichtigkeit: Kundalini-Meditation
- Um Leere zuzulassen, zu erfahren, zu sein: Zen

Astrologische Zuordnungen
- Waage-Venus/ Pluto
- Waage-Venus/Saturn, wie auch alle anderen Pluto- und Saturnverbindungen

# MADIA
Madie (Madia elegans)


## DIE PFLANZE

Die Madie ist eine Wildpflanze Kaliforniens, die unserer Sonnenblume ähnelt. Ihre Blüten sind gelb gefärbt und haben ein rotes Zentrum. Wegen der klebrigen Blätter wird die Madie auch Ölmadie genannt. Das Besondere an ihr ist, dass sie ihre Blüten am Nachmittag öffnet und die ganze Nacht offen hält, um sie am späten Vormittag zum Schutz vor der heißen Sonne in Richtung Mitte zu schließen.


## DIE BLÜTENESSENZ

Thema: Konzentration
Lichtseite: Hohe geistige Aufnahmefähigkeit
Schattenseite: Geistige Abwesenheit und Zerstreutheit
Vision und Lernaufgabe: Seinen geistigen Reichtum bündeln können. Vollkommenes Gewahrsein im jetzigen Moment.

„Mein Kopf ist klar. Ich konzentriere mich vollkommen auf den Moment."

Die Madia-Blüte zeigt schon die Wirkungsweise der Blütenessenz auf: es geht um die Konzentration in der Mitte. Während Cosmos die Fähigkeit fördert, den geistigen Reichtum an Inspiration so zu sortieren, dass er in klare Worte gefasst werden kann, verhilft Madia dazu, seinen Geist zu sammeln und mit all seinem mentalen Potenzial auf der Erde anzukommen.

Sie unterstützt die geistige Inkarnation, so dass wir nicht abgehoben und zerstreut durch den Alltag schweben und uns ständig von dem eigentlichen Tun ablenken lassen. Stattdessen wird unsere Wahrnehmung konstruktiv verengt, in der Weise, dass wir immer wieder dort ankommen und sind, wo das Leben real stattfindet: im hier und jetzt. Wir kennen alle Phasen von geistiger Abwesenheit, Verträumtheit oder auch Müdigkeit, die jede Konzentration unmöglich machen. Entweder wir haben zu wenig echtes Interesse an dem, was wir tun, so dass unsere Aufmerksamkeit immer wieder abschweift, da unsere Seele von der Tätigkeit nicht angesprochen wird und wir nur funktionieren. Oder wir leben geistig in einer fernen Welt, in der Vergangenheit oder Zukunft, sind geistig vollkommen überfordert, da mit zu viel unterschiedslos aufgenommenem Wissen überwältigt. Es herrscht wenig Bezug zum wahren Leben hier auf der Erde und zur nackten Realität. Klare zielorientierte und zielführende Gedankengänge mit einem greifbaren Ergebnis sind in diesem Zustand nicht möglich.

Madia erleichtert es, uns mit aller Kraft auf eine bestimmte Sache zu konzentrieren. Sie verschafft Bodenhaftung und hilft, wenn wir ein Vorhaben verfolgen, aber die doppelte Zeit benötigen, da uns jede Kleinigkeit, die unseren Weg kreuzt, willkommen ist, um uns zwischendurch mit anderen Dingen zu beschäftigen.

Madia ist wie ein Brennglas, das die Aufmerksamkeit auf die jetzige Tätigkeit fokussiert. Sie unterstützt die Entwicklung der notwendigen Selbstdisziplin, um wirklich bei der Sache zu bleiben und z.B. einer Person bis zu Ende zuzuhören und nicht schon nach zwei Sätzen das Tapetenmuster zu studieren und sich in Gedanken mit der Urlaubsplanung für das nächste Jahr zu beschäftigen. Ursache kann auch sein, dass unsere geistige Ebene derart von Informationen, anstehenden Terminen und Organisationsansprüchen überfordert ist, dass zu viel Energie darin gebunden ist und zu wenig für die realen Notwendigkeiten des Augenblicks übrig bleibt. Das geistige Abheben und Abschweifen ist dann eine Art Erholung und Auszeit, da die Aufnahme von weiterem Stoff nicht mehr erträglich ist.

Im positiven Seelenzustand fällt es uns leicht, unsere geistige Kraft zu konzentrieren und sie zum Erreichen klar definierter Ziele einzusetzen. Wir schließen wie die Madie bei zu vielen Außenenergien unsere „geistigen Blüten" und bleiben mit unserer Aufmerksamkeit im jetzigen Moment und seinen Anforderungen.

Für Kinder und Jugendliche ist Madie eine ideale Blütenessenz, um Träumer und geistig Abwesende wieder auf den Boden zu bringen und ihre Denk- und Konzentrationskraft zu schärfen.


FEINSTOFFLICHE UNTERSTÜTZUNGEN

Edelsteine
- Brauner Epidot (erdende, zentrierende Klarheit)
- Bergkristall (Herauskristallisieren der Essenz, Klarheit)

Ätherische Öle
- Pfefferminze
- Zitrone

- Eukalyptus
- Zypresse


## BEWUSSTSEINSARBEIT

Körper- und Energiearbeit
- Arbeit mit dem ersten Chakra
- Konzentrierte Durchführung von Hatha-Yoga-Übungen
- Gleichmäßig und regelmäßig durchgeführte Körperbetätigung wie Walken und Joggen
- Gartenarbeit

Malthemen
- Konzentration
- Klarer Geist

Seelenreise
- Reise zum inneren Saturn, der für Disziplin, Konzentration und Verbundenheit mit der Realität zuständig ist. Wie und wo lebt er? Wie sieht er aus? Wie riecht es bei ihm? Welche Farben herrschen vor? Sich vor ihm in Ehrfurcht verneigen und ihn fragen, wie, mit welchen Mitteln und Methoden man sich besser auf das Wesentliche konzentrieren kann. Was ist sein Rat? Wie kann er eine größere, konkrete Bühne im Leben bekommen? Was möchte man mit seiner Hilfe als nächstes in Angriff nehmen? Wie sehen die ersten, realistischen Schritte dahin aus?

Meditationen
- Atembeobachtung (der Atem kommt durch die Nase nach innen und wieder nach außen; Konzentration auf die Berührung, den Kontakt des Atems mit dem Inneren der Nase. Ein – aus, ein- aus....)
- Vipassana
- Zazen

Astrologische Zuordnungen
- Zwillinge-Merkur/Jupiter (wenn übermäßige geistige Offenheit ohne Ausgleich durch Erdkräfte)

- Zwillinge-Merkur/Uranus (geistige Vielfalt und Visionen, die ständig vom Moment ablenken)
- Zwillinge-Merkur/Neptun-Verbindungen (geistig von und in einer anderen Welt)

# MALLOW
Präriemalve (Sidalcea glaucescens)


## DIE PFLANZE

Die Präriemalve ist eine einjährige Pflanze aus der Familie der Malvengewächse. Sie wird 1 bis 1,50 Meter hoch. Ihre kleinen, trichterförmigen Blütenblätter sind rosa-violett gefärbt und bilden lockere Ähren.


## DIE BLÜTENESSENZ

Thema: Freundschaft
Lichtseite: Ein verlässlicher Mensch sein, in nährendem, erfüllenden Austausch mit Freunden und Bekannten.
Schattenseite: Mangelndes Selbstvertrauen und Unsicherheit im Umgang mit Menschen aufgrund schlechter Erfahrungen, besonders im Freundeskreis.
Vision und Lernaufgabe: Aussöhnung mit schmerzhaften Erlebnissen mit Freunden. Mit Offenheit, Reife und Selbstbewusstsein seinen Mitmenschen begegnen und Freundschaften und soziale Kontakte aufbauen.

„Ich öffne mein Herz und mein Leben für neue Freunde."

Mallow öffnet das Herz für soziale Kontakte. Im blockierten Zustand überwiegen Misstrauen, Angst und Unsicherheit, die aus schlechten Erfahrungen entstanden sind. Basis ist meist ein schwaches Selbstwertgefühl, das überempfindlich auf das Umfeld reagiert. Ein falsches Wort, das vielleicht gar nicht böse gemeint war, das Kichern in einer Gruppe in der Nähe, das man auf sich bezieht, oder konkrete

Abweisungserfahrungen durch Freunde, denen man sich tief verbunden fühlte, hinterlassen unverheilte Wunden und ein verschlossenes Herz.

Das wird manchmal überspielt mit der Sichtweise, dass man eigentlich am liebsten seine Ruhe hat, Freundschaften einem nicht so wichtig sind, soziale Kontakte ohnehin nicht weiterbringen und schlichtweg zu oberflächlich sind. Man gibt vor, sich selbst und anderen gegenüber, gar kein Interesse an Bekannten und Freunden zu haben.

Jeder braucht Begegnungen mit Menschen und wird durch Austausch genährt. Jede übermäßige Abgrenzung und Selbstisolation ist nicht nur für einem selbst schädigend, da man emotional immer enger und verschlossener wird, sondern stört auch den Einklang und das harmonische Miteinander im Ganzen. Wir sind alle durch ein unsichtbares Band verbunden und haben die Möglichkeit, uns dafür zu öffnen oder uns auszugrenzen.

Mallow hilft, wieder Offenheit für Begegnungen zu entwickeln. Wird das bisherige Rückzugsverhalten bewusst, kann zuerst Traurigkeit aufkommen, weil man sich so lange etwas vorgemacht (ich komme auch ganz gut alleine zurecht und will nicht viele Kontakte) und in dieser Zeit Kontakte weitgehend aus seinem Leben ausgegrenzt hat. Auch die Erinnerung an frühere Verletzungen kann zuerst wütend oder traurig machen. Das gehört zum Heilungsprozess dazu. Erst wenn wir an die Wurzel unseres Verhaltens gekommen sind und uns damit ausgesöhnt haben („Es war schlimm für mich und ich lasse es bei Dir. Es ist für mich jetzt zu Ende."), sind wir wieder in unserem Herzen und können offen, wenn auch anfangs noch etwas vorsichtig nach außen gehen.

Wichtig ist auch die Sicherheit, dass wir uns schützen können, dass wir in verletzenden Situationen, die man nie ausschließen kann, für uns da sind und uns – jetzt konstruktiv – abgrenzen und Nein sagen können. Wir gehen nach außen, sind aber nicht ausgeliefert, sondern können auf uns aufpassen. Je mehr sich allerdings das alte Misstrauen, das Negatives magnetisch angezogen hat, im alchemistischen Ofen unseres Herzens aufgelöst hat und wir erfahren, wie erfrischend und nährend ein offener Austausch ist, umso mehr werden angenehme, positive Begegnungen ablaufen.

Jeder kennt die unterschiedlichen Reaktionen, je nachdem ob wir mit einem Lächeln auf den Lippen durch die Straßen gehen, weil wir gerade verliebt sind oder eine tolle Erfahrung gemacht haben, oder ob wir mit Scheuklappen bewaffnet und leicht gesenktem Kopf unterwegs sind.

Im positiven Mallow-Zustand nehmen wir uns selbst als wertvoll und liebenswürdig wahr und es entstehen ganz von selbst Kontakte zu den passenden Menschen. Das soziale Leben hat wieder Einzug gehalten und macht uns glücklich, genauso wie wir mit unserem offenen Wesen andere Menschen inspirieren und glücklich machen, ohne etwas gesondert dafür zu tun.

Kinder und Jugendliche brauchen manchmal auch Mallow, wenn sie sich längerfristig immer mehr von ihren Freunden und Schulkameraden zurückziehen, weil sie vielleicht gehänselt wurden oder sich bedroht fühlen.

## FEINSTOFFLICHE UNTERSTÜTZUNGEN

Edelsteine
- Rhodolith
- Rosa Turmalin
- Rhodochrosit

Ätherische Öle
- Rose
- Rosenholz
- Geranie
- Neroli

## BEWUSSTSEINSARBEIT

Körper- und Energiearbeit
- Arbeit mit dem Herz-Chakra, smaragdgrüner und rosa Pomander
- Alles, was in Gruppen stattfindet.

Sich einen Plan machen, mit welchen Unternehmungen man andere Menschen regelmäßig treffen kann (Sport, Kultur, Meditation etc.) und ihn auch umsetzen. Langsam, in kleinen Schritten vorgehen.

Malthemen
- In sich verschlossen, von selbst gebauten Mauern umgeben in einer Gemeinschaft von Menschen
- Mensch mit großem Herzen
- Offen, im Gleichklang mit Freunden und anderen Menschen

Seelenreisen
- Visualisierung: Umgeben von einer riesigen rosa Energiehülle. Beim Einatmen das Rosa im Herz aufnehmen, beim Ausatmen die rosa Energie im Körper und nach außen ausbreiten. ---
- Reise zum inneren Uranus (Freundesmensch). Umgebung? Aussehen? Farben? Düfte? Wie geht es diesem Persönlichkeitsanteil in seiner Bedeutung als Freundesmensch? Was wünscht er sich ganz dringend? Wie kann er genährt und versorgt werden? Was will er unbedingt und wie kann man es in welchen konkreten Schritten im Leben umsetzen?

Meditationen
- Gebet (z.B. stille Meditation, Einatmen: Lie-, Ausatmen –be)
- T'ai Chi, um zu fließen und für den Ausgleich von Yin und Yang.

Astrologische Zuordnungen
- Uranus/Saturn
- Auch: Zwillinge-Merkur/Saturn, Waage-Venus/Saturn

# MANZANITA
Klebrige Bärentraube (Arctostaphylos viscida)

## DIE PFLANZE

Die Bärentraube wächst an einem niedrigen Spallierstrauch mit lederartigen, dicken Blättern und kleinen, krugförmigen, weiß-rosa Blüten in nickenden Trauben. Aus ihnen entstehen scharlachrot glänzende Steinfrüchte mit mehligem Fleisch. Als Heilpflanze wird sie bei Blasen- und Nierenbeschwerden eingesetzt.

## DIE BLÜTENESSENZ

Thema: Annehmen des physischen Körpers
Lichtseite: In liebevoller Verbindung mit seinem Körper sein
Schattenseite: Entfremdung von seinem Körper. Selbstzerstörerische Idealbilder.

Vision und Lernaufgabe: Seine Idealbilder hinter sich lassen und seinen Körper so wahrnehmen und lieben, wie er ist. Ihn als Quelle der Lust und Lebensfreude wiederentdecken. Ihn mit Liebe regelmäßig nähren und pflegen.

„Ich spüre meinen Körper und verwöhne ihn mit allen Mitteln."

Die Manzanita-Blütenessenz ist angezeigt, wenn kein nährender Kontakt zum Körper besteht. Die Ursachen dafür können vielfältig sein. Oft ist der Tag mit seinen Anforderungen so ausgefüllt, dass keine Zeit für körperliche Bewegung bleibt. Es besteht nicht einmal mehr die Wahrnehmung für körperliche Empfindungen und Warnsignale. Der Körper wird gesättigt, meist recht beliebig, Hauptsache das Hungergefühl ist gestillt, und dann geht es weiter im Tageswerk. Ansonsten erhält er bestenfalls noch Aufmerksamkeit, wenn man feststellt, dass die Kleidung nicht mehr passt, oder wenn man auf Braut-/Bräutigamschau ist und eine halbwegs gute Figur abgeben möchte.

Da unser System auf Überleben ausgerichtet ist, vollbringt dieser Körper einen Kraftakt nach dem anderen und kann sehr lange die Missachtung seiner Bedürfnisse ausgleichen. Er kompensiert hervorragend falsche Körperhaltungen, einseitige Ernährung, ein Übermaß an Genussgiften, Mangel an Bewegung, flache Atmung und das Fehlen regenerierender Entspannung, die nicht mit dem schiefen, in sich zusammengekauerten Sitzen vor dem Fernseher verwechselt werden sollte. Es dauert lange, bis die negativen Einflüsse seine Kompensationsstrategien zum Erliegen bringen und wir erkranken.

Manzanita ist eine große Unterstützung, wenn uns dieser Raubbau am physischen Leib auffällt und wir achtsamer mit ihm umgehen wollen. Sie bringt wieder in Verbindung mit seinen Bedürfnissen und Rhythmen. Mit jeder Maßnahme, mit der wir ihn nähren und pflegen, nähren und pflegen wir uns selbst, denn er ist keine abgetrennte Masse, sondern die feste, sichtbare Materie unseres Wesens. Ein gut ernährter, regelmäßig entsäuerter, durchatmeter und bewegter Körper schenkt uns diese Aufmerksamkeit mit Wohlbefinden und Gesundheit zurück. Manzanita verbindet uns wieder mit dem Tempel unseres Wesens, öffnet uns für seine Notwendigkeiten, nicht aus Pflicht, sondern aus Lust heraus und vor allem aus Fürsorge für uns selbst.

Manzanita bringt zudem Menschen in ihr Körpergefühl zurück, die sich aus spirituellen Gründen von ihm abgewendet oder entfernt haben.

Unterstützung bringt Manzanita auch für Menschen, die sich zu extrem mit ihrem Körper befassen, Kalorien zählen, Hungerkuren machen oder sich im Diätmarathon befinden, um der gerade gängigen Körpernorm zu entsprechen, die an jeder menschlichen Realität vorbei geht.

Auch Frauen, die sich ihrer Weiblichkeit und allem, was dazu gehört, entziehen wollen und deshalb ein kurvenloses Neutrum sein möchten, können durch Manzanita wieder mehr zu ihrer Identität als Frau geführt werden, die sie dann ganz individuell für sich formulieren können. Es muss kein Abbild von Mutter oder das Gegenteil davon sein. Es darf der eigene Weg beschritten werden, den zu erkennen durch die Verbundenheit mit ihrem Körper vereinfacht wird.

Manzanita öffnet auf sehr unterschiedlichen Problemfeldern der heutigen Zeit den Weg zu unserem Körper und schafft die Fähigkeit, ihn liebevoll zu nähren. Im positiven Seelenzustand wissen wir, was unserem Körper gut tut, und versorgen ihn regelmäßig damit. Wir genießen es, ihn zu verwöhnen, und fühlen uns eins mit ihm, wie er auch gerade gebaut sein mag.

Bei Kindern und Jugendlichen mit Essstörungen oder auf dem Weg dorthin stellt Manzanita neben der Psychotherapie eine wichtige zusätzliche Unterstützung dar. Wie auch bei jeder anderen Art der Unzufriedenheit mit seinem Erscheinungsbild oder bei körperlicher Entstellung.


## FEINSTOFFLICHE UNTERSTÜTZUNGEN

Edelsteine
- Achate
- Honigcalcit

Ätherische Öle
- Jasmin
- Vetiver (für Frauen)
- Zeder (für Männer)


## BEWUSSTSEINSARBEIT

Körper- und Energiearbeit
- Jede, die individuell Spaß macht.
- Bewusste Bewegung in der Natur und frischen Luft
- Massagen, um Berührung „dieses Körpers" wieder zulassen und anneh-

men zu können.

Malthema
- Selbstbild

Seelenreise/Visualisierung
- Körper externalisieren, indem man ihn auf einen Stuhl gegenüber vor sich setzt, und mit ihm in Kontakt und Dialog treten. Ihn fragen, wie es ihm geht, was er sich wünscht, wie man ihn versorgen, nähren verwöhnen kann. Sich dann auch selbst auf diesen Stuhl setzen, auf dem bisher der Körper saß, und spüren, wie es ihm geht und wie er sich fühlt und wie er gerne behandelt werden möchte. Wenn man möchte kann man das – jetzt als Körper auf dessen Stuhl – sich selbst erzählen, der man jetzt auf dem Stuhl gegenüber als Britta oder Josef sitzt. Diesen Austausch von beiden Seiten her regelmäßig pflegen.

Meditation
- Jede Art von Körpermeditation

Astrologische Zuordnungen
- Mars/Pluto, Mond/Pluto, Waage-Venus-Pluto bei starker bis selbstzerstörerischer Selbstkontrolle.
- Mars/Neptun, wenn spirituell vom Körper abgehoben oder allgemein nie richtigen Kontakt zu ihm gehabt.
- Mars-Zwillinge-Merkur, Mars/Uranus sowie Waage-Venus-Uranus und -Zwillinge-Merkur beim Wunsch nach Geschlechtsneutralität

# MARIPOSA LILY
Mormonentulpe (Calochortus leichtlinii)


## DIE PFLANZE

Die Mormonentulpe trägt eine weiße Blüte mit gelbem Zentrum und pupurnen Flecken. Sie wächst in den Rocky Mountains und zählt zu den Geophyten. Das sind Erdpflanzen, die während der Trockenzeit völlig von der Oberfläche verschwunden sind und deren Zwiebeln oder Knollen tief im Boden überdauern.


## DIE BLÜTENESSENZ

Thema: Mutter und Kind
Lichtseite: Intakte Verbindung zwischen Mutter und Kind
Schattenseite: Mangel an Liebe, Fürsorge und Geborgenheit für seine Kinder und sein inneres Kind aufgrund schwieriger Erfahrungen mit der Mutter.
Vision und Lernaufgabe: Entwicklung seiner mütterlichen Liebe und Fürsorge für sich und sein inneres Kind. Nährende Qualitäten für seine Mitmenschen entfalten.

Mutter: „Ich umsorge mein Kind mit all meiner Wärme und Liebe."
Kind: „Ich nehme die Liebe meiner Mutter an."

Die bedingungslose Liebe und Nähe zwischen Mutter und Kind ist heute aufgrund des Zeitgeistes, einer manchmal missverstandenen Form der Emanzipation, liebloser Geburtstechnik und der häufig angespannten finanziellen Situation, die die Mutter schnell wieder zur Ganztagstätigkeit zwingt, schwierig umzusetzen. Es fehlt zudem der wärmende Halt einer Großfamilie. Oft sind die heutigen Eltern selbst schon in einem Umfeld aufgewachsen, in dem die Prioritäten deutlich woanders lagen und zum Teil auch liegen mussten, als in der Entfaltung mütterlicher Wärme. Erst die Kriegszeiten, dann die Nachkriegszeit mit dem Neuaufbau – alles ungeheure Leistungen, die hier von Müttern erbracht werden mussten, die wir heute, als Erben dieser Anstrengungen, gar nicht mehr nachvollziehen können. Wir sollten sie aber auf jeden Fall in hohem Maße wertschätzen.
    Dazu kommen individuelle Prägungen durch die Familiengeschichte, in der Leid und Schmerz, oft tapfer tief im Herzen verschlossen, energetisch weiterge-

tragen werden. Nicht, weil es die Leidtragenden so wollten, sicher nicht. Sondern weil wir unbewusst aus Treue zum Familiensystem dieses Leid mit auf unseren Weg nehmen. Das ist tragisch und sehr häufig. Hier bedarf es der systemischen Ablösung. Das Leid wird dahin zurückgegeben, wo es eigentlich hingehört, und der eigene Weg in eine eigene Form des (Liebes-)Lebens, der Weiblichkeit und Mütterlichkeit wird frei. Man kann niemandem etwas abnehmen, indem man genauso leidet. Das schwächt den anderen und einem selbst. Niemand kann dem anderen sein Päckchen abnehmen. Aus falsch verstandener Liebe versuchen wir das aber immer wieder, ohne dass es uns bewusst ist. Und die Liebe, die von Generation zu Generation fließen möchte, auch wenn man sie als solche gemäß seinen eigenen Vorstellungen nicht gleich erkennen mag, wird nicht gesehen und nicht angenommen.

Also fühlt man sich ungeliebt und hat manchmal vielleicht auch harte, schmerzhafte Erfahrungen machen müssen. Die Frage ist, was weiterbringt. Das ist erfahrungsgemäß das Wahrnehmen und Annehmen der Mutterliebe, die immer da gewesen ist, auch wenn es von außen ganz anders ausgesehen haben mag und auch wenn man sich noch so sehr dagegen sperrt. Erst dieser Fluss bringt auch nach vorne, in Richtung der nächsten Generationen eine wirkliche Veränderung mit sich.

Manchmal hadert man lieber mit negativen Erfahrungen, als dass man als Kind, welchen Alters auch immer, zumindest das Geschenk des Lebens, das man bekommen hat, sieht und auch den sichtbaren oder unsichtbaren Strom der mütterlichen Liebe zulässt. Der Schmerz, den man erfahren hat, scheint einem zu groß und unheilbar. Die Wut, der Hass und die Enttäuschung behalten deshalb oft die Oberhand. Damit ist vorprogrammiert, dass die Liebe zu dem eigenen Kind (innen und außen) und zu anderen Menschen gestört ist. Das Erbe wird fortgesetzt, auch wenn man sich vornimmt, es ganz anders zu machen. Ganz hinten spürt man auch diese Entwicklung und hat entsprechend Schuldgefühle wegen seiner eigenen mangelnden Mutterliebe, was die Situation für alle noch erschwert.

Loslassen, annehmen, notfalls „nur" mit dem Geschenk des Lebens zufrieden und dankbar sein, sich in den Liebesfluss der Ahnen stellen und vorne Kind sein und sein dürfen. Ein gewaltiger und schwieriger Prozess, aber nur wegen der Widerstände. Sind diese als Träger und Aufrechterhalter des Leides erkannt und im Sinne aller Beteiligten aufgegeben, geht es neu, gereinigt und voll seelischer Wärme nach vorne.

Wie man diese Wärme weitergibt, ob in sozialem Engagement, in der Erziehung eigener Kinder zuhause oder fremder Kinder im Beruf, im allgemeinen Umgang mit Menschen, entscheidet und entfaltet man dabei in ganz individueller Art und Weise. Dabei geht es um eine innere Haltung und nicht um ständige Events, mit denen man seine Kinder fast schon überfordert, oder eine erdrückende Begleitung, die der Selbstentfaltung der „Kleinen" jeden Freiraum und das Vertrauen in die eigenen Fähigkeiten nimmt. Die innere Haltung, die auf echter Heilung beruht, wird jeder bewusst oder unbewusst wahrnehmen und von ihr seelisch berührt und genährt werden.

Im positiven Mariposa Lily-Zustand kann dieser Strom der Liebe und Wärme zwischen Mutter und (innerem und äußerem) Kind wieder ins Fließen kommen, das Verhältnis zwischen beiden auftauen und damit eine echte, tiefe Verbundenheit entstehen. Das Herz der Mutter wird geöffnet und die durch die bisherige Zurückweisung geschädigte Gefühlswelt des Kindes geheilt. Die Blütenessenz kann also bei der Mutter wie auch beim Kind eingesetzt werden und schafft eine tiefe Harmonie und stille Liebe zwischen beiden, als Voraussetzung für eine echte Liebesfähigkeit zu sich selbst und damit zu anderen.

Kinder und Jugendliche brauchen Mariposa Lily, wenn sie abrupt von der mütterlichen Nähe getrennt wurden (Adoption, frühe Krankenhausaufenthalte, Heim etc.) oder in einem schwierigen familiären Umfeld aufwachsen, in dem Nähe und seelische Geborgenheit nicht gegeben werden kann.


## FEINSTOFFLICHE UNTERSTÜTZUNGEN

Edelsteine
- Thulit
- Dolomit
- Rhodochrosit

Ätherische Öle
- Rose
- Rosenholz
- Neroli
- Vetiver

# BEWUSSTSEINSARBEIT

Körper- und Energiearbeit
- Arbeit mit dem Herzchakra

Malthemen
- Selbstbild als Baby und Kleinkind
- Baby und Kleinkind in den Armen der Mutter, die bedingungslose Liebe und Geborgenheit gibt.
- Mutter-Kind-Verbindung in sich selbst
- Selbstbild: Mütterliche Weiblichkeit und Liebe (auch im Mann), die nach außen scheint und verschenkt wird.

Seelenreisen
- Visualisierung: Sich vorstellen, dass die Eltern und weiteren Ahnen hinter einem stehen. Sich von ihrer Liebe durchdringen lassen und sie annehmen. Es zulassen, versorgt zu werden. ---
- Sich in verschiedenen Altersstufen von seiner Mutter umarmen und halten lassen. Falls Sperren dagegen auftauchen, sie akzeptieren, und weiter in der Umarmung bleiben, wie man sie gerne haben möchte oder gehabt hätte.

Meditationen
- Nährmeditation mit einer rosafarbenen Umhüllung von Energie, die mit Liebe und seelischer Wärme versorgt.
- Kontemplation auf das Wort Liebe (Stille Meditation, beim Einatmen LIE, beim Ausatmen BE)

Astrologische Zuordnungen
- Mond/Saturn
- Mond/Uranus
- Mond/Neptun
- Mond/Pluto

# MILKWEED
Seidenpflanze (Asclepias cordifolia)


## DIE PFLANZE

Das Besondere an der Milkweed-Pflanze liegt darin, dass sie in all ihren Teilen einen milchigen, gummiartigen, weißen Saft enthält, woher sie auch ihren Namen hat. Die amerikanischen Ureinwohner nutzten ihren Saft als Heilmittel bei Still-problemen junger Mütter und später auch als Leim. Viele Insekten nähren sich am Saft der Milkweed. Seidenpflanze heißt sie, weil ihr Samen, der dem der Löwen-zahn-Pusteblume ähnelt, seidige Eigenschaften hat.


## DIE BLÜTENESSENZ

Thema: Erwachsene, vitale Ich-Kraft
Lichtseite: Selbständigkeit und Unabhängigkeit
Schattenseite: Unfähigkeit und Schwäche, um eigenverantwortlich sein Leben zu gestalten.
Vision und Lernaufgabe: Antrieb, seine Abhängigkeitsverhältnisse zu überwinden und Eigenständigkeit zu entwickeln. Kraft, Schwung und Selbstvertrauen, um sein Leben selbstbestimmt in die Hand zu nehmen.

„Ich nehme mein Leben wieder selbst in die Hand."

Während Fairy Lantern einfach unwillig ist, erwachsen zu werden, sei es weil diese Entwicklung in der Kindheit ausgebremst wurde oder weil es einem zu an-strengend erscheint und man deshalb diese Rolle lieber an andere delegiert, fehlt bei Milkweed umfassend der Antrieb, sich als Persönlichkeit wahrzunehmen und zu entwickeln. Der Grad der Abhängigkeit ist noch wesentlich stärker.

Man hängt entweder dauerhaft an der Mutterbrust Staat oder vernebelt seine Welt durch Drogen, die davon befreien, die Anforderungen des Alltags zu sehen und ihnen gerecht zu werden. Man bewegt sich in anderen Sphären, die durchaus auch spirituell sein können, in dem Missverständnis, dass Hingabe an das Ganze gleichbedeutend mit Selbstaufgabe sei. Auch bei dieser Version wird nicht die Persönlichkeit entfaltet, mit der wir angetreten sind, um uns weiterzuentwickeln und in der Gemeinschaft unseren Platz einzunehmen. Statt unseren Beitrag zu leisten, schweben wir davon und wähnen uns in besseren Welten, weit über die Profanität der Materie und der Alltagsbelange hinaus. In Wirklichkeit sind wir dort, worüber wir stehen wollen, noch gar nicht angekommen. Es ist nicht verstanden worden, dass das Leben in der Gleichzeitigkeit von erdverbundener, aktiver Persönlichkeit und Einheitsgefühl mit dem Ganzen stattfindet. Das sind keine getrennten Wege. Spirituelle Übungen und Meditationen öffnen uns für das Ganze und mit diesem Bewusstsein ändert sich die Wahrnehmung und Gestaltung unseres Lebens. Das sind nicht zwei Paar Schuhe.

Auch ein Suchtverhalten, dass über die Genussschwelle hinausgeht, beamt in eine andere Welt, da man es in der hiesigen nicht mehr aushält. Die Anforderungen an Reife und Selbstverantwortung wird als Einpferchung in eine viel zu kleine und enge Form wahrgenommen und verweigert. Also segelt man lieber davon. Natürlich bedarf es des Ausgleichs durch Nichtstun, Loslassen und Entspannung in unserem Leben, der Öffnung in eine weite und große Welt. Das kann konstruktiv durch regelmäßige Entspannungsübungen, Aufenthalt in der Natur und Meditation erreicht werden und gehört zu einem gut balancierten Leben dazu. Es ist dann eine Seite der Medaille, während auf der anderen die kreative, bodenständige Umsetzung seines Potenzials stattfindet.

Die Abstumpfung seines Wesens, um es nicht spüren und verwirklichen zu müssen, mit all den damit verbundenen Risiken und Gefahren, kann auch durch übermäßigen Aufenthalt auf dem Sofa oder zu viel Schlafen bewirkt werden. Eine andere Möglichkeit stellt die ständige Müdigkeit durch ein Übermaß an Essen, vor allem ungesundem Essen dar.

Man schädigt sich entweder durch die Flucht in Drogen und falsch verstandene Spiritualität oder durch die Rückkehr in ein kindliches Leben, das nur aus Essen und Schlafen besteht.

Gemeinsam sind die Abkehr von einem kontinuierlichen Reifungsprozess und das Verharren in vollkommener Abhängigkeit, was die Entwicklung seiner besonderen Persönlichkeit und die Bewältigung der ganz normalen Lebensaufgaben betrifft.

Milkweed nährt auf tiefer Ebene mit dem, was gesucht wird, mit der Muttermilch auf emotionaler und spiritueller Ebene. Die Blüte bringt den Strom des Genährtwerdens und Nährens in Fluss, öffnet uns für konstruktive Formen, um das Einheitsgefühl zu finden. Sie schafft so die Basis, auf der wir in ein freies, selbst gestaltetes Leben starten, in dem wir Regisseur und handlungsfähig sind, immer in Verbundenheit mit unserem höheren Sinn und unserer Intuition, die uns mit sicherer Hand durch die Turbulenzen und scheinbaren Stillstände, auf die höchsten Berge und durch die tiefsten Täler führen. Es geht immer weiter, wenn wir uns von diesem Fluss tragen und leiten lassen und gleichzeitig das Steuerrad darin fest in der Hand haben.

Milkweed schließt an die große Nährquelle und Nährkraft des Lebens an, auf die wir uns stets verlassen können und die naturgemäß nie gleich aussehen wird, mal überquellend, mal ein kleines, fast versiegendes Rinnsal, das uns beinahe zu Verzweiflung bringt, bevor es sich wieder verbreitert, immer voller wird und sich unversehens, wenn man gar nicht mehr damit rechnet, zu einem rauschenden Wasserfall entwickelt.

Im positiven Milkweed-Zustand kennen und vertrauen wir dieser Quelle und bauen unser Leben darauf auf: aktiv, in Demut, kreativ, beweglich, stabil, dynamisch, ruhig, empfänglich, gebend und voller Lebens- und Veränderungsfreude.

Kinder und Jugendliche, die in der symbiotischen Verbindung mit der Mutter/den Eltern bleiben wollen und für die jeder Schritt zum Eigenleben und zur Entwicklung einer eigenen Identität eine unüberwindbare Anstrengung bedeutet, können Milkweed sehr gut als Impuls gebrauchen.


## FEINSTOFFLICHE UNTERSTÜTZUNGEN

Edelsteine
- Rutilquarz
- Bergkristall
- Sodalith

Ätherische Öle
- Rosmarin
- Zeder
- Zirbelkiefer
- Zypresse


## BEWUSSTSEINSARBEIT

Körper- und Energiearbeit
- Bioenergetik zum Vitalisieren und Wiedererwachen

- Regelmäßig etwas üben, Disziplin entwickeln
- Die Sinne wiedererwecken: Massagen, Düfte, Farben, sehr gut essen gehen (normale Mengen, mit Fokus auf die sinnliche Wahrnehmung)
- Sich klare, machbare Schritte zur Alltagsbewältigung aufschreiben und umsetzen
- Regelmäßiger Sport: Nordic Walking, Schwimmen etc.
- Bergsteigen. Gartenarbeit
- Arbeit mit allen Chakren

Malthemen
- Angeschlossen an die ewige Nährquelle des Lebens
- In meiner Kraft und meinem Saft aktiv im Leben stehen

Seelenreisen
- Visualisierung: Seine Eltern visuell und emotional hinter sich stehen sehen.
- Sein Krafttier aufspüren und sein.
- Reise zu seinem Ort der Kraft: Aussehen, Geruch? Farben? Wer ist da, um Fragen zu beantworten und alle Kraft zu übertragen, die man braucht? Diese spüren und annehmen.
- Reise zu dem Sinn seines Lebens, zur inneren weisen Führungskraft, die einem am besten den Weg weisen und die ersten Schritte dazu sagen kann.

Meditationen
- Körperliche Revitalisierung: Dynamische und Kundalini-Meditation, Nataraj- oder andere Tanzmeditation
- Bodenhaftung, Klarheit plus Meditation: Zazen, Vipassana, Hatha-Yoga

Astrologische Zuordnungen
- Sonne/Mond
- Sonne, Mond
- Mars in Verbindung mit Neptun

# MORNING GLORY
Prunkwinde (Ipomoea purpurea)


## DIE PFLANZE

Die Prunkwinde gehört zu der Familie der Windengewächse. Sie erreicht eine Höhe von bis zu drei Metern und trägt blaue Blüten, die bis zu 8 cm groß werden können. Ihren englischen Namen trägt sie deshalb, weil sich ihre Blüten an sonnigen Tagen schon sehr früh morgens, ungefähr um 4 Uhr, öffnen und bereits im Lauf des Vormittags wieder schließen.


## DIE BLÜTENESSENZ

Thema: Sinn
Lichtseite: Lebensfreude. Sich in den Sinn seines Lebens eingebunden fühlen.
Schattenseite: Kein Bezug zu Sinn und Aufgabe in seinem Leben. Selbstschädigendes Verhalten.
Vision und Lernaufgabe: Wiedererwachen zu neuem Leben. Vertrauen in den Sinn seines Lebens. Seine Aufgabe in jedem Moment erkennen, auch in den einfachsten Dingen des Lebens, auch in schwierigsten Situationen.

„Ich verabschiede meine alten Gewohnheiten und spüre wieder Freude am Leben."

Im negativen Morning Glory-Zustand haben wir wenig Kontakt zu unserer Lebensaufgabe und unserem Sinn im Leben. Wir wissen nicht, warum wir hier sind und beginnen deshalb unbewusst oder bewusst zunehmend mit selbstschädigendem Verhalten.

Warum sollte man auch auf sich achten und für sich sorgen, wenn man ohnehin keinen tieferen Sinn in dem, was man gerade tut oder ist, entdecken kann. Dann kann dieses Leben, das so ziellos seine Kreise zu ziehen scheint, auch in kleinen Stückchen mehr oder weniger unauffällig aufgegeben werden. Das geschieht nicht unbedingt vorsätzlich, sondern schleicht sich so langsam ins Leben ein. Man beginnt, sich immer ungesünder zu ernähren, ignoriert die Ruheimpulse des Körpers, raucht mehr als sonst, trinkt Kaffee statt Tee und geht zu spät ins

Bett.

Man lässt sich einfach gehen oder betreibt Raubbau an sich durch zu viel Arbeit oder exzessives Surfen im Internet. Langsam und mit lässiger Geste fängt man an, seine Gesundheit und mehr und mehr sein Leben wegzuwerfen. Das kann ganz intensiv in extremen Phasen oder chronisch über einen längeren Zeitraum stattfinden. Das Leben mit seinem großen Angebot macht keinen Eindruck mehr auf einem. Man ist gelangweilt und schleicht sich auf irgendeine Weise langsam davon – in Passivität oder übertriebener Aktivität. Beides ist schädlich und lebensfeindlich.

Hintergrund ist das Gefühl der Sinnlosigkeit. Vielleicht hatte man sich Ziele gesetzt, sein ganzes Herzblut hinein gegeben, und sie schlugen fehl. Was macht man dann noch hier? Oder man hat sein ganzes Wesen, seine ganze Kraft in eine Beziehung investiert, hat alles gegeben und ist letztendlich einfach abserviert worden. Oder die 20 Jahre Erziehungsarbeit, die mit aller Liebe und Fürsorge geleistet wurden, ist mit einem Schlag nicht mehr wichtig. Der Sohn hat sich für einen Studienplatz im Ausland entschieden. Worin soll man dann noch seine Existenzberechtigung, die Lust am Leben erkennen? Im ersten Moment zumindest. Oder das Dauer-Engagement im Job wird nach 30 Jahren mit einer Kündigung oder der Unterstellung unter einen Schlauberger, der frisch von der Uni kommt, quittiert. Es gibt sehr viele Beispiele und sicher kennen wir alle bei uns selbst oder in unserem Umfeld auch welche, die einem in sich zusammensacken lassen. Entweder haben wir noch gar nicht unseren Lebenssinn gefunden oder wir hatten ihn und er wurde uns entzogen. Beides sind die Ausgangsposition für einen möglichen Morning Glory-Zustand in seiner destruktiven Form.

Innere Lähmung, Enttäuschung, Frustration, Desillusionierung, Ausgelaugtsein, seelische und geistige Müdigkeit und Erschöpfung, die durch eine dauerhaft ungesunde Lebensweise aufrechterhalten und noch verschärft werden.

Das Leben ist einem egal geworden und das eigene Überleben auch. Bei Morning Glory ist das Gefährliche, dass die Situation mit der Zeit gar nicht mehr so trist wahrgenommen wird, sondern dass man unterbewusst meint, wieder die Kontrolle zu haben und über sein Leben wieder zu bestimmen, indem man eben bestimmt, es lässig und locker zu ignorieren und es auf seine Weise hinter sich zu lassen.

Man ist genervt, enttäuscht, wütend, traurig, über die Ungerechtigkeiten aufgebracht, eigentlich völlig am Ende und sieht aber nicht ein, dass man sich damit jetzt auch noch auseinandersetzen soll. Als letzte Strafe praktisch. Stattdessen schlendert man langsam oder in einer Hyperaktivität davon und tut alles, um sich nicht mehr spüren zu müssen. Was ist einem denn geblieben? Nichts. Was hat man dann zu verlieren? Auch nichts. Also wo liegt das Problem? Es gibt keines.

Das ist ein desolater seelischer Zustand. In seinem Extrem bedarf er therapeutischer Behandlung, denn er bedeutet langfristig ein Selbstmord auf Raten. Morning Glory ist eine sehr wirkungsvolle Blüte in dieser Situation, um wieder Morgenduft zu riechen, überhaupt seine Sinne wieder zu spüren, seinen Körper und dessen Bedürfnisse wieder wahrzunehmen und ihnen zu folgen, sein Herz zu erweichen, was auch den verdrängten Schmerz wieder nach oben ins Bewusstsein spülen wird, die Sonne auf seiner Haut zu spüren, sich vom Wind erfrischen zu lassen.

Man beginnt ganz langsam wieder zu leben mit allem, was dazugehört. Dazu gehören auch der auftauchende Schmerz, die Traurigkeit um diese lange selbstschädigende Zeit, die man sich angetan hat, die Härte, mit der alle seelischen Bedürfnisse niedergeknüppelt wurden, da es Wichtigeres zu tun gab oder da man sie einfach nicht mehr haben wollte. Es ist erst einmal ein nicht so schönes Erwachen. Aber an diesem Anfang, an dem die Selbstbetäubung nachlässt und man wieder zum Leben erwacht, kommt man nicht vorbei. Es ist wichtig, für alle Fälle einen guten Therapeuten an seiner Seite zu haben, falls man hier und da eine professionelle Krisenintervention braucht. Der kranke Zustand, aber auch der erste Teil der Heilung dürfen nicht unterschätzt werden. Er befindet sich haarscharf am Rande zum Abgrund.

Morning Glory hebt uns sanft, aber sicher langsam heraus und erinnert uns daran, wer wir sind. Ein Kind auf dieser Erde, die wir uns als Lebensort ausgewählt und wegen ihrer Wärme, Buntheit und Liebe so sehr gewünscht haben. Das stolze Produkt einer langen Ahnenreihe, die viel Schweiß und Blut gegeben hat, damit wir ganz da vorne als Jüngster stehen können. Eine wertvolle Persönlichkeit, ohne die die Welt unvollständig wäre. Es würde etwas fehlen, ein unabkömmliches Glied in der Kette, im Reigen der unsichtbaren Weltordnung. Ein ganz besonderer Mensch, den es in dieser Form nur einmal auf der Welt gibt, und dessen Einzigartigkeit gebraucht wird. Ein wertvoller, einzigartiger Mensch, ohne den die Welt unvollkommen wäre. Egal, ob er gerade einen tollen Job hat oder nicht, ob er gerade Leistung bringen kann oder nicht, ob er gerade Geld hat oder nicht, ob er gerade einen Partner hat oder nicht, ob er Freunde hat oder nicht, ob er gut aussieht oder nicht, ob er zu dick ist oder nicht, ob er seine angestrebte Prüfung bestanden hat oder nicht......

Egal, er ist einzigartig und einmalig auf der Welt und die Welt wäre ohne dieses lebendige Puzzlestück unvollständig. Sie wäre ärmer und nicht das, was sie mit ihm sein kann.

Je mehr er sein Dasein annimmt und lebt, in seiner ganz besonderen Weise, wie nur er es kann, erfüllt er seinen Sinn. Immer.

Jugendliche können Morning Glory brauchen, wenn sie auf der Suche nach ihrem Sinn sind, beruflich, privat, als Mensch, wenn sie die Umbruchphase der Pubertät nicht nur unsicher, sondern destruktiv macht, besonders sich selbst gegenüber, da sie keinen Sinn in ihrem Leben und der ganzen Welt erkennen können.


## FEINSTOFFLICHE UNTERSTÜTZUNGEN

Edelsteine
- Labradorit
- Edelopas
- Orangefarbener Aventurin
- Für Kraft: Feueropal

Ätherische Öle
- Bergamotte
- Cassia
- Myrte


## BEWUSSTSEINSARBEIT

Körper- und Energiearbeit
- Reinigungsmethoden jeder Art (körperlich: Fasten, seelisch-geistig: Heilende Laute, Atemübungen aus dem Yoga. Glaubenssätze herausfinden und verabschieden bzw. falls systemisch: an die entsprechenden Familienmitglieder zurückgeben und dort lassen)
- Arbeit mit allen Chakren
- Wichtig allgemein: die gewählten Übungen regelmäßig zur gleichen Zeit ausführen, um die bisherigen Verhaltensweisen zu durchbrechen. Abwehr und Widerstände dazu wahrnehmen und da sein lassen (nicht bekämpfen) und dennoch weitermachen mit dem neuen Programm.
- Mit Affirmationen arbeiten. Visionen entwickeln, Collagen dazu machen und in der Wohnung aufhängen

-   Regelmäßige Ess- und Schlafrhythmen einführen und halten

Malthemen
-   Das Dunkle/Destruktive in mir und seine Wandlung ins Licht
-   Wiedergeburt ins Licht und einen erfüllenden Sinn im Leben
-   Selbstbild: sein Wesen, das optimal mit allem versorgt und genährt wird, körperlich-seelisch-geistig.

Seelenreise
-   Reise zu seinem inneren Jupiter (Persönlichkeitsanteil für Sinn, Glück und Erfüllung). Wie und wo lebt er? Wie sieht er aus? Sich vor ihm verbeugen und ihn fragen, was man braucht, um wieder Lebensfreude spüren und erleben zu können. Was macht den Sinn der momentanen Situation aus? Was macht den Sinn des eigenen Lebens aus? Wie sehen die nächsten Schritte dahin aus? Wie sehen die Schritte zu Erfüllung und Glück für einen ganz individuell aus?

Meditationen
-   Dynamische Meditation zur Abreaktion
-   Alles, was rhythmisch ist: Beobachtung von Ein- und Ausatem, wie er die Nase rein- und rausgeht, in einer stillen Meditation. Atemübungen allgemein und diese immer zum gleichen Zeitpunkt.
-   Essen als Achtsamkeitsmeditation

Astrologische Zuordnungen
-   Jupiter/Saturn/Neptun
-   Jupiter/Neptun/Pluto

# MOUNTAIN PENNYROYAL
Indianernessel (Monardella odoratissima)


## DIE PFLANZE

Die Indianernessel gehört zu der Familie der Lippenblütler. Sie ist eine bis 1,50 Meter hohe, buschige Staude mit duftenden Blüten, die rot, weiß und lila gefärbt sind. Als Blütenessenz werden die weißen Blüten genutzt. Der Stängel ist vierkantig, die Blätter sind behaart und strömen einen aromatischen, der Bergamotte ähnlichen Duft aus. Die Oswego-Indianer stellten daraus einen Tee gegen Erkältung und Erkrankungen der Bronchien her.


## DIE BLÜTENESSENZ

Thema: Mentale Reinigung und konstruktives Denken
Lichtseite: Geistige Offenheit
Schattenseite: Negative Mentalprogramme. Empfänglichkeit für negative Denkweisen, die von außen kommen.
Vision und Lernaufgabe: Bewusstes Wahrnehmen und Nutzen seiner geistigen Rezeptivität für klares Denken und Entscheiden und zur Entwicklung seines geistigen Rückgrats.

„Mein Kopf ist hell und klar."

Mountain Pennyroyal ist eine wichtige geistige Reinigungspflanze. Sie fegt durch die Gedankenwelt und kehrt dabei unsere negativen Denkmuster aus. Diese können sich aus schlechten Erfahrungen und daraus folgendem Schutz- und Abwehrsichtweisen entwickelt haben. Um weitere Verletzungen zu vermeiden, bauen wir unbewusst entsprechende Gedanken auf: „Auf meine Job-Bewerbungen bekomme ich nur Absagen. Männer/Frauen meinen es nicht ernst mit mir. Sex macht keinen richtigen Spaß. Auf Freunde ist kein Verlass, usw."
   Diese Schutzschilder werden in den Geist eingraviert, um eine weitere seelische oder andere Wunde nicht so schmerzhaft spüren zu müssen. Leider hat diese Sicherheitsmaßnahme genau die gegenteilige Wirkung. Sie schützt nicht, sondern sie ruft nach immer neuer Bestätigung. Und die kommt dann auch. Der Teufels-

kreis ist geschlossen und nur schwer zu durchbrechen, da die gedankliche Schutzfront meist unbewusst ihr Werk tut.

Wird uns ein solcher einzementierter Gedanke aber bewusst, unterstützt Mountain Pennyroyal dabei, ihn vollends ins Bewusstsein zu heben und aufzulösen. Wir öffnen uns wieder unvoreingenommen für das, was kommen mag, sei es nun positiv oder negativ. Das Leben erhält wieder Einlass, es wird spannend und kann sich von seinen vielen Seiten zeigen, also auch mit Freude, Lust, schönen Überraschungen, Erfolg und Reichtum auf allen Ebenen. Die nächste Stufe ist das klare Definieren von Wünschen, Bedürfnissen und Zielen und deren Ausstrahlen, in der Überzeugung, dass genau das kommt, was richtig für uns ist. Wir wünschen uns etwas und das Leben wird zeigen, in welcher Form es genau stimmig für uns ist, und uns entsprechend versorgen.

Ein anderer Hintergrund für den negativen Mountain Pennyroyal-Zustand ist eine hohe Empfänglichkeit gegenüber geistigen Kräften und Gedanken, die aus dem näheren oder weiteren Umfeld auf uns einwirken. Diese Energien saugen wir unbewusst auf und sie „bevölkern" unseren Geist. Das können gezielte negative Wünsche von Mitmenschen oder negative Worte und Gedanken aus aller Welt sein.

Wir werden aufgrund unserer hohen Sensibilität von geistigem Müll und dunklen Kräften, die es immer in unserer dualistischen Welt geben wird, überströmt, oft ohne dass wir es merken. Wir fühlen uns dann unwohl, unausgeglichen und vor allem auch sehr unklar. Es fehlt jede Basis für klare Entscheidungen, geistige Eigenständigkeit und verlässliche Aussagen. Dafür sind wir viel zu durchdrungen von fremden und oft destruktiven Sichtweisen und Erwartungshaltungen.

Sicher haben wir eine Affinität zu dem, was auf uns zukommt, auch auf der geistigen Ebene. Aber bei einer übermäßigen Empfänglichkeit, in der jede Instanz zur Wahrnehmung und klaren Unterscheidung fehlt und bei der wir wie ein Staubsauger oder Müllschlucker unterwegs sind, geraten alle Fremdeinflüsse in unser System, auch die dunklen, und wir sind nicht mehr Herr unseres Geistes. Wir sind wie fremdbesetzt und haben jeden Kontakt zu unserer inneren Führung verloren.

Wie alles hat auch diese starke Offenheit eine positive Seite und ein positives Potenzial: Es sind mediale Fähigkeiten, die wir am besten gezielt und konstruktiv zum Einsatz bringen, z.B. mit Channeling, Kontakten zu Engeln, zu unserem höheren Selbst, unserer Seele, einem inneren Ort der Weisheit, unseres inneren geistigen Führers und indem wir die Antennen, die unweigerlich vorhanden sind, in eine fördernde, unterstützende Richtung ausrichten.

Im positiven Mountain Pennyroyal-Zustand sind wir uns unserer geistigen Sensibilität und Offenheit bewusst und gehen entsprechend achtsam mit ihr um: wir öffnen uns gezielt für Eingebungen, Intuition und Inspiration und schützen uns bewusst energetisch vor unerwünschten Fremdeinflüssen. Wir haben eine enge Verbindung zu unserer inneren Stimme, was Entscheidungen vereinfacht und den Aufbau eines eigenen geistigen Rückgrats unterstützt, das weitere Fremdbesetzungen gar nicht mehr möglich macht. Wir sind geistig klar, wir selbst, authentisch und in Abgrenzung zu unerwünschtem, subtilem Einfluss von außen.

Kinder und Jugendliche, die hypersensibel und übermäßig offen im Austausch mit anderen sind, z.B. indem sie schnell Redensarten und Sichtweisen übernehmen, die nicht förderlich für sie sind, sondern sie völlig von ihrem eigenen Wesen entfernen, oder die von viel negativem Denken geprägt sind, das wiederum Negatives anzieht und bestätigt, können sehr gut von Mountain Pennyroyal profitieren. Auch um ihre geistige Haltung mehr und mehr zu entwickeln und zu stärken und damit die übermäßige Einflussnahme ihrer Freunde und Mitschüler zu verringern.


## FEINSTOFFLICHE UNTERSTÜTZUNGEN

Edelsteine
- Bergkristall
- Epidot
- Blauer Saphir

Ätherische Öle
- Bergamotte
- Orange
- Pfefferminze
- Zitrone
- Tannenzapfen


## BEWUSSTSEINSARBEIT

Körper- und Energiearbeit
- Zur Abgrenzung: Sich in einer reinigenden weißen energetischen Schutz-

hülle sehen, wenn man geistig Schutz und Reinigung braucht. Oder in einer anderen Farbe, falls einem intuitiv eine andere einfällt und besser zusagt.

- Rosa ist auch sehr wirkungsvoll, da im Einfluss der Farbe der Liebe viele dunkle Kräfte in sich und um sich herum einfach zerfallen (wie beim Knoblauch oder Kreuz gegenüber Vampiren).
- Körperliche Geste zur Abgrenzung: Die Arme geschlossen nach vorne und dann wie beim Brustschwimmen zur Seite bewegen mit dem Satz: Bis hierhin und nicht weiter.
- Heilende Laute nach Mantak Chia

## Malthemen
- Reinigung des Geistes
- Kopf/Geist mit schützender Energiehülle
- Geistige Grenzen ziehen
- Im Schutz dieser Grenzen: geistige Offenheit und Medialität

## Seelenreisen
- Visualisierung: sich mit weißem Licht umgeben, das unaufhörlich sein Wesen durchströmt und reinigt. Oder: Über die Scheitelmitte weißes, strahlendes, reinigendes Licht Zelle für Zelle durch das Gehirn fließen lassen und seine reinigende Arbeit tun lassen.---
- Reise zum/r inneren geistigen Führer/in: Was rät er/sie, was man zusätzlich tun kann, um sich geistig zu schützen, zu reinigen und zu stärken?

## Meditationen
- Mit Mantren den Mentalkörper reinigen und stärken
- Vipassana
- Zazen

## Astrologische Zuordnungen
- Zwillinge-Merkur/Neptun-Verbindungen (übermäßige geistige Offenheit und Medialität)
- Zwillinge-Merkur/Pluto (negative Besetzung, destruktive Denkweisen)
- Zwillinge-Merkur/Saturn (negative Erwartungshaltungen und Denkmuster zum Schutz und aus Angst vor weiteren Verletzungen)

# MOUNTAIN PRIDE
Bartfaden - (Penstemon newberryi)


## DIE PFLANZE

Diese Bartfaden-Art ist eine kompakte Kleinstaude, die bis zu 25 cm hoch wird. Sie wächst in großen Höhen als alpine Pflanze, wo sie fast nur Stein als Untergrund findet. Trotz dieser äußerst kargen Versorgung trägt sie wunderschöne rote Blüten.


## DIE BLÜTENESSENZ

Thema: Männlichkeit
Lichtseite: Fels in der Brandung
Schattenseite: Angst vor Herausforderungen und schwierigen Situationen
Vision und Lernaufgabe: Den ängstlichen und verkrüppelten Teil seiner männlichen Seite annehmen und lieben lernen als Ausgangspunkt für seine Wandlung. Hindernisse als Möglichkeit zu Wachstum und Reife erkennen.

„Ich setze meine Kraft und Stärke mutig ein. Hindernisse sind Herausforderungen und machen mich stark und unbesiegbar."

Die Pflanze Mountain Pride mit ihrem spartanischen Umfeld, das fast keine Nährkraft bietet, zeigt auf den ersten Blick, über welchen immensen (Über-) Lebenstrieb sie verfügt. Sie ist exaktes Abbild für die Lernaufgabe und die Möglichkeiten des Menschen, der ihre Blütenessenz braucht. Auch in schwierigsten Lebenslagen, die alles abverlangen, in denen man völlig alleine oder mit dem Rücken zur Wand steht und seine Grenzen längst überschritten glaubt, gibt es noch die Möglichkeit, zu überleben und zu seiner vollen Entfaltung zu gelangen. Denn gerade diese Situationen aktivieren das tatsächliche Potenzial, das im normalen Alltag gar nicht gebraucht wird und deshalb auch nicht abgerufen werden kann.

Lässt man sich auf eine solch extreme Herausforderung ein, werden bis dahin unbekannte Kräfte wachgerufen, die Sicherheit und Selbstvertrauen für den Alltag und natürlich für die nächste Extremsituation geben. Es entstehen Mut und Kampfgeist, die stählen und ein völlig neues Selbstbild in Bezug auf seine Männlichkeit (auch in der Frau) entstehen lassen. Das Gegenteil davon ist der ängstliche Rückzug oder eine vorgespielte Gleichgültigkeit. Erster Schritt ist die liebevolle Akzeptanz dessen, was ist, um dann diesem ängstlichen Anteil visuell eine Kraft an die Seite zu stellen oder in Erinnerung an früher erfolgreich geschlagene Schlachten die ursprünglich vorhandene Power wieder wachzurufen und Mountain Pride als Blütenessenz zu verabreichen.

Angst ist bis zu einem gewissen Maß von Nutzen, als erstes Warnzeichen vor Gefahr. Die Frage und Freiheit ist, wie man damit umgeht. Nährt sie eine gesunde Vorsicht und Wachsamkeit oder lähmt sie bis zur Tatenlosigkeit? Aktiviert sie die absolute Manneskraft, um ihr heldenhaft als Krieger zu begegnen oder treibt sie in die Flucht. Hintergrund einer lähmenden Ängstlichkeit kann z.B. die Einschüchterung durch Autoritätspersonen wie dem Vater oder Lehrer sein, die klein machten bis zum Brechen des Rückgrats. Dann ist es schwer und ein langer Heilungsweg, sich aufzurichten und aufrecht seinen Weg zu finden und zu gehen. Dazu bedarf es der Geduld, Ausdauer und manchmal auch therapeutischer Hilfe.

Im positiven Mountain Pride-Zustand gehen wir den Weg des mutigen Kriegers, der es wissen will und der Gefahr und den noch so widrigen Umständen ins Auge sieht, sich an ihnen misst und an ihnen wachsen und reifen möchte.

Kinder, insbesondere Jungs, können Mountain Pride brauchen, wenn sie langsamer und schüchterner sind als ihre Freunde und neben der stützenden Liebe ihrer Eltern einen Energieschub brauchen, um sich durchzusetzen, sowie vor neuen schwierigen Situationen (Schulanfang, Wechsel auf eine höhere Schule etc.).


## FEINSTOFFLICHE UNTERSTÜTZUNGEN

Edelsteine
- Hämatit
- Bergkristall

Ätherische Öle
- Rosmarin
- Kampfer
- Zirbelkiefer
- Zypresse

BEWUSSTSEINSARBEIT

Körper- und Energiearbeit
- Marathon
- Kampfsport

Malthemen
- Der Fels in der Brandung
- Als erfolgreiche/r Held/in sein in meinem Leben
- Krieger/in beim Sieg nach einer schwierigen Schlacht

Seelenreise
- Sich eine derzeit sehr schwierige Situation, einen Neuanfang o.ä. vorstellen und die Kräfte in sich selbst oder außen als Figur auf einer Leinwand anwachsen lassen, bis man weiß, dass man die Situation mutig und erfolgreich bestehen wird und dann sehen, wie man auf sie zugeht und sie löst.

Meditation
- Kampfsportarten, ausgeführt im Geist des Zen, zur weiteren Unterstützung: Zazen

Astrologische Zuordnungen
- Mars/Saturn
- Sonne/Saturn

# MUGWORT
Beifuß (Artemisia douglasiana)

## DIE PFLANZE

Der Beifuß gehört zu der Familie der Korbblütler. Die bis zu zwei Meter hohe Staude mit oft rötlich angelaufenen Stängeln trägt im oberen Teil lange Rispen mit kleinen, gelben Blütenkörbchen. Ihre Blätter sind an der Oberseite dunkelgrün, während die Unterseite silbrig-grün gefärbt ist. Der Beifuß ist bekannt für seinen bitteren Geschmack und wird als Gewürz und als Gegenmittel bei Infektionen genutzt. Die hier verwendete Art wird auch Traumkraut oder Präriebeifuß genannt. Sie wurde von den Indianern als Räucherungen zum Schutz gegen Dämonen und Geister eingesetzt.

## DIE BLÜTENESSENZ

Thema: Klarheit trotz hoher emotionaler Sensibilität
Lichtseite: Offenheit für die Traumwelt
Schattenseite: Abdriften in auflösende Gefühle. Mangel an Wahrnehmungs- und Unterscheidungskraft.
Vision und Lernaufgabe: Fähigkeit, die mit seinen Antennen für die Traum- und Anderswelt gemachten Erfahrungen im Alltag einzuordnen und dabei auf dem Boden zu bleiben.

„Ich bin offen für außerkörperliche Erfahrungen und nehme sie bewusst wahr."

Im blockierten Mugwort-Zustand ist aufgrund einer hohen Emotionalität die bewusste Wahrnehmung von Träumen und spirituellen Erfahrungen nicht möglich. Wir verlieren uns so in unseren Gefühlen, unserer Empfänglichkeit und emotionalen Sensibilität, dass die geistige und spirituelle Ebene vollkommen vernebelt wird.

Es bestehen zwar ein Draht zur anderen Welt und eine hohe Rezeptivität für Botschaften aus Träumen und außerkörperlichen Erfahrungen im Schlaf. Es fehlt aber die Klarheit, diese bewusst wahrzunehmen und für sich zu verwerten. Alles scheint verschwommen und man fühlt sich überwältigt und aufgesaugt von seinen

Gefühlen.

Was außerhalb der direkt greifbaren und rationellen Welt stattfindet, wird schemenhaft erkannt und verschwindet dann wieder hinter einer Nebelwand von hingebungsvollen Gefühlen, die romantisiert oder hysterisch sein können. Das feine, überschwemmende Gefühl bestimmt den Mugwort-geprägten Menschen und er ergibt sich diesen Empfindungen gerne. Es ist seine Art, sein Ego hinter sich zu lassen und mit dem zu fließen, was ist, allerdings in einer kindlichen Art. Der Bezug zur physischen Welt und Wirklichkeit erscheinen dagegen trist und nicht sehr spannend. Man lässt sich lieber treiben wie in einem Boot ohne Steuermann. Es fehlt die ausgleichende Seite der bewussten Selbstreflexion und Lebensgestaltung.

Der Mensch lebt normalerweise in diesem Spagat und hat die beiden Pole in Balance zu halten. Das Abdriften in nur eine der beiden Welten blockiert seine Entfaltung und Weiterentwicklung. Das ist im negativen Mugwort-Zustand der Fall. Die Hingabe an seine Gefühle nimmt den ganzen Raum ein. Romantische Träume und Sehnsüchte oder das Leid ihrer Enttäuschung, die schwer begreifbare Desillusionierung übernehmen die Führung und lassen den Menschen haltlos mittreiben. So schön Emotionalität und Hingabe sind, im neptunischen Bereich werden sie so endlos, dass beim fehlenden Gegenpol nicht nur die Alltagstauglichkeit schwindet, sondern auch die Erkenntniskraft für Träume und seine Intuition, die über diese empfindsamen, medial begabten Menschen ihre Verwirklichung in der Realität finden möchten. Das ist hier nicht möglich, da das gesamte Energiesystem von Gefühlseindrücken überwältigt und besetzt ist.

Im positiven Mugwort-Zustand können wir unsere Träume bewusst wahrnehmen und Klarheit in die Prozesse und Erfahrungen bringen, die sich außerhalb unserer rationellen Wahrnehmung befinden. Die Blütenessenz bringt uns über die abgegrenzte, enge Körperebene hinaus. Dabei heben wir nicht ab, sondern können unser Bewusstsein damit erweitern. Unsere hohe Aufnahmebereitschaft bereichert unser Leben und wir finden in den Alltag, in den wir unsere außergewöhnlichen Erfahrungen und Einsichten konkret einfließen lassen. Das ist die neptunische Art, Fürsorge zu zeigen, und die Basis, um vielleicht auch andere Menschen auf ihrem Weg in die Traumwelt zu begleiten und wieder zurückzubringen.

Die Verbindung von Traum- und Anderswelt und dem Alltag wird bewusst gelebt, in diesem Fall mit einer engen Beziehung zum Mond, zu Gefühl und vor allem Mitgefühl, bei dem der Mensch mit beiden Beinen auf dem Boden bleibt.

Für Kinder und Jugendliche kann Mugwort hilfreich sein, wenn eine hohe Sensibilität, Emotionalität und sehr viel Phantasie zu sehr von der Realität entfernen.

## FEINSTOFFLICHE UNTERSTÜTZUNGEN

Edelsteine
- Aquamarin
- Hellblauer Mondstein
- Sugulith
- Zum Erden: Achate

Ätherische Öle
- Myrrhe
- Weihrauch
- Vetiver
- Sandelholz
- Zeder

## BEWUSSTSEINSARBEIT

Körper- und Energiearbeit
- Alles, was erdet und klärt: praktische Alltagstätigkeiten, Sport, Gartenarbeit, Frühjahrsputz.
- Tagebuchschreiben, die Gefühle und Erfahrungen in Worte fassen
- Die Erfahrungen künstlerisch umsetzen

Malthemen
- Meine wichtigen Träume und/oder jeweils der letzte Traum, den ich hatte.
- Meine Gefühle
- Als Herrscher/in der Traum- und Anderswelt mit beiden Beinen fest auf dem Boden

Seelenreise
- Reise zum inneren Kind und sich seine Träume und Sehnsüchte sagen und zeigen lassen. Klare, konkrete Umsetzungen dafür finden und auftun. Fragen, was es zu seiner Heilung und als seelische Nahrung braucht. Auch hierfür konkrete Pläne machen und sie auch umsetzen.

Meditationen
- T'ai Chi
- Vipassana, Zazen

Astrologische Zuordnung
- Mond/Neptun

# MULLEIN
Königskerze (Verbascum thapsus)

## DIE PFLANZE

Die kleinblütige Königskerze gehört zu der Familie der Rachenblütler und wird bis zu zwei Meter hoch. Ihre trichterförmigen Blüten sind gelb. Sie besitzen einen Kelch, der in fünf lanzettenförmige Lappen geteilt ist. Die Blütezeit ist von Juli bis August. Die Königskerze wächst an sonnigen, steinigen Plätzen an Weg- und Waldrändern.

## DIE BLÜTENESSENZ

Thema: Selbstentfaltung und Aufrichtigkeit
Lichtseite: In Verbindung mit seiner Intuition. Ehrlichkeit.
Schattenseite: Kein Vertrauen in seine innere Stimme. Daher Schwierigkeiten, sein Potenzial zu erfassen und umzusetzen. Unentschlossenheit, Unehrlichkeit.
Vision und Lernaufgabe: Offenheit für die Eingebungen durch seine Seele als Basis für eine aufrechte und aufrichtige Entfaltung seiner einzigartigen Persönlichkeit.

„Ich höre auf meine innere Stimme und erkenne meine Aufgabe und meine Fähigkeiten."

Die gerade und stabile Haltung der Pflanze in Kombination mit ihren sonnengelben Blüten sagen genau aus, welche Wirkung ihre Blütenessenz hat. Mullein richtet uns auf zu unsrer echten Größe, zu einer aufrichtigen Lebensweise und zur Treue zu unserem wahren Wesen. Dazu bedarf es einer engen Verbindung zu unserer inneren Stimme, die uns die Lösung oder Vision für ein gerade bestehendes Problem vermittelt. Um sie wahrzunehmen, müssen wir klar und leer sein. Das kann durch regelmäßige Meditation, Körper- und Energiearbeit oder eine andere Form der inneren Klärung (Aufenthalt in der Natur, Sport etc.) erreicht werden. Je mehr wir mit unserer vollen Aufmerksamkeit im Moment sind, umso leichter empfangen wir die Antwort auf wichtige Fragen durch unsere Intuition.

Im blockierten Mullein-Zustand ist diese Verbindung nur schwach oder findet gar nicht statt. Das macht unsicher, unklar und unentschlossen. Wir stehen nicht aufrecht wie die Pflanze, sondern hängen in der Luft ohne diese innere Führung. Eine gerade Ausrichtung und Linie ist schwerlich zu erkennen, weder für uns selbst noch für andere. Da der Kontakt nach innen so schwach ausgeprägt ist, fehlt es oft an der dazugehörigen Wahrhaftigkeit. Es ist noch keine Instanz der eigenen Ethik entwickelt worden, nach der wir handeln, nicht, weil es sich so gehört, sondern weil man es nach eigenen Maßstäben in Verbindung zum Ganzen für richtig hält. Diese innere Ethik baut auf und trägt auch zur aufrechten Haltung des Menschen bei.

Im negativen Mullein-Zustand gibt es diese Instanz nicht und man orientiert sich ersatzweise an wesensfremden Vorgaben und Richtlinien oder entzieht sich völlig diesem Thema. Man lügt, täuscht und betrügt, sich selbst und andere.

Im positiven Mullein-Zustand haben wir einen guten Kontakt zur inneren Stimme. Mullein  lässt sie hörbarer und gewichtiger werden für unsere Entscheidungen und unser Selbstverständnis. Sie bekommt den ihr gebührenden Raum und prägt unser Leben, das dadurch authentischer und aufrichtiger wird. Wir erhalten eine verlässliche Stütze und bewegen uns sicher und innerlich stabil auf unserem Weg. Mit diesem inneren Halt entwickelt sich eine geerdete und gleichzeitig an die Eingebungen der geistigen Welt angeschlossene Persönlichkeit.

Besonders wichtig und hilfreich ist Mullein in Situationen mit viel Gegenwind und anderen Meinungen im Umfeld, in denen es Kraft kostet, mit Standfestigkeit seiner inneren Überzeugung und seinem Wesen treu zu bleiben.

Mullein ist eine große Unterstützung, um sein eigenes Rückgrat aufzubauen und zu seiner eigenen Autorität zu werden.

Kinder und vor allem Jugendliche, die im Sog des Gruppenzwangs erst gar nicht zu sich finden oder immer wieder von der eigenen Intuition abgelenkt werden und sich in Situationen wiederfinden, die eigentlich nicht mit ihrem eigenen

Denken und Fühlen im Einklang sind, können durch Mullein lernen, auch innerhalb von Gruppen sich selbst zunehmend treu zu sein.


## FEINSTOFFLICHE UNTERSTÜTZUNGEN

Edelsteine
- Goldberyll (für inneres Licht)
- Amethyst (Intuition)
- Rauchquarz (Kontakt zu sich selbst)
- Sodalith (Treue zu sich selbst)

Ätherische Öle
- Palmarosa
- Muskatellersalbei
- Zeder


## BEWUSSTSEINSARBEIT

Körper- und Energiearbeit
- Arbeit mit dem Solarplexus- und Stirnchakra
- Entsprechend gelber und royalblauer Aura-Soma Pomander
- Für die Öffnung nach oben: Kronenchakra, violetter Pomander
- Für die aufrechte Haltung über den Körper: Hatha-Yoga
- Zur unterstützenden Heilung von Haltungsschäden: Osteopathie, craniosakrale Therapie

Malthemen
- Aufrichtigkeit und Treue zu sich selbst in schwierigen Situationen
- Selbstbild als aufrechte Persönlichkeit mit eigenem Rückgrat

Seelenreise
- Seelenreise zu dem inneren Vater (als Saturn, der stützende Anteil). Wie lebt er? Wie sieht er aus? Sein Umfeld? Wie geht es ihm? Was rät er, um sich zu stabilisieren, Haltung einzunehmen, als aufrechter und aufrichtiger Mensch durchs Leben zu gehen? Was will er, um gestärkt zu werden?

Welche saturnischen Eigenschaften (Disziplin, Ausdauer, Durchhaltevermögen etc.) müssten mehr entwickelt werden, um sein eigener Herr und Meister, seine eigene Autorität zu werden, besonders in Bezug auf seine Selbstentfaltung, Selbstausdruck, Kreativität, Selbstpräsentation, Selbstbewusstsein (Sonne)?

Meditationen
- Regelmäßig Qi Gong oder Hatha-Yoga
- Zazen

Astrologische Zuordnungen
- Sonne/Saturn
- An zweiter Stelle auch andere Saturnkonstellationen zu persönlichen Planeten wie Mond, Merkur, Venus und Mars
- Bei Unehrlichkeit und sich entziehen: Sonne/Neptun

# NASTURTIUM
Kapuzinerkresse (Tropaeolum majus)

## DIE PFLANZE

Die Kapuzinerkresse gehört zur Familie der Kapuzinergewächse. Die einjährige Pflanze produziert meterlange Triebe, sofern man ihr die Möglichkeit und die Kletterhilfe bietet, an der sie sich entlangschlängeln kann. Jeder kennt auch hier in Europa die rundlichen, orange- und rotfarbenen Blüten. Außer als aufmunternder Anblick kann die Kapuzinerkresse auch als Salatbeigabe dienen. Sie hat einen scharfen, pfeffrigen Geschmack.

## DIE BLÜTENESSENZ

Thema: Wiedereinzug von emotionaler und körperlicher Lebendigkeit
Lichtseite: Geistige Stärke

Schattenseite: Einseitige Betonung des Intellekts
Vision und Lernaufgabe: Wieder Vitalität, Lust und Gefühl in sein bisher einseitiges Leben einziehen lassen.

„Mein Körper und meine Gefühle erwachen wieder und ich fühle mich voll Saft und Lebendigkeit."

Das leuchtende Orange der Kapuzinerkresse spricht schon für sich. Es aktiviert und erfrischt unser ganzes Wesen. Das ist im negativen Nasturtium-Zustand auch dringend notwendig. Nasturtium brauchen wir, wenn wir viel auf intellektueller Ebene arbeiten oder von unserem Wesen her eher vergeistigt und im Kopf sind.

Durch zu viel Ansammlung von Wissen und die ständige Auseinandersetzung damit wird unsere Lebensenergie allein auf die geistige Ebene konzentriert und die übrigen Lebensbereiche gehen mehr oder weniger leer aus. Es findet keine ausgeglichene Verteilung über unser ganzes System statt. Dadurch vermindert sich unsere Lebendigkeit im Gefühlsbereich und auf körperlicher Ebene. Wir haben den Eindruck von „Verstaubtheit", Kopflastigkeit und mangelnder Vitalität, Frische und Lebensfreude. Der ganze Fokus ist auf den Kopf und seine Arbeit gerichtet. Unser Wesen ist auf den Geist reduziert. Der Rest wird auf später vertröstet, wenn wir wieder mehr Zeit haben, wenn die jetzige Arbeit abgeschlossen ist, wenn weniger Stress ist, also nie.

Diese Reduktionskost für Körper und Seele ist in Extremphasen und damit vorübergehend machbar, z.B. in der Endphase einer Hausarbeit, Doktorarbeit, bei der Vorbereitung auf eine Steuerprüfung etc. Wird sie zum Dauerzustand, trocknen wir zunehmend aus und vernachlässigen nicht nur, sondern verraten die anderen Bedürfnisse und Potenziale in uns. Ein Großteil unserer Persönlichkeitsanteile wird mit kleinen Häppchen oder gar nichts abgespeist. Neben der zunehmenden Unzufriedenheit wird sich diese Selbstverleugnung langfristig auch durch körperliche Beschwerde- und Krankheitsbilder bemerkbar machen. Alarmstufe rot. Bitte wieder mehr Leben und Vielseitigkeit einziehen lassen!

Nasturtium ist eine fantastische Unterstützung, um aus der reinen Kopflastigkeit herauszukommen und wieder zu einem rundum lebendigen, vitalen Menschen mit sprühender Lebenskraft zu werden. Wir werden wach geküsst zu einem allumfassenden Leben, spüren unser inneres Feuer, unsere Lebenswärme und Lebenslust und räumen zunehmend Platz frei für einen energievollen Körper, eine saftige Sexualität, für tiefe, mitreißende Gefühle, mehr Herz, für unsere Sehnsüchte und Träume, für die große, weite Welt, die sich unter dem völlig zum Alleinherrscher gewordenen Geist getummelt hat und nur darauf wartet, wieder an unserem Leben teilnehmen zu dürfen. Nasturtium durchströmt uns mit Licht und Farbe und unser Leben findet wieder auf allen Ebenen statt.

Im positiven Nasturtium-Zustand sind wir wieder offen für die Buntheit, Frische und Vielgestaltigkeit des Lebens. Die bisherige Dominanz des Geistes ist gebrochen. Seele und Körper haben ihren Platz wieder gleichberechtigt eingenommen und strahlend die Bühne unseres Lebens zurückerobert.

Kinder und Jugendliche, die so mit Lernstoff abgefüllt und Lernanforderungen überhäuft sind, dass dauerhaft keine Zeit mehr für frische Luft, Bewegung, Sport, Spielen, Freunde und die erste große Liebe ist, werden durch Nasturtium genauso wieder zur Vitalität und ein allumfassendes Leben zurückgeführt wie Studenten und  Azubis zur Prüfungszeit.

## FEINSTOFFLICHE UNTERSTÜTZUNGEN

Edelsteine
- Karneol (Feuer, Sex)
- Rhodochrosit (Herz)
- Rotbrauner Jaspis (Erde)
- Farbenfrohe Achate (Erde)

Ätherische Öle
- Ylang-Ylang
- Rose
- Jasmin
- Rosmarin
- Bergamotte
- Orange
- Vetiver

## BEWUSSTSEINSARBEIT

Körper- und Energiearbeit
- Atem- und Körperarbeit aller Art. Alles, was den Körper, die Lust, die Gefühlswelt aktiviert und wieder in Bewegung und Schwung bringt.

- Rot, orange, rosa verstärkt in sein Leben bringen (Kleidung, Möbel, Geschirr etc.)
- Roter, orange-farbiger und rosa Aura-Soma-Pomander.
- Sich in der Natur aufhalten und draußen Sport treiben. Auch: Sonne, Licht, Wasser.

## Malthemen
- Mit rot und orange malen
- Energie-Feuerwerk
- Selbstbild mit Vitalität, Lebenskraft- und –saft durchdrungen

## Seelenreisen
- Sich mit orange-rotem Licht umgeben und die Energie mit jeder Pore seines Seins aufsaugen und aufnehmen und dann in sich nachspüren und nachfragen, was als nächstes ganz dringend im Leben anliegt und wie man es sofort oder sehr zeitnah umsetzen könnte.
- Reise zu seinem inneren Mars (Tatkraft, Initiative, sexuelle Urkraft), seiner inneren Waage-Venus (Liebe, Beziehung), seinem inneren Mond (Gefühle, inneres Kind), je nach Bedarf, am besten jeden Tag zu einem anderen Persönlichkeitsanteil, und ihre Befindlichkeit und vor allem ihre Bedürfnisse erkunden: wie sieht sie/er aus? Wie geht es ihr/ihm? Was wünscht sie/er sich? Wodurch kann man sie/ihn am besten nähren?

## Meditation
- Alle Körpermeditationen

## Astrologische Zuordnungen
- Zwillinge-Merkur/Sonne, /Merkur, /Venus, /Mars (Lesen und Lernen über alles)
- Zwillinge-Merkur/Jupiter (ewiger Student)
- Zwillinge-Merkur/Saturn (Geist als Beruf und/oder ständige Pflicht)
- Zwillinge-Merkur/Uranus-Verbindungen (dauer-inspiriert, über den Wolken)

# NICOTIANA
Ziertabak (Nicotiana alata)


## DIE PFLANZE

Der Ziertabak erreicht eine Höhe von 75-90 cm. Seine großen, ovalen Blätter sind hellgrün und leicht behaart. Die sternförmigen Blüten der hier verwendeten Art sind weiß und duften vor allem in der Abendzeit.


## DIE BLÜTENESSENZ

Thema: Gelebte Empfindsamkeit
Lichtseite: Seine Sensibilität auch und gerade in dieser Welt zulassen.
Schattenseite: Sich seelisch völlig zurückziehen und abtöten, da die harte, lieblose Welt nicht ertragen werden kann.
Vision und Lernaufgabe: Seine seelische Empfindsamkeit wieder spüren, durch energetischen Schutz und Meditation stärken und heilend in dieser Welt kanalisieren.

„Ich lebe meine Sensibilität und erfülle mich und die Welt damit."

Durch Rauchen wird die geschundene oder überempfindliche Gefühlswelt betäubt und damit vor weiteren Verletzungen geschützt. Das physische Herz schlägt durch den Nikotineinfluss schneller, die seelische Ebene wird taub gemacht. Weitere Überforderungen oder gar Traumata, sei es nun des Herzens, der Seele oder des Körpers sind nicht mehr erträglich. Das Maß ist voll und der Mensch muss diese Notbremse ziehen, um aus seiner Sicht und seinem Empfinden heraus weiter existieren zu können. Der Schmerz ist zu groß, die unerfüllte Sehnsucht nicht mehr auszuhalten, der Abschiedsschmerz so unermesslich durchbohrend, dass ein Notpflaster darüber geklebt werden muss, im wahrsten Sinne des Wortes.

Dieser Schutzklebstoff (Teer) härtet aus und das tun dann auch das Herz und der Körper. Es entsteht entweder Härte aus der geschaffenen Gefühllosigkeit oder man gibt sich kühl und distanziert, was weitere Annäherungen abwehrt. Auch das wird durch die Selbstbetäubung bis Selbstabtötung möglich. Noli tangere (Bitte nicht berühren!). Wobei der kühle Anteil ins Reich von Uranus gehört.

Durch Nikotin wird man immun gegenüber der rauen Außenwelt und den innewohnenden Verletzungen, aber auch gegenüber den oft in die endlose Leere zielenden Sehnsüchten. Es scheint manchmal, dass das Innere wie ein schwarzes Loch ist, das nie gefüllt, geschweige denn gesättigt werden kann. Die Sehnsucht hat sich so aufgestaut und immer mehr von der unerträglichen Realität entfernt, dass eine Erfüllung völlig unmöglich erscheint. Trifft man dann jedoch auf einen neptunisch Gleichgesinnten und tauscht sich in stiller Nähe aus, ist schnell alles wieder gut. Also Absättigung ist durchaus machbar.

Da die Sehnsucht nach dem Unerreichbaren aber zum neptunischen Bild gehört, bedarf es großer Überwindung, sich klar zu machen, dass ein Ende dieses Leids erst möglich ist, wenn man die Gegenseite Jungfrau mit einschaltet. Das erscheint unheimlich schwierig, einengend, artig. Es rettet aber vor weiteren Fehlgriffen als Projektionsfläche seiner verzehrenden Liebe, seiner zerfließenden Gefühle und vor einer unpassenden Auswahl von Sexualpartnern, die mit Rambokräften und –händen über den empfindsamen Körper hinweggehen, der sich danach für lange Zeit wie eine Muschel verschlossen halten wird, um weiteren Unbill dieser Art zu verhindern.

Die Jungfraukraft ermöglicht das Unterscheidungsvermögen, das notwendig ist, um passende und garantiert Leid bringende Einflüsse auseinander zu halten und sich zur Abwechslung für eine erfüllende Herzens- und Körperbegegnung zu entscheiden. Das Sehnen könnte dann immer noch gelebt werden durch eine Entfernungsbeziehung, unterschiedliche Arbeitsschichten usw. Eine rein zweckorientierte Alltagsbegegnung empfiehlt sich dagegen weniger. Da wird sich der neptunische Anteil zuerst seelisch und später auch körperlich entziehen.

Nicotiana-geprägte Menschen müssen sich einen Schutzraum, einen sicheren Rückzugsort im Leben bewahren, in dem sie sich regenerieren, in dem sie anders sein, still sein können, meditieren oder einfach gar nichts tun.

Im Umgang mit der Außenwelt brauchen sie die Mitarbeit von Jungfrau für die Unterscheidung von nährenden und schädigenden Einflüssen. Sie dürfen auch nein sagen.

Im positiven Nicotiana-Zustand hat man die Betäubung seiner Seele bzw. seines Körpers wieder aufgehoben und sich seinen tiefen Wunden und Bedürfnissen gestellt. Das tut weh. Stellt aber den Weg in die neue Lebendigkeit dar. Nicotiana erleichtert diesen Weg und stützt einem dabei. Man hat sich innerlich darauf eingestellt, dass die Empfindsamkeit nur in ausgewähltem Kreis frei und offen gelebt werden kann und weiß sich auf seine Weise in unbewusstem, ruppigem Umfeld abzugrenzen. Neptun darf endlos sein, aber nur da, wo er auch auf Verständnis und gegenseitiges Nähren trifft. Dadurch können das weiche Fühlen und die sanfte Körperlichkeit und Sexualität gelebt und die Herzenergie wieder frei fließen. Bei genügend Stärkung kann dann zunehmend diese feine, heute so wichtige Kraft auch in einem anderem Umfeld eingebracht werden. Tabak wird wieder zur Friedenspfeife für innere und äußere Friedfertigkeit und Harmonie, wie er früher ursprünglich mal genutzt wurde.

Nicotiana steht uns immer zur Seite, um das keimende Pflänzchen des tiefen Mitgefühls und der Friedfertigkeit in uns hinter all dem Nebel von Nikotin und anderen Drogen wieder zu erkennen, es nicht länger zu ersticken, sondern zu stärken – als gelebtes Heilpotenzial für uns und andere.

Jugendliche, die ihre empfindsame Seele durch Rauchen oder anderes schädigendes Verhalten betäuben, können neben anderen Methoden sehr gut mit Nicotiana und andere Neptun-Blüten unterstützt werden. Hintergrund muss dafür die Hypersensibilität sein und nicht nur Gruppenzwang o.a.


## FEINSTOFFLICHE UNTERSTÜTZUNGEN

Edelsteine
- Sugulith
- Amethyst
- Kunzit

Ätherische Öle
- Weihrauch
- Myrrhe
- Myrte
- Neroli


## BEWUSSTSEINSARBEIT

Körper- und Energiearbeit
- Feinstofflicher Schutz (Visualisierungen, Aura-Soma, Farben, Edelstein-Energien, Baumkräfte)
- Konkrete Möglichkeiten für soziales Engagement, Naturschutz oder heilende Tätigkeiten auftun und ergreifen

Malthemen
- In meinem Schutzraum
- Meine innere Wunde, die betäubt wird.
- Umgeben von seelisch heilenden und nährenden Schutzkräften
- Neuanfang mit dem Schwert der Unterscheidung in der Hand

Seelenreisen
- Reise zum inneren Ort des Rückzugs und der Regeneration. Wie sieht es dort aus? Umfeld, Gebäude oder nicht, Einrichtung, Gegenstände, Farben, Düfte? Sich dort niederlassen und dabei sicher sein, dass man ungestört ist und in seiner ureigenen Weise auftanken kann. Wissen, dass man jederzeit an diesen Ort zurückkehren kann.
- Reise zu der inneren Verletzung und Wunde, aufgrund der man mit dem Rauchen oder ähnlichem Verhalten angefangen hat. Sich dabei in den Arm nehmen, halten und beschützen und ggf. auch von dort wegtragen. „Es darf gewesen sein und es ist zu Ende. Es hat wehgetan und ich lasse es bei XY. Ich darf jetzt neu anfangen".

Meditation
- Gebet

Astrologische Zuordnungen
- Alle Neptunkonstellationen, vor allem Mond/Neptun

# OREGON GRAPE
Mahonie (Berberis aquifolium)


## DIE PFLANZE

Die Mahonie gehört zur Familie der Berberitzengewächse. Sie ist ein immergrüner Strauch, der bis zu zwei Meter hoch wird. Seine gefiederten, eiförmigen Blätter sind lederartig, dornig gezähnt und an der Oberfläche stark glänzend. Die gelben Blüten stehen rispenartig in zusammengedrängten Trauben. Die blauen Beeren sind kugelig und enthalten purpurfarbenen, sehr sauren Saft, der zur Herstellung von Beeren- und Branntwein genutzt wird.


## DIE BLÜTENESSENZ

Thema: Vertrauen
Lichtseite: Vertrauen in die Gefühle und Absichten von sich selbst und damit auch bei anderen.
Schattenseite: Misstrauen als Schutz vor schlechten Erfahrungen. Projektion seiner Negativität und Unehrlichkeit auf die Außenwelt.
Vision und Lernaufgabe: Ehrlichkeit zu sich selbst in Bezug auf seine Art, Mitmenschen zu begegnen. Eigene dunkle Seiten aufdecken und die Projektionen zurücknehmen. Den Zusammenhang zwischen Denkmustern, Erwartungshaltung und den darauf folgenden Erfahrungen erkennen.

„Ich traue mir selbst und vertraue damit auch den guten Absichten meiner Mitmenschen."

Die Art der Wahrnehmung unserer Außenwelt ist Spiegel dessen, was sich in uns selbst abspielt. Wie innen - so außen. Wenn wir sehr misstrauisch der Welt begegnen und hinter jeder Äußerung, Geste und jedem Geschehen einen Affront gegen uns sehen, tun wir nichts anderes als beim anderen das zu vermuten, was wir selbst tun und sind.

Vielleicht lächeln wir auch oft, obwohl der andere in Wirklichkeit nervt und uns wütend macht, sei es aus Angst vor Konfrontationen oder weil wir uns unserer wirklichen Gefühle nicht richtig bewusst sind und uns nicht tiefer mit ihnen auseinandersetzen wollen. Freundlichkeit ist oft der einfachste Weg, der Weg des geringsten Widerstandes. Also unterstellen wir auch dem Umfeld, dass jedes Entgegenkommen und jede helfende Geste nur aufgesetzt ist und in Wirklichkeit ein böser Wille oder negative Gefühle dahinter stecken, die damit übertüncht werden sollen.

Eine Variation des Oregon Grape-Zustands ist ein hohes Maß an Selbstbezogenheit in Verbindung mit der misstrauischen Haltung. Vielleicht wird in einer Gruppe in unserer Nähe gekichert oder wir betreten den Raum und die Unterhaltung stoppt, da sie gerade abgeschlossen war. In beiden Fällen bezieht der Oregon Grape-Mensch das Geschehen auf sich. Er denkt, die ganze Welt bezieht sich nur auf ihn, wenn gelacht wird, dann selbstverständlich über ihn; wenn das Gespräch bei seinem Auftauchen schlagartig beendet wird, dann sicher nur deshalb, weil man gerade über ihn und natürlich nur Schlechtes über ihn gesprochen hat. Jede Regung, jedes Wort und jedes Schweigen ist allein auf ihn ausgerichtet. Die Welt dreht sich allein um ihn.

Die Oregon Grape-Blütenessenz lädt zur inneren Einkehr, zur ehrlichen Selbstbeobachtung ein. Wie sieht das eigene Verhalten gegenüber den Mitmenschen aus? Was ist die tatsächliche Motivation für unsere Aktivitäten? Wie ehrlich ist unser eigenes Lächeln? Wie echt sind unser Mitgefühl und unsere Anteilnahme?

Hintergrund für ein hohes Misstrauen ist neben der Projektion unseres eigenen Denkens und Verhaltens nach außen eine verletzte Seele. Negative Erfahrungen, in denen wir uns ungerecht behandelt oder verraten fühlten, sind nicht bewusst verarbeitet worden, sondern gären als vergiftendes Schutzschild in uns weiter. DAS soll uns nicht noch einmal passieren. Also passen wir jetzt doppelt gut auf. Das verhärtet das Herz. Die negative Erwartungshaltung und das misstrauische Verhalten schaffen genau das, was man vermeiden möchte: Mitmenschen wenden sich brüskiert ab, fühlen sich missverstanden und in ihrer positiven Haltung nicht gesehen und gewürdigt. Sie ziehen sich zurück und bewaffnen sich ebenfalls mit einem Schutzschild und Giftpfeilen. Dadurch erhält der Oregon Grape-Typus wieder seine Bestätigung und der Teufelskreis ist perfekt.

Oregon Grape öffnet die Augen für diese abweisende Art des Verhaltens, für den eigenen Anteil an dem misstrauischen Gegeneinander. Je mehr wertfrei und in Selbstliebe das bisherige Verhalten betrachtet und ins Bewusstsein, in sein Selbstbild integriert wird, umso eher ist eine Veränderung möglich. Oregon Grape hilft, alte Verletzungen aufzuspüren und durch Vergebung sich selbst und anderen gegenüber zu heilen. Oft ist es wichtig, tiefe Verletzungen an den Täter rituell zurückzugeben und dort zu belassen, um sich wieder frei zu fühlen.

Im positiven Oregon Grape-Zustand haben wir die bisherigen Projektionen erkannt, die delegierten negativen Gefühle wieder zu uns zurückgenommen und in unser Selbstbild integriert. Oregon Grape unterstützt uns dann darin, unser Herz zu reinigen und zu öffnen, unsere Liebesfähigkeit wieder mehr zu spüren und nach außen zu bringen. Dadurch wird echte Freundlichkeit entwickelt, die auch positive Gefühle beim anderen weckt. Ein vertrauensvoller Umgang, in dem Liebe und Freundlichkeit gegeben und vor allem auch angenommen werden kann.

Kinder und Jugendliche, denen es schwer fällt, Liebe und Zuwendung anzunehmen, und die dazu tendieren, nach Verletzungen ein übermäßig abweisendes, misstrauisches Verhalten an den Tag zu legen, können durch Oregon Grape wieder mehr Offenheit und Vertrauen entwickeln.


## FEINSTOFFLICHE UNTERSTÜTZUNGEN

Edelsteine
- Rhodonit
- Rhodolith
- Rhodochrosit

Ätherische Öle
- Rosenholz
- Rose
- Neroli


## BEWUSSTSEINSARBEIT

Körper- und Energiearbeit
- Arbeit mit dem Herzchakra (Einatmen ins Herz (Brustbeinmitte) mit dem Wort: ich. Ausatmen aus dem Herzen nach außen mit dem Wort: liebe. Rosa Licht ins Herz einatmen und beim Ausatmen in der Herzregion verteilen.
- Olivgrüner und smaragdgrüner Aura-Soma-Pomander zur Reinigung und rosa Pomander zur Öffnung des Herzchakras

Malthemen
- Umgeben vom selbst um sich gezogenen Stacheldraht
- Liebe annehmen und geben (in der Reihenfolge)
- In tiefem Vertrauen zum Partner/zu den Mitmenschen

Seelenreise
- Innere Reise zu dem Persönlichkeitsanteil, der misstrauisch und damit ängstlich ist, mit ihm in Kontakt treten und fragen, was er braucht, damit er aus seiner Höhle herauskommt und wieder auf Menschen zugehen kann.

Meditationen
- Zum Abreagieren von negativen Gefühlen: Dynamische Meditation
- Negativitätsmeditation: täglich 30 Minuten zur selben Zeit ungestört da sitzen und sich die schlimmsten Dinge vorstellen, die andere tun könnten, von denen das innere Misstrauen meint, dass sie passieren könnten.

Astrologische Zuordnungen
- Waage/Venus-Pluto, aber auch alle anderen Plutokonstellationen

# PENSTEMON
Bartfaden (Penstemon davidsonii)


## DIE PFLANZE

Diese Bartfadenart gehört zur Familie der Rachenblütler. Die Blätter sind länglich, eiförmig, saftig grün und glänzend. Ihre blau-violetten Blüten sind glocken-
förmig und stehen in einer traubenartigen Anordnung. Sie blühen von Juli bis
September.


## DIE BLÜTENESSENZ

Thema: Kraft und Durchhaltevermögen
Lichtseite: Bewusst an Situationen wachsen, die einem alles abverlangen.
Schattenseite: Mangel an Selbstvertrauen, dass man in einer schwierigen Lebens-
lage bestehen kann.
Vision und Lernaufgabe: Situationen, die einem an seine Grenzen bringen, als
Weg zu seinem wirklichen Kraftpotenzial erkennen und als solche annehmen.

„Ich habe die innere Kraft, um diese Situation annehmen und überwinden zu können."

Penstemon ist eine weitere Blüte, um mit erdrückenden Situationen im Leben
umgehen zu lernen. Dabei handelt es sich um Schicksalsschläge, die einem plötzlich und unerwartet treffen und das Leben von einem Tag auf den anderen von
Grund auf verändern. Das kann eine schlimme Krankheitsdiagnose sein, der Tod
eines geliebten Menschen, die Kündigung seiner Arbeitsstelle, der Verlust seiner
körperlichen Unversehrtheit durch einen Unfall oder eine Gewalttat.

In diesen extremen Situationen bedarf es eines ausgesprochenen Kraftaufwands, um wieder aufzustehen und neuen Lebensmut zu fassen. Man zweifelt an
einem Gott, wie er auch für jeden Einzelnen aussehen mag, und an der Gerechtigkeit des Lebens. Warum gerade ich? Warum gerade jetzt?

In dieser harten Phase des Leids, der Trauer, der Wut und des Schmerzes, die
einem fast erstarren oder zerbrechen lässt, bringt Penstemon ganz langsam die
Lebensgeister zurück. Auch wenn die Situation unfassbar und unerträglich ist,

bringt irgendwann nur der Wiederkontakt mit seinem Herzen und seiner innersten Persönlichkeit weiter, in der durch die Verbundenheit mit dem Ganzen alle Kraft der Welt zu finden ist. Penstemon entfacht diese Kräfte, die wir als Notfallreservoir für besondere Anstrengungen zur Verfügung haben. Wir gelangen an ein Maß an Durchhaltevermögen und Ausdauer, das im normalen Alltag nicht verfügbar ist. Es ist wie in Kriegszeiten oder bei anderen Katastrophen, bei denen wir über uns hinauswachsen.

Penstemon ist dabei nicht für die Lösung des Schocks zuständig (Rock Rose, Star of Bethlehem), sondern dafür, diese schwierige, grenzgängige Situation, die länger währen wird, auszuhalten. Es bestimmt nicht nur ein Schock das Leben, der aufgelöst werden muss, damit die Lebensenergie wieder fließen kann, sondern man befindet sich in einer Lage, die entweder bis ans Lebensende oder zumindest für einen längeren Zeitraum in dieser Schwere ertragen und gelebt werden muss. Es bedarf kontinuierlicher zusätzlicher Kraftreserven, um das auszuhalten. Es bedarf außerdem der Wiederverbindung an den Glauben an das Leben, an seinen Sinn in diesem Leben, so wie es sich jetzt in dieser Grenzsituation gestaltet. Dabei steht einem Penstemon als treuer Begleiter zur Seite.

Wenn man im positiven Penstemon-Zustand lange genug erfahren hat, was diese Veränderung in einem bewirkt, welche Kräfte sie mobilisiert, welche ungeahnten Reserven aktiviert werden, wie man sich nach dem Verwinden des ersten Schocks zu einer demütigen, tiefen und gleichzeitig unheimlich zähen, ausdauernden Persönlichkeit entwickelt und langfristig auch anderen in diesen Lebenslagen Mut und Kraft zur Wiederauferstehung, zum Hierbleiben vermitteln kann, besteht vielleicht sogar die Möglichkeit, doch einen Sinn in diesem harten Schicksalsschlag zu erkennen. Für sich und für andere.

Kinder und Jugendliche brauchen Penstemon besonders bei der Diagnose und Behandlung schwerer Erkrankungen oder bei Unfällen mit bleibenden Beeinträchtigungen ihrer Gesundheit und Unversehrtheit.


## FEINSTOFFLICHE UNTERSTÜTZUNGEN

Edelsteine
- Hämatit (Mut)
- Lapislazuli (Kraft und Wandlung)
- Sodalith (ausdauernde Stärke)

Ätherische Öle
- Rosmarin
- Kampfer (Vorsicht abortiv. Nicht bei Schwangeren anwenden!)
- Thymian
- Zirbelkiefer
- Zypresse

## BEWUSSTSEINSARBEIT

Körper- und Energiearbeit
- Marathon, Ski-Langlauf, Kampfsport
- Hatha-Yoga und andere Yoga-Formen
- Wichtig ist Regelmäßigkeit und Disziplin

Malthemen
- Selbstbild: Umgeben und durchdrungen von einer Kraft, die immer und endlos zur Verfügung steht.
- Die Kraft, die aus der Situation entsteht.

Seelenreise
- Reise an den inneren Ort der Kraft. Wie sieht es dort aus? Umgebung? Gegenstände, Einrichtung, Farben, Düfte. Welche Hilfen stehen zur Verfügung, um einem immer wieder vollständig mit Lebensenergie aufzufüllen und zu stärken. Gibt es eine helfende, weise Person, die einem Auskunft geben kann? Welche Ratschläge gibt sie, um den Alltag besser bestehen zu können?

Meditationen
- Gebet, Kontemplation
- Zen-Meditationen

Astrologische Zuordnungen
- Sonne/Saturn
- Mars/Saturn, beides auch mit Pluto
- Saturn/Pluto
- Mond/Saturn, Mond/Pluto, Waage-Venus/Saturn, Waage-Venus/Pluto

# PEPPERMINT
Pfefferminze (Mentha piperita)


## DIE PFLANZE

Die Pfefferminze gehört zur Familie der Lippenblütler. Sie hat einen 50 bis 60 cm hohen, verzweigten Stängel mit kleinen hell-lila Blüten in ährenartigen Ständen. Sie ist aufgrund ihres erfrischend-belebenden Geruchs allgemein bekannt. Man verwendet sie bevorzugt als Tee, aber auch in der Aromatherapie, wo sie ihre Wirkung vor allem zur geistigen Erfrischung und Entspannung entfaltet.


## DIE BLÜTENESSENZ

Thema: Geistige Frische
Lichtseite: Hohes geistiges Potenzial
Schattenseite: Überlastung der Mentalebene
Vision und Lernaufgabe: Ausgleich herstellen zwischen geistiger Betätigung und Phasen der Entspannung, in denen die anderen Persönlichkeitsanteile gelebt werden.

„Mein Kopf ist frei und klar."

Pfefferminze erfrischt nicht nur den Atem, sondern auch den Geist. Wird dieser überbeansprucht, können wir nicht mehr klar denken und es kommt zu Kopfschmerzen. Jeder kennt die wohltuende Entspannung durch das Auftragen von ein paar Tropfen Pfefferminzöl auf die Stirnmitte, die Schläfen und den Nacken. Pfefferminze bringt als ätherisches Öl und Blütenessenz den absoluten Frische-Kick. Der Geist wird durchgefegt und es entstehen wieder Klarheit und Weite. Das Stirnchakra wird geöffnet und gereinigt. Inspiration und Gedankenblitze präsentieren schlagartig Lösungen, nach denen vorher erfolglos mit dumpfem Geist gesucht wurde. Wir bekommen Abstand und können das Geschehen und uns selbst aus der befreienden Vogelperspektive wahrnehmen.

Im Verdauungstrakt wirkt Pfefferminze krampflösend, blähungsmindernd und Galle-anregend, also verdauungsfördernd. Auch als Blütenessenz wird die Fähigkeit, Ereignisse zu verarbeiten und zu verdauen, gefördert. Der ganze mentale

Sumpf wird an der Wurzel gepackt, ausgerissen und das Unnötige wie die Knochen bei einem römischen Gelage hinter sich geworfen. Endlich wieder Luft, Weitblick und eine gesunde Distanz, aus der heraus wir als Meister unseres Lebens mit Klarheit Entscheidungen treffen und handeln können.

Peppermint weht durch unsere geistige Ebene wie eine frische Meeresbrise und befreit uns von zu viel Ballast an Denken und Grübeln oder der Überarbeitung am Computer. Gerade nach Phasen von endlosem Surfen im Internet oder intensiver geistiger Arbeit klärt Peppermint. Die geistige Wahrnehmung wird erweitert und geschärft. Es macht uns geistig frei für eine reinigende Leere, aus der heraus wir neugierig auf neue Wege zugehen können, weil wir sie durch eine andere Brille betrachten. Auch belastende, geistig abstumpfende Verdauungs- und damit Verarbeitungsprobleme im übertragenen Sinne werden gelöst und mit frischer Energie in Schwung und Bewegung gebracht.

Im positiven Peppermint-Zustand sind wir in Balance zwischen Geist und Körper, Intellekt und Inspiration, Ratio und Intuition.

Wie beim Erwachsenen bringt Peppermint auch bei Kindern Frische und Leichtigkeit in den Geist und schafft Raum für Neues. Wenn Kinder zu viel grübeln, ihre Erfahrungen nur sehr schwer verarbeiten können und deshalb geistig immer mehr abstumpfen und schwer werden, ist Peppermint die richtige Blütenessenz. Die Verarbeitung wird beschleunigt und eine offene, neugierige Denkhaltung ermöglicht.


## FEINSTOFFLICHE UNTERSTÜTZUNGEN

Edelsteine
- Bergkristall
- Azurit

Ätherische Öle
- Pfefferminze
- Niaouli
- Eukalyptus
- Zitrone

# BEWUSSTSEINSARBEIT

Körper- und Energiearbeit
- Arbeit mit dem Stirnchakra
- Königsblauer Aura-Soma-Pomander
- Hatha-Yoga-Übungen zur Verdauungsförderung, Anregung der Bauchorgane
- Heilender Leber- und Milzlaut (Tao Yoga)

Malthemen
- Blauer Wirbelwind
- Selbstbild mit geöffnetem Stirnchakra

Seelenreise
- Visualisierung: Sich von dem Duft der Pfefferminze umhüllt fühlen und sie aufnehmen. Spüren, wie sie im Verdauungstrakt wärmt und die Verdauung anregt und beschleunigt und wie sie gleichzeitig die Stirnmitte kühlt, klärt und öffnet. Einatmen – Duftenergie in den Bauch und sich beim Ausatmen vorstellen, wie sich die Wärme dort verteilt. Beim nächsten Einatmen: die Frischekraft in die Stirnmitte aufnehmen und beim Ausatmen die kühlende Wirkung spüren. Immer im Wechsel zwischen Bauch und Stirn, oder wenn es sich stimmiger anfühlen sollte: 10 Mal in den Bauch, 10 mal zur Stirn usw.

Meditationen
- Autogenes Training
- Vipassana
- Zazen

Astrologische Zuordnungen
- Zwillinge-Merkur/Mars-Verbindungen (zu viel Denken mit häufigem Spannungskopfschmerz)
- Zwillinge-Merkur/Pluto (krampfartiges, vorstellungsfixiertes Denken)
- Zwillinge-Merkur/Saturn (geistige Dauerüberforderung)

# PINK MONKEYFLOWER
Rosa Gauklerblume (Mimulus lewisii)


## DIE PFLANZE

Die 75 bis 100 cm hohe Pflanze trägt ellipsenförmige Blätter und leicht behaarte rosa Blüten. Ihre Blätter sind eiförmig-länglich und gezahnt. Die Gauklerblumen sind Bodendecker mit intensiv gefärbten Trichterblüten. Ihr Wuchs ist buschig und flächendeckend. Sie werden 15 bis 60 cm hoch.


## DIE BLÜTENESSENZ

Thema: Stärke durch emotionale Offenheit und Verletzlichkeit
Lichtseite: Hohe gefühlsmäßige Empfindsamkeit
Schattenseite: Emotionale Schamgefühle. Rückzug und Verschlossenheit aus Angst, dass seine emotionalen Verletzungen gesehen werden.
Vision und Lernaufgabe: Verletzlichkeit und emotionale Wunden vor sich selbst zugeben und annehmen als Voraussetzung für Ehrlichkeit und Offenheit gegenüber anderen.

„Ich öffne mich für meinen inneren Schmerz und erfahre dadurch Heilung."

Die Angst dieser Gauklerblume besteht darin, sich ausgeliefert zu fühlen, wenn seine emotionalen Wunden und die hohe Empfindsamkeit von anderen wahrgenommen werden. Man schämt sich dafür, ein sehr gefühlvoller Mensch zu sein und unterstellt seinen Mitmenschen, dass sie sich lustig machen oder noch einmal in die schon geschlagene Kerbe einschlagen würden, wenn sie den schon so oft getroffenen wunden Punkt im Innersten der Seele kennen würden.
    Menschen, die Pink Monkeyflower brauchen, sind sehr sensibel, entsprechend verletzlich und ziehen sich bei der Gefahr einer seelischen Verwundung schnell zurück. Sie haben meist schon sehr schmerzhafte seelische Traumata erlebt, die noch unverarbeitet in jeder ihrer Zellen verankert sind und eine neue gefühlsgetragene Begegnung unmöglich machen. Vielleicht fühlen sie sich für diese Verletzung auch selbst mit schuldig und schämen sich dafür, dass es passiert ist, obwohl Sie Opfer und nicht Täter in diesem Geschehen waren. Opfer und Täter sind al-

lerdings meist in einer Person vereint. Zur Ganzwerdung bedarf es deshalb nicht nur dringend einer feinstofflichen Unterstützung, die Pink Monkeyflower und andere Blüten und Methoden bieten, sondern auch des Kontakts mit der Täterseite in sich, der hier für Härte steht. Härte gegen sich selbst, da man Nährkraft für die Seele und tiefen emotionalen Austausch sich selbst verwehrt, um sich keine Blöße zu geben oder erneut verletzt zu werden. Eine Heilung der Wunden wird unter diesen Umständen unmöglich gemacht.

Es können auch idealistische Vorstellungen und höchste Ansprüchen sein, aus denen heraus sich der Pink Monkeyflower-Typ nicht zugesteht, dass es anderen gelingt, ihn in seinem tiefsten Inneren zu verletzen. Das bedeutet Schmach für ihn, wobei in dem Fall auch noch ein gutes Stück Trotz und Stolz mitspielen.

Wenn wir Pink-Monkeyflower brauchen, wollen wir ganz allein mit unserem Schmerz fertig werden, können keinen Trost und auf jeden Fall keinen Zuschauer in unserem Leid ertragen. Wenn jemand bemerken sollte, dass wir in unserem Herz getroffen wurden, fühlen wir uns vorgeführt und würden am liebsten im Erdboden versinken. Wir schämen uns in Grund und Boden, was fast schlimmer ist als die Verletzung selbst.

Unsere Maske an Unverwundbarkeit, Stärke, Erleuchtung, Bewusstheit und unverrückbarem Selbstwertgefühl fällt ab und zurück bleibt unsere zweite Hälfte, die gut verborgen gehaltene weiche Seite, die sich nichts sehnlicher wünscht als Nähe, Liebe und Geborgenheit. Da diese früher vielleicht offen und unbedarft gezeigten Bedürfnisse abgewiesen wurden oder ins Leere, ins Nichts liefen, haben wir in unserem Schmerz unser Verhalten geändert und weitere Ablehnungen durch entsprechend selbstbewusstes, eigenständiges Auftreten und/oder extremen Rückzug zu verhindern versucht.

Um Heilung geschehen zu lassen, müssen wir zuerst ehrlich zu uns selbst sein. Am besten gehen wir diesen vergangenen Abweisungen oder anderen Traumata auf den Grund, vergeben und verzeihen sie, auch uns selbst. Wir beginnen uns einzugestehen, welche Sehnsucht nach gefühlsmäßigem Austausch und Wärme wir haben.

Die Pink Monkeyflower-Blütenessenz führt hinab in den Ursprung, die Ursache des heutigen emotionalen Verhaltens und bietet zu einem gewissen Maß Schutz auf diesem Weg. Falls sich schwerwiegende Erfahrungen dahinter verbergen sollten, empfiehlt sich zusätzlich die Begleitung durch einen Therapeuten.

Im positiven Pink Monkeyflower-Zustand haben wir die Kraft, uns zuerst nach innen und dann auch nach außen zu öffnen, uns für die geschlagenen Wunden nicht länger zu schämen, sondern sie als Basis für echte Stärke zu erleben. Sie macht erfahrbar, dass erst die Bereitschaft, unsere seelische Verletzlichkeit und Wunden zu zeigen, das Aufstehen oder Wideraufrichten zu unserer wahren Größe möglich macht, bei der nichts mehr gespielt und performed werden muss. Die dabei entstehende innere Kraft macht langwährende, unter Verschluss zu haltende Verletzungen unmöglich. Wunden, die gezeigt werden, erfahren dadurch schnelle Heilung und sie zeigen zu können, macht letztendlich unangreifbar.

Kinder und Jugendliche, die sehr sensibel sind und ihre Verletzlichkeit im Umgang mit Schulkameraden und ersten Beziehungserfahrungen durch Rückzug oder nach außen getragene übertriebene Souveränität verdeckt halten, können wie der Erwachsene von der öffnenden Wirkung der Blütenessenz profitieren.


## FEINSTOFFLICHE UNTERSTÜTZUNGEN

Edelsteine
- Rhodolit
- Rhodonit
- Rhodochrosit
- Rubin
- Smaragd

Ätherische Öle
- Rose
- Muskatellersalbei
- Neroli


## BEWUSSTSEINSARBEIT

Körper- und Energiearbeit
- Arbeit mit dem Herzchakra (z.B. Einatmen: ich, Ausatmen: liebe) und mit dem Solarplexuschakra (Ich bin, die ich bin.)
- Smaragdgrüner und rosa Aura-Soma-Pomander

Malthemen
- Die verborgene seelische Wunde
- Mein größter seelischer Schmerz (und die Kraft, die aus dessen Akzeptanz

erwächst)
- Stärke durch Verletzlichkeit/Sensibilität
- Eine gefühlsgetragene Liebesbeziehung

Seelenreisen
- Reise zu dem (schützenden) Zensor in sich, der die Tür zu den emotionalen Wunden und der hohen Verletzlichkeit zugeschlagen hat und verschlossen hält, um sich nicht entblößen zu müssen, um nicht weiter verletzt zu werden. Ihn fragen, wie man sich verhalten soll, was man ändern, sicherstellen etc. müsste, damit er den Weg in die innere Sensibilität wieder freimacht.
- Reise zum inneren Kind und seine Bedürfnisse nach Nähe und gefühlsmäßigen Austausch benennen lassen.

Meditationen
- Atemmeditation (sanftes Rebirthing o.a.), um in Kontakt mit seinen Gefühlen zu kommen und gleichzeitig zu erfahren, dass man es aushält und es nach jedem Atemzug immer weitergeht.
- Kontemplation

Kommunikation lernen, in der man seine Bedürfnisse, Ängste und Verletzungen in Ich-Sätzen artikuliert, z.B. Gewaltfreie Kommunikation nach Rosenberg

Astrologische Zuordnungen
- Waage/Venus-Pluto
- Waage-Venus-Saturn
- Waage-Venus/Neptun
- Mond/Saturn
- Mond/Pluto
- Mond/Neptun
- Pluto bei Kontrolle und Scham, Saturn bei Verdrängung der Verletzlichkeit und Scham nach negativen Erfahrungen, Mond und Neptun bei Rückzug durch Überempfindlichkeit.

# PINK YARROW
Rosa Schafgarbe (Achillea millefolium var. rubra)


## DIE PFLANZE

Die Schafgarbe gehört zur Familie der Korbblütler und ist eine 20 bis 80 cm hohe Staude. Die auf Wiesen, Weiden und an Wegrändern wachsende Pflanze trägt doldenartige, rosafarbene Blütenkörbchen. Sie wird in der Phytotherapie als Frauenmittel und bei Magen-, Galle- und Darmbeschwerden eingesetzt.


## DIE BLÜTENESSENZ

Thema: Emotionale Abgrenzungsfähigkeit
Lichtseite: Hohe Sensibilität für die gefühlsmäßigen Schwingungen im Umfeld.
Schattenseite: Übermäßige Offenheit des Emotionalkörpers, bis hin zur Selbstaufgabe.
Vision und Lernaufgabe: Bewusstheit über seine hohe Sensibilität. Sich abgrenzen können. Einen konkreten Kanal für seine Empfindsamkeit finden, echtes Mitgefühl leben.


„Ich nehme nur die gefühlsmäßigen Schwingungen auf, die ich möchte. Ich bringe meine Empfindsamkeit bewusst in meine Lebensaufgabe ein."


Die Yarrow-Blüten dienen alle der besseren Abgrenzung bei zu hoher Empfänglichkeit und Aufnahmebereitschaft für die Energien der Außenwelt. Bei Pink Yarrow bezieht sich diese übermäßige Offenheit auf die Gefühlswelt. Es finden keine Grenzen statt.

Wenn jemand traurig ist, könnte man mitweinen, wenn jemand depressiv ist, fühlt man sich auch schon betrübt usw. Es fällt schwer oder ist fast unmöglich, seiner eigenen Stimmung zu folgen, wenn sie sich von der der Außenwelt, vor allem der von geliebten und wichtigen Personen unterscheidet. Man ist z.B. nicht in der Lage, die bei sich selbst vorhandene Lebensfreude einem Menschen zu vermitteln, dem es gerade schlecht geht. Stattdessen nimmt man seine gute Laune sofort zurück, fände es unsensibel, glücklich zu sein, wenn es der andere nicht ist, und passt sich ganz unbewusst und sofort an die Befindlichkeit des Gegenübers an. Das hat wenig mit Einfühlungsvermögen zu tun, sondern grenzt schon an Selbstaufgabe. Wenn man sich einfühlt, ist noch jemand da und präsent, der das tut. Im Pink Yarrow-Zustand jedoch ist die eigene Persönlichkeit in ständiger Auflösung begriffen, da Grenzen zum anderen schmerzen und man am liebsten immer eins mit ihm sein möchte. Oder man würde sich eben unsensibel vorkommen, wenn man eine völlig andere Gefühlslage ausdrückt als die, die wesentliche Mitmenschen gerade haben.

Es ist aber kein Zeichen von Lieblosigkeit und mangelnder Sensibilität, eine eigene Persönlichkeit mit eigenen Positionen und Gefühlen zu sein. Erst damit können wir anderen Menschen wirklich zur Seite stehen und sie unterstützen. In der blockierten Phase ist uns unser Verhalten allerdings auch nicht bewusst. Wir fließen emotional mit der Außenwelt mit und empfinden uns dabei als sehr gefühlvoller Mensch. Grenzen setzen und Personen, die sich abgrenzen, werden als unsensibel wahrgenommen und man fühlt sich unverstanden in seiner Verhaltensweise.

Pink Yarrow hilft dabei, zu seinem Herzen und seinen eigenen Gefühlen zurückzufinden und bei ihnen zu bleiben, unabhängig davon, was in der Außenwelt stattfindet. Aus dieser Herzenskraft kann sich echtes Mitgefühl entwickeln, aus dem heraus in erwachsener Weise reagiert und gehandelt wird. Statt Selbstaufgabe und Verschmelzung, statt Absorption der Gefühle anderer bleibt man in seiner Mitte und geht als selbstbewusster Mensch mit feinen Antennen für das Empfinden anderer nach außen, ohne deshalb seine Grenzen aufzugeben.

Diese Kombination eignet sich hervorragend für psychologische Beratungen, feinstoffliches Heilen oder soziale Betätigungen. In diesen Arbeitsbereichen werden Menschen im positiven Pink Yarrow-Zustand dringend gebraucht. Hier können sie sehr viel Mitgefühl und Herzenergie konkret investieren, ohne sich aufzugeben oder sich durch zu wenig Abgrenzung zu verlieren und auszubrennen.

Es ist die Mitte gefragt zwischen stabiler, klar differenzierter Haltung und emotionaler Anteilnahme. Pink Yarrow kann auch in Partnerschaften ein Segen sein, in denen Hingabe zur Selbstaufgabe wird und dadurch entweder der Partner überfordert ist oder man selbst unendlich unter dem Fühlen und Lieben ins Leere hinein leidet. Pink Yarrow ermöglicht auch und gerade hier, sich selbst mehr zu spüren, seine wirklichen emotionalen Bedürfnisse zu benennen und für sich zu prüfen, ob das gewohnte Leid durch emotionale Fehlinvestition weiterhin oder schon wieder erlebt werden muss. Sinnvoll ist auch hier zum Ausgleich eine soziale oder heilerische Betätigung, um einen parallelen oder nach einer evtl. Trennung überhaupt einen Kanal zu haben, in den die große Liebesenergie bodenständig und sinnvoll einfließen kann. Oft sind diese Verhaltensweisen auch systemisch oder karmisch bedingt und sollten entsprechend therapeutisch behandelt werden.

Bei Kindern und vor allem Jugendlichen können negative Pink Yarrow-Zustände auch schon beobachtet und ausgeglichen werden, vor allem bei ersten Erfahrungen im Beziehungsleben.


## FEINSTOFFLICHE UNTERSTÜTZUNGEN

Edelsteine
- Aquamarin
- Amethyst
- Chrysopal
- Sugulith


Ätherische Öle
- Neroli
- Myrte
- Elemi
- Zeder
- Zypresse


## BEWUSSTSEINSARBEIT

Körper- und Energiearbeit
- Arbeit mit dem Solarplexus- und Herzchakra
- „Brustschwimmübung": Arme vor der Brust zusammen, nach vorne und dann jeweils zur Seite mit dem Satz: Bis hierher und nicht weiter. Auch wenn man es selbst ist, der „hinüberfließt". Grenzen herstellen, auch wenn es im ersten Moment sehr schmerzt.
- Alles, was erdet: Hara-Arbeit, Qi Gong, bewusstes Spazierengehen, Gartenarbeit, Kochen, Putzen etc.

Malthemen
- Meine Gefühle
- Meine emotionalen Bedürfnisse
- Meine Träume und Sehnsüchte in Beziehungen
- In Liebe mit dem anderen und gleichzeitig bei mir sein
- Selbstbild: Bei einer sozialen oder heilenden Tätigkeit, in die viel Gefühl und Herz einfließen darf.

Seelenreise
- Reise zum inneren Kind. Seine tiefsten Wünsche, Bedürfnisse und Sehnsüchte sagen lassen und mit ihm Wege finden, wie man sie zuerst allein erfüllen kann.

Meditation
- Gebet als bewusste Hingabe an das Ganze, um das Bedürfnis nach Auflösung konstruktiv zu leben.

Astrologische Zuordnungen
- Mond/Neptun
- Waage-Venus/Neptun

# POISON OAK
Giftsumach (Toxicodendron diversilobum)

## DIE PFLANZE

Der Sumach ist ein kleiner Baum oder wächst als Efeu, das sich mit Hilfe von Luftwurzeln um die Eiche rankt. Seine glänzenden Blätter sind immer in einer Dreiergruppe angelegt. Daran kann man die Pflanze leicht erkennen, was wichtig ist, da sie bei Berührung allergisch bedingte Hautreizungen oder sogar juckende Hautausschläge verursacht. Ihre Blüten sind grünlich-weiß gefärbt.

## DIE BLÜTENESSENZ

Thema: Überbetonung der männlichen Seite
Lichtseite: Durchsetzungsvermögen und Tatkraft
Schattenseite: Seine Sensibilität oder seine Angst und Schwäche hinter der Maske einer übertriebenen Männlichkeit verstecken.
Vision und Lernaufgabe: Sich seine Sensibilität eingestehen und sie neben der männlichen Stärke zum Ausdruck bringen. Seine Ängste und Schwäche annehmen und durch das Bestehen angemessener Herausforderungen in seine Art der sensiblen, männlichen Kraft umwandeln.

„Ich bin offen für die Wünsche meines inneren Kindes und meiner weiblichen Seite."

Ein gutes Symbol für die Schattenseite von Poison Oak ist der breitbeinige Auftritt des Westernhelden, der sich jedem Kampf stellt und dem keine Hürde groß genug sein kann. Lässig, cool und unberührbar. Ein falsches Wort, ein falscher Schritt und er greift zur Waffe und der Feind ist erledigt. Dieser John Wayne-Verschnitt ist gerade in Zeiten der Leistungseuphorie immer noch gern gesehen, wenn auch zunehmend in dieser auffallenden Art im Rückgang begriffen.

Oft genug wird die zwanghafte Männlichkeit erst auf den zweiten Blick offenbar. Sie soll beeindrucken und vor allem vor der inneren Verletzlichkeit schützen. Harte Schale, weicher Kern. Sich zu diesem hinzuarbeiten, muss fester Wille sein, wenn es gelingen soll, da der Weg durch den mühsam gehärteten Stahl lange und schwierig sein kann. Die ganze Kraft, die aufgewendet wurde, um diese Rüstung zu bauen und den gellenden Kampfesschrei einzuüben, steckt jetzt als Energie gebunden in dem Schutzschild.

Am besten erinnert man sich lösungsorientiert an alte Zeiten, in denen noch beides möglich war, die sanfte und die starke Seite, und kultiviert den weichen Kern aufs Neue, zuerst vielleicht in einem vertrauten Rahmen oder zumindest für sich selbst. Ursache für die Verhärtung können frühe Verletzungen oder viel zu hohe Verantwortung im Kindesalter gewesen sein. Das war früher und kann so in der Vergangenheit auch bleiben. Heute sind wir erwachsen, nicht mehr von Autoritäten überlebensnotwendig abhängig und können neu agieren und uns zeigen.

Poison Oak ist Balsam für die in der harten Schale verloren gegangene Seele, beim Mann wie bei der Frau, denn auch Frauen können sich nach entsprechenden Verletzungen für diese maskuline Rüstung entscheiden. Was zum Zeitpunkt dieser Entscheidung noch von großem Nutzen war, macht das heutige Leben hart und gefühllos und kann deshalb abgestreift werden. Dabei hilft Poison Oak. Die Blütenessenz wirkt wie der stete Tropfen und bahnt einen Weg in das Allerheiligste, die innere, empfängliche, empfindsame Gefühlswelt, die dadurch nach und nach wieder ins Bewusstsein und ins Leben integriert werden kann.

Schutz bilden nun klar gezogene Grenzen und die Tatsache, kein kleines, hilflos ausgeliefertes Kind mehr zu sein. Dieses Kind lebt nur noch in unserem Inneren und es ist sehr heilsam auf dem Weg zur erwachsenen Gefühlswelt, mit diesem inneren Kind Kontakt aufzunehmen, es zu halten und zu nähren und in ständigem Dialog mit ihm zu stehen. Es ist wichtig, immer auf dem Laufenden zu sein, welche Bedürfnisse es hat und wie es optimal versorgt werden kann, ihm also heute als Erwachsener selbst die fürsorgende Mutter zu sein - ein wichtiger Anteil der Heilung der vielleicht geschundenen Seelenwelt.

Im positiven Poison Oak-Zustand können wir die Ritterrüstung ablegen, die Cowboystiefel ausziehen, die Anzahl der Fitnessstudio-Besuche herabsetzen und eine Balance erlernen und erleben zwischen klarer, starker Männlichkeit und reifer Emotionalität.

Kinder brauchen Poison Oak in oder nach Phasen sehr hoher Belastung und nicht kindgerechter Verantwortung, wenn sie dazu übergehen, zu kleinen Erwachsenen zu werden, zu Indianern, die keinen Schmerz kennen, wenn sie viel zu früh ihre Kindlichkeit mit kompensatorischer Stärke und markanten Sprüchen überspielen, da sie Angst vor erneuten Verletzungen haben.

## FEINSTOFFLICHE UNTERSTÜTZUNGEN

Edelsteine
- Rhodochrosit
- Thulit

Ätherische Öle
- Rose
- Rosengeranie
- Neroli
- Vetiver


## BEWUSSTSEINSARBEIT

Körper- und Energiearbeit
- Alles, was den Körper weich und geschmeidig macht, z.B. Hatha-Yoga.
- Körperliche Bewegung im warmen Wasser, auch sich darin tragen lassen, z.B. im Wasser-Shiatsu.

Malthemen
- Harte Schale, weicher Kern
- Steter Tropfen höhlt den (inneren) Stein
- Vereinigung von Mann und Frau/innerem Kind in sich selbst

Seelenreisen
- Reise zu seinem inneren Kind und es nach seinen Wünschen und Bedürf- nissen fragen.
- Sich in seiner Ritterrüstung sehen und spüren, wie es sich darin anfühlt, wie man sich darin bewegt und was man von der Außenwelt noch mitbe- kommt. Dann die Ritterrüstung ablegen und nach vorne in einen neuen Lebensabschnitt gehen. Spüren, wie man sich jetzt fühlt und seinen Mit- menschen begegnet. Wahrnehmen, dass man jetzt erwachsen ist. Seine Fähigkeit wahrnehmen, Grenzen zu setzen und nein zu sagen, sich durch- zusetzen durch Klarheit und mit diesen Kräften das innere Kind schützen. Gleichzeitig sich auch als das Kind in seinem Inneren spüren und wissen, dass es jetzt geschützt und sicher ist.

Meditation
- T'ai Chi

Astrologische Zuordnungen
- Mars/Mond und Mars/Neptun mit Betonung auf der Mars-Seite. Mars/Saturn

# POMEGRANATE
Granatapfel (Punica granatum)

## DIE PFLANZE

Der Granatapfelbaum hat ledrige, ganzrandige Blätter und leuchtendrote, große Blüten mit vielen gelben Staubgefäßen. Die rote Frucht ist von einer zähen, ledrigen Schale umgeben. In mehreren Kammern befinden sich viele Samen, von denen jeder von einer saftigen Hülle umgeben ist. Der Granatapfel gilt als Symbol der Fruchtbarkeit.

## DIE BLÜTENESSENZ

Thema: Archaische Weiblichkeit
Lichtseite: In tiefer Verbindung zu seinem Dasein als Weib im besten Sinne.
Schattenseite: Mangel an Akzeptanz seiner weiblichen Seite. Konflikt zwischen Mutterschaft und beruflichem Engagement.
Vision und Lernaufgabe: In Einheit mit seinen urweiblichen Kräften und Stärken sein Potenzial aktiv verwirklichen.

„Ich liebe das Weib in mir und spüre seine Kraft und Stärke."

Granatapfelkerne sind bekannt aus der Mythologie. Pluto, der Herrscher der Unterwelt, hat sich Persephone gewaltsam genommen und in sein dunkles Reich entführt. Um sie dort für immer an sich zu binden, hat er ihr Granatapfelkerne zu essen gegeben. Demeter, die Göttin der Fruchtbarkeit und Mutter Persephones, trauerte so sehr um den Verlust ihrer Tochter, dass die Erde in Unfruchtbarkeit dahinsiechte. Daraufhin brachten die Götter Pluto dazu, seine Geliebte wenigstens für die Hälfte des Jahres frei zu geben und auf die Erde zurückgehen zu lassen. In dieser Zeit erblühte die Natur wieder (Frühling und Sommer), während die Vegetation in der zweiten Jahreshälfte, wenn Persephone wieder in der Unterwelt weilte, versiegte (Herbst und Winter).

Thema ist der Rhythmus zwischen der aktiven Schöpferkraft und dem Rückzug in die inneren Katakomben, um sich zu spüren, zu besinnen und wieder in Kontakt zur dunklen, archaischen Weiblichkeit zu kommen. Plutos Rolle spielen wir in dem Fall selbst. Wir entführen uns bewusst nach unten, um Neues entstehen zu lassen, das wir nach der unsichtbaren Reifephase in aller Pracht gebären.

Pomegranate ist eine Blüte der Weiblichkeit, der Zusammenkunft von beruflicher Leistungsfähigkeit und empfangender Mutterschaft. Im negativen Seelenzustand sehen wir darin einen Widerspruch. Wir kämpfen gegen das eine oder das andere und werfen uns auf eine Seite, ohne damit glücklich und zufrieden sein zu können.

Pomegranate öffnet für die Lilith oder Kali in uns, die Schoß und Sarg allen Lebens symbolisieren. Sie stellt die Verbindung wieder her zu den urweiblichen Kräften und Säften in uns, aus denen heraus alles möglich ist. An diese Quelle wieder angeschlossen gehen wir in die Welt hinaus und präsentieren stolz unsere Werke, wie Kinder, Gemälde, Bücher, Abendmenüs, berufliche Erfolge, Gründungen von Gemeinschaften, die stärker sind als der Einzelne, oder was auch immer. Wir leben im Spagat zwischen Urkraft und ihrer sichtbare Umsetzung in der äußeren Welt.

Der missverstandene Teil der Emanzipation, in dem die Frau im Blaumann in der KFZ-Werkstatt steht oder sich durch Imitation verzerrter männlicher Werte, wie Durchsetzung um jeden Preis, Unterdrückung der Gefühle, reine Ratio statt Intuition völlig aufgegeben hat und nur noch im Hamsterrad funktioniert, bringt nicht weiter. Es ist heute die Verbindung von männlichen und weiblichen Qualitäten nicht nur gefragt, sondern überlebensnotwendig. Beispiele sind die aus ihrer Kreativität und Intuition heraus agierende Führungskraft, die seelisch reife und nährende Abteilungsleiterin, die die individuellen Fähigkeiten der Mitarbeiter erfasst und intelligent und fördernd mit den Anforderungen des jeweiligen Jobs verbindet, die Unternehmerin im Pflegebereich, die betriebswirtschaftliches Denken mit menschlichem Handeln zu verbinden weiß, die selbständige Künstlerin, die freie Schaffenskraft und erfolgreiches, Marketing miteinander zu verknüpfen weiß.

Einseitige Geschlechterrollen, egal wer sie ausfüllt (damit kann auch der auf den Haushalt reduzierte, wenn nicht gar kastrierte Mann gemeint sein), werden der Fülle des menschlichen Potenzials, das beide Seiten in allen Facetten enthält, nicht gerecht. Erst das Gleichgewicht zwischen positiver Weiblichkeit und Männlichkeit in unserem Wesen und Handeln macht eine echte Selbstverwirklichung möglich. Das ist nicht nur elementar für die Persönlichkeitsentwicklung des Einzelnen, sondern für die ganze Welt.

Pomegranate wertet die weiblichen Kräfte der Tiefgründigkeit, Kreativität, Intuition und Emotionalität wieder auf. Sie gibt ihnen den Thron neben den männlichen Qualitäten wieder zurück. Wir brauchen ihn nur noch besteigen und die weiblichen Quellen in uns zum Sprudeln bringen.

Pomegranate kann auch von Männern eingenommen werden, die ihre weibliche Seite mehr spüren und entfalten möchten.

Im positiven Pomegranate-Zustand stehen wir mit unseren Füßen im Saft des Hains der Göttin mit einer unendlichen Strahlkraft, die alles beinhaltet, alles weiß und von ganz tief unten kommt. Wir geben das Empfangene mit stolzer Haltung nach außen, in eine Privat- und Berufswelt, die nur darauf wartet und deren Überleben von dieser ursprünglichen, saftigen, inspirierenden Gestaltungskraft abhängt.


FEINSTOFFLICHE UNTERSTÜTZUNGEN

Edelsteine
- Dolomit
- Thulit
- Pyrop (roter Granat)

Ätherische Öle
- Jasmin
- Geranie
- Rose
- Neroli
- Ylang-Ylang
- Vetiver

# BEWUSSTSEINSARBEIT

## Körper- und Energiearbeit
- Eigenständige Aktivierung der sexuellen Kraft, z.B. mit taoistischen oder tantrischen Einzelübungen, und ihr bewusster Einsatz als Lebenskraft, Vitalität auf allen Ebenen als Urkraft, die nach eigenen Wünschen und Zielen genutzt werden kann.
- Alles, was in die körperliche und sexuelle Kraft bringt und diese dann kreativ und intuitiv einsetzt.

## Malthemen
- Meine weibliche Urkraft
- Die Göttin in mir

## Seelenreise
- Reise zur weiblichen Urkraft in sich, zur Göttin: wie und wo lebt sie? Wie sieht sie aus? Was strahlt sie aus? Was möchte sie über mich gerne zum Ausdruck bringen und draußen in der Welt schaffen? Was braucht sie, um eine starke Rolle in meinem Leben spielen zu können? Welche Bühne wünscht sie sich? Was stärkt sie? Wie würde sie mich gerne stärken und bereichern? Welchen wichtigen Rat möchte sie mir geben?

## Meditationen
- Naturmeditationen, z.B. in Bezug zu den Elementen
- Stiller Aufenthalt in der Natur und am Meer
- Tanzmeditationen zu immer derselben Lieblingsmusik, die Vitalität und Lebensfreude intensiv aktiviert, oder als Nataraj (CD im Buchhandel erhältlich).

## Astrologische Zuordnungen
- Sonne/Mond
- Mond/Mars
- Mond/Saturn
- Nicht gelebte Lilith

# PRETTY FACE
Schöngesicht, Frühlingsstern (Triteleia ixioides)

## DIE PFLANZE

Pretty Face gehört zu den Spargelgewächsen. Die krautige, ausdauernde Pflanze hat Knollen als Überdauerungsorgane und verbreitet sich mit schwarzen Samen. Sie ist ausschließlich in Kalifornien und Oregon beheimatet.

## DIE BLÜTENESSENZ

Thema: Schönheit
Lichtseite: Sich in seinem Aussehen in Liebe annehmen. Seine Schönheit in seiner gesamten Persönlichkeit sehen und entfalten.
Schattenseite: Seine Attraktivität und Zufriedenheit allein an Äußerlichkeiten festmachen.
Vision und Lernaufgabe: Eigene Maßstäbe für Attraktivität festlegen. Durch Selbstliebe und Selbstachtung und die Entwicklung der eigenen Potenziale innere Schönheit gewinnen, die auch in der entsprechenden Ausstrahlung nach außen wirkt.

"Ich strahle aus meiner inneren Kraft und Besonderheit heraus und bin einmalig schön."

Pretty Face ermöglicht die Wahrnehmung unserer ganz persönlichen Form der Attraktivität, die wir selbst definieren können.

Die gängige Körpermode diktierte schon zu allen Zeiten, was gerade in ist und wie man auszusehen hat, um in die Schablone der offiziellen Schönheit zu passen. Nur wenige Freigeister wagen es, aus diesen Vorgaben auszusteigen und Attraktivität an den eigenen Maßstäben festzumachen. Dazu braucht es Mut und ein gesundes Selbstbewusstsein.

Aber gerade in Phasen, in denen das Selbstvertrauen gegen Null geht, fängt die Fixierung auf das körperliche Aussehen an. Wir werten uns aufgrund der drei Kilos zu viel, der neuen Falte, dem schwindenden Haarkleid beim Mann und der unübersehbaren Bein-Cellulite bei der Frau, die sich trotz angestrengter Bodystyling-Übungen unbeschadet hält, noch mehr ab. Vermeintlich ungenügende Optik und schwaches Selbstbewusstsein verstärken sich gegenseitig.

Es bringt auch nicht weiter, sich einzureden, dass man das alles in Ordnung fände, wenn man unbeobachtet auf einer einsamen Insel leben würde. Stimmt nicht, denn die Körpermode-Regeln sitzen tief.

Am besten man beginnt am anderen Ende, den vielen Lebensbereichen, die nichts mit dem Körper und seinen Ausmaßen zu tun haben. Die Fixierung auf jedes Detail in seinem Aussehen muss als erstes gelöst werden. Figur und Anblick sind wichtig, aber nicht alleine beherrschend.

Wer sind wir außerdem? Pretty Face hilft uns, damit wieder in Kontakt zu gelangen. Wir erweitern einfach unser Blickfeld, nehmen Abstand und betrachten uns in unserer Gesamtheit.

Da sind noch geistige Fähigkeiten, berufliche Erfolge, seelische Wärme, Kommunikationstalent, Wissen und Erkenntnisse, Lebenserfahrung, bewältigte Kindererziehung, Krisenfestigkeit, Tiefgang, Mut, tolle Ideen und Visionen, Kreativität, sexuelle Lust und Vitalität, Beziehungsfähigkeit, Standfestigkeit als Fels in der Brandung, Beliebtheit bei Menschen, die uns als Ganzes sehen, und vieles mehr.

Toll, kann man sagen, davon wird mein Bauch auch nicht dünner. Stimmt, aber unser Selbstbild weiter und damit das Fett und die Glatze relativer. In Verbindung mit der Urkraft unseres Wesens auf allen Ebenen werden wir magisch und überzeugend in unserer Ausstrahlung. Wenn schon die starke Orientierung an der Körperlichkeit, dann auch gleich an der Belebung der sexuellen Urkraft, der Beweglichkeit und Geschmeidigkeit, die die Lebensgeister wecken und die Haut mehr straffen als jede teure Anti-Aging-Creme.

Pretty Face ermutigt, selbst die Messlatte für Attraktivität festzulegen und eine Form von Schönheit zu entwickeln, die uns keiner mehr nehmen kann: ein durch sexuelle Lebendigkeit elektrisierter Körper, ein inspirierender Geist, eine witzige, erfrischende Art der Kommunikation, eine mutige, unkonventionelle Lebensweise, die andere gelb vor Neid werden lässt, eine eigenwillige Art sich zu kleiden, gerne auch unser eigenes Fitnessprorarmm, das sich aus den persönlichen Erfahrungen entwickelt hat und Spaß macht, eine aufrechte, meditative Haltung mit viel Gelassenheit und natürlicher Souveränität, und vieles, vieles mehr.

Im positiven Pretty Face-Zustand schaffen diese Qualitäten eine Ausstrahlung, neben der ein tadelloser Körper und der perfekte Sitz der Frisur mehr als blass aussehen. Sie können da sein, sind aber für unser Befinden nicht mehr ausschlaggebend. Wir haben Attraktivität für uns selbst definiert und richten uns allein an diesen Maßstäben aus. Wir sind in Bezug auf innere und äußere Schönheit unser eigener Meister geworden.

Pretty Face ist eine wichtige Unterstützung für Jugendliche, die ihren Selbstwert stark von ihrem Äußeren abhängig machen, was zum Prozess der Pubertät immer dazugehört. Die Blütenessenz ist vor allem Balsam, wenn man aufgrund seines Aussehens Hänseleien in der Schule ausgesetzt ist und stark darunter leidet, und wenn es tatsächliche äußere Beeinträchtigungen gibt. Sie ist außerdem neben der Psychotherapie insbesondere mit Manzanita eine wichtige Unterstützung bei Essstörungen.


## FEINSTOFFLICHE UNTERSTÜTZUNGEN

Edelsteine
- Lapislazuli (Kraft)
- Hämatit (Mut)
- Rubin (Liebe)

Ätherische Öle
- Neroli
- Jasmin (weibliche Strahlkraft)
- Rosmarin, schwarzer Pfeffer (männliche Strahlkraft)
- Ylang Ylang (sexuelle Magie pur)
- Myrte (sanfte innere Schönheit)


## BEWUSSTSEINSARBEIT

Körper- und Energiearbeit
- Arbeit mit allen Chakren
- Beckenbodentraining in Kombination mit dem inneren Energiekreislauf, siehe Vajroli-Mudra-Übung bei Basil

Malthemen
- Selbstbild im Moment
- Selbstbild als Vision gemäß der inneren Venus nach der Seelenreise

Seelenreise
- Reise zur inneren Venus (Persönlichkeitsanteil der Frau / Beziehungsmuster und – hier – der Attraktivität – wie definiere ich sie?): Wie sieht sie aus, wie riecht sie, was hat sie an, wie bewegt sie sich, wie ist ihr Temperament? Sie fragen, was sie ganz individuell für attraktiv und schön hält und welche Maßnahmen dazu beitragen, was sie gerne hätte, das man zur Verschönerung in ihrem Sinne tut.

Meditationen
- Innere Harmonie und Ausgeglichenheit durch Qi Gong und T'ai Chi
- Erwecken und Anheizen des inneren Feuers durch tantrische und taoistische Übungen
- Kanalisieren seines Schönheitszwangs in anmutige Hatha-Yoga-Übungen
- Innere Ruhe durch Meditation und Gebet

Astrologische Zuordnungen
- Waage-Venus/Saturn (Orientierung an der Schönheitsnorm)
- Waage-Venus/Pluto (zwanghafte Unterstellung seines Naturells unter seine festen Vorstellungen, wie man aussehen möchte)
- Waage-Venus/Sonne, Waage-Venus/Mond, Waage-Venus/Mars (Narzissmus, Modepuppentendenz)

# PURPLE MONKEYFLOWER
Purpurne Gauklerblume (Mimulus kelloggii)


## DIE PFLANZE

Die Purple Monkeyflower trägt ellipsenförmige Blätter und leicht behaarte pur-
purfarbene Blüten mit einem kleinen gelben Zentrum. Ihre Blätter sind eiförmig-
länglich und gezahnt. Die Gauklerblumen sind Bodendecker mit intensiv gefärbten Trichterblüten. Ihr Wuchs ist buschig und flächendeckend. Die Purple Monkeyflower wird bis zu 30 cm hoch.


## DIE BLÜTENESSENZ

Thema: Individuelle Auswahl und Form der Religion
Lichtseite: Mut, seinen eigenen religiösen Weg zu gehen.
Schattenseite: Durch überholte religiöse Denk- und Verhaltensmuster einge-
schränkt sein. Angst vor neuen, tiefgehenden spirituellen Erfahrungen
Vision und Lernaufgabe: Abschied von unstimmigen religiösen Prägungen. Seine
individuelle Weise der Religiosität entwickeln und selbstbewusst leben.

„Ich lebe jetzt meinen wahren Glauben / meine Form der Religiosität."

Monkeyflowers werden immer bei Angstzuständen gebraucht. Diese beziehen
sich hier auf den religiösen Glauben oder die spirituelle Richtung, der man sich
gerne hingeben möchte. In dem Bereich herrscht bewusst oder unbewusst ein
schlechtes Gewissen. Man kann sich nicht frohgemut seiner Glaubensrichtung
widmen, sondern hat in sich einen familiär oder gesellschaftlich geprägten Zensor, der die Ausführung verbietet oder zumindest erschwert.
Früher war das hier im Westen nachvollziehbar, da die Religion automatisch an
die nächste Generation weitergegeben wurde und eine Veränderung einem Bruch
mit der Tradition und ggf. der Familie gleichkam, wie es heute in anderen Religionen immer noch der Fall ist.
    Der erste Wandel bestand in der Abkehr von den klassischen Religionen hin zu
spirituellen Richtungen aus fremden Ländern und Kulturen, da das konventionelle
Angebot nicht mehr die geistige Weiterentwicklung zu bieten hatte, die man sich

wünschte. Heute ist die gelebte religiöse Freiheit bis hin zum Atheismus in den westeuropäischen Ländern kein Skandal mehr. Sie ist selbstverständlich geworden. Spannungen tauchen jetzt eher aufgrund der vielen Kulturen auf, aus denen sich die Gesellschaft zusammensetzt. Dabei treffen strenge religiöse Strukturen auf ein freiheitliches Umfeld, in dem alles erlaubt ist.

Purple Monkeyflower im negativen Zustand beschreibt die Angst vor der öffentlichen Umsetzung und Darstellung seines religiösen oder nicht-religiösen Empfindens, selbst wenn es laut Gesetz erlaubt ist. Die Strenge und Androhungen, was passieren wird, wenn man die konventionellen Regeln nicht befolgt, sind in jede Zelle eingraviert, ohne dass uns das bewusst sein muss.

Selbst wenn man mit ganzem Herzen und tiefster Überzeugung konvertiert und sich ein neues religiöses bzw. spirituelles Leben aufbaut, das genau dem eigenen Wesen entspricht, bleibt die innere Stimme mit all den früheren Gesetzen bestehen. Ganz schwierig wird die Ablösung, wenn es durch die neue geistige Ausrichtung zu Spannungen mit der Familie oder dem Partner kommt, auf die man in dem Fall die tief inneren Zweifel projiziert. Aber auch wenn das Umfeld zustimmt, folgt einem die eingefleischte Glaubensrichtung wie ein Schatten und man ertappt sich, wie man am liebsten den Kopf vorsichtig nach hinten wenden möchte, um zu prüfen, ob nicht doch die alten Glaubensväter da sind und mit erhobenem Stock drohen.

Diese begrenzende, ängstliche Haltung kann auch ganz tief sitzen und gar nicht direkt wahrgenommen werden. Ursache können Inkarnationen als Mönch oder Nonne sein, die nachwirken, gar als Inquisitor, oder man wurde als Hexe oder aus anderen Gründen verbrannt. Diese Erfahrungen üben auch heute noch tiefe Wirkungen aus, wenn sie nicht ins Bewusstsein gehoben, verarbeitet und geheilt bzw. aktualisiert werden. Also selbst wenn das familiäre und gesellschaftliche Umfeld dazu einladen, seinen Weg zu gehen, können aus früheren Inkarnationen Ängste bis hin zu Todesängsten in einem schwelen und eine innerlich freie Ausübung seiner Glaubensrichtung erschweren,

Purple Monkeyflower ist außerdem hilfreich für Menschen, die sich gerne aus verkrusteten und aus ihrer Sicht nicht mehr nährenden Glaubensrichtungen lösen möchten, aber Angst vor neuen, tiefen religiösen bzw. spirituellen Erfahrungen haben. Unbekanntes verspricht Neues, macht aber auch Angst. In dem Fall löst die Blütenessenz begrenzende Vorsicht und hilft, den ersten Schritt in eine neue geistige Welt und Weite zu tun.

Im positiven Purple Monkeyflower-Zustand haben wir uns von überholten, nicht mehr zeitgemäßen Ängsten gelöst und gehen überzeugt und souverän unseren geistigen Weg, unabhängig von äußerer Zustimmung und früheren Erfahrungen. Dadurch gewinnen wir Ruhe, Klarheit und Zufriedenheit, die wir auch ausstrahlen. Ist der innere Zweifel überwunden, kommt er auch von außen nicht mehr auf uns zu. Sind die inneren Zensoren erkannt und dorthin zurückgegeben, wo sie hingehören, entweder zu den Personen (in Liebe und Respekt) oder zurück zu den früheren Inkarnationen, werden auch die äußeren Zensoren schweigen.

Dass man in fremden Kulturen, in denen aufgrund religiöser oder spiritueller Richtungen bestimmte Sitten gelten, diese aus Respekt beachtet, versteht sich von selbst, hat aber nichts mit der eigenen Überzeugung und Richtung zu tun. Die bleibt davon unberührt.

Kinder und Jugendliche brauchen Purple Monkeyflower, wenn sie in einem Land aufwachsen, dessen religiöse Richtung von der eigenen unterscheidet, und dieser Unterschied ein Problem für sie ist.


## FEINSTOFFLICHE UNTERSTÜTZUNGEN

Edelsteine
- Blauer Saphir
- Amethyst
- Zirkon

Ätherische Öle
- Myrrhe, Weihrauch (Religiosität, Spiritualität, Kronenchakra)
- Bergamotte, Mandarine (geistige Weite)


## BEWUSSTSEINSARBEIT

Körper- und Energiearbeit
- Ganz entsprechend dem Glauben bzw. der spirituellen Richtung, der man sich jetzt verbunden fühlt oder zu der man sich hinwenden möchte.
- Für mehr Klarheit dazu: Arbeit mit dem Kronenchakra
- Violetter Aura-Soma-Pomander

Malthemen
- Symbol, Farbe o.a., das die gewählte geistige Richtung darstellt.
- In stiller Hingabe, Einheit und Zufriedenheit mit seiner Religion/seiner Art von Gott/Göttin

Seelenreise
- Ritual: Sich mit einer Verneigung bei der Vergangenheit in sich und in seinem Umfeld bedanken, sich verabschieden in Liebe und Respekt, und um den Segen für seinen jetzigen, heutigen Weg bitten.
- Reise zu seinem inneren spirituellen/religiösen Meister (Meisterin) und um Unterstützung, Halt und Antworten bitten.

Meditation
- Entsprechend seiner religiösen bzw. spirituellen Richtung, möglichst täglich zur gleichen Zeit.

Astrologische Zuordnungen
- Jupiter/Saturn (der strenge Gott, die konventionelle Kirche)
- Jupiter/Uranus (Aufruf zu ungewöhnlichen Glaubensgemeinschaften)
- Neptun/Saturn
- Starke Erdbetonung mit der Aversion, sich überhaupt in geistig-religiös-spirituelle Lüfte zu erheben und Erfahrungen über die eigene Körperlichkeit hinaus zuzulassen.

# QUAKING GRASS
Zittergras (Briza maxima)


## DIE PFLANZE

Das Zittergras gehört zu der Familie der Süßgräser. Als Blüte trägt es eine lockere Rispe mit rundlichen bis herzförmigen, zusammengedrückten und nickenden Ähren. Die Blütezeit ist von Mai bis Juni.


## DIE BLÜTENESSENZ

Thema: Gemeinschaftssinn
Lichtseite: Fähigkeit zur Zusammenarbeit
Schattenseite: Überbewertung seiner Persönlichkeit. Unwille und Unfähigkeit, sich mit seinen individuellen Begabungen in einer Gruppe oder der Gesellschaft zu engagieren.
Vision und Lernaufgabe: Entwicklung von Teamgeist. Ausgleich zwischen der Entwicklung seiner Persönlichkeit und der Fähigkeit, sich in die Gemeinschaft einzubringen.

„Ich stelle mein Können in den Dienst der Allgemeinheit."

Quaking Grass fördert das soziale Bewusstsein und die Einsicht, dass die Persönlichkeit sich auch deshalb entwickelt, um ihre Qualitäten in die Gemeinschaft einzubringen. Das ist nur möglich, wenn sie auch tatsächlich entfaltet wird. Die Umsetzung unseres Potenzials ist deshalb kein Egotrip, sondern Voraussetzung, um unseren Platz in einem größeren, überpersönlichen Rahmen einnehmen und ausfüllen zu können.

Ist unsere Persönlichkeit entwickelt, liegt die nächste Lernaufgabe darin, von unserem hohen Ross herabzusteigen und unser Wesen bereitwillig für eine gemeinschaftliche Aufgabe zur Verfügung zu stellen. Darauf zielt die Wirkung von Quaking Grass in erster Linie ab. Die Blüte hilft, ein gesundes Gleichgewicht zwischen Selbstverwirklichung und sozialem Engagement, zu dem auch das Verhalten gegenüber Nachbarn, Bekannten, Freunden usw. gehört. Es muss nicht die Rettung der Welt sein, sondern bedeutet das Erweitern der Wahrnehmung für das, was über die eigenen Gedanken- und Handlungsstränge hinausgeht.

Im blockierten Quaking Grass-Zustand besteht vielleicht ein unbewusster Konflikt zwischen dem Bedürfnis, seine Einmaligkeit herauszustellen und dem Anspruch, diese nutzbringend und kompromissbereit für die Allgemeinheit oder innerhalb von Gruppenaktivitäten einzusetzen. Es fehlt die Einsicht, dass Teamarbeit keine Selbstaufgabe bedeutet, sondern lediglich heißt, seine individuellen Begabungen nicht nur zu seinem eigenen Vorteil zu nutzen, sondern sich damit innerhalb eines weiteren Kreises zu engagieren.

Doch auch wenn die Erkenntnis zum Einsatz in der Gesellschaft schon da ist, tendiert man dazu, dann wenigstens entsprechend im Vordergrund zu stehen und sich in den Mittelpunkt zu rücken.

Quaking Grass führt aus dieser Selbstzentrierung heraus und stellt einen Abstand zu den rein persönlichen Bedürfnissen her. Die Blüte weckt den Impuls, über den eigenen Tellerrand hinauszusehen und die Notwendigkeiten in der Welt außerhalb seines Egos wahrzunehmen. Wir erwachen zu der Erkenntnis, dass jede Kraft, jedes Potenzial von dem großen Ganzen dazu gedacht ist, die Welt erfüllter, harmonischer, echter, bewusster und reicher zu machen. Wir sind dazu aufgerufen, über den eigenen Wachstumsprozess als Teil des Ganzen diese Entwicklung mitzutragen und zu immer neuen Errungenschaften zu verhelfen. Dazu brauchen wir nicht in die Politik zu gehen oder Sozialarbeiter zu werden, sondern uns mit allen Kräften und Talenten durch Zusammenarbeit mit dem Umfeld und im Zuge einer größeren Aufgabe zu engagieren (z.B. auch gegenseitige Hilfe bei der Kinderbetreuung, Nachbarschaftshilfe, ehrenamtliches Engagement, Einkaufshilfe für Kranke und Alte, Teamgeist als einfacher Mitarbeiter oder höchste Führungskraft u.v.m.).

Quaking Grass unterstützt darin, ein hilfsbereiter, sozialer Mensch zu sein, der weiß, dass er anderen nur etwas geben kann, wenn er seine Einzigartigkeit entfaltet hat, und erst zufrieden ist, wenn er diese auch einbringt, wie es uns das Zittergras vormacht - als einzelner Halm in einem weiten Feld von unzähligen Ähren.

Im positiven Quaking Grass-Zustand schwingen wir ganz selbstverständlich zwischen Eigenentwicklung und Gemeinschaftssinn hin und her und erfahren Erfüllung durch reflektierte Selbstentfaltung und das Aufgehen in einem überpersönlichen Rahmen.

Kinder und Jugendliche haben das Recht, sich bevorzugt ihrer Eigenentdeckung und –entwicklung zu widmen und haben noch ein natürliches Bedürfnis, mit anderen zusammen zu sein und zusammenzuarbeiten. In der Altersgruppe geht es bei Quaking Grass eher um den Erhalt der Persönlichkeit in der Gemeinschaft und ihrem Gruppenzwang.


## FEINSTOFFLICHE UNTERSTÜTZUNGEN

Edelsteine
- Sinhalit
- Türkiser Paraiba-Turmalin

Ätherische Öle
- Rosenholz
- Rose
- Cassia
- Sandelholz


## BEWUSSTSEINSARBEIT

Körper- und Energiearbeit
- Gruppenarbeit in allen Variationen
- Hatha-Yoga, um geschmeidig zu werden und Aufgerichtetsein und Hingabe in Verbindung zu bringen.
- Arbeit mit dem Herz-, Stirn- und Kronenchakra

Malthemen
- Selbstbild als König/in
- Selbstbild: Gleiche/r unter Gleichen

Seelenreise
- Reise zur/m inneren König/in. Aussehen, Kleidung, Umfeld, Eigenschaften, besondere Qualitäten? Mit ihr/ihm an der Hand in einen Raum gehen, in dem der soziale, gemeinschaftliche, gesellschaftliche oder anderweitig über die eigene Person hinausgehende Auftrag wartet und erkennbar wird. Sich dort zeigen lassen, wohin es mit dieser königlichen Person in sich geht, wo man sich einbringen soll.

Meditation
- T'ai Qi

Astrologische Zuordnungen
- Entspricht dem Gegensatzpaar Sonne-Uranus. Angezeigt bei Sonne/Sonne, Sonne/Mars, aber auch Sonne/Uranus-Spannung, wenn der Schwerpunkt der Umsetzung auf der Sonnen-Seite liegt.

# QUEEN ANNE'S LACE
Wilde Möhre (Daucus carota)

## DIE PFLANZE

Die aus Europa stammende wilde Möhre ähnelt im Aussehen unserer Karotte, sie ist nur kleiner. Die Blüten befinden sich am Ende der Stängel und bilden weiße Trauben, die wie ein umgedrehter, geöffneter Regenschirm angeordnet sind. Möhren enthalten ein hohes Maß an Vitamin A als wichtiger Stoff zur Erhaltung der Sehkraft, vor allem in der Nacht.

## DIE BLÜTENESSENZ

Thema: Sehen
Lichtseite: Klare Wahrnehmung seiner Intuition und Inspiration
Schattenseite: Emotionale und sexuelle Unausgeglichenheit verhindern eine klare geistige Sicht.
Vision und Lernaufgabe: Sein Gefühlsleben klären und seine sexuelle Energie frei fließen lassen. Öffnung des Stirnchakras. Geschärfte Wahrnehmung, Abstand und Gesamtschau, Offenheit für seine Intuition.

„Sexuelle Lust und Gefühle fließen und ich gewinne einen klaren Blick."

Geistige Klarheit und Weitsicht sind erst möglich, wenn auch die Gefühlswelt geklärt und die sexuelle Energie im Fluss ist. Blockaden in diesen beiden Bereichen vernebeln unsere Wahrnehmung. Die klare Sicht über das dritte Auge und manchmal auch die physische Sehkraft sind im negativen Queen Anne's Lace-Zustand eingeschränkt.

Eine Ursache ist das Aufgehen in unseren Gefühlen, die jeden Moment anders sein können und uns jeden klaren Blick auf unsere Situation nehmen. Wir sind hin und her gerissen zwischen Wut, Liebe, Sehnsucht, Hass, Glück und Enttäuschung. Vor allem wenn die Gefühle nicht frei ausgedrückt werden können oder immer wieder an eine Wand des Widerstands und der Ablehnung (in uns oder um uns herum) stoßen, werden wir gefangen von ihnen und drehen uns innerlich oft in einem leidensvollen Kreis. Die emotionale Kraft und Wärme werden gestaut und wirken sich negativ auf unsere physische und spirituelle Sehkraft aus.

Eine weitere Ursache ist eine blockierte oder auf rein körperliche Abreaktion reduzierte Sexualität. Wenn diese gewaltige Urkraft im unteren Keller gehalten oder nur eindimensional gelebt wird, kann die Vitalenergie in uns nicht fließen und es kommt auch hier zu einer Einschränkung unserer geistigen Wahrnehmung.

Inspirationen und Eingebungen können nicht aufgenommen werden und wir sind auf rein intellektuelle Überlegungen angewiesen, die selten etwas Neues oder den Durchbruch bringen. Sie kauen das durch, was wir schon kennen und entsprechend auch immer wieder erwarten und bekommen. Für einen geistigen Quantensprung und seine bewusste Integration in unser Leben bedarf es eines offenen und damit funktionierenden Stirn- und Kronenchakras.

Sonst sehen wir nur noch das, was wir anfassen und greifen können. Es fehlt der Abstand für eine Gesamtschau, für das Eigentliche oder Tiefere hinter dem Offensichtlichen. Das Leben ist weit mehr. Queen Anne's Lace hilft uns, das zu sehen, in jeder Alltagshandlung, auch in unserer Gefühlswelt und im Ausleben unserer Sexualität. Sie schafft Klarheit und Weite auf der emotionalen Ebene, löst überholte Verstrickungen und öffnet die Tore nach oben, damit die sexuelle Vibration nicht auf den Unterleib reduziert ist, sondern durch den ganzen Körper dringen kann.

Es entsteht innerer Raum und Leichtigkeit durch die Auflösung der emotionalen und sexuellen Blockaden, eine geschärfte Wahrnehmung und ein geöffnetes Stirnchakra. Oben und unten können sich begegnen und befruchten. Die Harmonisierung in den unteren Chakren löst auch die Knoten im Geist.

Im positiven Queen Anne's Lace-Zustand sehen wir wieder klar und über den greifbaren, materiellen Bereich hinaus, was sich auch auf die physische Sehkraft positiv auswirken wird. Die unteren und oberen Bereiche sind ausgeglichen. Man steht fest auf der Erde, ist in seinem Körper und seiner Gefühlswelt zu Hause und durch diesen freien Energiefluss auch offen für Intuition und Inspiration. Die Lebenskraft kann im ganzen System fließen und sich verteilen

Jugendliche könnten in der Hochzeit der Pubertät diese Blütenessenz gebrauchen, wenn sie von Hormonen überschwemmt, frisch verliebt oder im ersten Liebeskummer emotional völlig überwältigt jeden klaren und übergeordneten Blick über ihr Leben verloren haben, sofern man diesen Zustand als behandlungsbedürftig und nicht als altersgerecht ganz natürlich betrachten sollte.

## FEINSTOFFLICHE UNTERSTÜTZUNGEN

Edelsteine
- Hellblauer Flourit (geistige Öffnung und Klarheit)
- Rosa Turmalin, Rhodochrosit (Herzheilung)
- Karneol (sexuelle Kraft)

Ätherische Öle
- Pfefferminze, Zitrone (geistige Klarheit)
- Rose, Neroli (Herz)
- Jasmin, Ylang-Ylang (Sexualität)
- Sandelholz

## BEWUSSTSEINSARBEIT

Körper- und Energiearbeit
- Arbeit mit dem Stirnchakra, königsblauer Aura-Soma-Pomander
- Arbeit mit den ersten beiden und dem Herzchakra
- Mit den zugeordneten Farben oder Mantren die Chakren nach oben gehen und sie nacheinander aktivieren, reinigen und öffnen
- Verbindung mit dem inneren Kind, es verwöhnen und ihm eine Bühne im Leben geben für die emotionale Selbstheilung
- Arbeit mit der sexuellen Kraft, um die Energie auf physischer Ebene zum Fließen zu bringen.

Malthemen
- Lustvolle, freie Sexualität
- Emotionale Erfüllung und Geborgenheit
- Das verwöhnte innere Kind
- Selbstbild mit allen 7 Chakren, gleich groß und in ihren strahlenden Farben
- Meine klare Vision

Seelenreise
- Reise zu den Persönlichkeitsanteilen, die mehr Licht, Bewusstheit und Zuwendung brauchen: emotional zum inneren Kind, sexuell zum inneren Mars, und bei diesem Besuch sich zeigen und sagen lassen, was diese Anteile unbedingt brauchen, um wieder frei leben und lieben zu können.

Meditationen
- Körper/Sex: Dynamische und Kundalini-Meditation
- Gefühl: Hingabe im Gebet
- Klarheit: Vipassana, Zazen

Astrologische Zuordnungen
- Jungfrau-Merkur/Saturn, auch Jupiter/Saturn, Uranus/Saturn
- Bei sexueller Blockade oder unkanalisierter Intensität: Mars und Sonne mit Saturn und Pluto
- Bei emotionalem Ungleichgewicht Mond mit Saturn und Pluto

# QUINCE
Zierquitte (Chaenomeles speciosa)


## DIE PFLANZE

Die Quitte gehört zu der Familie der Rosengewächse und ist ein zwei bis vier Meter hoher Strauch mit spitzen, auf der Unterseite behaarten Blättern. Aus den einzeln stehenden, roten Blüten entwickeln sich gelbe Früchte.


## DIE BLÜTENESSENZ

Thema: Kraft der erwachsenen Liebe
Lichtseite: Hohe Liebesfähigkeit
Schattenseite: Vorstellung und Erfahrung, dass Liebe Schwäche und Ohnmacht bedeutet.
Vision und Lernaufgabe: Erwachsene Liebe entwickeln und aus seiner Liebesfähigkeit seine größte Stärke machen.

„Ich öffne mein Herz, schenke meine Liebe und bleibe dabei bei mir."

Quince wird von uns gebraucht, wenn wir zu viel, also bis zur Selbstaufgabe, lieben und uns deshalb schwach und ausgeliefert fühlen. Eine erwachsene Liebe besteht aus Geben und Nehmen. Sie verfällt außer im ersten Verliebtsein nicht in kindliche Bedürfnisse zurück.

Es ist schmerzhaft, aber wir können nicht in den symbiotischen Zustand im Mutterleib zurück. Wir können als Erwachsene auch nicht mehr erwarten, dass ein Mangel an seelischer Versorgung aus der Kindheit später nachgeholt, also nachträglich aufgefüllt werden kann. Das überfordert die Liebesbeziehung zwischen zwei erwachsenen Menschen mit definierten Identitäten, die neben der Partnerschaft auch noch ihr Eigenleben haben und deshalb intensiver Nähe immer Phasen der Distanz folgen lassen müssen.

Diese Tatsachen treffen Quince-Menschen hart und sie beginnen, ihre Art zu lieben, sich zu öffnen und sich ihren Gefühlen voll und ganz hinzugeben, als Schwäche wahrzunehmen. Sie haben den Eindruck, mit ihrer Form der Liebe allein auf dieser rauen Welt zu sein und ihre Kraft oder gar ihre Würde zu verlieren, wenn sie weiter so (einseitig) offenherzig nach außen gehen.

Folge ist Verhärtung, Rückzug und Übersteigerung des Gegenpols, der männlichen Seite. Man möchte dem Gefühl der Hilf- und Machtlosigkeit nicht länger ausgeliefert sein und verschließt mehr und mehr sein Herz, zeigt Härte und ein abweisendes Verhalten. Seinen Gefühlen zu folgen, wird als Schwäche und Ohnmacht wahrgenommen und deshalb die Angst davor mit der Demonstration von männlicher Kraft oder absolutem Rückzug kompensiert.

Mit Hilfe von Quince erkennen wir, dass Ohnmachtsgefühle und Entwürdigung nur entstehen, wenn wir uns allein auf die Seite der weiblichen Hingabe schlagen und dabei die Entwicklung und das Wahren unserer Identität und Eigenständigkeit völlig vernachlässigen. Liebe heißt Austausch und Teilen aus unserer ganzen Persönlichkeit heraus. Je mehr wir uns auf eine Seite reduzieren, umso stärker wird die ignorierte Seite, also die klar gezogenen Grenzen, von außen zur Ergänzung auf uns zukommen. Wir haben sie nicht selbst gelebt und damit unbewusst an den anderen delegiert, wo wir sie als Härte und Kälte empfinden und uns unverstanden fühlen.

Liebe heißt nicht Schwäche für den Macho und Liebe heißt auch nicht Hilflosigkeit für die Frauen (oder Männer), die zu viel lieben, sondern die Hingabe an ein unberechenbares Gefühl, das allen Mut abverlangt, von einem erwachsenen Menschen, der männliche und weibliche Teile in sich relativ gleichberechtigt vereint hat und der weiß, wer er ist und was er will. Auch in einer Partnerschaft, in der Sexualität, als Elternteil, als Freund usw.

Natürlich bedeutet Liebe auch Loslassen und Transformation. Es bleibt aber dennoch die Notwendigkeit, sich immer wieder neu aufzurichten und sein eigenes Rückgrat zu erhalten oder wiederherzustellen.

Liebe schließt alle Wesensanteile ein, ohne zu werten, also auch die Schattenseite der Persönlichkeit. Sie unterscheidet nicht. Sie nimmt, wenn sie echt ist, sich selbst und den anderen mit allem, was dazugehört, was eine große Bereicherung und Zuwachs an Selbstachtung und Selbstwertgefühl bedeutet. Echte Liebe ist der Urgrund und die Basis für eine immense Stärke und die Macht über sich selbst.

Im positiven Quince-Zustand sind wir in der Lage, die dazu gehörigen zwei Pole zu vereinen: die weibliche Ur- und Nährkraft und die männliche Dynamik und Power. Erst diese Vereinigung in uns selbst ermöglicht einen erwachsenen Umgang mit der Liebe und macht aus ihr eine Quelle unendlicher Kraft. Quince erweicht und erweitert zu viel Männlichkeit durch weibliche Qualitäten und gibt auf der anderen Seite bei der alleinigen Konzentration auf die Gefühle den Impuls, unsere Männlichkeit, innere Autorität und Identität wieder wahrzunehmen und zu integrieren. Die Liebe zu unserem ganzen Selbst macht nicht nur unschlagbar, sondern ist die Voraussetzung, um auch den anderen in seiner Ganzheit zu nehmen, also wirklich lieben zu können.

Kinder brauchen Quince, um langsam ihre Identität entwickeln zu können, wenn die symbiotische Verbindung zur Mutter zu lange alleinbestimmend ist. Jugendlichen hilft Quince zudem, um in der Pubertät die großen Schwankungen zwischen dem langsam reifenden „ich bin ich" und den ersten Verliebtheiten zu erleichtern und zu lernen, Identität und Liebe konstruktiv zu verbinden. Quince gleicht das Macho-Gehabe bei Jungs genauso aus wie den Hang zur Selbstaufgabe in der Liebe bei den heranwachsenden Mädchen.


## FEINSTOFFLICHE UNTERSTÜTZUNGEN

Edelsteine
- Rhodochrosit
- Rubin

Ätherische Öle
- Zum Öffnen des Herzens: Rose, Neroli
- Zur Integration des Männlichen: Schwarzer Pfeffer (Power), Zeder, Zypresse (Klarheit, Rückgrat), sexuell: Ylang Ylang


## BEWUSSTSEINSARBEIT

Körper- und Energiearbeit
- Arbeit mit dem Herzchakra zur Öffnung für die weibliche Seite
- Arbeit mit dem 1. Chakra zur Öffnung für das Männliche und zur Erdung
- Arbeit mit dem Solarplexuschakra, wenn man seine Identität mehr spüren und stärken möchte.
- Oliv- und smaragdgrüner und rosa Aura-Soma-Pomander zur Herzöffnung, roter und orangefarbener Pomander zur Aktivierung der Männlichkeit und Vitalität

Malthemen
- Liebe, aus der Kraft erwächst.
- Selbstbild: Einheit von männlicher und weiblicher Urkraft

Seelenreisen
- Reise zu dem verletzten Teil in sich, der immer wieder zu viel geliebt und sich dabei ohnmächtig gefühlt hat. Ihn fragen, was er braucht für seine Heilung und wie man ihn in Zukunft schützen und zu mehr Unterscheidungskraft befähigen kann (wer/was nährt mich und kann meine Liebe annehmen, wer/was nicht?).
- Reise zu dem coolen Teil in sich, der sich verhärtet hat und Liebe als Schwäche und schwächend betrachtet, und ihn fragen, was er braucht, was eigentlich seine wahren Bedürfnisse sind und wie man sie ihm konkret erfüllen kann.
- Zu seiner Art der weiblichen und männlichen Kraft und dann:
- Innere Hochzeit zwischen seiner Form der weiblichen und männlichen Kraft.

Meditationen
- Zur Erdung und zum Erwachsenwerden: Zen
- Zur Erweichung: Kontemplation
- Für die innere Vereinigung: T'ai Chi

Astrologische Zuordnungen
- Waage-Venus/Mars
- Waage-Venus/Saturn
- Waage-Venus/Pluto
- Mond/Mars
- Mond/Saturn
- Mond/Pluto

# RABBITBRUSH
Hasenbürste, Hasenpinsel (Chrysothamnus nauseosus)


## DIE PFLANZE

Die Hasenbürste trägt weit verzweigte Blattstiele mit vielen Einzelblüten. Diese schlauchartig geformten Blüten sind klein und gelb gefärbt. Der Strauch wir 1-7 Meter hoch. Der Name kommt daher, dass die Blätter und Zweige mit filzigen Haaren bedeckt sind, die den Wasserverlust der Pflanze reduzieren.


## DIE BLÜTENESSENZ

Thema: Gesamtüberblick
Lichtseite: Wahrnehmung der Einheit in der Vielheit
Schattenseite: Sich in Einzelheiten verzetteln
Vision und Lernaufgabe: Wahrnehmung der Details wie auch der Gesamtsituation.

„Ich bewahre in jeder Situation den klaren Überblick."

Rabbitbrush ist der Blütenessenz Filaree sehr ähnlich, nur etwas allgemeiner, neutraler zu verstehen. Während Filaree die Alltagsanforderungen als sorgenvoll und schwierig bewertet und sich deshalb immer mehr darauf fixiert und sich vollkommen von ihnen einnehmen lässt, hat Rabbitbrush grundsätzlich die Tendenz, sich schnell in die Einzelheiten einer Aufgabe zu verlieren und den Wald vor lauter Bäumen nicht mehr zu sehen.

Es fehlen der Gesamtüberblick und damit die Möglichkeit, aus diesem Überblick heraus eine klare Lösung zu finden, durch die sich auch die Einzelanforderungen leichter bewältigen lassen. Man vertieft und verheddert sich z.B. in die Betätigung eines seiner drei Jobs und ist nicht mehr in der Lage, sich seine gesamte Arbeitssituation mit Abstand zu betrachten und zu überlegen, ob man seine finanzielle Lage nicht vielleicht durch ein völlig neues Konzept ändern könnte.

Oder man möchte seinen überdimensionierten Hausrat abbauen, um Ballast abzuwerfen, freier zu werden und eine völlig ausreichende kleinere Wohnung zu beziehen. Dabei beschäftigt man sich tagelang mit dem Verkauf eines Kleiderschrankes, anstatt alle großen Teile, die veräußert werden sollen, gleichzeitig in Ebay einzustellen und zum nächsten Arbeitsschritt übergehen zu können. Man problematisiert das Vorhaben als solches nicht wie bei Filaree, sondern hängt einfach sehr schnell an einem Einzelpunkt fest, befasst sich ausschließlich damit und alles andere bleibt viel zu lange liegen.

Man verliert den Blick für die Verhältnismäßigkeit einer kleinen Sache und macht sie zu einem Berg, zu einem riesigen Brocken, der einem zu erdrücken scheint, nur weil man ihn zu dieser Größe aufgebauscht hat. Es fehlt wie bei Filaree der Abstand und der Rundumblick, aber ohne die Belastung durch die negative Bewertung. Ein Zustand, der vor allem durch häufiges Surfen im Internet verstärkt wird, bei dem man sich sehr schnell verlieren kann und irgendwann selbst nicht mehr weiß, was man eigentlich ursprünglich gesucht hat.

Im positiven Rabbitbrush-Zustand sind wir gelassener, lehnen uns auch mal bei einer Pause im gemütlichen Sessel zurück und betrachten die Gesamtsituation mit dem gebührenden Abstand. Oder wir gehen zwischendurch hinaus, machen einen kleinen Spaziergang, weil wir aus Erfahrung wissen, dass dadurch die Gedanken wieder geordnet und sortiert werden und uns die besten Ideen aus der Entspannung heraus kommen.

Das fällt im ersten Moment schwer, weil es als Zeitverschwendung betrachtet werden könnte. Im positiven Zustand sind wir uns aber bewusst, dass sich dadurch die eng verfilzt erscheinenden Knoten schneller und wie von selbst lösen, als es durch das verbohrte Fixieren auf ein Detail je gelingen kann.

Wir verstehen es, den Überblick zu bewahren oder schnell wiederherzustellen und aus dieser Haltung heraus exakt und sortiert die Einzelheiten zu erledigen. Wir befinden uns im Spagat zwischen Vogelperspektive und dem geistigen und praktischen Abarbeiten der Einzelschritte.

Kinder und Jugendliche, die sehr viel im Internet surfen und von allen Seiten mit Eindrücken und Aufgaben überlastet werden und dabei den Überblick verlieren, können sich natürlich auch in diesem Zustand befinden und entsprechend von Rabbitbrush profitieren.


## FEINSTOFFLICHE UNTERSTÜTZUNGEN

Edelsteine
- Farbloser Beryll
- Hellblauer Flourit

Ätherische Öle
- Pfefferminze
- Cajeput
- Niaouli
- Zitrone
- Zypresse

## BEWUSSTSEINSARBEIT

Körper- und Energiearbeit
- Arbeit mit dem Stirnchakra, königsblauer Aura-Soma-Pomander
- Atemübungen

Die Gesamtsituation und ihre Einzelanteile aufschreiben und grafisch darstellen.

Malthemen
- Mein Leben aus der Vogelperspektive
- Mein inneres Team mit Abstand betrachtet

Seelenreise
- Reise zu seinem inneren Uranus, der Luft, Abstand und Weite wiederher-stellt, und sich von ihm in die Höhen heben lassen, auf seine Wolke, von der aus das jetzige Leben betrachtet und neu eingeordnet werden kann.

Meditation
- Vipassana-Meditation

Astrologische Zuordnungen
- Jede Form der Jungfrau/Merkur-Betonung

# RED CLOVER
Roter Klee (Trifolium pratense)


## DIE PFLANZE

Der rote Wiesenklee gehört zu der Familie der Schmetterlingsblütler und wird 15 bis 30 cm hoch. Seine Blättchen haben oft einen weißlichen Fleck. Die hier verwendeten Blüten sind rosarot. Sie stehen zu dreißig bis neunzig in ca. 1,5 cm langen, kugeligen bis eiförmigen Köpfen. Die Blütezeit ist Juni bis September.


## DIE BLÜTENESSENZ

Thema: Zentriertheit in einem emotional aufgeladenen Umfeld
Lichtseite: Trotz hoher Empfänglichkeit für einzelne oder kollektive Stimmungen stabil bleiben können.
Schattenseite: Starke Beeinflussbarkeit durch emotional geprägte Außenreize.
Vision und Lernaufgabe: Die intensiven Gefühle des Umfelds wahrnehmen und dabei in seiner Mitte bleiben.

„Ich bin stabil in meiner Mitte."

Während Indian Pink Zentriertheit bei zu intensiver und vielseitiger Aktivität in sich oder in seinem Umfeld wieder herstellt, hält Red Clover den Menschen bei starker emotionaler Beeinflussung in der eigenen Mitte. Es herrscht eine so starke Atmosphäre an Ängsten, Wut und Hass, Spannungen, Erwartungen, Aggressionen bis hin zu zerstörerischen Kräften, dass es sehr schwer fällt, bei sich zu bleiben und seine Identität zu wahren. Man befindet sich schnell im Bann eines familiären Streits, einer intensiven therapeutischen Gruppensituation, einer Massenhysterie oder einer einseitigen Informationspolitik der Medien zu einem brisanten Thema. Auch Ereignisse wie Kriege, Bluttaten, Wirtschaftskrisen oder ein Fukushima treffen tief im Inneren den Menschen und tun ihre Wirkung. Man kann sich nicht entziehen und muss Wege finden, damit umzugehen und seine innere Stabilität zu bewahren.
    Das drängt sich umso mehr auf, je näher das Geschehen ist und die eigene Person betrifft, z.B. im familiären Umfeld, in der Beziehung, am Arbeitsplatz oder im

eigenen Land.

Ereignisse, die sich in weiter Entfernung abspielen, glaubt man oft, intellektuell im Griff zu haben. Man kann sich verständlich machen, dass sie für die eigene Person nicht bedrohlich sind und keinen realen Boden für Ängste oder andere Gefühle bieten. Im Unterbewusstsein werden jedoch auch diese Katastrophen aufgenommen und schüren Emotionen, die die Stabilität und das Selbstbewusstsein beeinflussen oder ins Wanken bringen, ohne dass man genau orten kann, woher das kommt.

Gerade heute, wo die Welt so eng miteinander verknüpft ist und man sich mit Leichtigkeit auf der ganzen Welt bewegen kann, rühren Ereignisse selbst von anderen Kontinenten in unserem Inneren. Sie können eigene, im Unterbewussten zurückgehaltene zerstörerische Kräfte mobilisieren, an die Oberfläche bringen und gegen sich selbst und andere richten lassen. Intensive Energien wirken weltweit, im Guten wie im Schlechten. Deshalb ist es bei der heutigen Informationsflut, die keine negative Nachricht aus dem hintersten Winkel der Welt mit dem hehren Anspruch der Aufklärung auslässt, ein wichtiges Thema, sich gegen diese energetischen Angriffe und Überflutungen zu schützen. Dafür eignen sich die Blüten der Yarrow-Gruppe, Red Clover und andere Energiearbeit. Damit stärken wir unseren innersten Kern und verhindern, uns durch die vielen Bilder und Nachrichten übermäßig zu füttern und zu überlasten.

Unser Wesen kann auch emotional durch Stimmungen in der Gesellschaft, kollektive Tendenzen in eine Richtung, sei es politisch, religiös, gegenüber anderen Kulturen oder Lebensweisen beeinflusst werden, durch die Wahrnehmung und Empfindung der Masse, die mitreißen können, vor allem wenn die persönliche Wahrnehmung getrübt oder ausgeschaltet ist.

Dann ist es wichtig, sich als eigenständiges, zwar mitfühlendes, aber nicht zwangsläufig mitfließendes Wesen wieder bewusst zu werden und sich entsprechend abzugrenzen.

Red Clover ist auch sehr gut geeignet  für Therapeuten, die intensiv mit der Gefühlswelt ihrer Klienten arbeiten und sehr sensibel sind, um in ihrer Mitte zu bleiben und ihre Klarheit und Distanz zu bewahren. Auch in anderen Formen des intensiven Kontakts mit Menschen, bei dem man leicht in die Gefühlswelt des anderen hinübergleitet, ist Red Clover hilfreich, um unabhängig von den äußeren Schwingungen und Geschehnissen in Verbindung mit seinem Zentrum zu sein und aus seiner inneren Plattform heraus und nicht im Anschluss an die Außenstimmung handeln zu können.

Im positiven Red Clover-Zustand sind wir sensibel für unser Umfeld und die

Welt, aber bewahren dabei die Bindung und Einheit mit unserer Mitte.

Kinder und Jugendliche sind noch viel empfänglicher und empfindsamer in Bezug auf starke emotionale Einflüsse. Sehr sensiblen jungen Menschen oder in sehr extremen Situationen kann dann ebenso wie Erwachsenen mit den Yarrow-Blüten als energetische Schutzschilder und Red Clover zur Wahrung der Identität geholfen werden.


## FEINSTOFFLICHE UNTERSTÜTZUNGEN

Edelsteine
- Sodalith (innere Stärke und Stabilität)
- Brauner Epidot (Form und Festigkeit)
- Coelestin (Ruhe und Ausgeglichenheit)

Ätherische Öle
- Melisse
- Zeder
- Elemi


## BEWUSSTSEINSARBEIT

Körper- und Energiearbeit
- Reinigende Schutzhülle durch den weißen Aura Soma-Pomander
- Abstand: Arbeit mit dem Stirnchakra, royalblauer Aura-Soma Pomander
- Stärkung der inneren Substanz: Hara-Arbeit, Hatha-Yoga

Malthemen
- Selbstbild in einer schützenden Hülle von Energie
- Selbstbild als kraftvolle Persönlichkeit, die in emotional aufgeladene Situationen heilende, harmonisierende Energie ausstrahlt.

Seelenreise
- Regelmäßige Visualisierung mit einer Hülle schützender Energie, z.B. weiß

Meditationen
- Zum Zentrieren: Zazen oder Vipassana

Astrologische Zuordnungen
- Sonne/Neptun (zu hohe Sensibilität), auch Mond/Neptun

# ROSEMARY
Rosmarin (Rosmarinus officinalis)

## DIE PFLANZE

Der Rosmarin gehört zur Familie der Lippenblütler. Er ist ein immergrüner Strauch mit ledrigen Blättern, die an der Oberseite grün und glänzend sind, während die Unterseite durch die dichte Behaarung silbrig-weiß erscheint. Die Blütenkelche öffnen sich im Rachen in zwei Lippen. Die Blütenkrone ist hellblau bis hellviolett gefärbt. Rosmarin wird als ätherisches Öl zur Durchblutungsförderung eingesetzt und übt auf allen Ebenen eine stark belebende Wirkung aus.

## DIE BLÜTENESSENZ

Thema: Körperliche Vitalität wiedergewinnen
Lichtseite: Mit seiner ganzen Seele in seinem Körper sein.
Schattenseite: Mangelnde Versorgung des Körpers mit Lebenskraft, da Seelenanteile nicht integriert sind.
Vision und Lernaufgabe: Die abgespaltenen Seelenanteile zurückholen, den gesamten Leib beseelen und damit vitalisieren.

„Mein Körper ist voller Energie, Kraft und Wärme."

Bei Rosemary ist der Mensch noch nicht oder nicht mehr richtig in seinem Körper inkarniert. Im Vergleich zur Shooting Star-Blüte, bei der eine grundlegende Aversion oder Ambivalenz in Bezug auf das Dasein hier auf der Erde vorherrscht, liegt der Schwerpunkt bei Rosemary auf einer klaren Trennung von Seelenanteilen vom Körper. Dieser wird entsprechend mit zu wenig Lebenskraft versorgt. Hintergrund kann auch hier ein Unwohlsein mit der Enge der körperlichen Ebene auf der Erde sein. Häufiger ist die Ursache jedoch ein geburtliches oder frühkindliches Trauma. Seelenanteile haben unter diesem Schock die Verbindung mit dem Körper gelöst und leben jetzt in einer anderen Welt. Jeder kennt das Gefühl, in Extremzuständen neben sich zu stehen oder außer sich zu sein. Damit steht Rosemary auch in Verbindung zu der Schock-Blüte Arnica.

Das Spezielle bei Rosemary ist die klar erkennbare teilweise Trennung von Seele und Körper. Kalte Füße, kalte Hände, wenig Vitalität. Geistig abwesend und seelisch voller Angst, zurück in den Körper zu kommen, den Schmerz erneut erfahren zu müssen, der einem herausgetrieben hat. Während Arnica und die Rescue Remedy-Mischung bei den Bach-Blüten die Auflösung der Schockstarre unterstützen, hat Rosemary die Aufgabe, die angstvollen Seelenanteile, die „auf der Flucht" und irgendwo verängstigt versteckt sind, dazu einzuladen und zu ermutigen, in die physische Form zurückzukehren und den Menschen wieder in seine ursprüngliche Lebenskraft zurückzubringen. Diese Aufgabe haben früher Schamanen übernommen. Heute müssen wir uns mit Hilfe der Blütentherapie, anderer feinstofflicher Methoden, innerer Reisen usw. selbst auf den Weg machen, die abgespaltenen Seelenanteile zurückzuholen.

Sollten schon beim Eintritt in dieses Leben Widerstände vorherrschen, sich vollständig zu inkarnieren, ist Rosemary zusammen mit u.a. Shooting Star eine feinstoffliche Hilfe, Interesse und Lust auf ein vitales, saftiges Erdenleben zu wecken und daran mit voller Kraft teilhaben zu wollen. Rosemary hat als Blütenessenz dieselbe Wirkung wie als ätherisches Öl. Sie belebt, regt an, wärmt und bringt einfach Leben und Lebendigkeit in unser Wesen und unseren Körper, was auch für mehr Seelenkraft öffnet. Sie lädt die Seelenanteile, die sich noch gegen eine Ankunft im jetzigen Leben wehren, anzukommen und sich hier heimisch und wohl zu fühlen. Die Spaltung zwischen Seelenanteilen und dem Körper wird verringert und wir spüren unser ganzes Wesen hier in diesem physischen Leib, den wir uns für unsere Taten und Werke auf dieser Welt ausgesucht haben.

Im positiven Rosemary-Zustand stehen wir deshalb vollkommen in unserer Kraft, sind ganz und gar einverstanden mit diesem ohnehin selbst gewählten Dasein auf dieser Erde und führen ein erfüllendes Leben mit allem, was dazu gehört, in Einklang und Führung mit unserem Sinn und Plan.

# FEINSTOFFLICHE UNTERSTÜTZUNGEN

Edelsteine
- Karneol
- Feueropal
- Honigcalcit

Ätherische Öle
- Rosmarin
- Cassia.
- Kampfer (sehr intensiv, abortiv! Nicht in der Schwangerschaft anwenden!)


# BEWUSSTSEINSARBEIT

Körper- und Energiearbeit
- Alle Atem- und Körperübungen, die die Lebenskraft entfachen
- Sport und Sex, die dem Wesen entsprechen (keine weiteren Traumata).
- Rot und orange verstärkt in seine Umgebung und Kleidung (auch Unterwäsche) aufnehmen
- Scharfe Gewürze, die erhitzen (wenn sie vertragen werden).

Malthemen
- Mein Körper
- Mein Leben hier auf der Erde

Seelenreisen
- Reise zu den Seelenanteilen (ggf. in Verbindung mit Traumatherapie), die sich zurückgezogen haben. Was brauchen sie und wünschen sich ganz sicher und zuverlässig, um wieder zurückzukehren.
- Reise zum/r inneren Heiler/in: was hat sie/er zu sagen und zu zeigen, wie die fehlenden Seelenanteile wieder ins Leben eingeladen werden können, wie man sie schützt und nährt, wie man überhaupt oder wieder in seinen Körper, seine Vitalität, seine Lebensfreude und seinen Aktivitätsdrang kommt und hier ganz konkret seinen Dienst tun kann.

Meditationen
- Möglichst nur Methoden, die auf den Boden bringen, also Körper-, intensive Atem- und die Zenmeditationen.

Astrologische Zuordnungen
- Starke Neptunbetonung.
- Auch Folge von schockartigen Erfahrungen bei Uranus- oder Pluto-Transiten und -Auslösungen oder sehr schmerzhaften Trennungen unter Saturneinfluss.

# SAGE
Salbei (Salvia officinalis)

## DIE PFLANZE

Der Salbei ist ein buschiger, immergrüner Strauch und gehört zu der Familie der Lippenblütler. Er wächst auf einem kräftigen verholzten und verzweigten Wurzelwerk. Seine Stängel sind im unteren Teil verholzt und auf ihrer Rinde befindet sich eine dünne Korkschicht. Der obere Teil des Stängels ist krautartig und vierkantig. Die lanzettenförmigen Blätter sind unten langstielig, während sie im oberen Teil des Stängels nur kurze Stiele haben oder direkt ansitzen. Die zweilippigen Blüten sind violett gefärbt. Schon in der Antike wurde Salbei äußerlich aufgrund seiner adstringierenden und antiseptischen Funktion als narbenbildendes Mittel bei schwer heilenden Wunden zum Einsatz gebracht. Er wirkt virenhemmend, antibakteriell und pilzabtötend. Bekanntester Anwendungsbereich sind Spülungen in Mund- und Rachenraum bei Entzündungen und Halsschmerzen. Der Duft des Salbeis soll auch die Konzentrationskraft und das Gedächtnis verbessern.

## DIE BLÜTENESSENZ

Thema: Weisheit
Lichtseite: Fähigkeit, den tieferen Sinn auch in Schicksalsschlägen und schweren

Zeiten zu erkennen.

Schattenseite: Verbitterung wegen seiner unerträglichen Lebenssituation.

Vision und Lernaufgabe: Die Kraft aufbringen, in den Sinn jeder noch so schwierigen Lage zu vertrauen. Sich für Eingebungen öffnen, die diesen verständlich machen. Falls die Ereignisse nicht nachvollziehbar sind, dennoch auf ihre Richtigkeit vertrauen. Der Sinn oder die positive Seite erschließen sich oft erst später.

„Ich erkenne den Sinn und die Liebe hinter allem, was mir geschieht."

Sage-Zeiten sind harte Zeiten. Wir fühlen uns erdrückt. Dieser Druck, dieser Mühlstein hält sich schon so lange, dass man unter ihm langsam, aber sicher zermalmt zu werden scheint. Die Situation ist unerträglich und eine Steigerung ins Negative nicht mehr vorstellbar. Das Leben ist grau, düster und schwer.

Ganz im Innersten wissen wir zwar, dass alles seinen Sinn hat und dass deshalb auch dieses Nadelöhr, durch das wir durch müssen, irgendwann ertragen und überwunden sein wird. Aber in der Phase selbst ist es oft schwer, die Kraft aufzubringen, immer wieder an das Wohlwollen, die Liebe und Gnade zu glauben, die letztendlich jedem Ereignis im Leben innewohnt, und den Sinn herauszukristallisieren, der sich hinter der Last verbergen mag. Diese Suche und das immer neue Entfachen des Vertrauens in die Richtigkeit der Dinge verlangt uns zusätzlich alles ab und kann manchmal einfach nicht geleistet werden.

Wenn uns etwas in die Knie zwingen will, geben wir dieser Energie am besten nach und begeben uns in Demut und Bescheidenheit dem Leben gegenüber. Auch das gehört zu diesen Zeiten dazu. Wir gehen in die Knie und erkennen unsere Begrenztheit, unsere Menschlichkeit an und ergeben uns in Respekt vor der Weisheit des Lebens dem, was gerade ist. Das ist der erste Schritt, um jemals wieder aufstehen und uns aufrichten zu können. Das Leben findet in Wellen, in Kreisen statt und nicht in einer geraden Linie, schon gar nicht in einer geraden Linie nach oben.

Je geschmeidiger wir sind, umso besser können wir fließen. Das heißt nicht, dass man kein Rückgrat, keine feste Position haben sollte. Das ist ein Punkt, an dem Sage ansetzt. Wir bewahren unsere Würde, unser Rückgrat, unsere Integrität auch in schwierigsten, erdrückendsten Lebenssituationen, eben gerade dann, wenn wir nicht rigide gerade stehen, sondern uns auch beugen und respektvoll verbeugen müssen.

Sage hilft uns nicht nur, immer wieder an einen Sinn des Lebens zu glauben und ihn früher oder später zu verstehen. Die Blüte hilft uns auch, zu begreifen und uns darauf zu verlassen, dass wir immer geführt werden, dass die Basis des Lebens Liebe ist, dass es keine Boshaftigkeiten im Leben gibt, dass alles dazugehört und wir aufhören können, zu werten und in gut und schlecht einzuteilen. Diese Aufteilung ist eine alte, christliche Prägung, die uns immer wieder in das von uns selbst so benannte Unglück stürzt. Das bringt nicht weiter.

Wenn wir leiden, erdrückt es uns; wenn wir traurig sind, weinen wir; wenn wir Angst haben, zieht sich alles zusammen; wenn wir wütend sind, fauchen und fluchen wir; wenn wir Schönes erleben, freuen wir uns; wenn es gut läuft im Leben, genießen wir es und blühen auf; wenn sich unsere Träume erfüllen, sind wir glücklich; wenn etwas zerbricht, zerbrechen wir fast mit und bauen uns wieder auf, zu einer neuen, reiferen Form. Das ist Leben, nicht mehr und nicht weniger.

Sage hilft uns, besonders in unerträglich schwierigen Zeiten, uns stets zu erinnern und bewusst zu machen, dass auch diese Phase dazu gehört und auch wieder zu Ende gehen wird, wie alles bisher im Leben, das Schöne und das Anstrengende. Das soll kein Trost sein, sondern beinhaltet die einfache und gleichzeitig tiefe Erkenntnis, dass Leben Bewegung bedeutet und es nur nach oben in Himalaya-Höhen gehen kann, wenn wir uns vorher über den tiefen Urgrund gearbeitet haben. Jeder Neugeburt gehen Wehen voraus. Und aus höchster Höhe wird es unweigerlich auch wieder hinab gehen. So gesehen bleibt nur die Entwicklung von Gleichmut und der viel gepriesenen Gelassenheit. Die Gefühle zu den verschiedenen Phasen gehören dazu, in allen Formen und Farben. Wir kommen dank Sage dabei zunehmend in den Spagat zwischen Emotionalität und dem Abstand dazu, zwischen urmenschlichen Ängsten, Panik, Sorge, Grübeln, Frustration, Bedrängnis und gleichzeitig der tiefen, weisen Liebe zu uns und zum Leben, egal wie wir gerade empfinden und uns fühlen.

Dass es die Skala hinauf und herunter geht, wird sich nie ändern, aber unser Umgang damit. Die Freiheit haben wir. Sage ist ein großer, weiser, gütiger Lehrer auf diesem unebenen Weg. Es geht nicht darum, etwas schön zu reden oder darüber hinweg zu gehen, sondern im Urquell des Lebens bewegt zu werden und selbst zu bewegen und zu gestalten und dabei auch göttliche Mutter unserer selbst in allen Lebenslagen zu sein, als Abbild der Liebe und Gnade der überpersönlichen göttlichen Kraft.

Im positiven Sage-Zustand haben wir gelernt, von höherer Warte aus nicht zu unterscheiden zwischen gut und schlecht, auch wenn wir es gleichzeitig gut und schlecht finden und die Gefühle dazu entwickeln. Wir fühlen zwar und sind auch im Abstand dazu, stiller innerer Beobachter, der Ruhe einbringt und immer wieder in die Stille zurückführt, aufgewühlt und still im selben Moment, in der gleichen

Person.

Wir fühlen uns getragen, gehalten und geführt und vertrauen. Nicht blauäugig, sondern nach Auswertung bisheriger Erfahrung und aus tiefstem Herzen heraus.

Sage ist eher ein Mittel für höhere Altersgruppen, die schon Stoff aus Erlebnissen haben, aus denen sie ihren eigenen Weisheitsteppich weben können.


## FEINSTOFFLICHE UNTERSTÜTZUNGEN

Edelsteine
- Morganit (Weisheit und Liebe)
- Zitronen-Chrysopras (Frische und Leichtigkeit)
- Padparadscha, blauer Saphir

Ätherische Öle
- Neroli
- Myrte
- Douglasfichte
- Wacholder


## BEWUSSTSEINSARBEIT

Körper- und Energiearbeit
- Arbeit mit dem Stirnchakra
- Königsblauer Aura-Soma-Pomander
- Hatha-Yoga

Auflisten, was es schon an schwierigen Phasen im Leben gab und was sich daraus entwickelt hat.

Malthemen
- Der Kreis des Lebens (Neubeginn, Aufbau, Höhepunkt, Abbau, Ende, Neubeginn...)
- Die Höhen und Tiefen
- Selbstbild mit offenem Stirnchakra

Seelenreise
- Reise zum/r inneren Weisen. Wie und wo lebt er/sie? Wie sieht er/sie aus? Wie duftet es? Welche Farben? Sich vor ihm/ihr verneigen und ihn/sie erst mal auf sich wirken lassen. Dann kann man die Fragen stellen, die einem im Moment beschäftigen und belasten.

Meditationen
- Stille Meditationen ohne Bilder (Vipassana, Zazen)

Astrologische Zuordnungen
- Jupiter/Saturn
- Jupiter/Pluto
- Auch Zwillinge-Merkur/Saturn

# SAGEBRUSH
Dreizähniger Beifuß (Artemisia tridentata)

## DIE PFLANZE

Der Beifuß gehört zur Familie der Korbblütler. Der Dreizähnige Beifuß, der seinen Name von den 3 flügelförmigen Enden seiner Blätter erhalten hat, wächst in der Wüstensteppe und heißt deshalb auch Wüstenbeifuß. Seine Büschel leuchten silbrig mattgrün. Die Blüten sind gelb. Die winterfeste Pflanze wächst in Trockengebieten und wird bis zu 1,20 m hoch. Im Gegensatz zu anderen Pflanzen in dieser Region sind ihre Wurzeln nicht feuerfest, so dass die Pflanze nach einem Brand erst wieder in der Region wachsen kann, wenn ihr Samen hin geweht wird. Für die Indianer ist der Wüstenbeifuß eine heilige Pflanze. Sie verbrennen sie, um den Geist zu reinigen und böse Geister zu vertreiben.

## DIE BLÜTENESSENZ

Thema: Authentische Selbstdarstellung
Lichtseite: Fähigkeit, sein überholtes Selbstverständnis loszulassen und neu zu werden.
Schattenseite: Falsches Selbstbild. Festhalten an alten Verhaltensweisen.
Vision und Lernaufgabe: Sich bewusst von den Seiten seiner Persönlichkeit verabschieden, die nicht mehr dem jetzigen Entwicklungsstand entsprechen. Sich häuten. Die Leere danach zulassen. Wiedergeboren werden.

„Ich spüre mein wahres Selbst und zeige es jetzt."

Sagebrush brauchen wir, um ehrlich mit uns zu sein. Wir können klären, welche Seiten unseres Selbstbilds nie wirklich zu unserem wahren Wesen gehört haben, sondern unbewusst von außen übernommen wurden. Insgeheim wünschen wir uns Liebe und Anerkennung und erfassen schnell schon als Kind und später als Erwachsener, durch welches Verhalten und welche Leistungen wir sie erwerben können. Dieses Wissen haben wir verinnerlicht und richten zumindest in Teilbereichen unser Leben danach aus, in der festen Überzeugung, unseren eigenen Weg zu gehen.

Es gibt immer wieder Phasen im Leben, in denen wir verstärkt zu uns kommen und uns mehr spüren als im Alltag, sei es im Urlaub, in einer Krankheit, in Übergangsphasen, beim Tod eines geliebten Menschen. Wir werden auf uns zurückgeworfen und bekommen gewollt oder ungewollt die Augen geöffnet für unseren derzeitigen Lebensentwurf und vor allem unser bisheriges Selbstverständnis, das in Frage gestellt wird. Wer bin ich wirklich? Was möchte ich wirklich? Was sind meine eigenen wahren Ziele und Visionen?

Die Antworten können in Bereichen, die von unserem wahren Wesen noch nicht so durchdrungen sind, sehr erhellend und auch ernüchternd sein. Vor jeder Änderung steht hier die ehrliche Bestandsaufnahme, die wir in Liebe und Achtung uns selbst gegenüber vornehmen sollten. Es geht nicht um eine harsche Selbstkritik, sondern eine verständnisvolle Betrachtung unserer selbst. Alles wurde bisher so gut getan, wie es uns entsprach und wie wir es konnten. Jeder tut immer sein Bestes. Alles durfte so gewesen sein, wie es war. Alles ist in Ordnung gewesen. Nur JETZT möchten wir hier und da etwas ändern, meist grundlegend. Sagebrush ist immer angesagt und zur Stelle, wenn es um tiefere Wandlungen geht. Das Alte geht zu Ende und das Neue ist noch nicht da. Es gilt nicht nur, bisher Gewohntes hinter sich zu lassen, sondern auch den Übergang der Leere und des Fragezeichens, wie es weitergehen wird, auszuhalten. Es ist eine ganz natürliche Phase in jedem Entwicklungsprozess, die Angst machen kann, aber einfach dazu gehört.

Sagebrush ermutigt und schiebt weiter bei dieser Wahrheitssuche und erleichtert uns den Schritt nach vorne, den Abschied von Verhaltens- und Reaktionsweisen, von Masken und Anpassungen, die sich überholt haben und einfach nicht mehr in unser jetziges Leben passen. Sie waren bisher sinnvoll und nützlich, sonst hätten wir sie nicht gelebt, aber sie sind jetzt definitiv zu Ende. Dem folgt eine Zäsur der Stille, des Nichts. Phönix kann nur aus der absoluten Asche wieder auferstehen, mit einem neugeborenen Selbstbild und Selbstverständnis, gereinigt von allem Überflüssigen und Überholtem. Dieser Reinigungsprozess ist eine unserer Lebensaufgaben, Ziel unseres Daseins.

Im positiven Sagebrush-Zustand werden immer klarer und echter. Mit der Umsetzung und Darstellung unserer wahren Persönlichkeit geht auch eine immer tiefere Treue zu uns selbst einher. Potenzial und Verwirklichung werden mit jedem Mal ein Stück kongruenter, was uns immens stärkt, erfrischt, vitalisiert und mit Zufriedenheit erfüllt. Souveränität und Selbstbewusstsein folgen ganz von selbst.

Sagebrush ist damit einerseits eine Blüte für Krisen und tiefe Wandlungen, aber auch immer wieder ein Impuls, auch bei kleinen Dingen in unserem Selbstbild hinzuschauen und Veränderungen und Korrekturen vorzunehmen, die unseren innersten Kern für uns und andere erkennbarer und präsenter werden lassen.

Sagebrush ist weniger eine Pflanze für Kinder. Jugendlichen in der Pubertät würde sie noch zu viel abverlangen, sie sollen experimentieren und langsam die ersten Schritte auf dem eigenen Weg wagen.


## FEINSTOFFLICHE UNTERSTÜTZUNGEN

Edelsteine
- Melanit (schwarzer Granat; Wandel)
- Sodalith (Wiederaufbau und Stabilisierung)
- Goldberyll (neues Strahlen)

Ätherische Öle
- Lavendel (Reinigung)
- Kein Duft (Leere)

- Rosmarin (Wiederbelebung, Kraft)
- Oregano (Wiederauferstehung)
- Orange (Freude)
- Zeder, Zypresse (Form)


# BEWUSSTSEINSARBEIT

Körper- und Energiearbeit
- Ausräumarbeiten jeder Art (Wohnung, Kleiderschrank, Bücher, Musik-CDs etc.)
- Aufenthalt an fließendem Wasser
- Wildes Tanzen, Schreien
- Trauer zulassen
- Raum für Rückzug, um die Leere zuzulassen und auszuhalten (Retreats)
- Spontanaktionen jeder Art, frische Luft atmen

Malthemen
- Im Kerker eines einschränkenden, überholten Seins
- Das Feuer, das von allem Alten reinigt.
- Leere
- Phönix aus der Asche

Seelenreise
- Visualisierung: Alles sammeln, was vorüber sein soll und wird oder schon ist, dann in ein Boot packen, die Leine losmachen und sich vorstellen, wie es sich langsam entfernt, immer kleiner wird und schließlich ganz verschwindet.

Meditationen
- Zum Abschütteln von allem Alten, Überholtem, was eingesperrt hat und vorüber sein darf: Kundalini-Meditation
- Zur Reinigung: Fasten und Schweigen

Astrologische Zuordnungen
- Sonne/Saturn, auch Saturn zu Mond, Merkur, Venus und Mars
- Als Verstärkung: Pluto. Bei plötzlichem Bruch: Uranus

# SAGUARO
Riesensäulenkaktus (Cereus giganteus)


## DIE PFLANZE

Der Riesensäulenkaktus zählt zu den Sukkulenten, die sich durch die Fähigkeit, große Wassermengen zu speichern, an extrem sonnige und trockene Standorte angepasst haben. Er wächst sehr langsam und kann eine Höhe von bis zu 12 Metern und ein Alter von 200 Jahren erreichen. Aufgrund seines Wasserreservoirs von 2000 bis 3000 Litern ist er in der Lage, ein ganzes Jahr ohne Wasser von außen auszukommen.


## DIE BLÜTENESSENZ

Thema: Autorität
Lichtseite: Anerkennung von höheren Instanzen und älteren Menschen. Sich in das System von Familie und Gesellschaft eingefunden haben.
Schattenseite: Erfahrung der Unterdrückung durch Autoritätspersonen. Abwendung und Selbstisolation von Familie, Kultur und Gesellschaft, von seinen Wurzeln.
Vision und Lernaufgabe: Schmerzhafte Erfahrungen mit Autoritäten verarbeiten und seinen eigenen Weg einschlagen. Seinen Platz als einzigartige Persönlichkeit in Familie und Gesellschaft einnehmen können. Respekt vor allen, die vor einem da waren.

„Ich sehe und nehme die Weisheit und Führung wahrer Autoritätspersonen an."

Saguaro wird benötigt, wenn man im Clinch mit seinem familiären, kulturellen und gesellschaftlichen Hintergrund lebt. Man meint, dass man nicht dazugehört, sondern etwas Besseres oder zumindest Anderes ist. Damit entzieht man sich selbst die Wurzeln, aus denen man geschaffen und geboren wurde. Das soll sicher nicht heißen, dass man die Verhaltensnormen und insbesondere die Leid bringenden Muster aus Familie und Kultur übernehmen und genauso davon eingeschränkt werden soll.
    Die systemische Therapie ist angetreten, um genau diese negativen Verstri-

ckungen aufzulösen, die man selbst unbewusst und freiwillig eingeht, um dazuzugehören, was ein tiefer und in dem Fall negativ umgesetzter Wunsch unserer Seele ist. Wir brauchen nicht das gleiche Leid zu tragen oder gar zu meinen, dass wir das Leid anderer schmälern können, indem wir dieselbe Krankheit, dasselbe traurige Beziehungsleben, die gleichen erdrückenden Finanzverhältnisse u.a. haben, wie die Eltern oder andere Vorfahren.

Wir gehören ganz selbstverständlich zu dieser Familie, Kultur und Gesellschaft und brauchen diese Zugehörigkeit nur noch anzunehmen. Es ist alles da. Aus diesem Alles können wir dann durchaus wählen, was wir an die anderen zurückgeben, da es unserem Wesen nicht gut tut und wir einen anderen, eigenen Weg gehen wollen. Dabei sollten wir verstehen, dass damit keine Trennlinie nach hinten zu unserer Ahnenreihe stattfindet und wir uns ausschließen, sondern dass wir die Lebensweise unserer Vorfahren sehen und respektieren und sie dabei bei ihnen belassen. Damit bleiben wir bewusst in der Ahnenreihe und öffnen gleichzeitig den Weg in unsere ureigene, ganz individuelle Lebensart. Jeder lebt sein Leben auf seine besondere Weise und lässt dem anderen seine eigene Version. Jeder nimmt dabei seinen Platz in der Struktur (Familie, Beziehung, Gemeinschaft, Gesellschaft) ein und das Gesamte bleibt bestehen. Es atmet und ist gesund durch diese Eigenwilligkeit, die den Respekt und die Dankbarkeit gegenüber den anderen Familienmitgliedern, dem Clan und den Gaben aus Kultur und Gesellschaft mit einbezieht.

Im blockierten Saguaro-Zustand wendet man sich ab, löst offiziell die Bande, will anders sein, ohne die Liebe und anderen Geschenke seiner Vorfahren zu sehen und annehmen zu wollen. Das funktioniert nicht und fixiert die Bindung an das, was verworfen wird umso mehr.

Die Seele hängt an der Familie und Kultur und will dazugehören. Sie davon abtrennen zu wollen, beschwört die Verbindung gerade zu dem herauf, was man anders machen wollte, ohne seine Herkunft dabei zu achten und ihr für seine Geburt und die ganze positive Mitgift von Fähigkeiten und Qualitäten zu danken. Ohne diesen Respekt und die Dankbarkeit sowie die Wahrnehmung, dass man ganz vorne als Jüngster steht, wird die Bindung negativ sein, d.h. es werden sich in irgendeiner Weise genau die Eigenschaften und Verhaltensmuster einschleichen, die man selbst nie annehmen wollte. Alles, was man bekämpft, wird stärker und gewinnt Macht über einem. Dazu kommt hier das tiefe Bedürfnis nach Zugehörigkeit und die tiefe, wenn auch bei Saguaro oft verleugnete Liebe zum Clan. Sie wird sich ihren Weg bahnen, so oder so.

Saguaro hilft, diese innere Verbundenheit wieder bewusst zu machen und die

Liebe in beide Richtungen zum Fließen zu bringen. Es ist keine rein mentale Erkenntnis, sondern die Offenheit für die immer vorhandene Liebe zwischen Kind und Eltern wie auch deren Vorfahren, egal, wie sie sich auch gezeigt oder nicht gezeigt haben mag. Jeder hat sein Bestes gegeben.

Eine weitere Indikation für Saguaro sind schlechte Erfahrungen mit Autoritätspersonen, die einem in die Knie zwangen und eine freie Selbstentfaltung unmöglich machten. Daraus entsteht ein Wille zum Ausbruch, zur Rebellion. Auch hier bringt es nicht weiter, zu kämpfen, Wut aufrechtzuerhalten, sich gedemütigt zu fühlen und Hass zu entwickeln. Am einfachsten ist immer wieder der Lösungssatz: „Es hat mir wehgetan (oder: es war schlimm für mich) und ich lasse es bei Dir."
Danach werden die eigenen Fähigkeiten und besonderen Qualitäten benannt und aus eigener Hand anerkannt. Das kann man immer tun. Da ist man auf niemanden angewiesen. Die Anerkennung von außen entspricht genau dem Grad, den man sich selbst zukommen lässt, und es gehört zum Erwachsenwerden, auch hier seine eigene Väterlichkeit und Mütterlichkeit zu entwickeln, zusätzlich zu dem Ahnen-Clan hinzu. Das macht frei und unabhängig. Warten auf Godot, auf Zuspruch und Lob von außen kostet nur unnötig Zeit und Energie.

Saguaro lässt damit auch die Verletzungen durch Autoritätspersonen an die Oberfläche gelangen und diese Wunden versorgen, damit man sich wieder aufrichten und selbst Autorität werden kann, erst die eigene und dann auch gegenüber anderen.

Im positiven Saguaro-Zustand sind wir im Fluss und in Einklang mit der Energie, die von den Ahnen, der Kultur und der Gesellschaft, auch aus unserer heutigen und karmischen Vergangenheit kommt. Wir haben das Leidvolle zurückgegeben zu den entsprechenden Personen, ins Kollektiv und in die Zeit, in die es hingehört, und sind in Dankbarkeit für die Gaben, die wir als Geschenk gerne annehmen. Dazu kommt Respekt gegenüber der Lebensweise der Vorfahren, die wir bei ihnen belassen.

Wir sind unsere eigene Autorität, gestehen dies auch den Menschen um uns herum zu und achten die Autorität älterer Menschen mit dem ganzen Erfahrungsschatz, den sie haben, ohne uns deshalb klein machen zu müssen. Alle dürfen aufrecht sein, im eigenen Rückgrat und Meister über ihr Leben werden, in Achtung gegenüber den anderen.

Bei Kindern und vor allem Jugendlichen und jungen Erwachsenen, die sich über das normale Maß der Pubertät hinaus, gegen ihre Wurzeln stemmen und diese bekämpfen, und die ein grundsätzliches Problem mit Autoritäten, wie Eltern, besonders dem Vater, Lehrer, später Ämter haben, kann Saguaro sehr hilfreich eingesetzt werden.


## FEINSTOFFLICHE UNTERSTÜTZUNGEN

Edelsteine
- Azurit, blauer Saphir (männliche Autoritäten)
- Dolomit, Thulit (weibliche Autoritäten)

Ätherische Öle
- Wacholder
- Zeder
- Zirbelkiefer
- Zypresse


## BEWUSSTSEINSARBEIT

Körper- und Energiearbeit
- Systemische Arbeit bzgl. Familie und den Einflüssen von Kultur und Gesellschaft
- Karma-Arbeit zum Thema Autorität
- Yoga-Übungen zur Öffnung des Herzraums und für eine gerade Haltung
- Weißer Aura-Soma-Pomander zur energetischen Reinigung
- Osteopathie und craniosakrale Therapie, wenn sich Einschüchterung im Körper niedergeschlagen hat.
- Erstellen der Ahnenreihe, Bilder der direkten Vorfahren aufhängen oder aufstellen und sich in diesem Stammbaum wiederfinden, nähren lassen und selbst, falls vorhanden, die Nachkommen und/oder, falls nicht vorhanden, andere Menschen nähren.

Malthemen
- Selbstbild mit Familie und Ahnen hinter sich (Eltern zuerst als Paar hinter sich und dann die jeweiligen Eltern dahinter)
- Aufgerichtet zur eigenen Autorität

Seelenreise
- Visualisierung: in der langen Ahnenreihe vorne stehen und die Kräfte, Liebe und Zuwendung von hinten spüren und aufnehmen. Leidvolle Muster, Krankheit etc. sehen, achten und in Liebe und Respekt an die jeweiligen Personen zurückgeben. Sich dabei verneigen.
- Für diese systemische Arbeit einen Therapeuten an der Hand haben, der bei Bedarf unterstützt.

Meditationen
- Alles, was aufrichtet und gleichzeitig Demut und Bescheidenheit weckt.
- Alle Zen-Methoden
- Qi Gong

Astrologische Zuordnungen
- Saturnkonstellationen und –auslösungen, besonders zu Sonne, Mars (männliche Autoritäten), Mond, Waage-Venus (weibliche Autoritäten) und Pluto (Macht als solche)

# SAINT JOHN'S WORT
Johanniskraut (Hypericum perforatum)

## DIE PFLANZE

Das Johanniskraut gehört zu der Familie der Hartheugewächse. Die 30 bis 60 cm hohe Staude trägt fünfblättrige, gelbe Blüten und wächst auf Wiesen, Heiden und Waldrändern. Es blüht von Juni bis August. Das daraus hergestellte Johannisöl wird bevorzugt zur Wundheilung eingesetzt. Eine weitere bekannte Anwendung in der Phytotherapie ist die beruhigende, nervenregenerierende Wirkung.

# DIE BLÜTENESSENZ

Thema: Inneres Licht
Lichtseite: Offenheit für kosmische lichte Kraft. Vertrauen in das eigene innere Licht.
Schattenseite: Überempfindlichkeit oder zu geringe Offenheit für Licht auf allen Ebenen.
Vision und Lernaufgabe: Licht bewusst kanalisieren und bündeln. Sein Leben mit dieser Kraft entsprechend gestalten.

„Ich spüre mein inneres Licht und bin geschützt.
Ich bin bewusst Kanal für kosmisches Licht und lasse es in meine Handlungen einfließen."

Saint John's Wort hat zwei Anwendungsbereiche. Die Blütenessenz ist erstens hilfreich für Menschen, die sehr offen für die feinstoffliche Welt sind und sich nicht gut erden und abgrenzen können. Vor allem im Schlaf oder in meditativen Zuständen sind sie völlig geöffnet und nehmen wie ein Gefäß alles auf, was sie energetisch umgibt. Ihr mangelndes Abgrenzungsvermögen zeigt sich in Schlaf-störungen, Allergien und der Überempfindlichkeit gegenüber äußerem Licht. Sie bekommen schnell einen Sonnenbrand und können auf körperlicher Ebene keine Schutzschranke bilden und die Lichtenergie auch nicht in sich bündeln und wieder ausstrahlen. Sie werden einfach überschwemmt und können mit Hilfe von Saint John's Wort lernen, mit der Kraft des Lichtes bewusster und gezielter umzugehen, es zu kanalisieren und konkret zu manifestieren.

Die hohe Aufnahmefähigkeit für lichte Kräfte kann dann z.B. genutzt werden, um sie als Heiler oder Künstler in eine Form zu bringen. Die transformierende Kraft des Lichts kann am besten dann heilsam verändernd sein, wenn es durch einen physischen Körper und dessen Ausstrahlung und Taten nach außen wirkt. Die überempfindlichen Menschen, die sich zu stark energetisch ausdehnen und auflösen, lernen, sich mit ihrer Mitte und ihrem Körper zu verbinden und einen Bezug zur Erde herzustellen. Sie erfahren Schutz, indem sie sich bewusst auf ihr inneres Licht konzentrieren und es durch das äußere stärken und lebendig halten lassen, direkt durch die Sonne oder im übertragenen Sinn durch das immer vor-handene kosmische Licht.

Die zweite Gruppe von Menschen, die Saint John's Wort braucht, hat sich dem Licht verschlossen oder kann es nicht aufnehmen. Es sind Menschen mit depressiven Verstimmungen, voller Verzweiflung, die nur noch den dunklen Tunnel ohne Ausgang sehen oder sogar selbstmordgefährdet sind (was sofort therapeutisch behandelt werden muss!). St. John's Wort wirkt dann phytotherapeutisch und als Blütenessenz so, als ob die Sonne im Inneren aufgeht und man von innen heraus durchstrahlt wird. Die Stimmung wird aufgehellt und man kann auch wieder das Schöne an sich und im Leben wahrnehmen. Man erwacht aus einer Dunkelheit, die vor allem bei längerfristig schlechtem Wetter und im Winter noch mehr verstärkt wird, und kann sich wieder aufrichten. Der Blick weitet sich und Leben und Licht erhalten wieder Einlass auf allen Ebenen. Dadurch bekommt das kurz vorm Erlöschen stehende innere Feuer und Lebenslicht, das nur noch vor sich hin schwelte, eine Schub, wird größer und erhellt den ganzen inneren Raum des Menschen.

Im positiven Saint John's Wort-Zustand ist das innere Licht immer präsent und gibt uns die Kraft, es auszustrahlen und in unsere Lebensweise und Werke einfließen zu lassen. Durch den starken Kontakt sind wir bei uns selbst und fühlen uns sicher, versorgt und geborgen. Es kann uns nichts passieren. Alles ist rund und man ist gut aufgehoben. Das innere Licht wird dabei die ganze Zeit genährt von dem überpersönlichen, ewigen oder göttlichen Licht, das immer und unendlich zur Verfügung steht. Dafür offen zu sein, gibt diese tiefe Sicherheit, unabhängig davon, was außerhalb geschieht. Wir sind angekommen, einfach durch die Öffnung für die immerwährende Lebensquelle, die wir letztendlich auch selbst sind.


## FEINSTOFFLICHE UNTERSTÜTZUNGEN

Edelsteine
-   Goldberyll
-   Gelber Saphir

Ätherische Öle
-   Neroli
-   Myrrhe, Weihrauch (zum Öffnen)
-   Zeder, Zypresse (zur Konzentration)

# BEWUSSTSEINSARBEIT

Körper- und Energiearbeit
- Zum energetischen Schutz: weißer Pomander
- Zum inneren „Aufwärmen": intensive Atemübungen, Bioenergetik
- Aufenthalt in der Sonne, Lichttherapie, helle Kleidung (auch Unterwäsche), helle Bettwäsche, Licht und Helligkeit in der Wohnung
- Arbeit mit dem Solarplexuschakra

Malthemen
- Bei Überempfindlichkeit: Selbstbild mit klaren Konturen und innerem Licht
- Bei Lichtmangel: Aufgehende Sonne
- Selbstbild mit nährender, versorgender Sonnen- oder Lichthülle außen und erhellt von Licht im ganzen Innenraum. Oder: inneres Licht in Verbindung zum ewigen, äußeren Licht

Seelenreise
- Bei Überempfindlichkeit und Tendenz zur Auflösung:
- Reise aus der Ewigkeit in Richtung Erde, in Richtung seines Kontinents, seines Landes, seines Wohnorts, seines jetzigen Aufenthaltsorts. Auf diesem ganzen Weg auftauchen lassen und spüren, warum man diese lange Reise angetreten ist, mit welchen Wünschen und Zielen. Sich dann ganz bewusst in seinem Körper wahrnehmen, seine Grenzen spüren, ihn mit Atem beleben und sich klar werden, dass all dies nur in diesem Körper und auf dieser Erde genau in diesem Leben, in dem Umfeld, in der jetzigen Lebenssituation zu erreichen ist.
- Bei Mangel an Licht:
  Nährvisualisierung: Umgeben von einem leuchtenden, strahlend gelben Lichtball, dessen Energie man einatmet und bei Ausatmen im Körper verteilt, so lange, bis das ganze Innere hell und gelb leuchtend ist.

Meditation
- Regelmäßig: Inneres Qi Gong oder andere innere Energiearbeit

Astrologische Zuordnungen
- Sonne/Saturn (Mangel an Licht)
- Sonne/Neptun (zu hohe Durchlässigkeit ohne Erdung)

# SCARLET MONKEYFLOWER
Rote Gauklerblume (Mimulus cardinalis)

## DIE PFLANZE

Die rote Gauklerblume gehört zu der Familie der Braunwurzgewächse. Sie trägt scharlachrote Blüten, deren Unterlippen völlig nach außen umgeschlagen sind, während die Oberlippen sich weit nach vorne strecken, wodurch die Blüte weit geöffnet ist. Sie wird von Kolibris im Flug bestäubt.

## DIE BLÜTENESSENZ

Thema: Umgang mit intensiven Gefühlen
Lichtseite: Mut zur Konfrontation mit seiner Schattenseite
Schattenseite: Angst vor tiefsitzenden, negativen Gefühlen
Vision und Lernaufgabe: Das Prinzip von Druck und Gegendruck verstehen. Seine angstvoll verdrängten, intensiven Gefühle als eine Basiskraft, eine Urquelle seiner gesamten Emotionalität erkennen und ihnen bewusst ein Ventil verschaffen.

„Ich bin in Kontakt mit meinen ursprünglichsten Gefühlen und lasse gebe ihnen Raum in meinem Leben."

Scarlet Monkeyflower hat eine ähnliche Bedeutung und Wirkkraft wie Fuchsia. Sie ist für Zustände, in denen wie bei allen Monkeyflowers die Angst vorherrscht. Angst vor seiner Wut, seinem Hass, seiner Zerstörungskraft. Während man bei Fuchsia diese Gefühle viel mehr seiner Vorstellungskraft und seinem Kontrollbedürfnis unterjocht hat und deshalb seine Schattenseiten so gut im Griff hat, dass sie schon im Keim erstickt werden, spüren wir im Scarlet Monkeyflower-Zustand diese Gefühle noch mehr an der Oberfläche. Es brodelt wahrnehmbar in uns und wir haben Angst, dass dieser brodelnde, dunkle Vulkan in uns ausbricht.

Wir drücken die Negativität nach unten und versuchen sie zu verdrängen, was aber nur kurz- bis mittelfristig gelingt. Bei größerer Beanspruchung unseres Nervenkostüms platzen wir ungewollt mit unserer Wut und unseren Hassgefühlen heraus, erschrecken über uns selbst, die Heftigkeit und die Unfähigkeit zur Selbstbeherrschung. Der Ausbruch bestätigt uns erneut darin, dass die intensive Negativität unter Verschluss gehalten werden muss und der Teufelskreis zwischen Druck und Gegendruck beginnt von vorne.

Bei Scarlet Monkeyflower stehen weniger das Aufrechterhalten eines positiven Selbstbildes oder die prinzipielle Selbstkontrolle im Vordergrund, sondern die bloße Angst vor uns selbst, vor dem, was noch alles an gärender Aggression bis hin zur Zerstörungswut in uns schwelt, und was passiert, wenn diese dunklen Kräfte sich unkontrolliert ihren Weg nach oben und außen bahnen. Wir haben tatsächlich Angst vor uns selbst. Wir können mit diesen mächtigen Kräften in uns nicht umgehen.

Der erste Schritt besteht darin, sich bewusst und langsam mit ihnen anzufreunden, sie als zu sich gehörig anzunehmen und ihnen Raum zu geben, entweder mit sich alleine oder in therapeutischer Begleitung. Dazu greifen wir uns zuerst die intensivste, am meisten Angst einflößende Emotion heraus und kanalisieren sie „stückchenweise", indem wir sie künstlerisch ausdrücken, sie sportlich umsetzen, sie herausschreien, sie in Worte fassen und aufschreiben (unzensiert), sie mit Musik körperlich oder welche kreative Ausdrucksform uns persönlich liegt. Es macht Sinn, sich „freiwillig" mit ihnen auseinanderzusetzen und ihnen einen gebührenden Platz in unserem Wesen einzuräumen. Das allein wird sie schon besänftigen. Sie wollen gesehen und ausgedrückt werden.

Im positiven Scarlet Monkeyflower-Zustand gehören negative Gefühle einfach dazu. Sie beleben uns immens, wenn wir sie in konstruktiver Weise ausleben und bei Bedarf in unser Herz heben, nach oben ziehen und dort, in unserem alchemistischen Feuer der Gefühle, umwandeln in Liebesenergie. Immer eingedenk, dass die einen Gefühle nicht besser sind als die anderen, sondern dass es eher das Ziel sein kann, die Wahl und Freiheit zu haben, sie zum Ausdruck zu bringen, wie wir es gerade möchten.

Wir haben keine Angst mehr vor uns selbst als Pulverfass mit zerstörerischen Energien, sondern haben Abstand dazu gewonnen und Möglichkeiten gefunden, ihnen ein Ventil zu verschaffen, das alles zulässt und dabei niemandem schadet.

Wir sind wieder Meister über unser Gefühlsleben, können Gefühle bei Bedarf wandeln und sind nicht mehr nur auf die dunkle Seite fixiert. Wir sind beides, Licht und Schatten, und noch viel mehr.

Für Kinder und Jugendliche, die lange ruhig sind, um dann umso mehr emotional zu explodieren, und denen es dann wieder leid tut, die sich hilflos ihren übermächtigen Emotionen ausgeliefert fühlen, ist Scarlet Monkeyflower eine geeignete Blütenessenz.


## FEINSTOFFLICHE UNTERSTÜTZUNGEN

Edelsteine
- Schwarzer Saphir
- Schwarzer Diamant
- Schwarzer Turmalin

Ätherische Öle
- Jasmin
- Ylang-Ylang
- Schwarzer Pfeffer
- Moschus
- Neroli
- Melisse


## BEWUSSTSEINSARBEIT

Körper- und Energiearbeit
- Arbeit mit den ersten beiden Chakren. Die Chakren von 1 bis 7 nach oben gehen und wieder nach unten und zurück, so lange es gut tut, mit dem 7. Chakra die Übung abschließen.
- Wenn zu viel Wut im Bauch ist oder andere negativen Energien brodeln, diese beim Einatmen nach oben ins Herz ziehen und als rosa Kraft ausatmen.
- Heilende Laute
- Weißer Pomander zur Reinigung

Malthemen
- Die Urgewalt meiner Gefühle
- In meinen Gefühlen baden wie Donald Duck im Geld. Sie sind alle mein innerer Reichtum.
- Wandlung von Hass und Wut im alchemistischen Feuer meines Herzens

Seelenreise
- Hier eignet sich dieselbe Seelenreise wie bei Fuchsia:
- Sich ein Symbol für Schutz auswählen (Stein o.a.). Mit diesem Schutz begibt man sich die Treppe nach unten zur Reise in die dunklen Katakomben zu jedem einzelnen negativen Gefühl (Wut, Hass, Rachegefühle, Neid, Eifersucht, Gewalt, totaler Sex.). Jedes bekommt seine eigene Reise, nach Bedarf kann man sich auch noch andere Gefühle dazu auswählen. Der Name des Gefühls steht an der Tür, die man öffnet und man sieht darin alles, was zu diesem Gefühl in seinem Inneren gehört. Man schaut sich das solange an, wie es geht, und hat den Schutz in der Hand oder umgehängt, je nachdem was man gewählt hat.
Wenn man Ereignisse mit oder von anderen Personen sieht: „Es war schlimm für mich und ich lasse es bei Euch. Und/oder: Es darf gewesen sein und es ist jetzt zu Ende."
Wenn man sich selbst in dieser Emotion agieren sieht: „Es gehört zu mir."
Was kann in dieser Situation heilend, nährend, befreiend sein, das mit in den Alltag genommen werden kann? Was will diese wilde Person da unten in Ihrem Unterbewusstsein? Was braucht sie? Wie kann man ihren Wunsch, ihr Bedürfnis heute, im Erwachsenenalter eigenständig nähren und erfüllen? Vielleicht möchte ein Teil auch mit nach oben ins Licht und dort versorgt werden und eine Möglichkeit geboten bekommen, an Ihrem Leben aktiv teilzunehmen.
Nach dem Besuch im Gefühlsraum wieder nach oben gehen und zurückkehren in den Alltag.

Oft wird auch ein klärendes Gespräch mit seinem Umfeld notwendig, um seine zurück gewonnenen Gefühle auszudrücken. Dazu empfiehlt sich die Kommunikation nach Marshall Rosenberg.

Meditationen
- Intensität und Leichtigkeit: Kundalini-Meditation
- Alchemie der Gefühle: siehe Fuchsia

Astrologische Zuordnungen
- Sonne/, Mond/, Waage-Venus/- und Mars/Pluto-Konstellationen


# SCOTCH BROOM
Besenginster (Cytisus scoparius)


## DIE PFLANZE

Der Besenginster gehört zu der Familie der Schmetterlingsblütler. Er ist ein bis zu zwei Meter hohes Strauchgewächs mit steifen, kantigen Zweigen und gelben leuchtenden Blüten, die vom Frühjahr bis zum Beginn des Sommers zu sehen sind.


## DIE BLÜTENESSENZ

Thema: Hoffnung
Lichtseite: Auch in dunklen Lebensstunden die Hoffnung auf Besserung bewahren können.
Schattenseite: Resignation, Verzweiflung, Depression.
Vision und Lernaufgabe: In chronischen Zuständen der Resignation den Blick nach vorne wenden, sich wieder aufrichten und für Veränderung einsetzen.

„Ich bin voller Zuversicht und glaube an das Leben."

Scotch Broom gibt mit seiner gelben Leuchtkraft wieder Auftrieb und weckt die Lebensgeister, wenn wir tief verzweifelt sind. Wir fühlen uns gelähmt von den Ereignissen und sind nicht mehr handlungsfähig. Tief innen haben wir aufgegeben und glauben nicht mehr an eine mögliche Veränderung zum Guten. Wir sind innerlich müde, frustriert, dumpf und leblos.

Im Vergleich zu California Wild Rose, bei der die Resignation noch tiefer geht, sind wir ab und zu noch bereit, mit letzter Kraft, etwas zu unternehmen, fest überzeugt, dass es doch nichts nützen wird. Die Erwartungshaltung ist absolut negativ und erwirkt entsprechend und unvermeidlich Misserfolge, die sie bestätigen und zementieren.

Das Leben läuft wie in Zeitlupe ab, unsere wenigen Aktionen auch. Wir bewegen uns durch notwendige Tätigkeiten, an denen wir innerlich schon lange nicht mehr beteiligt sind. Wir schleppen uns dahin, selbst wenn das äußere Leben vielleicht noch dynamisch erscheinen mag. Innerlich haben wir resigniert.

Das kann sich auf unser persönliches Leben oder auf kollektive Ereignisse beziehen. Lassen wir die Verhältnisse in der Welt an uns herankommen, wirtschaftlich, ökologisch oder in Einzelschicksalen, können wir ebenso verzweifeln wie über ein persönliches Schicksal. Man fühlt sich ausgeliefert, machtlos und weiß nicht, wie man als einzelner Mensch oder Interessensgruppe etwas ausrichten soll.

Die Gegebenheiten erschlagen uns und lassen uns tief frustriert zurück. Der Fokus wird allein auf die negative Seite gerichtet, die sich immer mehr aufbaut und emotional und geistig den ganzen Raum unseres Wesens einnimmt.

Scotch Broom strahlt Licht und Sonne in dieses Dunkel. Die Blüte öffnet den Geist für neue und vor allem positive Veränderungen. Sie können sich erst einstellen, wenn wir sie für möglich halten und aktiv in unser Leben einladen. Sie lässt uns die dunkel gefärbte Brille absetzen und die lichte Seite des Lebens daneben wieder wahrnehmen. Wir können Vertrauen entwickeln, dass das Leben bergab und damit – weil in ständiger Bewegung – auch wieder bergauf gehen wird. Stagnation ist kurz möglich und gehört wie alles zum Leben dazu. Langfristiger Stillstand wird allerdings durch die geistige Haltung, die eine Enttäuschung nach der anderen heraufbeschwört, von uns mitbewirkt. Das zu sehen, ist zuerst hart, eröffnet dann aber die Möglichkeit, auch die notwendige Erneuerung mit herbeiführen zu können.

Im positiven Scotch Broom-Zustand haben wir wieder Mut gefasst und finden auch und gerade in dieser Welt mit ihren Spannungen, Ungerechtigkeiten, Aggressionen auch Menschen und Zustände, die von Liebe, Achtsamkeit, Mitgefühl, Hilfsbereitschaft, gegenseitiger Aufmerksamkeit und sozialem Engagement geprägt sind, und können uns ihnen anschließen. Das ist unser Beitrag zur Veränderung. Den und nur den kann jeder erbringen. Der Flügelschlag eines Schmetterlings kann am anderen Ende der Welt ganze Berge versetzen. Wir sind für das Weltgeschehen in unserem ganz kleinen Rahmen mitverantwortlich und können aus diesem heraus auch gestaltend und aktiv eingreifen und damit voll und ganz zufrieden sein. Wir stehen an unserem Platz in der endlos erscheinenden Menschenkette und tun dort unseren Job. Egal welchen, auf das wie kommt es an. Das haben wir selbst in der Hand.

Scotch Broom erweitert zudem unseren Blick in Bezug auf Depression und Verzweiflung über unseren persönlichen Tellerrand hinaus und relativiert es damit. Die Blüte kann uns anregen, uns und unsere Situation in Bezug zu anderen zu sehen und uns aufzumachen, nach dem Dienst Ausschau zu halten, für den wir geboren wurden. Der kann ganz groß oder ganz klein sein. Es ist unserer. Wir erfüllen damit das, was wir uns vorgenommen haben und wofür es einen Platz gibt, den nur wir allein ausfüllen können.

Kinder und Jugendliche in dauerhaft frustrierenden Situationen, wie chronischen Krankheiten, abwertenden Eltern und Lehrern oder in einem kräftezehrenden, dauerhaft frustrierenden Umfeld leben, können mit Hilfe von Scotch Broom wieder anfangen, neuen Lebensmut zu fassen, sich aufzurichten und dem Leben und der Zukunft zu vertrauen.


## FEINSTOFFLICHE UNTERSTÜTZUNGEN

Edelsteine
- Blauer Saphir
- Amethyst
- Helle Steine, die einem spontan gefallen und aufrichten.
- Lapislazuli

Ätherische Öle
- Niauli (geistig reinigend)
- Bergamotte (erhellend, Leichtigkeit)
- Orange (positive Stimmung, geistig nährend)


## BEWUSSTSEINSARBEIT

Körper- und Energiearbeit
- Heilende Laute zur Reinigung und zum Wiederauffüllen mit Energie
- Alle Körper- und Atemübungen, um wieder Luft und Licht ins System zu

bringen – regelmäßig, auch bei anfänglichen Widerständen, durchführen. Hier kann man sofort seine innere Abwehr gegen das Wiederauferstehen überwinden. Jeden Tag.
- Arbeit mit allen Chakren zur Reinigung, Öffnung und Energetisierung
- Bei negativer Haltung auch Arbeit speziell mit dem Stirnchakra, um Abstand zu bekommen und sich für neue Ideen und Inspirationen zu öffnen.
- Massagen bei erhebender Musik und Düften. Sich verwöhnen lassen und es annehmen.

Malthemen
- Abstrakt in hellen Farben malen
- Licht am Ende des Tunnels
- Meine Zielvision
- Selbstbild: Ich und mein neues Leben

Seelenreisen
- Reise zum/r inneren geistigen Führer/in: Ort, Aussehen, Duft, Farben, Umfeld? Sich vor ihr/ihm verneigen und fragen, was im Moment nährend und heilsam ist, was der Sinn der derzeitigen Situation ist, wie die ersten Schritte in eine Veränderung aussehen.
- Visualisierung: Sich selbst mindestens ein Mal täglich umarmen oder morgens in den Spiegel schauen mit den Worten: Schön, dass es mich gibt.

Tagebuch führen und all die schönen Dingen an sich selbst, im derzeitigen Leben, im heutigen Tag und im jetzigen Moment aufschreiben.

Meditationen
- Alle Körpermeditationen
- Kyudo Bogenschießen
- Zazen

Astrologische Zuordnungen
- Jupiter/Saturn
- Zwillinge-Merkur/Saturn

# SELF-HEAL
Kleine Brunelle (Prunella vulgaris)


## DIE PFLANZE

Die kleine Brunelle gehört zu der Familie der Lippenblütler und wächst an Weg-rändern und Grasfluren. Sie ist eine niedrige Staude mit länglich-eiförmigen Blät-tern und blau-violetten Blüten. Sie hat einen kurzen, kriechenden Wurzelstock, aus dem sich viele zuerst am Boden liegende Stängel entwickeln, die an den Kno-ten Wurzeln schlagen, um dann gebogen anzusteigen und gerade in die Höhe zu wachsen. Sie wurde früher in der Volksmedizin schon bei Hals- und Mundent-zündungen eingesetzt.


## DIE BLÜTENESSENZ

Thema: Selbstheilungskräfte
Lichtseite: In Kontakt mit seinem inneren Heiler sein und die Kräfte für seinen Anteil an Heilung mobilisieren.
Schattenseite: Suche nach Heilung allein in der Außenwelt. Kein Vertrauen in die eigene Selbstheilungskraft.
Vision und Lernaufgabe: Die Ursachen seiner Erkrankung erkennen, sie akzeptie-ren und die notwendigen Veränderungen einleiten. Erfassen, dass die Ursachen auch in einem überpersönlichen Rahmen zu finden sein können (systemisch, kar-misch).

„Ich glaube an meine Selbstheilungskräfte. Ich höre auf meine/n inneren Hei-ler/in."

Besonders in schwierigen gesundheitlichen Zuständen bedarf es eines großen Kraftaufwands, an seine Selbstheilungskräfte zu glauben und die Verantwortung für seine Krankheit zu übernehmen. Dabei können die Ursachen sicher nicht nur an der Einzelperson, sondern auch an systemisch-familiären und karmischen Prä-gungen oder kollektiven Einflüssen festgemacht werden. Es ist zu erdrückend, einen Menschen ganz isoliert zu sehen und ihm allein die Verantwortung für seine Krankheit anzulasten. Die Psychosomatik hat zwar ihren Sinn und ihre Berechtigung, zeigt aber bei manchen Autoren auch Tendenzen zur Anmaßung, nach dem Motto: Hättest Du mal schön alles richtig gemacht, wärst Du auch nicht krank geworden. Das ist zu kurz gegriffen, erschlagend und bei einer schweren Erkrankung sicher nicht sehr hilfreich. Es muss als erstes wieder ein Kontakt zu sich selbst, und zwar in Liebe, Achtung und seelischer Wärme hergestellt werden, aus dem heraus man sein Leben ehrlich reflektieren, seine wirklichen Wünsche, Bedürfnisse und Träume wieder an die Oberfläche kommen lassen kann und sich außerdem mit bisher verdeckt gehaltenen Verletzungen, Beschämungen, Entwürdigungen liebevoll auseinandersetzt. Dafür braucht man den Grundstock von Liebe und das Wissen um Gnade. Das ist nicht blauäugig zu verstehen, sondern eine Seite der Betrachtung, die seelische. Die analytische läuft parallel und untersucht genau und ebenso ehrlich und in Selbstliebe das derzeitige und bisherige Leben, ohne zu werten oder abzuurteilen, sondern im Wissen und der Überzeugung, dass man alles bestmöglich so getan hat, wie es zu diesem Zeitpunkt machbar war.

Es bringt nicht weiter, sein ganzes Heil in der Außenwelt zu suchen. Das weiß man instinktiv. Aber es gehört oft auch zum Heilungsprozess dazu, nicht alles alleine abzuhandeln und erledigen zu müssen, sondern sich Hilfe holen zu können, im seelisch-geistigen, im naturheilkundlichen und von der Notfallmedizin her natürlich auch im schulmedizinischen Bereich, letzteres meist, um erst mal überleben zu können. Dann sollte aber die ganzheitliche Sicht in den Vordergrund rücken, um eine echte, tiefe und dauerhafte Heilung zu erreichen. Diese hat immer mit der Arbeit an sich selbst und der Entwicklung von Selbstliebe und Selbstachtung zu tun. Das ist ein elementarer Pol, der je nach Befindlichkeit immer wieder von der naturheilkundlichen und schulmedizinischen Seite flankiert werden muss.

Self-Heal bringt in Phasen der Angst, Panik, Frustration und Depression wieder in diese innere Kraft, in das Vertrauen, sich selbst auf allen Ebenen helfen und heilen zu können, immer in Unterstützung durch medizinisches und psychotherapeutisches Fachpersonal an seiner Seite.

Man kennt einerseits seine Grenzen und weiß, wann man um Hilfe bitten muss, aber man spürt auch ganz genau, dass die eigentliche Wurzel für seine Erkrankung und Gesundung in einem selbst liegt. Das verleiht ein Gefühl des Selbstbewusstseins, der Selbstbestimmung und schafft nach ersten Erfolgserlebnissen, die auch sehr in dem Zustand der Innigkeit zu sich selbst zu finden sind, einen immer stabileren Anker, eine innere Plattform, auf die man sich verlassen und zu der man zurückkehren kann, wenn es hart auf hart kommt.

Self-Heal bringt in Aussöhnung mit dem Krankheitsprozess und baut die Trennung und den Kampf dagegen ab, der ihn nur noch stärker macht. Stattdessen entsteht ein klares Bekenntnis zu sich selbst, eine echte Treue zu dem, was man in sich wahrnimmt und was einen ausmacht. Aus dieser tiefen Kraft, diesem konstruktiven Gegenpol, in dem auch zerstörerische Energien in sich entdeckt, integriert und dadurch verwandelt werden, entwickelt sich ganz von selbst eine Abgrenzung zu destruktiven Krankheiten, die sich in diesem Umfeld innerer Stärke und ausgewählter äußerer Unterstützung nicht mehr halten können.

Am wichtigsten ist dabei der Umgang mit der Angst. Angst ist die größte Ursache für die Schwächung des Immunsystems, also des körpereigenen, hochkomplexen und intelligent aufeinander abgestimmten Systems der Abwendung von krankhaftem Geschehen im Körper. Angst bei der Diagnosestellung ist ganz normal und menschlich, muss aber behandelt werden, und das am besten nicht durch den Versuch ihrer Unterdrückung, sondern durch die Errichtung eines kraftvollen Gegenpols.

Im positiven Self-Heal-Zustand wird dieser Gegenpol gestärkt, der dadurch kontinuierlich wächst und nicht kämpft, sondern alles liebevoll einschließt, auch die Angst, die da sein darf, aber auf ihrem Platz neben dem Platz vieler anderer Kräfte zu sein und zu bleiben hat. Sie ist nicht mehr und nicht weniger als die anderen. Self-Heal schafft eine tiefe Innigkeit mit unserer wahren Persönlichkeit, die wir anerkennen und wertzuschätzen lernen, der wir Treue schwören und die uns durch den ganzen Prozess tragen wird, wie er auch immer ausgehen mag. Self-Heal gibt dabei nie auf.

Kinder und Jugendliche brauchen ebenso Self-Heal bei schweren Erkrankungen oder bei Krankheiten, die ihnen unabhängig von ihrem Schweregrad sehr zu schaffen machen und sie hoffnungslos werden lassen.


## FEINSTOFFLICHE UNTERSTÜTZUNGEN

Edelsteine
- Je nach Erkrankung

Ätherische Öle
- Je nach Erkrankung

# BEWUSSTSEINSARBEIT

## Körper- und Energiearbeit

- Alles, was einem spontan einfällt und nach eigenem Ermessen gut tut. Seine eigene Autorität sein in dem, was man sich und seinem Körper Gutes angedeihen lässt. Wieder in Kontakt mit seinem Instinkt kommen und seinen eigenen Lebensrhythmus finden, innerlich und äußerlich, und durchsetzen.
- Systemische Aufstellungen, bzgl. Familie, Umfeld, Krankheit und was sonst noch auftaucht.
- Rückführungen

## Malthemen

- Selbstbild: Tiefenreinigung von allem, was bisher seinen Wert hatte, aber nun zu Ende ist und von dem man sich in Dankbarkeit verabschieden kann.
- Selbstbild: umgeben und erfüllt mit allem, was man braucht und sich wünscht für sein neues Leben.

## Seelenreise

- Reise zu seinem/r inneren Heiler/in. Aussehen, Bekleidung, Einrichtung, Räumlichkeit, Umfeld und Umgebung. Ihm/ihr alle Fragen stellen, die man hat, oder ihn/sie einfach reden lassen. Zuletzt mit ihm/ihr in den innersten, geheimen Tempel gehen und sich dort das Geheimnis, die Lösung zu seiner Krankheit bzw. Gesundung offenbaren lassen.

## Meditation

- Auch hier seine eigene Autorität werden und tief aus sich heraus entscheiden, was einem gut, was sich auch je nach Phase wieder ändern kann.

## Astrologische Zuordnungen

- Jungfrau/Merkur ist allgemein dem Gesundheitsbewusstsein zugeordnet, besonders der analytischen Seite und der Fähigkeit, seinen Rhythmus im Leben zu finden.

# SHASTA DAISY
Margerite (Chrysanthemum maximum)

## DIE PFLANZE

Die Margerite gehört zu der Familie der Korbblütler und ist eine Staude mit aufrechtem Stängel, dessen untere Blätter langgestielt sind. Ihre Blüten befinden sich in einzelnen, endständigen Köpfchen. Die Zungenblüten sind weiß, die inneren Röhrenblüten gelb. Sie wächst auf Wiesen, in lichten Trockenwäldern und Gebüschen.

## DIE BLÜTENESSENZ

Thema: Geistige Klarheit und Überblick
Lichtseite: Fähigkeit zur Gesamtschau in einer Welt von übermäßigen Informationen und Daten.
Schattenseite: Überschwemmung mit Informationen und Ideen. Zersplitterung des Ganzen in tausend Einzelstücke. Begrenzung auf den rationellen, analytischen, zerpflückenden Geist.
Vision und Lernaufgabe: Seinem Drang nach Wissen und ständiger Analyse nachgeben und sich dabei den Bezug zum Ganzen bewahren.

„Ich bringe Klarheit in meine Gedanken. Ich sehe das Ganze hinter den vielen Einzelheiten meines Denkens."

Shasta Daisy hat neben Dill, Filaree und Rabbitbrush die Aufgabe, den intellektuellen, zersplitterten Geist zu sortieren und zu einer ganzheitlichen Sicht zu erweitern. Schwerpunkt ist hier die Fixierung auf die analytische Seite, die zerlegt und zerpflückt und dabei die Einbindung in das Ganze aus den Augen verliert.
    Im blockierten Shasta Daisy-Zustand hat man das Bestreben, die Welt, seine Arbeit, vielleicht auch seine Person bis ins Kleinste auseinander zu nehmen mit dem Ziel, die Sachlage oder das Leben ganz allgemein besser verstehen zu können. Man findet das Phänomen in der Naturwissenschaft, in der man sich von der Entschlüsselung des Gencodes verspricht, Mensch und Krankheit besser zu begreifen und wissenschaftlich genauer und effektiver damit umgehen zu können.

Man kann auch in der klassischen Psychoanalyse, gegen die hier nichts gesagt werden soll, das Bestreben erkennen, durch immer tiefere und detailliertere Innenforschung die Hintergründe seelischer Störungen aufzudecken. Auch die Analyse, welche Wirkstoffe in der Nahrung und in Medikamenten genau welche Einflüsse auf den menschlichen Körper haben, und die Schlussfolgerung, dass diese mit immer wechselnden Präparaten aus der orthomolekularen Medizin optimiert werden und der Mensch dann logischerweise gesund sein oder werden muss, gehört zur Shasta Daisy-Betrachtungsweise.

Die Lösung muss auf rationellem Weg, also rein über die Vernunft und Analyse, gefunden werden. Es ist klar, dass das nur die halbe Wahrheit ist und von jeder Gesamtschau abhält, die den Menschen und das Leben allumfassend erkennt und daraus eine integrative Sichtweise ableitet, in der Ratio und Intuition, nacktes Wissen und meditative Versenkung sich ergänzen, befruchten und die Waage halten.

Man kann sich dazu auch das Facettenauge einer Fliege vorstellen, bei dem jeder Blickpunkt eine einzelne Wahrheit erhascht und abspeichert und es für die Fliege sicher nicht dienlich wäre, wenn sie sich auf die einzelnen, isolierten Blickpunkte versteift und ihr damit das Bild als Ganzes wie auch seine Bedeutung verloren ginge.

Im positiven Shasta Daisy-Zustand erfassen wir beide Seiten der Medaille und sehen sie in ihrer Einheit, bei der beide Teile gleich wichtig sind und gleichberechtigt zur Geltung kommen. Scharfblick ins Detail und Weitblick auf das Ganze sind gleichzeitig möglich und schaffen die optimale Erkenntnis dessen, was ist.

Kinder und Jugendliche, die sich schon früh auf naturwissenschaftliches Denken und Forschen festlegen und die zweite Seite des Lebens immer mehr ignorieren und aus ihrem Leben verbannen, können auch sehr gut von Shasta Daisy profitieren.


FEINSTOFFLICHE UNTERSTÜTZUNGEN

Edelsteine
  - Epidot
  - Zitrin
  - Bergkristall

Ätherische Öle
- Pfefferminze
- Eukalyptus
- Zitrone
- Zypresse

## BEWUSSTSEINSARBEIT

Körper- und Energiearbeit
- Spontaneität zulassen in dem, was man tun möchte und wie man es tun möchte.
- Spontaner, künstlerischer Ausdruck (unzensiert und unanalysiert)
- Arbeit mit allen Chakren zur Harmonisierung, bei extremer Zersplitterung Schwerpunkt Stirn- und Kronenchakra mit den entsprechenden Aura Soma-Pomandern (royalblau und violett)
- Entspannungsmethoden wie Autogenes Training und Progressive Muskelentspannung

Malthemen
- Abstraktes, freies, spontanes Malen
- Runde Formen
- Selbstbild: Versunken in tiefer Meditation mit klarem, wachem Geist

Seelenreise
- Reise in eine Traumwelt, in der alle Sehnsüchte da sein dürfen und erfüllt werden. Sich getragen fühlen, nichts tun müssen, zur Verstärkung: auf einem endlosen, stillen, warmen Wasser getragen werden und sich vertrauensvoll treiben lassen.

Meditationen
- Alle Formen des Gebets
- Stille Meditation mit Aufmerksamkeit auf den Atem
- Regelmäßiger Aufenthalt an einem fließenden Gewässer oder in der grünen, stillen Natur und diese bewusst und absichtslos auf sich wirken lassen

Astrologische Zuordnungen
- Jungfrau/Merkur-Betonung, besonders in Verbindung mit Pluto und Saturn
- Auch Zwillinge/Merkur-Betonung

# SHOOTING STAR
Götterblume (Dodecatheon hendersonii)

## DIE PFLANZE

Die Götterblume, auch Sternschnuppenblume genannt, zählt zu der Familie der Primelgewächse. Wegen der zurückgeschlagenen Kronzipfel ähnelt sie in ihrem Aussehen einem Alpenveilchen. Sie gedeiht nur an Standorten, an denen sie vor praller Sonne und starkem Wind geschützt ist. Nach der Blüte im Mai und Juni ziehen sich die Blätter als Zeichen der darauf folgenden Ruhezeit ein, die bis zum erneuten Blühen im nächsten Frühjahr anhält.

## DIE BLÜTENESSENZ

Thema: Ankommen
Lichtseite: Mit seinem ganzen Wesen hier auf der Erde sein und seiner Aufgabe nachkommen.
Schattenseite: Mangel an Erdverbundenheit. Aversion, hier anzukommen und in diesem Leben Fuß zu fassen.
Vision und Lernaufgabe: Sich vom kosmischen Bewusstsein nähren lassen und dieses mit konkreten Taten mit beiden Beinen auf dem Boden in dieser Welt ausdrücken.

„Ich bin gerne in und von dieser Welt und erfülle meine Aufgabe."

Shooting Star hilft Seelen, die noch nicht ganz von dieser Welt sind, in engen und tiefen Kontakt mit ihrem physischen Körper zu gelangen. Ursache für die teilweise Abwesenheit in diesem irdischen Leben kann sein, dass sich eine Seele schon lange nicht mehr inkarniert hat oder dass die Geburt zu schnell vonstattengegangen ist. Vielleicht war man sich in der geistigen Welt noch ganz sicher, wieder einen Zyklus in Fleisch und Blut erleben zu wollen, um dann, wieder angekommen, Widerstände und Ängste zu entwickeln. Die Hintergründe für einen negativen Shooting Star-Zustand können vielfältig sein. Auch sehr schwierige Situationen in der Schwangerschaft, während oder direkt nach der Geburt können diesen Seelenzustand herbeiführen.

Kennzeichen von ihm ist das Gefühl, nicht dazuzugehören, fremd und ausgegrenzt zu sein. Man fühlt sich hier nicht zu Hause und hat den Eindruck, abseits zu stehen. Der Bezug zum Körper ist nur schwach ausgebildet und man schwebt eher durchs Leben. Das hat auch eine Wirkung auf die Tatkraft und Bodenständigkeit. Man ist hier und doch nicht hier. Entweder man spürt, dass man sich selbst zurückziehen will, oder man projiziert es auf die Außenwelt und meint, dass das Umfeld nichts mit einem zu tun haben möchte. Das Grundgefühl ist, anders zu sein und sich darin unverstanden zu fühlen. Man weigert sich immer mehr, Alltägliches zu erledigen und aktiv im Leben anzukommen und es anzupacken. Das erscheint so anstrengend und profan.

Fakt ist, dass man nun hier ist und das mit ganz bestimmten Zielen und Aufgaben, auch wenn die Entscheidung dazu nicht mehr bewusst ist.

Das Göttliche will sich ausdrücken. Es will Form annehmen und aktiv gestalten. Das kann es hier auf der Erde nur als Mensch. Es besteht kein Unterschied zwischen der geistigen Welt/Gott und dem physischem Körper, da er nur eine dichtere Schwingung, die materielle Form davon ist.

Im negativen Shooting Star-Zustand wehren wir uns bewusst oder unbewusst gegen die Enge dieser Form und die Notwendigkeit, hier unseren Platz zu finden und auch auszufüllen. Diese Abwehr trägt fast schon kindliche Züge. Wir wären nicht nur gern wieder in der Einheit mit dem Mutterleib, sondern würden am liebsten ganz zurück in die geistige Welt.

Shooting Star hilft aus diesem unentschlossenen Schwebezustand heraus. Die Blütenessenz erinnert, dass wir hier sein wollen und nur hier die Entwicklungsschritte gehen und die konkrete gestalterische Kraft entfalten können, die wir uns vor der Inkarnation im Einklang mit dem Ganzen ausgewählt haben. Alles andere ist vertane Zeit.

Es ist vielleicht hart für diese sphärische Seele, auf dem Boden der Erde anzukommen, aber es ist die einzige erfüllende Möglichkeit, hier zu sein und seinen Job in allen Lebensbereichen zu erledigen – für sich selbst und als Teil des Ganzen.

Im positiven Shooting Star-Zustand haben wir uns bewusst in die Enge des Körpers und der Anforderungen des Erdenlebens begeben und sie als unser Wunsch und Wille wiedererkannt. Es ist kein Gefängnis, sondern unsere eigene Wahl, um vor allem das zur Entfaltung zu bringen, was nur auf der Erde möglich ist: menschliche Wärme und die Kraft der Liebe. Lieben lernen können wir nur hier. Da bringt uns die geistige Erkenntnis in kosmischen Welten nicht weiter. Sie liefert nur den Grundstoff, der hier mit all den damit verbundenen emotionalen Licht- und Schattenseiten an der Realität geprüft, verfeinert und in eine immer höhere Form gebracht wird.

Babys können Shooting Star direkt nach der Geburt gebrauchen, besonders wenn die Geburt und die direkte Zeit danach so schwierig sind, dass es dem kleinen Wesen schwer fällt, hier landen zu wollen.

Auch ältere Kinder, die nicht wirklich anwesend sind und sich als Außenseiter in Bezug auf das profane Weltliche fühlen, werden durch Shooting Star auf den Boden und später in Kontakt zu ihren Aufgaben gebracht.

## FEINSTOFFLICHE UNTERSTÜTZUNGEN

Edelsteine
- Rosa Saphir
- Rhodochrosit
- Thulit
- Achat

Ätherische Öle
- Zeder
- Douglasfichte
- Vetiver

## BEWUSSTSEINSARBEIT

Körper- und Energiearbeit
- Erdende Betätigungen (Gartenarbeit, Töpfern)
- Körperarbeit

- Atemübungen, um den Körper mit Lebensgeist zu füllen und so zu lernen, mit ihm eins zu sein.
- Kontakte zu erdverbundenen Menschen mit spirituellem Hintergrund

## Malthemen
- Selbstbild: Als Mensch, fest verankert in seinem Körper
- Selbstbild: Mit beiden Beinen fest im Leben und seinen Dienst tun

## Seelenreise
- Reise als Seele aus der geistigen Welt in den Leib der Mutter, Geburt und das Leben hier auf der Erde. Wenn die Geburt zu viel ist, dann gleich in das heutige Leben. Beim „Flug" auf die Erde spüren, warum man unbedingt hierher wollte, was man sich vorgenommen hat, was man hier will.

## Meditationen
- Alle Körpermeditationen
- Alle Zen-Meditationen

## Astrologische Zuordnungen
- Alle Neptun-Konstellationen, besonders Neptun mit Sonne, Mond und Mars

# SNAPDRAGON
Löwenmaul (Antirrhinum majus)


## DIE PFLANZE

Das Löwenmaul gehört zu der Familie der Rachenblütler. Sie besteht aus einem Grundstängel mit mehreren Ästen, die ihr ein buschähnliches Aussehen verleihen. Der untere Teil ist verholzt, der obere Bereich faserig-fleischig. Die Pflanze ist behaart und enthält im oberen Bereich auch Drüsen. Die Blüte ist eine endständige Traube in verschiedenen Farben. Die hier verwendete Blüte ist gelb. Die Blütenkrone ist röhrenförmig und zweigeteilt. Wenn man sie zusammendrückt, biegen sich die Lippen nach hinten und der Rachen der Krone wird geöffnet. In der Phytotherapie wird das Löwenmäulchen wegen seiner entzündungshemmenden und schmerzstillenden Wirkung eingesetzt.


## DIE BLÜTENESSENZ

Thema: Aggression und sexueller Energiefluss
Lichtseite: Frei fließende sexuelle Energie, die den Körper und das ganze Wesen vitalisiert.
Schattenseite: Unterdrückte sexuelle Kraft, die sich vor allem in Verspannungen im Kopfbereich und in einer aggressiven Sprache Ausdruck verschafft.
Vision und Lernaufgabe: In Kontakt sein mit seiner sexuellen Kraft, sie durch den Körper leiten können und bewusst und gezielt als Vitalkraft nach seinen Wünschen einsetzen.

„Ich genieße meine sexuelle Kraft und steuere sie bewusst."

Snapdragon steht für einen sehr hohen sexuellen Energiepegel. Diese Urkraft brodelt am unteren Ende der Kundalinischlange (auf Höhe des Steißbeins) und wird entweder dort unter Verschluss gehalten oder sie überflutet unbewusst das ganze System Mensch, um sich dann besonders durch aggressive Worte und Streitereien zu entladen. Es besteht kein Lust bringendes, genussvolles Ventil, sei es nun im Alleingang oder zu zweit, sondern diese elementare Kraft wird ignoriert und muss sich deshalb auf destruktive Weise Bahn verschaffen.

Der innere Dampfkessel kocht über durch entsprechend angriffslustige Kommunikation oder kann mit viel Gegenkraft zurückgehalten werden, was sich in körperlichen Blockaden niederschlägt. Das Festhalten und Kontrollieren der ursprünglich so lustvollen Energie zeigt sich vor allem im Kopfbereich, durch Migräne oder andere Kopfschmerzen und durch starke Verspannungen im Kiefer. Die Zähne werden mit unmäßigen Kräften aufeinander gedrückt oder es wird so fest geknirscht, dass dabei Zahnsubstanz und die Kieferknochen abgebaut werden. So kraftvoll ist die nicht oder nur unbefriedigend gelebte Sexualität, dass sogar die stärkste Substanz des Körpers, die Zähne, damit abgeschliffen werden kann.

Wer sich in dieser Situation befindet, kann mit Hilfe von befreiender, öffnender Körperarbeit und Snapdragon seine Blockaden auflösen und die Sex- und damit auch Vitalkraft zum Fließen bringen. Das verschafft nicht nur körperlich Luft und Lust, sondern entspannt auf allen Ebenen. Der Umgang mit anderen Menschen wird friedlicher und freundlicher. Kopfschmerzen, sofern sie auf zurückgehaltener Sexualkraft beruhen, verschwinden, und der Kiefer kann sich erholen und genauso wieder locker werden wie der ganze Mensch. Neben der körperlichen Entladung, die jetzt wieder möglich ist, kann die sexuelle Urenergie auch bewusst durch den Körper geleitet werden, sei es zur Reinigung und Aktivierung von Chakren, mit denen man gerade arbeiten möchte, oder sei es zur Energetisierung von Meridianen und den ihnen entsprechenden Organen.

Im positiven Snapdragon-Zustand sind wir frei darin, was wir mit unserer ursprünglichsten Energie machen. Wir können sie genussvoll ausleben oder gezielt zum Einsatz bringen. Wir können sie auch bis zu einem gesunden Maß hin halten, wenn wir gerade auf einem hohen Energieniveau leben möchten oder verstärkt Kraft für herausfordernde Unternehmungen zur Verfügung brauchen. Wir sind unserem Trieb nicht ohnmächtig ausgeliefert, sondern können entscheiden, ob wir gerade die Kontrolle verlieren und uns ihm hingeben möchten oder ob wir ihn bewusst kanalisieren, um unsere Ziele zu verfolgen oder einfach unsere Vitalität und Lebensfreude anzufachen. Snapdragon hilft, den Energiefluss wiederherzustellen und ihn bewusst zu unserm Lebenselixier zu machen.

Für Jugendliche kann Snapdragon geeignet sein, wenn sie aufgrund lustfeindlicher Erziehung oder einer Ambivalenz aus erwachender Lust und damit verbundenen Ängsten ihre sexuelle Kraft und Experimentierfreude zurückhalten sollten.

# FEINSTOFFLICHE UNTERSTÜTZUNGEN

Edelstein
- Karneol

Ätherische Öle
- Ylang Ylang
- Sandelholz
- Moschus
- Jasmin

# BEWUSSTSEINSARBEIT

Körper- und Energiearbeit
- Beckenübungen aus der Bioenergetik, Beckenbodentraining
- Arbeit mit dem 1. und 2. Chakra, Sexualenergie wachrufen und nach oben fließen lassen bzw. an jeden Ort im Körper, wo man Kraft braucht.
- Rolfing

Malthemen
- Die Kundalini-Schlange, wie sie in ihre Kraft kommt, aufsteigt und mit leuchtenden Augen aufrecht ist, züngelt und Begierde und Lust ausdrückt.
- Selbstbild im Vollbesitz seiner sexuellen Kräfte
- Sexualität pur
- Sexualität in gewünschte Bahnen gelenkt

Seelenreise
- Reise zu seinem inneren Sexualmagier mit der Frage, wie er Sex leben will und was er sonst noch mit der sexuellen Urkraft im Leben anfangen möchte.

Meditationen
- Dynamische Meditation
- Kundalini Meditation

Astrologische Zuordnungen
-   Mars/Mars, Mars/Sonne, Mars/Merkur, Mars/Pluto, Mars/Saturn

# STAR THISTLE
Sonnwend-Flockenblume (Centaurea solstitialis)

## DIE PFLANZE

Die 30-80 cm hohe Sonnwend-Flockenblume gehört zu der Familie der Korbblütler. Ihr Blütenstand ragt in hellgelber Farbe nach oben, während die mittleren und äußeren Hüllblätter in langen, gelben Dornen enden. Sie wächst auf trockenen Unkrautfluren.

## DIE BLÜTENESSENZ

Thema: Großzügigkeit und Teilen
Lichtseite: Vertrauen in die Versorgung durch das Ganze
Schattenseite: Sichtweise des Mangels und der Knappheit in der Existenz.
Vision und Lernaufgabe: Den Reichtum in sich und um sich herum wahr- und annehmen. Bereitschaft, zu teilen.

„Ich sehe die endlose Fülle des Ganzen. Ich nehme an (dabei einatmen) und gebe weiter (dabei ausatmen)."

Das Aussehen der Pflanze verweist schon auf eine ausgeprägte Abwehrhaltung. Man möchte nicht berührt werden und die Außenwelt fühlt sich auch nicht dazu eingeladen, sich von dieser stacheligen Energie berühren zu lassen. Wenn wir Star Thistle brauchen, kämpfen wir einen einsamen Kampf ums Überleben. Wir fühlen uns ganz auf uns alleine gestellt und was wir mühsam an inneren Qualitäten und äußeren Besitztümern erarbeitet haben, wird eng umschlossen und festgehalten. Wir haben uns gezwungen, alles eigenständig ohne fremde Hilfe zu leisten, und sehen auch keinen Grund, warum wir nun mit anderen teilen sollen. Da das Leben immer Fluss bedeutet und es keine Sicherheit außer der der Wandlung gibt, bewirken wir mit dieser Grundhaltung entweder, dass wir uns immer mehr isolieren und das Leben aussperren, oder wir beschwören eine Situation herauf, die uns wachrüttelt, die scheinbare Sicherheit zerstört und uns zwangsweise für eine höhere Weisheit öffnet.

Die leuchtend gelbe Farbe der Blüte bedeutet Leben (Sonne) und Überfluss, Großzügigkeit und Weite (Jupiter). Die Stacheln bremsen diese endlos fließenden Kräfte aus und symbolisieren den negativen Seelenzustand. Star Thistle öffnet uns wieder für die Fülle, die immer da ist und nur noch gesehen und angenommen werden muss. Es ist immer alles da, was wir wirklich brauchen. Es ist nur unser Eigenwille, der davon ablenkt und isoliert und dickköpfig meint, es besser zu wissen und aus Angst, zu kurz zu kommen oder etwas abgeben zu müssen, einen dicken Zaun um sich zieht. Dieses Verhalten bezieht sich nicht nur auf die materielle, sondern auch auf die emotionale und geistige Ebene. Wir bauen eine undurchdringliche Mauer um uns, um den Besitz auf allen Ebenen von der Außenwelt abzuschotten.

Hintergrund ist meist ein Mangel in Zeiten, in denen wir dringend mehr Zuwendung, Wärme, Nähe und Halt gebraucht hätten, sei es in der Kindheit oder in schwierigen Situationen in unserem Leben. Es war keiner da. Also ziehen wir die Ritterrüstung an, nicht um wie bei Mars zu kämpfen, sondern um innere und äußere Besitztümer anzuhäufen und die Vorratskammern so zu füllen und mit einem Bollwerk zu umgeben, dass wir nie mehr einer solchen Situation ausgeliefert sein müssen. Eigenständigkeit gehört zum Erwachsensein und macht auch Sinn. Was im negativen Star Thistle-Zustand passiert, ist aber eine ängstliche, misstrauische Abkehr vom Leben und seinen Geschenken. Wir sehen nicht das Lächeln von Bekannten und geben es freundlich zurück, sondern mutmaßen dahinter lediglich die Begierde auf unser Eigentum. Wir lassen uns nicht tiefer auf Gefühle ein, denn wir könnten damit die Kontrolle über uns und unser Hab und Gut verlieren. Wir führen keine anregenden Gespräche, denn sie könnten uns erweichen und die Trutzburg zum Bröckeln bringen. Nein, wir können alles alleine, wir machen alles alleine und wir behalten auch alles alleine für uns.

Dabei übersehen wir, dass wir nur da sein können, weil sich eine lange Ahnenreihe vor uns abgerackert und uns das Leben geschenkt hat. Wir übersehen, dass all unsere „eigenen" Ideen Eingebungen von unserer Seele, unserem höheren Selbst als Bindeglied zum Ganzen sind. Wir übersehen auch, dass Menschen ohne emotionalen Austausch langsam aber sicher zu Grunde gehen.

Im positiven Star Thistle-Zustand sind wir offen für den Reichtum, der uns immer zur Verfügung steht und dessen Folge wir auch sind. Die Blütenessenz öffnet die inneren und äußeren Tore unseres Wesen, so dass wir Fülle wahr- und annehmen und damit den alten Schmerz des Alleinseins, der das ängstliche, starre Verhalten verursachte, auflösen können. Dadurch, dass wir bewusst annehmen, aus dem familiären Hintergrund und dem Ganzen (Einatmen), können wir auch ganz selbstverständlich geben (Ausatmen). Es findet ein natürlicher Fluss von Nehmen und Geben statt und wir sind wieder an die Quelle des Lebens angeschlossen, werden von ihr durchströmt und geben ihre Kräfte nach außen weiter.


## FEINSTOFFLICHE UNTERSTÜTZUNGEN

Edelsteine
- Honigcalcit (Wärme und Zuversicht)
- Thulit (Versorgung durch die Erde)
- Rhodonit (Heilung von emotionalen Wunden)
- Mondstein (Hingabe)

Ätherische Öle
- Rose (Herz, Teilen)
- Orange (Zuversicht, Weite)


## BEWUSSTSEINSARBEIT

Körper- und Energiearbeit
- Arbeit mit den ersten beiden Chakren
- Roter, orangefarbener und goldener Aura-Soma-Pomander
- Sich auf die Fersen setzen und die Arme rechts und links schräg nach oben richten wie ein V und Energie aufnehmen. Oder sich bequem im Schneidersitz hinsetzen und die Hände entspannt mit den Handflächen nach oben auf die Oberschenkel legen und still meditieren. Aufnehmen. Energie von außen zulassen.
- Nichtstun

Malthemen
- Eingeschlossen, eingebunkert mit seinem selbst geschaffenen inneren und äußeren Reichtum
- Selbstbild, umgeben von allem, was man braucht.
- Fülle
- Nehmen und Geben

Seelenreise
- Reise zu dem verletzten Wesensanteil in sich, der sich an die Zeit zurück-erinnern darf, an dem er die Entscheidung getroffen hat, alles alleine zu machen und sein Leben sehr allein für sich zu leben. Und ihn sagen las-sen: „Es war schlimm für mich. Diese Zeit ist für mich jetzt zu Ende. Ich darf jetzt Liebe/Geld/Unterstützung (was für Sie passt) annehmen und ge-be sie/es auch weiter. Ich bin jetzt offen für die Welt."
- Anschließend oder in einer zweiter Reise zu diesem Wesensanteil ihn fra-gen, wie er in einem ersten Schritt zeigen kann, dass er jetzt Lie-be/Geld/Unterstützung annehmen möchte, und wie er sie/es konkret wei-tergeben kann. Was braucht dieser Teil für sich zur Gesundung?

Meditationen
- Nadabrahma (30 Minuten Summen, 7,5 Minuten Geste des Gebens, 7,5 Minute Geste des Nehmens, CD dazu im Buchhandel)
- Kontemplation

Astrologische Zuordnungen
- Stier-Venus/Saturn
- Stier-Venus/Jungfrau-Merkur
- Auch Jupiter/Saturn

# STAR TULIP
Katzenohr (Calochortus tolmiei)


## DIE PFLANZE

Das Katzenohr zählt zu der Familie der Liliengewächse. Ähnlich der Mormonenblume (Mariposa Lily) gehört auch das Katzenohr zu den Erdpflanzen, die nur in
der Regenzeit zum Vorschein kommen und blühen. Ihren Namen trägt sie wegen
der spitz zulaufenden, sternenförmigen Blütenblätter.


## DIE BLÜTENESSENZ

Thema: Innenwelt und Intuition
Lichtseite: Die stille Sprache der Seele verstehen.
Schattenseite: Angst, sich der weiblichen, empfänglichen Seite seines Wesens zu
öffnen.
Vision und Lernaufgabe: Seine innere Stimme immer besser wahrnehmen und
sein Leben danach ausrichten.

„Ich bin offen für meine innere Stimme und die Quelle der Weiblichkeit."

Star Tulip bringt uns in Kontakt mit unserer empfänglichen und weichen Seite.
Wir können tief in unser Inneres eintauchen und dort aus der Ruhe heraus Antworten finden, die sich analytisch und intellektuell nicht erschließen und oft auch
nicht erklären lassen. Star Tulip öffnet für unsere neptunische Seite. Sie lässt uns
zum Gefäß für die Eingaben unseres höheren Selbst werden. Auf diese Weise sind
wir an die Urquelle angeschlossen und können unsere wirklichen Bedürfnisse
spüren, die durch Außeneinflüsse oft leicht verschwommen werden. Dasselbe gilt
für das Erfassen der anstehenden Lernprozesse, das Erkennen unserer Berufung
und für eine authentische Haltung gegenüber unseren Mitmenschen.
     Unser Denken, Fühlen und Handeln wird von ganz innen (oder oben) gespeist
und geführt. Das ist keine wesensfremde Kraft, die dabei wirkt, sondern das Bindeglied zwischen den Absichten des Ganzen und unserer bewussten Wahrnehmung und Handlungsweise.
     Jeder kennt diesen Zustand, wenn er innerlich ruhig und ausgeglichen ist, und

einfach weiß, was er will und was zu tun ist, ohne sich Gedanken darüber machen zu müssen. Man fließt mit dem, was ansteht. Es ist eine Kombination von Hingabe (Gebet) und vollkommener Konzentration aller Kräfte auf den jetzigen Moment (Zen).

Star Tulip ist wichtig zur Ergänzung der stark männlich orientierten Welt. Sie bewirkt keine Selbstaufgabe oder Handlungsunfähigkeit, sondern die Dynamik und Leistungsorientierung wird von Intuition und Feinfühligkeit geführt.

Dieser Prozess ist für beide Geschlechter notwendig. Frauen können sich mit Hilfe von Star Tulip ihre weibliche. empfängliche Seite wieder mehr erschließen, sie als hochheilig und als Nährquelle für ihre (männlich motivierten) Aktivitäten achten.

Männer erweitern ihren inneren Horizont und werden angeregt, sich der Tiefe der weiblichen Welt öffnen, was sich heilsam und bereichernd auf die Begegnung beider Geschlechter in sich selbst und in der Außenwelt auswirken wird.

Im positiven Star Tulip-Zustand ist man in Kontakt und im Fluss mit seiner Intuition, seiner höheren Führung und erfüllt seine Aufgaben aus diesen Impulsen heraus.

Kinder sind im Allgemeinen noch sehr gut in Verbindung mit ihrer inneren Stimme und der geistigen Welt. Jugendliche, die unterbewusst unzufrieden sind, wenn sie sich nur noch der Schulleistung oder der Computerwelt verschreiben, können mit Star Tulip wieder eine weitere geistige Wahrnehmung erlangen und Wurzeln in ihrer intuitiven Kraft finden. Meist besteht in diesem Alter allerdings wenig Interesse daran und man hat erst einmal andere Lernerfahrungen zu machen, die altersgemäß sind.


FEINSTOFFLICHE UNTERSTÜTZUNGEN

Edelsteine
-   Rhodochrosit
-   Dolomit
-   Thulit
-   Mondstein

Ätherische Öle
-   Rose
-   Neroli

- Jasmin
- Myrrhe und Weihrauch


## BEWUSSTSEINSARBEIT

Körper- und Energiearbeit
- Aromatherapie, auch Aromamassagen. Aura-Soma. Chakren-Arbeit
- Entspannungsphasen einplanen und einhalten
- Waldspaziergänge
- Aufenthalt am Meer, See, Fluss

Malthemen
- Selbstbild: als Gefäß/Medium für die Eingaben seiner höheren Weisheit
- Selbstbild: mit geöffnetem Kronenchakra

Seelenreise
- Bei wichtigen Entscheidungen und auch sonst so häufig wie möglich: Reise zu seiner/m inneren Führer/in, die Energie dort aufnehmen, die Ruhe, Klarheit, selbstverständliche Weisheit, und sich Rat holen zu seinen Fragen.

Meditationen
- Gebet, z.B. Kontemplation
- Letztendlich alle Meditationen, um mehr Leere und Offenheit zu erfahren
- Wichtig: Meditation regelmäßig immer zur gleichen Zeit

Astrologische Zuordnungen
- Neptun-, Mond-, Waage-Venus/Saturn, wenn der Schwerpunkt der Umsetzung bei Saturn liegt.

# STICKY MONKEYFLOWER
Orangefarbene Gauklerblume (Mimulus aurantiacus)


## DIE PFLANZE

Die Gauklerblume gehört zu der Familie der Braunwurzgewächse. Sie trägt bei Sticky Monkeyflower orangerote Blüten, die viel von Bienen aufgesucht werden. Da ein Gaumen den Blüteneingang versperrt, müssen sich die Insekten förmlich in die Blütenöffnung hineindrängen, um an den Nektar heranzukommen.


## BLÜTENESSENZ

Thema: Angst in der Sexualität
Lichtseite: In tiefer, lustvoller Verbindung zu seiner sexuellen Urkraft
Schattenseite: Angst und Unsicherheit in der Sexualität
Vision und Lernaufgabe: Mut, beim Sex die Kontrolle zu verlieren und sich dem Energiefluss hinzugeben.

„Meine sexuelle Lust und Energie fließen frei, für mich selbst und andere."

Alle Gauklerblumen haben eine Affinität zu einer bestimmten Angst. Bei Sticky Monkeyflower besteht sie vor der Tiefe der Sexualität. Auch wenn in der Gesellschaft und den Medien Freizügigkeit und Tabulosigkeit demonstriert wird und eigentlich keine Frage zum Thema mehr offen sein sollte, macht diese Offenheit oft genug vor den Schlafzimmertüren zu Hause halt und beide Beteiligte hoffen inständig, dass die sexuelle Interaktion einfach so, also spontan und ohne weiteren Informations- und Anweisungsbedarf funktionieren möge und bestenfalls noch Feinabstimmungen notwendig sind.

Leider reicht diese Hoffnung meist nicht aus und es beginnen bald die ersten Schuldzuweisungen, wer jetzt für die unbefriedigende Zusammenkunft die Verantwortung trägt. Ein wirklich fruchtbarer, konstruktiver Austausch findet nicht statt, da jeder mit seiner Sicht der Dinge Recht behalten möchte und, viel wichtiger noch, eigentlich selbst nicht genau weiß, was er sich wünscht und wie ganz konkret eine erfüllende Sexualität für ihn aussieht. D.h. die Angst besteht nicht nur vor einer offenen Kommunikation, sondern auch vor sich selbst und der terra incognita der eigenen sexuellen Träume und Bedürfnisse. Von daher hat eine solche Sexualität auch einen Vorteil, nämlich nicht tiefer in seine sexuelle Welt vordringen zu müssen, sondern einfach weiterhin dem anderen die Schuld für seine Unzufriedenheit geben zu können.

Wenn man doch wissen sollte, wie die wirklichen Wünsche aussehen, kann auch Angst davor bestehen, diese zu vermitteln und sich lächerlich zu machen oder nicht gut anzukommen. Die Hauptangst besteht jedoch vor dem Verlust der Kontrolle und vielleicht auch des bisherigen Selbstbildes, wenn man sich seinem archaischen Trieb hingibt, sich fallen lässt und seiner Ursprünglichkeit freien Lauf lässt.

Da fällt jede Maske und man ist nicht nur seiner animalischen Seite, sondern auch dem Partner ausgeliefert, da die Verletzlichkeit in dieser Situation sehr groß ist. Man muss schon sehr zu sich und seiner sexuellen Identität stehen können, wenn nicht ganz hinten doch die Angst vor eventuellen Kommentaren oder Abweisungen lauern sollte und die Freizügigkeit wieder eindämmen würde. Erschwert wird dieser Zustand natürlich dann, wenn schon schmerzhafte Erfahrungen erlitten worden sind. Die Angst besteht also entweder vor der noch unbekannten Tiefe seiner Sexualität oder vor der Reaktion des Partners, wenn man diese in sich kennen und unbeschwert ausleben sollte.

Angst kann zudem auch bei diesem Thema aus einer hohen, überdurchschnittlichen Sensibilität erwachsen, so dass man herausfinden sollte, wie man sich und seine Empfindlichkeit schützen und klare Grenzen setzen kann.

Im positiven Sticky Monkeyflower-Zustand sind wir frei von Unsicherheit und Zurückhaltung beim Sex und dem Ausdruck unserer Wünsche. Die hohe Empfindlichkeit wird verstanden, akzeptiert und auf ein normales, erwachsenes Maß herabgesetzt. Die Blütenessenz bringt uns in Kontakt mit der mutigen, risikofreudigen Seite in uns und öffnet uns damit für ein authentisches und lebendiges Sexualleben.

Jugendliche und junge Erwachsene können Sticky Monkeyflower einnehmen, wenn sie aufgrund ihrer mangelnden Erfahrung oder negativer Erlebnisse beim Sex mehr Selbstbewusstsein und Selbstsicherheit entwickeln möchten.

# FEINSTOFFLICHE UNTERSTÜTZUNGEN

Edelsteine
- Karneol
- Feueropal

Ätherische Öle
- Ylang Ylang
- Moschus
- Jasmin
- Patchouli
- Muskatellersalbei


# BEWUSSTSEINSARBEIT

Körper- und Energiearbeit
- Beckenübungen aus der Bioenergetik
- Beckenbodentraining
- Arbeit mit dem 1. und 2. Chakra

Malthemen
- Meine wirklichen sexuellen Träume
- Meine ideale, erfüllende Sexualität
- Schutzgeste für den sensiblen, ängstlichen und vielleicht auch verletzten Anteil bzgl. Sex in mir

Seelenreise
- Reise die Wendeltreppe nach unten zu dem ängstlichen Teil in sich. Die Tür zu ihm öffnen und ihn fragen, was er sich wünscht, wie man ihn beschützen kann und was er sexuell für seine Heilung braucht.

Meditation
- Kundalini-Meditation

Astrologische Zuordnungen
- Mars/Saturn bei Versagensängsten und zu hohen Ansprüchen
- Mars/Neptun bei hoher Sensibilität und Verletzlichkeit
- Mars/Lilith falls in ihrer Verweigerungsphase
- Mars/Pluto, wenn als Kontrolle und Machtspielchen oder Täter/Opfer gelebt.


# SUNFLOWER
Sonnenblume (Helianthus annuus)


## DIE PFLANZE

Die Sonnenblume gehört zu der Familie der Korbblütler. Ihr Stängel kann eine Höhe von bis zu drei Metern erreichen und ist im Inneren mit Mark gefüllt. Die einjährige Pflanze trägt herzförmig dreieckige Blätter mit borstigen Haaren. Der gesamte Blütenstand kann einen Durchmesser von bis zu 30 cm erreichen, der von mehreren Tausend Blüten gebildet wird, großen, gelben Zungenblüten außen und vielen kleinen, braunen Blüten innen. Ihre ursprüngliche Heimat ist Peru.


## DIE BLÜTENESSENZ

Thema: Ego-Kräfte und Persönlichkeit
Lichtseite: In Kontakt mit dem König/der Königin in sich
Schattenseite: Probleme mit der stolzen Entwicklung seiner männlichen Seite. Hintergrund in der Kindheit und Projektionsfläche als Erwachsener ist eine gestörte Vaterbeziehung.
Vision und Lernaufgabe: In Frieden mit Kindheitserfahrungen mit dem Vater. Fähigkeit, seine Einzigartigkeit kreativ, königlich und souverän zum Ausdruck bringen und präsentieren.

„Ich richte mich zu meiner wahren Größe auf und bringe Wärme und meine einzigartige Kreativität in mein Leben ein."

Die Wirkung dieser Blütenessenz scheint uns schon in der prachtvollen, majestätischen Gestalt ihrer Pflanze entgegen. Die aufgehende Sonne ist hier als freie Entfaltung unserer Strahlkraft als einzigartige Persönlichkeit zu verstehen. Es geht um ein gesundes Selbstbewusstsein. Während die weiblichen Fähigkeiten der Empfänglichkeit und des Nährens mit der Mutter (Mond) zusammenhängen, stehen die Entwicklung von Selbstvertrauen und der Präsentation unserer Begabungen und Kreativität mit dem Verhältnis zum Vater oder anderen männlichen Autoritätspersonen in Verbindung (Sonne).

Die männlich-väterliche Energie prägt uns in der Kindheit in Bezug auf die praktische Umsetzung unserer Ideen. Wir machen die ersten Schritte, sprechen die ersten Worte, backen den ersten Sandkuchen und sind stolz auf unser erstes „Gemälde". Für diese ersten und auch späteren Taten brauchen wird Zuspruch und ein dickes Lob, um weiterhin mutig das nach außen zu tragen, was wir als innere Impulse empfangen. Je mehr Ermunterung und Anerkennung wir erhalten, umso selbstverständlicher wird der Selbstausdruck. Die innere Inspiration fließt ganz natürlich in unsere Ausstrahlung, unser Verhalten und unsere Kreationen ein und die Selbstdarstellung ist kraftvoll und kongruent mit dem vorhandenen Potenzial. Es entwickelt sich eine selbstsichere, souveräne Persönlichkeit, aufrecht und von innen heraus leuchtend, stolz auf ihre Einmaligkeit, die sie in ihrer ganzen Haltung und Lebensweise ausdrückt und in die Gesellschaft einbringt.

Es gibt zwei blockierte Formen von Sunflower. Die kompensierte Version zeigt sich mit übermäßig geschwellter Brust, überzogen dargestelltem Selbstbewusstsein, lautstark und demonstrativ. Hier bin ich und ich bin eindeutig der Größte. Man stellt sich überdimensional zur Schau und kehrt eine Selbstüberzeugung heraus, die jeglicher Grundlage entbehrt. Sie ist aufgesetzt und soll die innere Unsicherheit kaschieren, die Verletzungen, die durch Missachtung und Abwertung des kindlichen Selbstausdrucks entstanden sind.

Eine andere Art der Kompensation zeigt sich in übermenschlichen Ansprüchen an sich, da man denkt, mit noch exzessiv mehr Leistung endlich den meist nur unbewussten, tiefen Wunsch nach Anerkennung durch den Vater erfüllt zu bekommen.

Sunflower holt von diesen überhöhten Ansprüchen und der aufgebauschten Scheingröße herunter auf den Boden der Realität. Sie erweckt sanft die alten Verletzungen und bringt Frieden und Aussöhnung hinein. Vielleicht kommt man auch in Kontakt mit der Trauer oder Wut, die damals entstanden und bis heute als unterdrückte Energie und damit Blockade wirksam waren. Sie lösen sich und es wird der langsame Aufbau eines echten Selbstbewusstseins möglich. Das wird geboren aus einer tiefen Verbindung mit der inneren Wirklichkeit, einer anfänglichen Leere und der Nähe und Innigkeit mit sich selbst. Daraus entsteht Selbstliebe und man geht erneut die ersten Schritte, jetzt mit der Unterstützung und dem Halt durch die eigene Kraft und Anerkennung.

Eine weitere blockierte Form ist das Gegenteil: man macht sich klein und unauffällig. Mit diesem Verhalten war es einem in der Kindheit gelungen, sich der Dominanz, Unterdrückung bis hin zur Gewalt des Vaters oder anderer männlicher Autoritätspersonen zu entziehen. Es ist nicht kompensierte Form von Unsicherheit und Minderwertigkeitskomplexen aufgrund der belächelnden oder anderweitig abwertenden Haltung wie oben, sondern man hat sich einschüchtern lassen und ist in der daraus entstandenen Duckhaltung verharrt.

Sunflower ist auch hier eine kraftvolle Blütenessenz, um aus dieser Starre herauszuhelfen, um geschmeidiger zu werden und zur inneren und später auch äußeren Lebendigkeit und Freude an seinem besonderen Wesen und seinen Ausdrucksformen zurückzufinden.

Sich klein und fast schon unsichtbar zu machen, kann auch Folge davon sein, dass es gar kein männliches Vorbild in der Kindheit gegeben hat, an dem man sich orientieren konnte und das Halt geboten hätte.

Sunflower baut zur authentischen, echte Größe auf. Sie ruft die wertvollen Schätze seines Wesens wieder in Erinnerung und macht die bisherigen Leistungen bewusst. Jeder hat in seinem Rahmen etwas geleistet und besitzt einmalige Qualitäten, die er sich mit Sunflower vor Augen führen kann. Letztendlich geht es darum, sich selbst all die Liebe und Achtung entgegenzubringen, die man sich im tiefsten Herzen von außen immer gewünscht hat.

Wesentlich ist, die immer vorhandene Liebe des Vaters zu sehen und jetzt im Erwachsenenalter anzunehmen. Das kann Überwindung kosten, was anmaßend und schädlich ist. Liebe und Lebensenergie kann nur frei fließen, wenn der Schwung von der Ahnenreihe hinter sich zugelassen und angenommen wird. Die Liebe ist immer da. Sie kann vielleicht nicht optimal gezeigt werden. Aber sie ist da. Wenn wirklich nur Schreckliches erlebt worden ist, kann man sich in seiner Vorstellung vor seinem Vater verneigen und sich dafür bedanken, dass er einem gezeugt hat. Denn das hat er und ohne ihn wäre man nicht am Leben. „Danke dafür. Den Rest mache ich alleine."

Sunflower ist übergangsweise auch immer nützlich, wenn man sich an eine sehr große Herausforderung heranwagt und einfach noch einen zusätzlichen Schuss Selbstvertrauen und Selbstüberzeugung braucht.

Im positiven Sunflower-Zustand strahlt unser von uns selbst und damit auch von anderen geliebtes und geachtetes Wesen nach außen und ist in seiner Kraft des echten Selbstbewusstseins ansteckend für andere. Das Leuchten springt über, so dass auch andere sich trauen können, ihre Einzigartigkeit zu spüren und an die Oberfläche kommen zu lassen.

Kinder und Jugendliche, die von väterlichen oder anderen männlichen Autoritätspersonen klein gedrückt und geprügelt wurden oder einfach nie den Zuspruch und die Anerkennung erhalten haben, die sie für eine gesunde Entwicklung gebraucht hätten, können durch Sunflower wieder in Kontakt mit ihrem inneren Reich und Reichtum gelangen und werden darin unterstützt, sich langsam aber sicher zu ihrer wahren Pracht zu entfalten.


## FEINSTOFFLICHE UNTERSTÜTZUNGEN

Edelsteine
- Gelber Granat (Wärme, Selbstbewusstsein)
- Sodalith (aufrichtende, stabile Kraft/Saturn)
- Aquamarin, Chalcedon (Neptun)

Ätherische Öle
- Rosmarin
- Eisenkraut
- Zeder
- Riesentanne


## BEWUSSTSEINSARBEIT

Körper- und Energiearbeit
- Kampfsport, Marathon (konstruktiver Saturn)
- Osteopathie und craniosakrale Therapie (Lösung von Blockaden und Traumata)
- Arbeit mit dem Solarplexuschakra
- Hatha-Yoga

Liste erstellen aller bisherigen Leistungen im Leben und Tagebuch über alle Leistungen des jeweiligen Tages, auch den kleinsten, und über seine wertvollen Eigenschaften und Fähigkeiten, die man ansonsten noch an den Tag gelegt hat.
Herausforderungen formulieren und ihnen schrittweise und diszipliniert gerecht werden.

Malthemen
- Selbstbild: in sich zusammengesunken
- Die aufgehende Sonne
- Selbstbild: umgeben von strahlendem Sonnenlicht
- Selbstbild: aufgerichtet zu seiner wahren Größe

Seelenreisen
- Reise zu dem verletzten männlichen Selbst? Aussehen? Befindlichkeit? Umgebung? Farben und Düfte? Wie geht es ihm? Was wünscht es sich? Was braucht es dringend, um wieder gesunden zu können? Welche Rolle will es spielen? Wie würde es so gerne kreativ tätig werden? Was ist sein größtes Gut, was es so gerne zum Ausdruck bringen würde? Wie kann ihm dafür zunehmend eine Bühne im Leben gegeben werden? ---
- Reise zu seinem (inneren) Vater. Wie sieht er aus? Wie und wo lebt er? Was sind seine besonderen Gaben? Was will er einem endlich sagen? Was stützt in seiner Anwesenheit? Was möchte er sagen und mit auf den Weg geben?

Meditation
- Qi Gong
- Regelmäßig Hatha-Yoga-Übungen für eine aufrechte Haltung (Baum etc.)

Astrologische Zuordnungen
- Sonne/Saturn (Strenge, Unterdrückung, übermäßige Ansprüche)
- Sonne/Neptun (nicht vorhandener oder sehr schwacher, lebensuntüchtiger Vater)
- Sonne/Pluto bei Dominanz und Gewalt

# SWEET PEA
Platterbse (Lathyrus latifolius)

## DIE PFLANZE

Die breitblättrige Platterbse gehört zu der Familie der Schmetterlingsblütler und erreicht eine Höhe von bis zu zwei Metern. Es stehen drei bis fünfzehn Blüten zusammen, die purpurrosenrotfarben und zwei bis drei Zentimeter groß sind.

## DIE BLÜTENESSENZ

Thema: Von Heimatlosigkeit zu Gemeinschaftsgefühl
Lichtseite: Innerlich frei und dabei eingebunden in einen sozialen Kontext
Schattenseite: Angst vor familiären und gesellschaftlichen Bindungen
Vision und Lernaufgabe: In innerer Freiheit leben, die nicht mehr durch ständige Ausbrüche hergestellt und bewiesen werden muss. Fähigkeit, Freiheit und soziales Verhalten zu verbinden.

„Ich bin innerlich frei. Ich kann meine ungewöhnlichen Seiten und Gefühle da leben, wo ich bin. Ich fühle mich in einer größeren Einheit geborgen und verwurzelt. Ich komme gerne meinen sozialen Verpflichtungen nach."

Der Sweet Pea-Zustand entsteht aus einem starken Drang nach Freiheit. So wird dieses Gefühl, das immer weiter treibt und davon abhält, sich emotional oder sozial niederzulassen, zumindest wahrgenommen. Es kehrt keine Ruhe ein. Es darf keine Ruhe einkehren, sonst entsteht die Angst, festzusitzen und dass das Leben stillsteht.
Folge sind z.B. häufige Umzüge und Wechsel der Arbeitsstelle. Im negativen Sweet Pea-Zustand ist man immer auf dem Sprung. Man springt quasi freiwillig, bevor ein anderer auf die Idee kommt, einem zu vertreiben oder rauszuwerfen. Dieser Mechanismus ist aber nicht bewusst. Man fühlt sich sehr lebendig und unkonventionell, sehr veränderungsfreudig und offen für Neues – alles tolle Eigenschaften, die bei extremem Einsatz aber auch pathologisch werden können.
Es findet keine ausgeglichene Balance zwischen Bindung und Freiheit statt, sondern eine ständige, unbewusste Flucht davor, sich einzulassen. Grund ist ein

früher oder auch karmisch erlebter Schnitt von einer Person oder Lebenssituation, die eigentlich hätte emotionale oder soziale Sicherheit und Wärme bieten sollen. Man war entspannt, fühlte sich geborgen und aufgehoben und plötzlich kommt es völlig unerwartet und traumatisch zu einem Bruch. Von einem Moment zum anderen steht man alleine da und muss mit dieser Situation ohne fremde Hilfe umgehen können. Der daraus entstehende verständliche Abwehrmechanismus und der Schwur fürs Leben geht in Richtung: Nie mehr lasse ich mich auf eine Heimat ein, sei es nun emotional, sozial, eine Wohnung oder ein Wohnort. Einlassen wird verbunden mit diesem schockartigen Bruch, der jedes Vertrauen in die Möglichkeit, irgendwo anzukommen und es sich dort gemütlich zu machen, zunichte gemacht hat.

Also begibt man sich auf die Wanderschaft durch Wohnungen, Städte, Dörfer, Freundeskreise, Bekanntschaften, berufliche Herausforderungen, vielleicht auch Gefühlsverbindungen. Beendet werden sie immer wieder von einem selbst, in der Vorstellung, es so zu wollen und einfach ein Mensch zu sein, der frei ist und Abwechslungen liebt und braucht.

In Wahrheit ist es Angst. Genauso wie manche Menschen echte Bindungen mit einem Partner scheuen, um nicht erneut verletzt zu werden, bezieht sich die Bindungsangst hier auf den gesamten sozialen Bereich. Sie geht viel, viel tiefer als Mallow. Sie kann ein ganzes Leben lang dauern, wenn man nicht doch einmal müde wird oder aus anderen Gründen bereit ist, innezuhalten und zu reflektieren, was man hier warum tut. Es fällt schwer, sich den wirklichen Gründen für sein Verhalten zu öffnen und das bisherige Leben in tiefem Verständnis und tiefer Liebe zu sich selbst so stehen zu lassen, wie es war, nicht zu bereuen, wie lange man sich die soziale Wärme durch dauerhafte Freundschaften durch die häufigen Umzüge verwehrt hat, wie lange man ohne Wurzeln durch sein Leben gezogen ist, ohne auch mal auszuatmen, loszulassen und sich tragen und halten zu lassen, durch ein soziales Umfeld, das entstehen, wachsen und sich stabilisieren durfte.

Es ist wichtig, die lösende, öffnende Trauer über diese Zeit und die prägende schmerzhafte Erfahrung zuzulassen. Dann erst kann man mit dieser neuen Offenheit, nach innen gegenüber seinen wirklichen Bedürfnissen und nach außen, eine neue Lebensphase beginnen. Je mehr man von innen her heilt und sich zugesteht, dass man sich sehr wohl gerne niederlassen würde, um ein nährendes, stabiles soziales Netz aufzubauen und zu genießen, umso so eher begegnen einem Menschen, die sich schon lange in diesem sozialen Prozess befinden, und es entsteht die Möglichkeit, echte Freunde zu gewinnen. Dazu gehört auch, zu lernen, diesen Austausch zuzulassen und anzunehmen.

Im positiven Sweet Pea-Zustand haben wir Heimat für uns definiert und gefunden, und uns dabei unser inneres Freiheitsgefühl bewahrt. Wir werden als Sweet Pea immer etwas unkonventionell mit diesem Thema umgehen, es aber lernen können, Wurzeln zu schlagen und aus dieser Position heraus ein freies Leben zu führen, ohne auf soziale Wärme verzichten zu müssen.

Kinder und Jugendliche können Sweet Pea gebrauchen, wenn oft mit ihnen umgezogen wird, nach einem Schulwechsel, bei dem sie ihre bisherigen besten Freunde verloren haben, oder wenn sie sehr schmerzhafte Erfahrungen in der Familie oder mit Freunden machen mussten, bei denen sie sich schockartig alleine fühlten, und deshalb dazu tendieren, sich auf keine sozialen Bindungen mehr einzulassen.

## FEINSTOFFLICHE UNTERSTÜTZUNGEN

Edelsteine
- Flourite (Freiheit)
- Azurit-Malachit
- Rosa Steine zur Öffnung für Herz und seelische Wärme

Ätherische Öle
- Pfefferminze
- Bergamotte (echte Freiheit, Weite)
- Rose (Herz, Trauer)

## BEWUSSTSEINSARBEIT

Körper- und Energiearbeit
- Arbeit mit dem 1. Chakra (Wurzeln)
- Herzchakra (Gefühl und emotionale Bedürfnisse) und dem Stirnchakra (echte Freiheit, Abstand innerhalb von Bindungen)
- Rückführung an den Zeitpunkt, als die Entscheidung getroffen wurde, immer auf der Wanderschaft und letztendlich auf der Flucht zu sein.
- Unternehmungen mit Nachbarn und anderen Menschen aus dem sozialen Umfeld

Malthemen
- Abgeschnitten und alleine
- Auf der Wanderschaft
- Als freier, unkonventioneller Mensch im Kreise von Freunden an einem festen Wohnort
- Zuhause

Seelenreisen
- Reise in den inneren Hort von Geborgenheit. Wie sieht es dort aus? Welche Farben und Düfte? Welche Gegenstände? Was verbreitet Sicherheit und Wärme? Was hilft, aufzuladen, sich fallenzulassen und vollkommen geborgen zu fühlen? Wissen, dass man an diesen Ort immer zurückkehren und sich halten und versorgen lassen kann.
- Reise an den sozialen Ort seiner Träume. Wie sieht es dort aus? Welche Menschen sind da? Wie kann man sich dort versorgen und nähren lassen und was tut man selbst gerne, um die anderen zu nähren, zu inspirieren, mit ihnen in einem schönen Austausch zu sein? Welche Wünsche werden wach und wie kann man sie im normalen Leben zulassen, annehmen oder selbst umsetzen? Auch an diesen inneren Ort kann man immer wieder zurückkehren und diesen Bereich immer besser kennenlernen und in sein Wesen und Leben integrieren.

Meditationen
- Alle Zenmeditationen – Bodenhaftung
- Eine Übung mit dem Herzchakra wählen und täglich zur gleichen Zeit ausüben

Astrologische Zuordnungen
- Mond/Uranus
- Saturn/Uranus
- Mond/Neptun

# TANSY
Rainfarn (Tanacetum vulgare)


## DIE PFLANZE

Der Rainfarn gehört zu der Familie der Korbblütler und ist eine ausdauernde, wintergrüne, krautige Staude, die 40 bis 160 cm hoch wächst. Der kantige, kahle Stängel trägt gefiederte, gesägte Blätter, die einen würzigen Duft ausströmen. Der Blütenstand besteht aus knopfförmigen, gelben Röhrenblüten, die sich in kleinen Körbchen befinden. Der Rainfarn blüht von Juli bis September. Er zählt zu den Kompasspflanzen, weil sich die Blätter im vollen Sonnenlicht genau senkrecht nach Süden richten (Quelle: Wikipedia). Er wächst an Wegrändern und Unkrautfluren.


## DIE BLÜTENESSENZ

Thema: Handlungsfähigkeit
Lichtseite: Bodenständigkeit und Flexibilität
Schattenseite: Trägheit. Abwehr gegen Veränderungen. Mangelnder Kontakt zu seiner Lebensaufgabe und der damit verbundenen Energie.
Vision und Lernaufgabe: Das einzig Sichere ist der Wandel. Sich auf die Intensität des Lebens einlassen. Seinen Sinn erkennen und dafür aktiv werden. Aus seiner Bodenständigkeit heraus entschlossen und zielgerichtet handeln.

„Ich kenne meine echten Bedürfnisse und setze mich entschlossen dafür ein. Ich bin bereit, Veränderungen in meinem Leben zuzulassen."

Im negativen Tansy-Seelenzustand herrschen Schwere und Trägheit vor. Es fehlt der Elan, um aktiv zu werden. Man ist zu unklar und unentschlossen, um seine Lebensaufgabe wahrzunehmen und entsprechend zu handeln. Herausforderungen werden als bedrohlich betrachtet und man verfällt in Lethargie und Tatenlosigkeit. Sie mutig anzunehmen, würde bedeuten, sich zu zeigen, Stellung zu beziehen und die Konsequenzen zu verantworten. Veränderungen werden im Besonderen gescheut und man verharrt in zunehmender Regungslosigkeit.
    Dieser Zustand tritt vor allem in schwierigen Lebenssituationen auf, in emoti-

onalem Aufruhr, in Phasen der Unsicherheit und Überlastung. Sich dann energetisch zurückzunehmen und in Trägheit zu flüchten, ist meist eine alte Überlebensstrategie. Sie wurde in Zeiten entwickelt, als es unmöglich war, bedrohlich wirkende Belastungen und negative emotionale Intensität in anderer Weise zu bewältigen, als sein Energieniveau herunterzuschrauben und in eine innere und äußere Bewegungslosigkeit überzugehen. Dadurch schneiden wir uns aber auch von unserer inneren Stimme, unserer Intuition und einer gesunden, nährenden Erdverbundenheit ab. Wir sind nur noch Erde in Form einer leblosen Scholle.

Tansy hilft, diese Überlebensstrategie zu erkennen und zu verabschieden. Wir lernen, vom Leben wieder berührt zu werden. Das kann in der Übergangszeit schmerzhaft sein, wenn uns bewusst wird, auf was wir aufgrund der Trägheit und Gleichgültigkeit alles verzichtet haben, wie klein die Flamme war, auf der das Leben bisher stattgefunden hat. Diese Erkenntnis, wie weh sie auch tun mag, ist aber Voraussetzung, um nach und nach Licht und Vitalität in unser Wesen einströmen zu lassen.

Hintergrund des negativen Tansy-Zustandes ist demnach nicht nur reine Bequemlichkeit und Sicherheitsdenken gewesen (aber auch), sondern die Angst, zu intensiv vom Leben berührt zu werden und damit wieder in Kontakt mit all dem zu gelangen, was mit Hilfe der bisherigen Überlebensstrategie nicht gefühlt und gespürt werden musste. So gesehen ist Tansy auch etwas plutonisch, da es eines Traumas bedurfte, um in den trägen, dumpfen Zustand abzusinken.

Im positiven Tansy-Zustand erhält wieder Lebendigkeit und Bewegung Einzug. Wir erkennen unsere Lebensaufgabe und wie wir ihr entsprechend aktiv werden und uns einbringen können. Wir werden wieder handlungsfähig, definieren Ziele und lassen uns auf die damit einhergehenden Herausforderungen ein. So wie die Pflanze bei vollem Sonnenlicht als Kompass fungiert, begeben wir uns mit Hilfe der neuen Vitalität, der Offenheit für unsere innere Stimme entschlossen und zielsicher auf unseren Weg.

Kinder und vor allem Jugendliche brauchen Tansy, wenn sie sich in einer „Null-Bock-Phase" befinden und sich zu nichts aufraffen wollen oder können. Hintergrund ist auch hier die oben beschriebene Überlebensstrategie oder die Übergangsphase der Pubertät, in der man die Unklarheit seiner Wünsche und Ziele chronisch werden lässt, gar keinen Kontakt zu seinem inneren Schatz herstellen möchte, um Konfrontationen, eventuellem Misserfolg oder Abwertungen aus dem Umfeld aus dem Weg gehen zu können. Die gelbe Farbe der Pflanze verweist auch auf die Themen Selbstbewusstsein (Sonne) und Sinn (Jupiter), die entwickelt werden müssen und durch Tansy unterstützt werden, um Ziele zu erkennen und auf sie zuzugehen.

## FEINSTOFFLICHE UNTERSTÜTZUNGEN

Edelsteine
- Karneol (Antrieb)
- Feueropal (Lebendigkeit und Lebensfreude)

Ätherische Öle
- Kampfer (Vorsicht! Abortive Wirkung. Nicht bei Schwangeren anwenden!)
- Rosmarin (Vitalität)
- Cassia (Wärme)

## BEWUSSTSEINSARBEIT

Körper- und Energiearbeit
- Arbeit mit den ersten beiden Chakren
- Roter und orangefarbener Aura-Soma-Pomander
- Beckenübungen aus der Bioenergetik. Atemübungen. Jede Form körperlicher Bewegung.
- Vajroli-Mudra: Einatmen durch die Nase, dabei die Energie vom 1. Chakra aus die Wirbelsäule entlang nach oben ziehen, durch die obere Gehirnhälfte bis vor zum Stirnchakra. Die Luft anhalten. Ein Mal schlucken. Während die Luft weiter angehalten bleibt, Beckenbodentraining, also die Muskulatur anspannen, wie man es beim Halten des Urins macht plus die Muskulatur des Unterleibs, 10 mal (mit der Zeit steigern), dann Ausatmen und die Energie bis zum Nabelzentrum führen. Die ganze Übung 11 mal wiederholen.

Malthemen
- Selbstbild: In Trägheit gefangen
- Selbstbild: Umgeben von orange-farbener Energie und wieder zum Leben erwachend oder erwacht
- Meine momentane Lebensvision

- Selbstbild, bei dem diese Vision erreicht ist.

Seelenreise
- Reise zu dem dumpfen, trägen Anteil in sich und mit ihm eine Zeitreise machen zu dem Erlebnis, in der man/er sich dafür entschieden hat, Schwierigkeiten und/oder der Frage nach seinem Lebenssinn mit Unentschlossenheit und Trägheit zu begegnen. Lösungssatz: „Das darf gewesen sein". Zeitreise wieder in den jetzigen Moment zurück. Diesen Wesensanteil mit orange-roter Energie umgeben und versorgen und ihn fragen, was er genau zum jetzigen Zeitpunkt braucht, um wieder Vitalität, Lebensfreude und Lebenslust zu entwickeln.
- Reise zu dem inneren Visionär und Ideengeber und mit ihm zusammen eine Vision für die Zukunft entwickeln. Wie sehen die ersten konkreten Schritte zu ihrer Verwirklichung aus?

Meditationen
- Alle Körpermeditationen, besonders die Kundalini-Meditation

Astrologische Zuordnungen
- Stier-Venus/Stier-Venus, Stier-Venus/Jupiter (wenn zu stark auf der Stier-Seite gelebt)
- Stier-Venus/Saturn, Jupiter/Saturn
- Nach Traumen: Stier-Venus/Pluto, Stier-Venus/Neptun

# TIGER LILY
Tigerlilie (Lilium humboldtii)


## DIE PFLANZE

Die Tigerlilie stammt ursprünglich aus Japan und China. Die ausgewachsene Pflanze trägt bis zu 30 Blüten an einem Stängel, die rot oder orangerot gefärbt sind und kleine schwarze Flecken haben. Der Stängel ist hart und hat steife, kurze Haare.


## DIE BLÜTENESSENZ

Thema: Weibliche und männliche Stärke
Lichtseite: Innere Balance zwischen männlicher Tatkraft und weiblichen Urkräften.
Schattenseite: Selbstbezogenheit. Reduktion auf die männliche Kampfgewalt.
Vision und Lernaufgabe: Gleichberechtigte Verbindung zwischen weiblichen und männlichen Stärken als Basis für konstruktives Handeln im Sinne der Gemeinschaft und einer höheren, naturorientierten Ordnung.

„Ich bin in tiefem Kontakt mit meiner weiblichen Urkraft und setze meine Energie für mich und andere ein."

Tiger Lily steht für ein hohes Maß an weiblicher, versöhnender und an den Anliegen der Gemeinschaft orientierter Stärke als Gegenpol und Ergänzung zu männlicher Aggressivität. Sie kommt als Blütenessenz zum Einsatz, um wieder einen Ausgleich zwischen diesen beiden Polen herzustellen.
    Wenn die Ausrichtung seiner Impulse und Aktivitäten allein von dem Drang beherrscht wird, sein Umfeld als Konkurrenz wahrzunehmen und zu bekämpfen, ohne Rücksicht auf Verluste, hilft Tiger Lily, wieder in Kontakt zur weiblichen Seite zu gelangen und über den selbstbezogenen Tellerrand hinauszusehen. Maskuline Dynamik und Durchsetzungskraft sind elementar zum eigenen Überleben und das der Gemeinschaft wie auch als Grundlage, um neue Initiativen zu starten und Pilotprojekte ins Leben zu rufen, also um zu erneuern.
    Findet dieser Kraftakt jedoch allein auf der Basis egoistischer Ziele und der

Darstellung seiner immensen Kraft durch mit Muskeln spielen und Säbel rasseln lassen, wirkt er schnell zerstörerisch. Wenn jeder nur seine Vorteile und Eigeninteressen im Auge hat und sein Umfeld und die Gemeinschaft aus seinem Blickfeld verbannt hat, wird viel Energie für die alleinige Selbstbehauptung und die radikale, kämpferische Abgrenzung zu den anderen investiert, die der Umsetzung überpersönlicher Visionen und dem Aufbau nährender, fruchtbarer Verbindungen zu anderen Menschen fehlt.

Tiger Lily schafft einen Ausgleich zwischen den Extremen und lässt die ausschließliche Männlichkeit durch weibliche Stärken wie Seelenwärme, Inspiration, Zusammengehörigkeitsgefühl, Naturweisheit, Magie und die Anbindung an natürliche Rhythmen und Zyklen weicher und vor allem weiter werden. Erst die Kombination aus beiden, die innere und äußere Gleichberechtigung und gleiche Bewertung der männlichen, forschen und mutigen Dynamik auf der einen Seite und der weisen, fühlenden und mitfühlenden, tief in der Nährkraft der Erde verwurzelten Weiblichkeit ermöglicht den optimalen Einsatz seiner Persönlichkeit.

Im positiven Tiger Lily-Zustand werden Männerdomänen durch Intuition und Gemeinschaftssinn neue Horizonte eröffnet und die weibliche Kraft wird durch aktiven Mut und Risikobereitschaft erweitert und auf neue Weise handlungsfähig gemacht. Tiger Lily stellt den Spagat her und ermöglicht, dass auf intelligente Weise die beiden Grundprinzipien in uns verwoben werden. So dienen wir den eigenen Interessen und dem Wohl der Gemeinschaft. Wir nutzen neueste Technik, geboren aus einem tiefen Empfinden für die Natur. Wir verfügen über Kampf und Tatkraft und ziehen in unseren Handlungen spirituelles Bewusstsein mit ein.

Kinder und Jugendliche brauchen unter demselben Signum wie Erwachsene diese Blütenessenz, nämlich wenn aggressive Selbstbezogenheit nach Ausgleich durch weibliche Stärken verlangt.


## FEINSTOFFLICHE UNTERSTÜTZUNGEN

Edelsteine
- Rosa Flourit
- Pyrop (roter Granat)
- Rubellit
- Azurit-Malachit

Ätherische Öle
- Jasmin
- Neroli
- Rose
- Geranie


# BEWUSSTSEINSARBEIT

Körper- und Energiearbeit
- Zum Einstieg: Arbeit mit Herz-, Stirn- und Kronenchakra (rosa bzw. königsblau bzw. lila einatmen und beim Ausatmen im jeweiligen Chakra diese Farbenergie verteilen).
- Ausgleichsübungen zwischen Wurzel- und Herzchakra (Einatmen nach oben, Ausatmen nach unten).

Malthemen
- Die weiblichen Urkräfte
- Verbindung zwischen mir und der nährenden Kraft der Erde

Seelenreise
- Innere Hochzeit zwischen Kriegsgott Mars und Lilith oder einer anderen Urgöttin der Wahl. Dazu zuerst beide Kräfte in ihrer individuellen Form als innere Persönlichkeitsanteile aufleben und sich zeigen lassen. Dann kann die Vermählung stattfinden.

Meditation
- In der Natur oder mit entsprechender Musik zur Natur und zu den Elementen (Feuer: African Music, Erde: Musik zum gleichmäßigen Stampfen, Wasser: Plätschern oder Rauschen von Wasser; Luft: Vogelgezwitscher)

Astrologische Zuordnungen
- Mars-Betonung
- Mars/Venus
- Bei Lilith-Unterdrückung

# TRILLIUM
Dreiblattlilie (Trillium chloropelatum)


## DIE PFLANZE

Diese Lilien-Art wächst nur an schattigen Stellen im Wald. Dort entwickelt sie tiefrote Blüten und leuchtet damit aus ihrer dunklen Umgebung hervor. Sie speichert ihren Wasserbedarf in Rhizomen und bildet Beerenfrüchte.


## DIE BLÜTENESSENZ

Thema: Macht und Reichtum
Lichtseite: Gesunde Beziehung zu Geld und Körper
Schattenseite: Fixierung auf Macht, Geld und die eigenen Bedürfnisse
Vision und Lernaufgabe: Erfolg in der materiellen Welt, der auch andere Lebensbereiche einschließt. Einsatz seiner bodenständigen Kraft über die eigenen Bedürfnisse hinaus für sein Umfeld und die Gesellschaft.

„Ich bin offen für die seelische und geistige Welt in mir."

Wenn wir Trillium brauchen, sehen wir unser Wohl allein in Macht und Reichtum. Durch den Machtfaktor hat diese Blütenessenz neben Stier-Venus auch einen Bezug zu Pluto. Entweder wir leben in Armut und meinen, alle Probleme wären gelöst, wenn die finanzielle Misere beendet wäre. Oder wir sind schon gut mit Geld versorgt und trotzdem endlos begierig darauf, es zu mehren und weiter anzuhäufen.

    Geld bedeutet dabei nicht nur Sicherheit, sondern die Möglichkeit, über sein Leben und das der anderen zu herrschen und seinen Einfluss geltend zu machen. Wer das Geld hat, hat die Macht, ist das Kernmotto des negativen Seelenzustands der Blüte. Geld macht durchaus einen Teil der Basis unserer Selbstbestimmung aus. Es ist auch angenehm, es in Hülle und Fülle zu besitzen. Die Frage ist nur, welche Bedeutung wir ihm zumessen, wer tatsächlich der Herr in unserem Haus ist: das bewusste Genießen der Bequemlichkeiten und des Luxus' durch Geld, die Bereicherung unseres Lebens durch die kleinen Annehmlichkeiten, die sich jeder leisten kann (Lieblingsschokolade, Blumenstrauß, tolle Bodylotion etc.) – oder

der selbst gemachte Druck, die Unterjochung unseres ganzen Wesens, all unserer Kräfte unter das eine Ziel: Geld.

In dem Fall sind wir die Beherrschten und lassen uns mit diesem Ziel vor Augen durchs Leben schieben, ohne nach rechts und links zu schauen, vor allem ohne jede Rücksicht auf die Belange unseres Umfeldes. Wir stapfen mit aller Gewalt in Richtung des einzigen Heilsbringers, den wir kennen, von dem wir unsere Rettung, unsere Befindlichkeit, unseren Selbstwert abhängig machen und der unser ganzes Sein durchdringt und bestimmt.

Selbst wenn sich der finanzielle Knoten nicht durch Kampf, sondern ganz einfach durch Offenheit für die Mitmenschen, durch Anregungen aus einem Buch, durch eine Blitzidee beim Entspannen auf dem Sofa löst, werden diese absichtslosen „Methoden" nicht registriert und als neue Erfahrung abgespeichert. Es wird nur das als wertvoll in der Wahrnehmung aufgegriffen, was unsere enge Brille zulässt: ob Geld da ist oder nicht. Alle anderen Lebensbereiche haben keine Chance.

Trillium öffnet unseren Blick für diese bisher strikt ausgegrenzten Bereiche des Lebens, für unsere Beziehungen, die Familie, Freunde, Gemeinschaften und die Gesellschaft. Die Blütenessenz bringt uns wieder in Verbindung mit unseren Gefühlen und lässt uns über unsere persönlichen Belange hinaussehen. Ja, wir sind nicht alleine auf der Welt unterwegs, es geht nicht ausschließlich um das nackte Überleben und das anschließende Horten von Geld und Gütern. Wir sind hier, um unsere Fähigkeiten und Kräfte in die Menschen- und Weltengemeinschaft einzubringen, unseren Beitrag zu leisten mit dem, was wir mitbekommen haben. Dabei geht es sicher nicht um einen moralischen Aufruf, sondern um das Empfinden, dass wir eine individuelle Identität entfalten und von Zeit zu Zeit auch erneuern, um unserer eigenen Entfaltung und der Entwicklung des Ganzen willen.

Trillium lässt uns diese Tatsache wieder spüren, dabei fest verankert in unserer finanziellen Basis und in Genießen materieller Annehmlichkeiten. Das stellt keinen Widerspruch dar, sondern das eine erwächst aus dem anderen und die verschiedenen Ebenen durchdringen und befruchten einander – innerhalb unseres Wesens und im Austausch mit der Welt.

Im positiven Trillium-Zustand wird diese Vielfalt wieder spürbar für uns und weckt auch das Vertrauen darin. The more you give, the more you have, in allen Lebensbereichen. Es ist wichtig, eine klare Vision zu haben und eine klare Linie zu verfolgen, auch materiell, aber genauso wichtig ist es, wieder loszulassen, den gnadenlosen Kampf einzustellen und zu vertrauen, dass das Erwünschte meist dann eintritt, wenn wir am wenigstens daran denken, daran rütteln, wenn das zwanghafte Wollen, das Hadern, das Verhandeln mit dem Schicksal aufgegeben worden ist.

Bei Jugendlichen kann Trillium gut eingesetzt werden, wenn sie der Eigenentwicklung in der Pubertät, die immer Ängste und Unsicherheit mit sich bringt, aus dem Weg gehen und das einzige Ziel bei ihren Entscheidungen der finanzieller Gewinn ist, z.B. bei der Berufswahl. Das heißt nicht, dass man völlig blauäugig mit rosa Brille ausgestattet in die Welt hinausgehen soll, sondern dass man dem Leben durchaus darin vertrauen kann, dass die Umsetzung seiner wahren Fähigkeiten und Neigungen dazu verhilft, seinen Platz im Leben und in der Gesellschaft zu finden und damit auch sein Geld zu verdienen. Wichtig und Voraussetzung dafür ist, sich dieses Recht zuzusprechen und eine entsprechend positive Erwartungshaltung zu entwickeln.


## FEINSTOFFLICHE UNTERSTÜTZUNGEN

Edelsteine
- Thulit (Vertrauen in die Nährkraft der Erde)
- Rubin (Herz und Liebe)
- Lapislazuli (Kraft durch Klarheit und Wandlung)
- Hellblauer Chalcedon (Fließen und Mitgefühl)
- Amethyst (geistig-spirituelle Öffnung)

Ätherische Öle
- Rose (Gefühl, Herzöffnung)
- Pfefferminze (geistige Öffnung und Frische)
- Orange (Vertrauen und Zuversicht)


## BEWUSSTSEINSARBEIT

Körper- und Energiearbeit
- Arbeit mit dem Herz-, Hals- und Stirnchakra
- Anwendung der entsprechenden Aura-Soma-Pomander (smaragdgrün/rosa, saphirblau, königsblau, zur spirituellen Öffnung zusätzlich violett für das Kronenchakra)

377

Malthemen
- Mein innerer Reichtum
- Selbstbild in Verbindung mit anderen, je nach Wunsch: in einer Beziehung, in der Familie, in einer Gemeinschaft, in der Gesellschaft, als Weltenbürger.
- Selbstbild, wie wir unseren Dienst innerhalb eines überpersönlichen Rahmens tun.

Seelenreisen
- Sich mit Scheuklappen auf seinem selbst getretenen Pfad der Geldfixierung stapfen sehen. Dann seinem inneren Uranus (Freigeist, Durchtrennung von Bindungen) begegnen. Er nimmt die Scheuklappen ab, hüpft wie ein Harlekin umher und zaubert mit jeder Handbewegung einen neuen Pfad nach dem anderen, die alle nach vorne führen, mal schlicht, mal bunt, mal mit Menschen, mal alleine. Alles ist Vielfalt und alles ist möglich. Suchen Sie sich einen Pfad aus und gehen ihn in der Leichtigkeit, die Ihnen Ihr Uranus mit auf den Weg gegeben hat.
- Reise zum/r inneren Führer/in, die Sie an seinem/ihrem heiligen Ort besuchen. Er/sie erscheint und Sie können ihn/sie nach Ihrer jetzigen Aufgabe fragen, mit der Sie Ihrer eigenen Entwicklung und der des Ganzen derzeit am besten dienen können und wie das konkret aussehen soll.

Meditationen
- Wahrnehmung des Wesentlichen und der wirklichen Erfordernisse im Moment: Zen
- Herzöffnung: Kontemplation

Astrologische Zuordnungen
- Stier-Venus/Saturn
- Stier-Venus/Pluto

# TRUMPET VINE
Trompetenblume (Campis tagliabuana)


## DIE PFLANZE

Die Trompetenblume gehört zu der Familie der Begoniengewächse. Sie ist eine verholzende Kletterpflanze mit Haftwurzeln, wie man sie vom Efeu her kennt. Sie kann 8 bis 10 Meter hoch werden. Die trompetenförmigen Blüten bestehen aus einem zweispaltigen Kelch und einer rot-orange gefärbten Krone.


## DIE BLÜTENESSENZ

Thema: Verbaler Selbstausdruck
Lichtseite: Das ganze Wesen fließt in seine Sprache ein. Selbstbewusstsein in der Kommunikation.
Schattenseite: Ängstlichkeit und Unsicherheit im sprachlichen Ausdruck. Blockade im Hals-Zentrum.
Vision und Lernaufgabe: Öffnung des Halschakras, um sich ehrlich, echt und selbstbewusst äußern und darstellen zu können.

„Ich bringe mich mit Selbstsicherheit, Souveränität und Leichtigkeit in Gespräche ein."

Es gibt viele Ursachen, warum unser Sprachausdruck gestört und blockiert ist. Meist sind schon in der Kindheit die ersten Wunden gesetzt worden. Man wurde übermäßig zur Ruhe gerufen, beim Sprechen lernen belächelt oder verlacht. Oder das Umfeld machte sich über unsere Aussagen lustig bzw. hielt sie für unklug und dumm. Auf jeden Fall wurde direkt oder indirekt vermittelt, dass es besser wäre, den Mund zu halten oder sich sehr genau zu überlegen, was man sagt.

Dadurch wurde jedes Wort zur Mutprobe, zum Wagnis und war mit Unsicherheit und Angst besetzt. Das führte dazu, dass man sich vorsichtshalber ruhig verhielt, im sprachlichen Selbstausdruck schüchtern wurde oder sogar Sprachstörungen entwickelte. Sich verbal auszudrücken, war untrennbar mit Bestrafung, Abwertung oder Ablehnung verknüpft. Das Halschakra zieht sich unweigerlich zusammen. Jedes Wort wird so lange hin und her überlegt und geschoben, bis gleich gar nichts mehr herauskommt. Die negative Erwartungshaltung gegenüber dem, was passiert, wenn man sich äußert oder womöglich in seiner Individualität zeigt und sagt, was man braucht und will und als Mensch ist, zieht magnetisch die Bestätigung durch negative Erfahrungen von außen an. Vielleicht versteht auch keiner die Zurückhaltung und man wird durch Aussagen wie: „Warum bist Du eigentlich immer so still? Sag' doch auch mal was," peinlich berührt und kommt in einen unerträglichen inneren Konflikt zwischen dem Wunsch, ein interessanter Gesprächspartner zu sein und anderseits es ja nur falsch machen bzw. sagen zu können. Das lastet sehr auf der Seele und vor allem der Halsregion im körperlichen Bereich.

Abwehrmechanismen können entstehen, die Kommunikation als oberflächlich und unnötig bezeichnen, die Sprachversierte als Quasselstrippen abtun und Kontakte als eigentlich gar nicht erwünscht bezeichnen. Man hält sich lieber vornehm zurück. Und leidet stumm weiter, bewusst oder unbewusst.

Es können auch höchste Ansprüche und Perfektionismus entstehen bzgl. dessen, was man aussagt, wenn man denn schon mal spricht. Bevor nicht alles genau geprüft und verifiziert ist, sagt man besser nichts, um sich nicht zu blamieren und seinem Selbstverständnis nach exakten Aussagen gerecht zu werden.

Das positive Trumpet Vine-Seelenpotenzial erkennt man schon in der orangefarbenen, sich nach außen öffnenden Blüte. Die Verletzungen, auf denen die Selbsteinschränkung im sprachlichen Ausdruck beruht, können schonend und sanft wieder ins Bewusstsein rücken und verabschiedet werden. Das Halszentrum wird mehr und mehr geöffnet und wir können erste neue und positive Erfahrungen machen. Die bisherige negative Selbstsicht und Erwartungshaltung, die übermenschliche Strenge gegenüber sich selbst werden aufgelöst. Unsere Wahrnehmung öffnet sich und registriert jetzt auch anerkennende Blicke und Aussagen unseres Umfelds, wenn wir uns sprachlich äußern. Diese waren sicher schon die ganze Zeit da, wurden aber durch den nach negativer Bestätigung rufenden engen Filter nicht aufgenommen. Der Blick weitet sich und das Selbstbild bzgl. unserer kommunikativen Fähigkeiten wird aktualisiert. Wir können immer mehr innere Erlebnisse, Gefühle, Denkweisen, unsere ganz eigene Meinung in Worte fassen und lernen, dass uns das so sehr stärkt und authentisch macht, dass es immer unwichtiger wird, ob unser Umfeld zustimmt oder nicht.

Der Fluss von innen nach außen, von unserer Intuition und Inspiration aus dem Kopf sowie unseren Empfindungen aus dem Bauch und Herz findet ungehindert zum Sprachzentrum im Hals und kann sich frei ausdrücken. Unser Wesen, unsere Besonderheit darf Wort werden und sich zeigen.

Trumpet Vine ist idealer Katalysator und Unterstützung bei der Therapie von Sprachstörungen wie Stottern und allen Formen der Sprachbehinderungen bei Kindern und Jugendlichen, auch bei Kindern, die erst sehr spät sprechen lernen, die in der Schule wegen ihrer Sprache gehänselt werden, die unverhältnismäßig still und stumm sind, die Angst haben, vor der Klasse zu reden und z.B. Referate zu halten.


## FEINSTOFFLICHE UNTERSTÜTZUNGEN

Edelstein
- Hellblauer Flourit

Ätherische Öle
- Salbei
- Niaouli
- Zitrone
- Petitgrain


## BEWUSSTSEINSARBEIT

Körper- und Energiearbeit
- Arbeit mit dem Halschakra
- Saphirblauer Aura-Soma-Pomander
- Singen, anthroposophischer Sprachgestaltungsunterricht

Malthemen
- Die Verletzung/Wunde für meine Stummheit
- Meine Schüchternheit
- Meine Angst vorm Sprechen
- Die Befreiung (für meine Sprache, für das Wort in mir)

Seelenreise
- Reise zu dem verletzten Wesensteil, dem die Sprache verboten wurde, den man wegen seiner Sprache oder seine Aussagen verlacht oder abgewertet und abgelehnt hat, der Angst hat, sich in Worten auszudrücken. Ihn in den

Arm nehmen und halten. Die Gefühle dazu zulassen. Immer wieder dorthin reisen und diesen Teil schützen, halten und dabei in Ruhe lassen, bis er sich bei einem selbst ganz sicher fühlt und, irgendwann, von selbst anfängt zu sprechen.

Meditationen
- Mantras singen
- Nadabrahma-Summ-Meditation (CD im Handel erhältlich)

Astrologische Zuordnungen
- Zwillinge-Merkur/Saturn (Sprachblockaden, überhöhte Ansprüche bzgl. seiner Worte und Aussagen)
- Zwillinge-Merkur/Neptun (wenn man sich der Konkretisierung durch Worte entziehen und in seiner eigenen Welt leben möchte). Beide Konstellationen: Zurückhaltung, Schüchternheit.

# VIOLET
Wohlriechendes Veilchen, Duftveilchen (Viola odorata)

## DIE PFLANZE

Das Veilchen verbreitet einen süßen Duft und fühlt sich am wohlsten als Bodendecker im Schutz von Sträuchern. Die auf dem Boden kriechenden Ausläufer schlagen an ihren Knoten Wurzeln, aus denen sich neue Pflanzen bilden. Das Duftveilchen hat eine lange Tradition als Heilpflanze, u.a. wirkt es hustenlindernd und auswurffördernd. Es wird auch für die Herstellung von Parfums eingesetzt.

## DIE BLÜTENESSENZ

Thema: Offenheit in der Gruppe
Lichtseite: Sanftes, sensibles, rücksichtsvolles Wesen
Schattenseite: Mangel an Selbstvertrauen, um sich in einer Gemeinschaft zu öff-

nen.

Vision und Lernaufgabe: Seine Empfindsamkeit als seine besondere Stärke wahrnehmen und schätzen lernen und eine geeignete Gemeinschaft finden, in der man sie einbringen und kultivieren kann.

„Ich zeige mich offen und selbstbewusst in einer Gruppe und Gemeinschaft."

Violet-Menschen sind sehr sensibel und haben das Bedürfnis, diese hohe Empfindsamkeit zu schützen. Sie leben entsprechend zurückgezogen und meiden Kontakte, da sie Angst haben, sich in der Anwesenheit anderer zu verlieren oder verletzt zu werden. Sie erkennen sehr wohl, dass ihre Sensibilität und ihr feines Wesen ein großer Schatz ist. Aber es fällt ihnen schwer, ihn mit anderen zu teilen. Sie finden keine Lösung zwischen dem Wunsch nach Selbstschutz und dem gleichzeitigen Bedürfnis nach Austausch. Sicher hat es viele Erfahrungen gegeben, in denen man sich unverstanden oder überrollt fühlte, was die Rückzugstendenzen noch verstärkten. Der erste Schritt könnte sein, sich ein Umfeld zu suchen und aufzubauen, das dem eigenen empfindsamen Wesen entspricht, es wertschätzt und unterstützt, also Menschen, die genauso veranlagt sind. Dadurch könnte man erste Erfahrungen sammeln, die aufbauen, die das Herz öffnen, ohne dass mit einer unsensiblen und ignoranten Aktion oder Reaktion zu rechnen ist.

Wichtig für Violet-Menschen ist es, ihre Sensibilität und die damit verbundenen Fähigkeiten als wertvoll zu betrachten und sich zu überlegen, wie man sie nicht als Manko betrachtet, sondern zu seinem Markenzeichen macht. Wie könnte man diese Qualität erkennbar umsetzen, beruflich und privat? Wie kann man sie zu seiner besonderen Stärke machen, die so sehr ausfüllt, erfüllt und stark macht, da das Außenleben vollkommen kongruent mit dem Innenleben ist, dass sie automatisch Menschen anzieht, die davon fasziniert sind und deshalb mit einem zusammen sein oder zusammen arbeiten möchten. Damit entfällt die Schranke und Schüchternheit ganz von selbst.

Man überlegt also nicht, wie man den Sprung in die Außenwelt, in einen Freundeskreis, eine Gemeinschaft oder die Gesellschaft schafft, sondern wie man die Verwirklichung und Darstellung seiner sanften, sensiblen Art gestalten könnte. Dafür bieten sich vor allem die Bereiche Kunst, Helfen und Heilen, soziales Engagement, Einsatz für Randgruppen, das Thema Sucht, Spiritualität, Meditation und alles an, was anders, nicht rein zweckorientiert und scheinbar unvernünftig ist. Je mehr seine Qualitäten in diese stimmigen Formen einfließen und damit überhaupt mal Form annehmen, umso mehr gelangt man in ein Umfeld, das einem entspricht, in dem man sich sicher fühlt und in dem sich die Frage, ob man sich nun trauen soll oder nicht, gar nicht mehr stellt.

Im positiven Violet-Zustand haben wir eine Umsetzung für unsere Empfindsamkeit gefunden, die uns zufrieden und selbstbewusst macht. Wir brauchen uns damit nicht zu profilieren und zu präsentieren. Das liegt uns bei einer Violet-Prägung nicht und das haben wir auch nicht nötig. Unsere Arbeit und unser Tun sprechen für sich und geben die Plattform ab, um gesehen zu werden und Stabilität und Strahlkraft zu gewinnen.

Kinder und Jugendliche, die sich scheuen, in eine Gruppe zu gehen und sich in Gemeinschaften zu zeigen, weil sie zu empfindsam und deshalb zu schüchtern sind, können sehr gut von Violet profitieren.


## FEINSTOFFLICHE UNTERSTÜTZUNGEN

Edelsteine
- Amethyst
- Rosenquarz

Ätherische Öle
- Rosengeranie
- Manuka
- Melisse


## BEWUSSTSEINSARBEIT

Körper- und Energiearbeit
- Energetische Schutzübungen (Farben, Licht)
- Arbeit mit allen Chakren und allen Aura-Soma-Pomandern, um das energetische System zu stärken und zu schützen.

Sich eine Gemeinschaft suchen oder schaffen, die genau zu den eigenen Potenzialen und wirklichen Interessen passt.

Malthemen
- Selbstbild umgeben von einer violetten energetischen Schutzhülle
- Selbstbild als sensible Persönlichkeit im Kreis von Gleichgesinnten

Seelenreise
- Visualisierung: umgeben von einer schützenden Energiehülle.
- Reise zu dem sensiblen (neptunischen) Persönlichkeitsanteil: Aussehen? Farben? Umgebung? Befindlichkeit? Wünsche, Träume, Sehnsüchte? Was braucht er zur Heilung und um sich geschützt, versorgt und geborgen zu fühlen, damit er in eine Gemeinschaft gehen kann? Was wünscht sich dieses innere Wesen, um verwirklicht und gestärkt werden zu können, um erkennbar präsent im Alltag zu sein, um Menschen von seinem Naturell anziehen zu können? Was würde es gerne umsetzen? Wie sehen die ersten Schritte dazu aus?

Meditation
- Stille Meditation in der Gruppe

Astrologische Zuordnungen
- Uranus/Neptun
- Auch Neptun zu Mond, Zwillinge/Merkur und Waage/Venus

# YARROW
Schafgarbe (Achillea millefolium)


## DIE PFLANZE

Die Schafgarbe gehört zur Familie der Korbblütler und ist eine 20 bis 80 cm hohe Staude. Die auf Wiesen, Weiden und an Wegrändern wachsende Pflanze trägt bei dieser Blütenessenz weiße doldenartige Blütenkörbchen. Sie wird in der Phytotherapie als Frauenmittel und bei Magen-, Galle- und Darmbeschwerden eingesetzt.


## DIE BLÜTENESSENZ

Thema: Stärkung der Aura
Lichtseite: Hohe Sensibilität. Antennen für feinstoffliche Energien.
Schattenseite: Aufnahmebereitschaft vor allem für negative Schwingungen.
Vision und Lernaufgabe: Seine besonderen Begabungen im energetischen Bereich bewusst kanalisieren. Sich durch feinstoffliche Methoden und Meditation stärken.

„Ich liebe meine Sensibilität und setze sie zur Heilung ein."

Die Grundbedeutung von Yarrow wurde schon ausführlich erklärt (Golden Yarrow, Pink Yarrow). Sie schafft ein stärkendes energetisches Schutzschild für hypersensible Menschen und während sehr empfindsamen Phasen auf dem spirituellen Weg (regelmäßige Meditation, Retreats, Energiearbeit etc.).

Wird diese Empfindsamkeit und große Offenheit nicht geschützt, kommt es leicht zu Allergien, psychosomatischen Erkrankungen, deren Hintergrund unklar ist, und zu Erschöpfungszuständen, da zu viele negative Energien unbewusst aus der Umgebung aufgenommen werden.

Die weiße Schafgarbe schützt und stabilisiert ganz allgemein den sensiblen Menschen. Es gibt hier keine spezielle Zuordnung zu einem bestimmten Thema. Der Schwerpunkt liegt bei dem Einfluss von negativen Kräften. Diese stellen bei allen Yarrow-Blüten eine Gefahr dar.

Yarrow kräftigt unsere Aura, macht uns negative Einflüsse bewusst und schützt uns vor übermäßiger Empfänglichkeit. Wir sind wieder mehr in unserem Zentrum und erkennen die Möglichkeit, durch Ausbildung einer starken positiven

Kraft vor der Überschwemmung durch negative Außenreize gewappnet zu sein und auch unsere Kräfte nicht unbewusst abziehen zu lassen und seelisch auszubluten.

Im positiven Yarrow-Zustand stärken unsere „Dünnhäutigkeit", indem wir ihren eigentlichen Sinn und Wert erkennen und sie z.B. als sensibler Heiler und Helfer kanalisieren, der ein tiefes Empfinden für die Hintergründe und den Ursprung von Leid und Krankheit bei seinem Gegenüber entwickelt und damit den richtigen Impuls für die Entfaltung der Selbstheilungskräfte des Klienten/Patienten geben kann. Auch die anderen Bereiche, wie der Einsatz seines sozialen Empfindens und die künstlerische Selbstentfaltung stabilisieren das neptunische Potenzial in uns.

Überempfindliche und vor allem allergische Kinder und Jugendliche erhalten durch Yarrow energetischen Schutz.


## FEINSTOFFLICHE UNTERSTÜTZUNGEN

Edelsteine
- Aquamarin
- Grüner Turmalin
- Sugilith

Ätherische Öle
- Myrrhe
- Weihrauch
- Zeder
- Als Schutz: Melisse, Neroli


## BEWUSSTSEINSARBEIT

Körper- und Energiearbeit
- Schutzvisualisierungen
- Arbeit mit allen Chakren und Aura-Soma-Pomandern
- Körperarbeit, die das ganze Wesen und damit auch die feinstoffliche Hülle stärken, z.B. Hatha-Yoga, Qi Gong.

Malthemen
- Selbstbild mit energetischem Schutz
- Selbstbild bei einer neptunischen Tätigkeit, in der man voll aufgeht (helfend, heilend, sozial künstlerisch).

Seelenreise
- Reise zum/r inneren Heiler/in: Aussehen? Umgebung? Farben? Gegenstände? Was rät er/sie, wie man seine Aura und sein ganzes Wesen schützen, stärken und stabilisieren kann? Wie sieht eine konkrete Umsetzung für einen individuell aus? Heilwesen, Kunst, soziales Engagement oder anderes?

Meditation
- Nur Meditationen, die Klarheit schaffen und strikt in den Moment führen.
- Qi Gong oder Hatha-Yoga regelmäßig, immer zum gleichen Zeitpunkt
- Zen-Meditationen

Astrologische Zuordnungen
- Alle Neptun-Konstellationen, vor allem mit Sonne, Mond, Merkur, Venus und Mars

# YARROW ENVIRONMENTAL SOLUTION
YES (Schafgarben-Umwelt-Mischung)

Eine Blütenmischung aus Yarrow (Schafgarbe), Arnica und Echinacea auf der Basis von Meersalzwasser.

„Ich bin sicher umhüllt von einem stabilen, undurchdringlichen Schutzschild."

Yarrow ist eine wichtige Schutz-Blütenessenz, Arnica und Echinacea sind oben beschrieben worden. Die YES-Blütenmischung wurde entwickelt nach dem Tschernobyl-Reaktorunfall. Sie bildet einen starkes energetisches Schutzschild gegenüber zerstörerischen Kräften. Das Meersalzwasser, auf dessen Basis YES hergestellt wird, gibt zusätzlich formende Kräfte, die das System Mensch (und Tier) stabilisieren und festigen.

YES ist auf den Blütenkarten aus Kalifornien auch ganz direkt als Wort zu verstehen: „Ich bekräftige meinen Ich-Kern. Ich sage YES (ja) zum Leben. – in allen Lebenslagen, auch den destruktivsten.

YES ist außer bei radioaktiver Strahlung auch bei anderen schädlichen Einflüssen einsetzbar, wie Elektrosmog durch Computer und Telefone, Röntgenstrahlen, Strahlentherapie, Mikrowellenherde usw.

Als weitere Unterstützungen dient jede Form von Stärkung und Stabilisierung unseres Energiesystems, angefangen bei vitaler, biologischer Ernährung, über Bewegung in der Natur, Atemübungen, Hatha-Yoga, chinesische Bewegungsmeditationen, ayurvedische Gesundheitspflege, Schüßler-Salze zum Regulieren des Mineralstoffhaushalts, Phytotherapie zur Organpflege, Homöopathie zur Heilung auf allen Ebenen, Meditation u.v.m.

Auch Klärungsprozesse im zwischenmenschlichen und interfamiliären Bereich und ein bewusster, achtsamer Umgang mit uns selbst und den anderen tragen zur Stärkung unseres Wesens und damit der Welt (als unser Beitrag) bei.

# YELLOW STAR TULIP
Gelbe Mormonenblume (Calochortus monophyllus)

## DIE PFLANZE

Das Katzenohr zählt zu der Familie der Liliengewächse. Ähnlich der Mormonenblume (Mariposa Lily) gehört auch das Katzenohr zu den Erdpflanzen, die nur in der Regenzeit zum Vorschein kommen und blühen. Ihren Namen hat die Pflanze wegen ihrer spitz zulaufenden, sternenförmigen Blütenblätter.

## DIE BLÜTENESSENZ

Thema: Einfühlungsvermögen und freier Fluss der Liebe
Lichtseite: Hohe Sensibilität für andere, die aktiv in zwischenmenschlichen Be-

ziehungen gelebt wird.

Schattenseite: Kein Empfindungsvermögen für sein Umfeld. Die Gefühllosigkeit sich selbst gegenüber spiegelt sich im harten Umgang mit seinen Mitmenschen.

Vision und Lernaufgabe: Seine Sensibilität gegenüber der Außenwelt zulassen und einen mitfühlenden, strahlenden Umgang mit seinen Mitmenschen pflegen.

„Ich bin bereit, zu teilen und zu geben."

Während die Star-Tulip-Blütenessenz für die Gefühls- und Innenwelt öffnet (= Mondblüte), bewegt die Schwester-Essenz Yellow Star Tulip dazu, seine dadurch gewonnene Empfindsamkeit auch in seine Beziehungen oder in einem sozialen Kontext einfließen zu lassen.

Sie ermutigt dazu, unsere Mitmenschen im näheren Umfeld, im eigenen Land und überall auf der Welt auf tieferer Ebene wahrzunehmen und das entstehende Mitgefühl auch in einem entsprechenden Umgang oder in Aktivitäten zu manifestieren. Die fließende Liebe in unserem Inneren, besonders durch die bewusste Offenheit für die Zuneigung, für das Erbe unserer Ahnen, die man sich in einer Reihe hinter sich vorstellen kann, will sich nach vorne fortsetzen, sei es gegenüber dem Partner, Kindern oder weit über die Familie hinaus.

Energie will fließen. Wir können uns dabei als Medium fühlen, das sich nicht mit Vorstellungen oder überempfindlichem Rückzug einmischt und dazwischen stellt, sondern in stetem Fluss mit seiner Anteilnahme und seinem Herzen ist, das durch die Verbindung mit dem Energiestrom der Vorfahren und seiner spirituellen Führung, seinem Höheren Selbst ständig genährt wird. Yellow Star Tulip lässt uns aufleben, indem wir Beziehungen herstellen und uns einbringen, als mitfühlende, engagierte Individualitäten und als Kanal für echte Anteilnahme, die sich in unterstützenden Taten zeigt.

Yellow Star Tulip erhöht die Sensibilität in allem, was wir in Bezug auf unsere Mitmenschen tun. Sie bringt dabei ins Bewusstsein, dass unser Verhalten, jede Aktion, jeder Gedanke, jedes Gefühl, das direkt oder energetisch nach außen dringt, auch wieder zu uns zurückkommen wird, wenn nicht jetzt, dann im Ausgleich in späteren Inkarnationen.

Das ist nicht als moralischer Zeigefinger zu verstehen, sondern als natürlicher, letztendlich selbst gewollter Vorgang. Wenn die Seele unseren Körper verlässt, werden wir unser gesamtes Leben noch einmal im Zeitraffer, in Kurzform abgespult bekommen. Es gibt die Vorstellung, dass wir danach all das, was wir getan haben, noch einmal als Gegenüber von uns erfahren und wahrnehmen werden.

Wir erleben, wie unsere Handlungen beim anderen angekommen sind. Daraus erwachsen die Einsicht und das Bedürfnis, bei negativem Verhalten einen Ausgleich herstellen zu wollen. Es ist uns in Verbindung mit einer höheren, überpersönlichen Weisheit, die mitwirkt, selbst ein Bedürfnis, das, was uns nun leid tut, wieder gut zu machen.

Es ist auch möglich, dass noch in diesem Leben ein Ausgleich stattfindet und unsere Aktionen wie ein Bumerang auf uns zurückkommen. Je tiefer wir das verstehen, und dabei hilft uns Yellow Star Tulip, umso mehr ist es uns ein Anliegen, diesen Teufelskreis zu durchbrechen und unser Herz sprechen und agieren zu lassen. Wenn wir das Gefühl haben, im Trubel des Alltags in unserem Verhalten nur noch zu funktionieren und keinen wirklichen Bezug mehr zu unserem Partner und anderen Mitmenschen, und schon gar nicht zu den Ereignissen in der Welt mehr haben und nicht mehr wahrnehmen, was die Menschen um uns wirklich bewegt, hilft diese Blütenessenz, wieder mehr Sensibilität und Anteilnahme zuzulassen und zu leben.

Im positiven Yellow Star Tulip-Zustand ist unsere seelische Wahrnehmungsfähigkeit wieder hergestellt. Wir haben uns Möglichkeiten geschaffen, unser Empfinden für andere konkret zu kanalisieren, um unser Herz privat, beruflich und sozial immer mit einfließen lassen zu können.

Kindern und Jugendlichen tut Yellow Star Tulip gut, wenn sie durch zu viel Schulstress und  Computer in ihrem Empfindungsvermögen blockiert sind und keinerlei Mitgefühl und Rücksichtnahme mehr entwickeln können.


FEINSTOFFLICHE UNTERSTÜTZUNGEN

Edelsteine
- Rubellit, Rosenquarz, Rhodochrosit (für den persönlichen Bereich)
- Sugilith (für das Leben von Mitgefühl im sozialen Bereich, in der Gemeinschaft, in der Welt)

Ätherische Öle
- Rose (zum Öffnen)
- Mandarine (für die Bereitschaft, großzügig zu teilen)
- Zimt (für Wärme und Kontakte)

# BEWUSSTSEINSARBEIT

Körper- und Energiearbeit
- Öffnung nach außen: Einatmen (rosa) ich, Ausatmen liebe (nach außen strömen lassen)
- Arbeit mit dem Herz- und Kronenchakra

Malthemen
- Selbstbild, wie Mitgefühl und Liebe zum Partner / ins Umfeld / in die ganze Welt verströmt wird.

Seelenreise
- Reise zur inneren Person, die sensibel ihr Umfeld wahrnimmt, und fragen, wie sie genährt und geöffnet werden kann und wie sie das Mitgefühl und soziale Empfinden gerne konkret zum Ausdruck bringen möchte, und sich bei diesem Tun bzw. Verhalten auch sehen.

Meditation
- Kontemplation

Astrologische Zuordnungen
- Waage/Venus-Neptun (bei zu viel Rückzug, um mehr nach außen zu gehen und etwas zu geben)
- Waage-Venus-Saturn (bei Verhärtung durch zu viel Leistungsdruck und Ansprüche)

# YERBA SANTA
Bergbalsam, Heiliges Kraut (Eriodictyon californicum)


## DIE PFLANZE

Das Heilige Kraut gehört zu der Familie der Wasserblattgewächse. Sein Strauch erreicht eine Höhe von 50 bis 250 cm und trägt hellviolette Blüten. Es wächst auf den Trockenhängen Kaliforniens bis hin zu Nordmexiko. Die getrockneten Blätter dienten schon der indianischen Urbevölkerung als Tee und werden noch heute in der Heilkunde bei Bronchialkatarrh und Asthma eingesetzt.


## DIE BLÜTENESSENZ

Thema: Balsam für die Seele
Lichtseite: Verarbeitung von tiefer Trauer und Seelenschmerz
Schattenseite: Festhalten an schmerzhaften emotionalen Erfahrungen. Verschlossenes Herz. Emotionale Melancholie.
Vision und Lernaufgabe: In Frieden mit seinen gefühlsmäßigen Verletzungen kommen. Öffnung des Brust- und Herzraums.

„Ich gebe meinem Schmerz seinen Raum in meiner Seele und meinem Herzen. Er durfte gewesen sein und jetzt kommt eine neue Zeit mit neuen Gefühlserfahrungen. Ich öffne wieder mein Herz und atme frei."

Das Besondere von Yerba Santa im Vergleich zu den anderen Mond-Blüten bei emotionalen Wunden ist die starke Verengung des Brustraums. Die Atmung ist blockiert, was sich langfristig auf die Lungenfunktion auswirken kann. Die Herzregion ist wie hohl und leer. Der Gefühlsfluss ist abgeschnitten, der Seelenschmerz ist weggedrückt, was oft durch Rauchen noch verstärkt und abgesichert wird. Ein unsichtbarer Mantel an Traurigkeit senkt sich über das Gemüt, ohne dass man es an einer Sache festmachen kann. Am momentanen Alltag scheint es nicht zu liegen. Die Ursache ist nicht bewusst, sondern schwebt schemenhaft im Inneren der Seele und verdunkelt und vernebelt die gesamte Gefühlswelt. Es kann und will nichts mehr wahrgenommen werden. Die Gefühle, die zum Leben gehören, die angenehmen und schmerzhaften, scheinen nicht zu einem zu gehören, versuchen aber immer wieder an die Oberfläche zu gelangen, was durch Zigaretten, Alkohol oder andere Süchte verhindert wird. Man wird immer mehr von seiner emotionalen Welt entfernt, auf ganz sanfte, wattige, ungreifbare Weise.

Folge ist, dass das Herzzentrum nicht mehr aktiviert werden kann und eine gefühlsmäßige Schranke für den Austausch von Gefühlen entsteht. Der unterdrückte Schmerz und die Trauer sind weiterhin in unserem Wesen verankert und machen sich unterschwellig in depressiven und melancholischen Stimmungen bemerkbar. Werden immer mehr schmerzhafte Gefühle ins Unterbewusste geschoben, kann sich diese verdrängte Energie auch in Form von organischen Manifestationen im Herz- und Atemwegsbereich zeigen.

Die nach innen gewandte Trauer und Verletzung bewirken eine Blockade, die nicht nur vor weiteren emotionalen Wunden schützt, sondern auch die Erfahrung von Liebe, Nähe und seelischer Wärme unmöglich macht. Das angelegte Energiepotenzial im Gefühlsbereich kann nicht zur Entfaltung gebracht und gelebt werden. Stattdessen macht sich eine immer wiederkehrende unerklärliche Schwermut breit und ein Anschluss an den Lebensfluss mit emotionalem Engagement und innerer Beteiligung ist unmöglich. Die Leere und das Dunkel im Herzbereich nehmen zu und das Empfinden von echter, tiefer Freude am Leben wird immer schwieriger.

Yerba Santa hilft, diesen emotionalen Knoten sanft zu lösen und das Herzchakra wieder zu reinigen und von seiner beklemmenden Enge zu befreien. Es geschieht ganz sanft, dass die verdrängten Gefühle, besonders Traurigkeit und Schmerz, an die Oberfläche gelangen können, wir sie verarbeiten und dabei deren tieferen Sinn für unsere Entwicklung erkennen. Das Herzzentrum wird wieder entspannt und offen für einen gefühlsmäßigen Austausch. Die seelischen Kerben sind bewusst in unser Wesen aufgenommen. Sie gehören zum Leben, zu unserem Leben dazu und verleihen uns Tiefgang und Intensität.

Yerba Santa hat eine sehr aussöhnende Wirkung. Die Vergangenheit war schlimm, aber sie ist vorbei und wir bewegen uns vorsichtig und langsam, mit Respekt vor emotionaler Nähe und emotionalen Bindungen in eine neue Phase unseres Lebens hinaus. Yerba Santa brauchen oft Menschen mit einer hohen Sensibilität, bei denen Gefühle tiefen Eindruck hinterlassen. Diese besondere Veranlagung müssen sie bei sich erkennen, wertschätzen und entsprechend achtsam damit umgehen.

Im positiven Yerba Santa-Zustand kennen wir unseren „emotionalen Notfallkoffer", um Verletzungen gleich selbst oder ggf. mit therapeutischer Hilfe behandeln und versorgen zu können: Klare Grenzen ziehen, Rückzugsmöglichkeiten sichern, seine Art der Selbstheilung erkennen (Yoga, andere Körperarbeit, Blüten, Farben, Aura-Soma, Düfte, regelmäßige Meditation, homöopathische Hochpotenzen, Lösungssätze usw.). Wir haben gelernt, seelischen Schmerz nicht wie bisher gewohnt wegzuschieben, da er unerträglich erscheint, sondern uns zuzutrauen und zuzumuten, mit Verletzungen aktiv und bewusst umzugehen. Je mehr Sicherheit, Selbstschutz und Selbstversorgung dabei entwickelt wird, umso mehr können wir wagen und uns nach außen trauen. Egal, was dabei passiert, wir können damit umgehen, auch wenn es mal sehr wehtun sollte. Seelenschmerz gehört zum Leben dazu. Seine Vernebelung ist nicht mehr notwendig. Yerba Santa hilft auch empfindsamen Menschen, ihren Weg zu finden, damit umzugehen.

Für Kinder und Jugendliche, die aufgrund sehr schmerzhafter seelischer Erfahrungen emotional wie hinter einer Nebelwand leben und nicht mehr erreichbar sind, ist Yerba Santa genauso Balsam für die Seele wie bei Erwachsenen. Bei Jugendlichen besonders, wenn sie schon früh anfangen, zu rauchen oder zu trinken.


## FEINSTOFFLICHE UNTERSTÜTZUNGEN

Edelsteine
- Rhodolith
- Rosa Topas

Ätherische Öle
- Rose
- Neroli
- Cistrose
- Eukalyptus (reinigend, durchfegend)


## BEWUSSTSEINSARBEIT

Körper- und Energiearbeit
- Sanfte Atemübungen und Atemtherapie
- Arbeit mit dem Herzchakra
- Rosa Aura-Soma-Pomander
- Heilende Laute vom Tao Yoga (Mantak Chia), besonders Lungen- und

Herzlaut
- Hatha-Yoga, vor allem regelmäßig Übungen zur Dehnung des Brustraums
- Energetischer Schutz: Farbumhüllung. Grenzen ziehen: Arme nach vorne wie beim Brustschwimmen und dann jeweils zur Seite nach hinten: Bis hierhin und nicht weiter.
- Helle, leuchtende Farben als Gegenpol zur emotionalen Traurigkeit und Schwere

Tagebuch schreiben über die emotionale Befindlichkeit, um sie klar wahrzunehmen, und dabei ehrlich mit sich sein.

Malthemen
- Vernebelung der Gefühle
- Öffnung der Herzregion
- Offenes Herz und eine weite energetische Schutzhülle um sein ganzes Wesen

Seelenreise
- Reise in seine Herzregion und kommen lassen, was an Gefühlen sich zeigen will. Täglich 30 Minuten, möglichst zur gleichen Zeit. Zum Schutz und zur Unterstützung kann man sich dazu auch hinlegen und seine Hände auf den Brustraum legen. Bei Bedarf eine öffnende, sanfte Musik dazu. Die innere Gefühlswelt kann sich zunehmend darauf verlassen, dass sie Raum und Aufmerksamkeit bekommt, und traut sich damit langsam aus ihrer Verborgenheit.

Meditationen
- Alle Formen des Gebets und der Gebetshaltung – Hingabe an eine „sichere" Energie, die öffnet und nährt.
- Atemmeditationen

Astrologische Zuordnungen
- Mond/Neptun
- Mond/Saturn
- Mond/Pluto/Neptun

# ZINNIA
Zinnie (Zinnia elegans)

## DIE PFLANZE

Die Zinnie gehört zur Familie der Korbblütler. Die hier verwendete Art ist rot und wird 30 bis 100 cm hoch. Sie hat steife, kurz behaarte Stängel. Die Blütenkörbchen sind fünf bis zwölf Zentimeter breit. Zinnien werden gerne als Nektarpflanze von Schmetterlingen besucht.

## DIE BLÜTENESSENZ

Thema: Kindliches Wesen
Lichtseite: Spaß und Spiel im Leben genießen
Schattenseite: Frühe Übernahme von Verantwortung und Verpflichtungen im Kindesalter.
Vision und Lernaufgabe: Sein inneres Kind regelmäßig besuchen und zu Wort kommen lassen. Ihm Raum und Bewegungsmöglichkeiten schaffen. Ein Gleichgewicht herstellen zwischen Pflichtbewusstsein und Kindlichkeit.

„Ich lebe mein Leben spontan und in Einklang mit meinem inneren Kind."

Zinnia ist Balsam für die Seelen, die zu eng in dem Korsett von Anstrengung, Zweckorientierung und selbst auferlegtem Leistungsdruck stehen und entsprechend jede Leichtigkeit und Verspieltheit aus ihrem Leben verbannt haben.

Zinnia bringt sie in Kontakt mit ihrem inneren Kind und der Fähigkeit, dem Leben mit viel Freude und frohgemuter Erwartungshaltung zu begegnen. Sie weicht dafür die unerbittliche Strenge und Ernsthaftigkeit, die meist Folge von zu frühem Erwachsenwerden sind, auf. Wird ein Kind schon sehr früh mit Situationen konfrontiert, die es über seine Kräfte hinaus alleine bewältigen muss, oder werden schon in jüngster Kindheit hohe Erwartungen gestellt und verantwortungsvolle Tätigkeiten abverlangt, haben das spielerische Element und die unschuldige Offenheit, die normalerweise Vorrecht eines Kindes sind, nicht die Möglichkeit, sich zu entfalten.

Vielleicht war man früh auf sich selbst gestellt und kam dabei zu dem Schluss, sich nur auf sich selbst verlassen zu können. Diese schwere Bürde, in zu jungen Jahren übernommen, führt zwangsläufig zu übermäßiger Ernsthaftigkeit, starker Selbstdisziplin und einer rein vernunftorientierten, harten Lebensweise. Man hatte einfach nicht die Chance, sich fallenzulassen und auf die Hilfe seiner Umgebung zu vertrauen, wie es für ein Kind selbstverständlich sein sollte, wenn es ein gesundes Geborgenheitsgefühl entwickeln soll. Es fällt einem schwer, zur Erholung auch mal ziel- und richtungslos seine Energie fließen zu lassen und nicht nur seinen hohen Ansprüchen und seinem Pflichtbewusstsein nachkommen zu müssen. Zinnia weckt das Kind in uns, löst die innere Starre und gibt uns mehr Humor und Freude, zu leben und zu lachen.

Im positiven Zinnia-Zustand ist die ernste Einstellung uns selbst und dem Leben gegenüber aufgebrochen und wir können mit mehr Entspannung, Vertrauen und Spontaneität unseren Weg gehen. Wir lernen, in schwierigen Situationen um Hilfe zu bitten und etwas annehmen zu können. Die Härte gegen uns selbst wird durch diese kleinen Ausbrüche und Ausflüge aus der gestrengen Erwachsenenwelt abgemildert und mit mehr Leben erfüllt. Sie verleiht uns weiterhin Stabilität und Halt, aber ohne dass wir spröde werden und erstarren. Spaß und Lustprinzip wechseln in gesundem Maß mit der Erfüllung seiner Pflichten ab.

Schwerpunkt bei Zinnia ist im Vergleich zu den anderen saturnischen Blüten, bei denen die Persönlichkeit erstarrt ist, die sonnenhafte Verspieltheit und Kindlichkeit, Spaß zu haben, überzusprudeln an Vitalität und Energie und schierer Lebensfreude.

Kinder und Jugendliche, denen zu viel Schwere und Verantwortung zugemutet wird, können mit Zinnia wieder in Kontakt zu ihrer Kindlichkeit kommen, damit sich die Prägung gar nicht erst fixieren und in jede Zelle eingraben kann. Beste Voraussetzung ist natürlich die grundlegende Änderung ihrer Lebenssituation.


FEINSTOFFLICHE UNTERSTÜTZUNGEN

Edelsteine
- Zitronen-Chrysopras
- Flourite
- Zoisit
- Honigcalcit
- Rhodochrosit

Ätherische Öle
- Bergamotte
- Orange
- Cassia


# BEWUSSTSEINSARBEIT

Körper- und Energiearbeit
- Körperliche Entspannung und Lösung von Blockaden: Massagen, Osteopathie, craniosakrale Therapie. Progressive Muskelentspannung
- Keine Arbeit, keine Pflichten, ein definierter Zeitraum, in dem das innere Kind das Programm bestimmt.

Malthemen
- Spielende Kinder
- Kinderlachen
- Das innere Kind voller Lebenslust und Leichtigkeit

Seelenreise
- Reise zum inneren Kind: Aussehen, Befindlichkeit, Farben, Düfte, Umfeld und vor allem Bedürfnisse, Wünsche, Sehnsüchte. Es raus lassen, es tun lassen, was es gerade möchte. Zeigen lassen, was ihm gut tut. Es regelmäßig besuchen und die Versprechen, die auf der Reise gemacht werden, auch in der äußeren Welt im Leben einlösen.

Meditation
- Das innere Kind entscheiden lassen.

Astrologische Zuordnungen
- Sonne/Saturn
- In zweiter Linie auch Saturn zum Mond, Merkur, Venus und Mars

# 3. DER FEINSTOFFLICHE KÖRPER

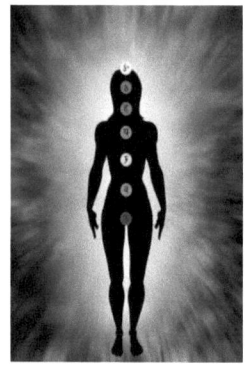

Der Körper des Menschen ist die dichteste Form seines Wesens. Er wird umhüllt und erweitert von einem unsichtbaren, fein schwingenden Energiefeld, der Aura. Sie besteht aus dem Äther-, Emotional-, Mental- und dem spirituellen Körper. Der Ätherkörper schließt sich direkt an den physischen Leib an. Er umgibt ihn wie eine zweite Haut und versorgt ihn mit Lebensenergie. Entlang der Wirbelsäule befinden sich die Chakren. Das sind Energiezentren, die jeweils mit einer Drüse und einem Lebensbereich korrespondieren. Je mehr sie geöffnet und gereinigt sind, umso besser können sie den Körper mit Vitalität versorgen. Die ihnen zugeordneten Lebensbereiche sind dann entsprechend gut entwickelt und tragen zur Lebensfreude und Zufriedenheit bei. Ohne die energetische Versorgung durch den Ätherkörper erhalten wir keine Lebensenergie.

Beim physischen Tod zieht sich die gesamte feinstoffliche Hülle heraus und zurück bleibt der unbeseelte, leblose Körper.

Von den Chakren geht ein feinstoffliches Netzsystem aus. Über seine Kanäle, die Nadis, ist der Ätherkörper mit dem physischen Leib und den anderen Energiekörpern verbunden.

Der Ätherkörper geht in den darüber liegenden Emotionalkörper über, in dem unsere Gefühle gespeichert sind. Durch den engen Bezug zum physischen Leib können sich Gefühle körperlich niederschlagen, z.B. Angst durch eine zugeschnürte Kehle, Aufregung durch ein stark pochendes Herz, Schreck durch einen Schlag in die Solarplexusgegend. Lang anhaltende Gefühle zeigen sich in der gesamten Struktur des Körpers: verspannte Muskulatur als Folge blockierter Emotionen, nach vorne gezogene Schultern aus Angst vor weiteren Verletzungen, flache Atmung , um sich nicht so stark spüren und leben zu müssen, u.v.m.

Im Emotionalkörper können auch intensive Gefühle aus früheren Inkarnationen und aus systemischen Verbindungen gespeichert sein und aus dem Unterbewusstsein heraus durch entsprechende Aktionen und Reaktionen ins jetzige Leben einwirken. Wir verstehen uns dann in unserem Empfinden und Handeln selbst nicht und können unser Tun nicht mit dem heutigen Selbstverständnis in Einklang bringen. Es kommt zu überschießenden, der Situation nicht angemessenen Reaktionen. Falls das störend oder leidvoll ist, empfiehlt sich eine Reinkarnations- oder systemische Therapie. Damit kommen wir im Heute an und können endlich unseren eigenen Weg gehen.

Dasselbe gilt für Denkweisen, die auch Nährboden für Gefühle sein können und oft sind. Diese befinden sich im Mentalkörper, der energetischen Schicht nach dem Emotionalkörper. Hier sind alle Gedanken und Sichtweisen gespeichert. Von außen erhalten wir darüber intuitive Eingebungen und Inspiration und von innen wirkt unser Fühlen auf unser Denken in den Mentalkörper ein.

Ganz außen wirkt der spirituelle Körper, der die feinste und schnellste Schwingung hat und Ausdruck unserer Seele ist. Sie trägt alles Wissen in sich, das unsere Person als Individuum und als Teil des Ganzen mit ihrer Bestimmung darin betrifft. Alle Erfahrungen aus früheren Inkarnationen und die gesamte Vision für das jetzige Leben, die in der geistigen Zeit vor unserer Geburt entstanden ist, sind in ihr und wirken aus ihr heraus in unser ganzes Sein. Sie ist unser persönliches Reservoir und gleichzeitig Teil des Ganzen. Die Seele manifestiert sich bei unserer Geburt als Körper. Sie inkarniert sich, wird zu Fleisch und Blut, damit wir aktiv handeln und uns weiterentwickeln können. Sie wirkt als unser höheres Selbst, unsere innere Stimme, die genau weiß, was für uns richtig ist. Sie ist gleichzeitig die dichteste Form, unser Körper, so dass wir immer beides sind: der Tropfen im Meer und das Meer selbst, formlos und unendlich.

Von daher darf man sich die Körper, die zum besseren Verständnis einzeln erklärt worden sind, nicht völlig voneinander getrennt vorstellen. Sie gehen ineinander über, wirken aufeinander ein und sind letztendlich eins, nur in verschiedenen Schwingungsfrequenzen.

Die Arbeit mit all unseren Ebenen bewirkt Öffnung, Reinigung, Harmonisierung und Ausgleich. Wir erhalten Versorgung und Input von äußeren Schichten, um sie konkret umzusetzen.

Am besten geht es uns, wenn nicht von einer Ebene allein das Leben hauptsächlich bestimmt wird (Intellekt, Gefühl, Körper), sondern wenn sich ein Gleichgewicht eingependelt hat. Feinstoffliche Methoden setzen schon auf der spirituellen, geistigen, emotionalen und Äther-Ebene an, um einen freien Energiefluss herzustellen. Das übt auch eine harmonisierende und vitalisierende Wirkung auf den physischen Körper aus. Es dient der Prophylaxe und unterstützt im Heilungsprozess.

Ein Gleichgewicht ist Basis einer optimalen Selbstentfaltung, um bestmöglich unseren Sinn für uns und andere zu erfüllen. Wir können mit dem Leben fließen, als bewusster Steuermann an seinem Ruder. Wir lernen, einverstanden zu sein mit allem, was das Leben für uns bereithält. Wir hören auf, zu werten und zu urteilen, sondern lernen, zu verstehen und das Unverstehbare als Weg zur echten Liebe anzunehmen.

# 4. DIE SIEBEN CHAKREN

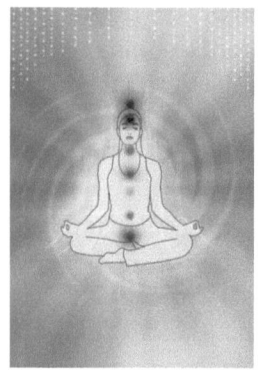 Chakren sind sich kreisförmig drehende Energiezentren (Chakra = Rad). Sie befinden sich im Ätherkörper, also direkt über dem physischen Leib und sind jeweils einem Lebensbereich zugeordnet. Je nachdem wie stark sie mit Energie gefüllt sind, kann dieser Lebensbereich umgesetzt werden. Ein Überschuss an Energie (Überfunktion, zu hohe Drehgeschwindigkeit) lässt den Lebensbereich übermäßig zur Geltung kommen (z.B. statt mutig ins Leben hinauszugehen, wird man sehr aggressiv). Beim Mangel an Energie (Unterfunktion, zu niedrige Drehgeschwindigkeit) kann der Lebensbereich nur schwach und begrenzt Raum einnehmen (z.B. statt gut geerdet zu sein, besteht nur wenig Bezug zur Realität; statt im Fluss mit seinen Gefühlen zu sein, werden sie verdrängt oder nur ängstlich und zurückhaltend gelebt). Daher ist eine regelmäßige Reinigung und Harmonisierung der Chakren von großer Bedeutung. Dadurch können die Lebensbereiche bestmöglich verwirklicht und der Körper und die den Chakren zugeordneten Hormondrüsen optimal mit Lebensenergie versorgt werden - Grundvoraussetzung für Gesundheit im körperlichen, seelischen und geistigen Bereich.

## ALLGEMEINES ZUR CHAKRENARBEIT

Bei der Arbeit mit einem Chakra kann es durch die Auflösung von Blockaden zuerst zum erneuten Kontakt mit emotionalen Verdrängungen oder schmerzhaften Erfahrungen kommen. Setzen Sie in dem Fall mit der Übung aus und nehmen Sie für ein paar Tage nur die Blütenessenzen ein, bevor Sie erneut an dem Chakra arbeiten, um negative Erfahrungen langsam und schonend zu verarbeiten. Falls sehr schwierige oder gar traumatische Erfahrungen ins Bewusstsein gelangen, suchen Sie bitte professionelle therapeutische Hilfe auf.

Im Allgemeinen findet die Reinigung und Öffnung jedoch auf sanfte und wohltuende, nährende Weise statt.


## AURA-SOMA™

Aura-Soma ist eine Methode zur Harmonisierung des feinstofflichen Systems. Die wichtigsten Produkte sind die Equilibrium-Flaschen (Glasflaschen mit jeweils zwei übereinander liegenden Ölphasen, wobei in jeder Phase eine Farbe gelöst ist) und die Pomander (Plastikflaschen mit einer wässrigen Lösung in verschiedenen Farben und Düften). Hergestellt werden die Aura-Soma-Produkte aus Pflanzen, Mineralien, Edelsteinen und Kristallen. Als Unterstützung bei der Chakrenarbeit eignet sich das Chakren-Set mit Equilibrium-Flaschen und die wunderbar duftenden und tief wirksamen Pomander, von denen man ein paar Tropfen auf die Hand aufbringt, dort mit der anderen Hand verreibt und dann in der Region des Chakras oder in die ganze Aura einfächelt. Auch wenn Pomander laut Aura-Soma-Lehrern nicht direkt auf die Haut gebracht werden sollen, ist es nach meiner persönlichen Erfahrung durchaus machbar und hat eine intensive Wirkung auf die jeweiligen Chakren. Welcher Pomander eingesetzt werden kann, wird bei der Chakrenarbeit und den einzelnen Blütenessenzen angegeben. Weitere Informationen erhalten Sie unter www.aurasoma.de.

# 1. CHAKRA - WURZELCHAKRA/MULADHARA-CHAKRA

 Das erste Chakra befindet sich zwischen Anus und Genitalien und öffnet sich nach unten. In positiv aktiviertem Zustand ist es leuchtend rot. Es ist dem Element Erde zugeordnet und steht für feurige Aktivität und Durchsetzungskraft (Widder-Mars), Verwurzelung in der Erde/Materie und sinnlicher Genuss (Stier-Venus), sexuelle Urkraft (Widder-Mars und Skorpion-Pluto) und für Stabilität und Struktur (Steinbock-Saturn).

Ist das erste Chakra gereinigt und aktiviert, sind wir gut geerdet und verstehen es, unsere Fähigkeiten in eine Form zu bringen und in Geld umzumünzen. Wir stehen mit beiden Beinen fest auf dem Boden der Realität und spüren gleichzeitig die Kraft in uns, neue Projekte in Angriff zu nehmen und uns durchzusetzen. Auch der sexuelle Trieb, die Lust auf eine körperliche Vereinigung hat hier ihren ursprünglichen Sitz. Im Steißbein, auf der Höhe des 1. Chakras, ist die Kundalini-Schlange eingerollt, die sich bei ihrer Aktivierung die Wirbelsäule entlang nach oben aufrichtet, je nachdem wie hoch, d.h. bis in welche Lebensbereiche die sexuelle Urkraft gezogen und gewandelt werden kann. Sie ist Ursprung unserer Vitalität und kann alle anderen Chakren mit Energie anfachen, wenn sie mit entsprechenden Übungen (z.B. Tao-Yoga nach Mantak Chia) nach oben gebracht werden kann.

Ein gut aktiviertes erstes Chakra schafft Urvertrauen und eine große Verbundenheit mit allem Leben auf der Erde. Es gibt ein Gefühl der Sicherheit und Stabilität. Man ist hier auf der Erde angekommen und geht mit Bestimmtheit und voller Lebenskraft seinen Weg. Man versteht es, das Leben zu genießen, hat eine gesunde Verbindung zu seinem Körper und zu seiner Sexualität.

Bei Überfunktion des ersten Chakras kann es zu Rigidität und Starre auf allen Ebenen kommen. Man ist übervorsichtig und misstrauisch und setzt viel Energie ein, um sein Leben zu einer sicheren Burg zu machen, die allen Angriffen trotzt. Überall lauert der Feind, der besiegt werden muss. Auch ein noch so großer Reichtum vermittelt einem nicht das Gefühl von Sicherheit. Man braucht immer noch mehr und mehr und mehr. Dabei ist die Verbundenheit mit der Natur, der Erde und mit allem, was lebt, verloren gegangen. Stattdessen werden mit aller Kraft und Gewalt das eigene Überleben und der eigene materielle Gewinn gesichert, auf Kosten seiner Mitmenschen und auf Kosten des Überlebens der Natur. Vertrauensvolle Hingabe und Loslassen sind unmöglich. Aggressive Gier und das extreme Festhalten all dessen, was man errungen hat, bestimmen das Leben.

Bei Unterfunktion besteht wenig Festigkeit und Konsequenz im Leben. Man hängt eher etwas in der Luft, kann keine machbaren Ziele formulieren und in die Tat umsetzen, hat wenig Bezug zu seinem Körper und dessen Bedürfnissen und verfügt nur über wenig sexuellen Trieb. Der Körper wird nicht vitalisiert und durch sexuelle Lust elektrisiert, sondern ist geschwächt und hat wenig Abwehrkräfte. Die Erde scheint einem nicht der richtige Ort, nicht die Heimat zu sein, in der man sich geborgen fühlt und wo man leben möchte. Man fühlt sich fremd und deshalb leicht als Außenseiter und nicht dazugehörig. Es besteht wenig Bezug zur Materie und damit auch zu der Fähigkeit, sich Geld und Wohlstand zu verschaffen.

Das erste Chakra ist den Nebennieren zugeordnet und damit der Ausschüttung von Adrenalin und Noradrenalin, die Aktivität, Kampfgeist und den Fluchtreflex bei Gefahr initiieren.

## ARBEIT MIT DEM 1. CHAKRA

Farbe: leuchtendes rot
Vokal: u (tief gesungen, in einem durchgehenden Ton oder mit jedem Ausatem)
Mantra: Lam (Das Mantra still in sich oder besser laut immer wieder wiederholen)

Edelsteine: vitalisierend: alle roten Steine, erdend: Achate, versteinerter Baum

Ätherische Öle: vitalisierend: Pfeffer, wärmend: Cassia, erotisierend: Ylang Ylang, sinnlich-erotisch-schwer-instinkthaft: Moschus, erdend: Zeder, Zypresse Tigerbalsam auf Stirn, Schläfen und oben in die Kuhle in der Mitte des Nackens (Bereich Medulla oblongata) zur Entspannung bei Kopfschmerzen geben. Vorsicht: nicht in Augennähe bringen.

Musik: African Musik. Monotone, rhythmische Musik, um dazu zu stampfen und in starkem Kontakt zur Erde zu kommen.

Allgemein: Kontakt und Arbeit mit den Naturelementen, besonders Erde und Feuer. Hatha-Yoga-Übungen, die den Unterleib entspannen und durchbluten.

Bei Überfunktion: Die Farbe Weiß zur Reinigung und grün zur Entspannung. Aufenthalt in der Natur. Langsame Bewegungen in der Natur (Gehen), bewusst dabei atmen, sich auf einer Wiese niederlassen und die Düfte aufnehmen. Geld spenden. Körperarbeit, Tanzen, Bewegung allgemein, um Dampf abzulassen, sich abzureagieren, loszulassen und mehr Leichtigkeit zu spüren.

Bei Unterfunktion: Die Farbe Rot, Beckenbodentraining, roter Aura-Soma-Pomander, Beckenübungen, bewusst barfuß laufen. Entspanntes Stehen (Knie locker, Bauch raus, Körperöffnungen (Anus, Genitalien) loslassen und entspannen). Als Erweiterung: sich während diesem entspannten Stehen auf die Füße konzentrieren und dann spüren, wie Wurzeln aus den Füßen in die Erde wachsen. Körperarbeit, Tanzen, Bewegung allgemein, um seinen Körper wieder zu spüren und mit Energie zu erfüllen.

## 2. CHAKRA - SAKRALCHAKRA/SVADHISTANA-CHAKRA

 Das zweite Chakra befindet sich auf Höhe des Kreuzbeins oberhalb der Genitalien und öffnet sich nach vorne. In positiv aktiviertem Zustand hat es die Farbe Orange. Es ist dem Element Wasser zugeordnet und steht für Empfänglichkeit, Fruchtbarkeit, Gefühle (Krebs/Mond), Zeugungsfähigkeit (Sonne), die Hinwendung zum Partner für eine innige sexuelle Vereinigung (Waage-Venus mit Widder-Mars bzw. Skorpion-Pluto), die Verbindung des weiblichen und männlichen Prinzips (Waage-Venus), die Ausscheidung über die Nieren (Waage-Venus mit Skorpion-Pluto) und das innere Empfinden, das Gefühl der Verschmelzung und Einheit bei der sexuellen Vereinigung (Skorpion-Pluto, Fische-Neptun).

Ist das zweite Chakra aktiviert und gereinigt, sind wir im Fluss mit unseren Gefühlen und unserer weiblichen Seite, die empfängt, gebiert und nährt, sei es nun neues Leben durch ein Kind oder ein anderer kreativer Akt. Wir haben uns das kindliche Staunen gegenüber dem Leben erhalten und können spielerisch damit umgehen. Gefühle werden unzensiert und frei zum Ausdruck gebracht, wir fühlen und handeln aus dem Bauch heraus. Das zweite Chakra öffnet auch für das andere Geschlecht und eine innige Sexualität, bei der Nähe, Zärtlichkeit und Gefühle mit einfließen. Während im ersten Chakra der rein körperliche sexuelle Trieb regiert, fließt im zweiten Chakra das Bedürfnis nach vollkommener Verbundenheit, nach der Auflösung des Selbst beim Sex mit ein. Ein geöffnetes zweites Chakra lässt unsere Gefühle und unsere sexuelle Lust frei fließen. Wir sind offen für eine erfüllende, befriedigende Beziehung und Sexualität.

Bei Überfunktion ist eine zu starke Emotionalität und Kindlichkeit zu erwarten. Es besteht eine Abneigung dagegen, erwachsen zu werden und Verantwortung zu übernehmen. Die Ausrichtung zum Du ist übermäßig und man befindet sich am liebsten in Auflösung in seinen Gefühlen und emotionalen und sexuellen Sehnsüchten und Phantasien. Entweder wird diese Überfunktion in zu starker Bindung und Fürsorglichkeit gegenüber dem Partner, der Familie oder anderen geliebten Personen gelebt oder es kommt zu keiner realen Umsetzung der Sehnsüchte. Hintergrund können auch hier Verletzungen und damit Angst und Schutz sein.

Bei Unterfunktion bestand schon als Kind oder besteht heute ein Mangel an Nähe und Zärtlichkeit. Man ist es nicht gewohnt, sich anlehnen zu können und gegenseitig emotional zu nähren. Deshalb wird das Bedürfnis danach verdrängt oder wegrationalisiert. Dasselbe gilt für die Lust nach erfüllender sexueller Vereinigung. Die gesamte Hinwendung zum Du ist gestört und wird bewusst oder unbewusst zurückgehalten. Es herrscht zunehmend Gefühlskälte und Mangel an Sinnlichkeit und Sexualität. Ursache sind meist emotionale Verletzungen oder schmerzhafte Erfahrungen und Traumata in der Sexualität. Der Rückzug dient dem Schutz. Diese Schutz- und Abwehrhaltung kann durch Arbeit mit dem zweiten Chakra und durch Blütenessenzen, manchmal auch mit Hilfe einfühlsamer Therapie sanft aufgebrochen werden. Der Schutzschild hatte bisher seinen Sinn und kann erst nach (Wieder-)Aufbau von Selbstachtung, Selbstwert, Würde und der Fähigkeit, Grenzen zu setzen und seine Identität innerhalb einer Beziehung und vor allem der Sexualität zu kennen und zu wahren, abgelegt werden. Bei Unterfunktion des zweiten Chakras können auch die kreativen Kräfte nicht frei fließen. Es muss erst wieder Kontakt zu seinem inneren Kind, der verspielten Seite in sich hergestellt werden.

Dem zweiten Chakra sind die Keimdrüsen zugeordnet (Eierstöcke, Hoden).

## ARBEIT MIT DEM 2. CHAKRA

Farbe: orange
Vokal: geschlossenes o (wie beim Ausruf oh!)
Mantra: Vam

Edelsteine: vitalisierend: alle orangefarbenen Steine für die sexuelle Ebene, Mondstein für die Gefühlsebene

Ätherische Öle: aphrodisierend und emotional wärmend und anregend: Ylang Ylang, Moschus. Weiblich-sinnlich: Jasmin. Zur Förderung der Weiterentwicklung und zur allgemeinen Anregung des sexuellen Triebs: Sandelholz

Musik: Fließende Musik, die Emotionen weckt und die innere Weiblichkeit und Weichheit, die für das Du öffnet.

Allgemein: Aufenthalt im oder anderer Kontakt zu dem Element Wasser. Alles, was Fließen anregt: sanfte Massagen, Lymphdrainage, Atemübungen mit Fokus Ausatmen, z.B. Einatmen - langes Ausatmen - kurze Atempause - Einatmen usw. Fließendes, plätscherndes Wasser. An einem fließenden Gewässer sich aufhalten. Sich vom Anblick des Mondes anregen lassen, insbesondere dem Vollmond. Hatha-Yoga-Übungen zur Dehnung und Entspannung des Unterleibs.

Bei Überfunktion: Die Farbe Weiß. Im Liegen, Beine anziehen und auf die Füße abstellen: Beim Einatmen Becken zurückziehen, tief in den Bauch einatmen und die Bauchdecke nach außen drücken, beim Ausatmen durch Abstützen auf die Füße das Becken wieder nach vorne bringen. Diese Vorwärtsbewegung geschieht allein durch den Druck auf die Füße und das Ausatmen. Das Becken sich auf diese Weise nach vorne bewegen lassen, ohne dass es sich vom Boden abhebt, und die Entspannung spüren und genießen. Die gesamte Übung täglich 12 mal (oder auf Wunsch häufiger) langsam durchführen (z.B. morgens oder abends im Bett).

Bei Unterfunktion: Die Farbe Orange, bioenergetisches Beckenbodentraining, orangefarbener Aura-Soma-Pomander, Beckenübungen. Stehen mit lockeren, also nicht durchgedrückten Knien und dabei den Unterbauch bewusst entspannen, loslassen, am besten bei allen möglichen Alltagssituationen. Die bei der Überfunktion letztgenannte Übung, die bei beiden Formen der Disharmonie eingesetzt werden kann.

## 3. CHAKRA - SOLARPLEXUS- ODER NABELCHAKRA/ MANIPURA-CHAKRA

 Das dritte Chakra befindet sich ungefähr zwei Finger breit über dem Nabel und öffnet sich nach vorne. In positiv aktiviertem Zustand hat es die Farbe Gelb bis goldgelb. Es ist dem Element Feuer zugeordnet und steht für Selbstbehauptung und Durchsetzung seiner Persönlichkeit, Handlungsfähigkeit (Widder-Mars), Identität, Selbstbewusstsein, Kreativität (hier nicht so absichtslos wie im 2. Chakra, sondern um bewusst und stolz seine Einzigartigkeit zu präsentieren), Vitalität, Wunsch nach Aufmerksamkeit, Lob und Würdigung, Würde (Löwe-Sonne), Zerteilung und Verdauung (Nutzbarmachung), Analyse, Verarbeitung, Dienstbarkeit (Jungfrau-Merkur), sich in seiner Individualität in einen höheren Sinn eingebettet sehen und auf seine Persönlichkeit und die Welt vertrauen zu können (Schütze-Jupiter).

Ist das dritte Chakra gereinigt und geöffnet, erstrahlen wir in unserer Besonderheit als außergewöhnlicher Mensch. Wir demonstrieren unsere einmaligen Fähigkeiten und Qualitäten und wollen in dieser Einmaligkeit auch gesehen und gewürdigt werden. Jede Handlung wird zum ganz individuellen kreativen Akt, mit dem wir unseren unabdingbaren Beitrag zum Ganzen leisten.

Das dritte Chakra ist das Chakra des Lichts, der Sonne. Hier nehmen wir die Lichtkräfte auf und strahlen sie in unserer ureigenen Weise durch unsere Schöpfer- und Strahlkraft wieder aus. Hier ist der Sitz der Persönlichkeit, deren Entfaltung und ständige Weiterentwicklung Ausgangspunkt für ein gesundes Selbstbewusstsein ist, mit dem wir unser Leben selbstbestimmt und kraftvoll in die Hand nehmen. Die Energien aus den unteren Chakren werden hier verfeinert, die Energien aus den höheren, den geistigen Chakren konkretisiert und stehen für die aktive, kreative Handlung zur Verfügung. Wie auf der körperlichen Ebene Nahrung aufgenommen, zerlegt, sortiert und ihrer Bestimmung, ihrem Nutzen zugeführt wird, sammeln sich auf der Chakrenebene alle für die Entfaltung und Umsetzung der Persönlichkeit notwendigen und sinnvollen Kräfte und werden zur Tat, für die der Mensch sich inkarniert hat. Sind wir in diesem Energiefluss und lassen genügend Licht in unserem Leben zu, können wir unsere Lebensaufgaben mit viel Vitalität, Selbstbewusstsein und Zuversicht erfüllen und fühlen uns dadurch auch entsprechend erfüllt. Die Welt und wir spüren, dass wir uns nicht nur um unserer selbst Willen verwirklichen, sondern auch dafür, um unserem Sinn in diesem Leben gerecht zu werden und unseren Platz mit stolz geschwellter Brust oder in stillem Glück auf dieser Erde, in der Weltengemeinschaft einnehmen.

Bei Überfunktion des dritten Chakras steht der Eigenwille, der Wunsch nach Macht und Kontrolle an erster Stelle. Da durch reine, sich isolierende Selbstbezogenheit keine echte Zufriedenheit entstehen kann und das Bedürfnis nach Anerkennung nicht zu sättigen ist, steigert man sich in einen Daueraktionismus und setzt sich unter immensen Leistungsdruck. Das kann äußerlich zeitweise zu Erfolg und Lorbeeren führen, spaltet aber immer mehr von der wirklichen Lebensaufgabe, von den Botschaften des höheren Selbst ab und macht unzufrieden, hektisch und aggressiv. Bedürfnisse auf der körperlichen (Sinnlichkeit, Erholung und erfüllende Sexualität), emotionalen und höhergeistigen Ebene werden als Zeitverschwendung und einschränkende Faktoren der Leistungsfähigkeit und Effektivität zur Seite geschoben. Zurück bleiben Stress, Kontrollzwang und übermenschliche Ansprüche, eine reine Leistungs- und Aktivitätsmaschine.

Bei Unterfunktion fehlt die Vitalität und Dynamik. Stattdessen ist man schüchtern und aus Angst, nicht akzeptiert zu werden, viel zu angepasst. Die eigenen Bedürfnisse, der Wunsch nach Besonderheit werden nicht mehr wahrgenommen, da es zu gefährlich erscheint, sie in die Tat umzusetzen. Hintergrund ist bei beiden Fehlfunktionen mangelnder Selbstwert, was oft in abwertenden Erfahrungen durch Autoritätspersonen, angefangen bei den Eltern, ihre Ursache hat. Es muss langsam, aber sicher die eigene Individualität wieder gespürt und schrittweise und konsequent in Handlungen, Verhaltensweisen und Kreativität erst für sich selbst und dann auch für das Umfeld sichtbar gemacht werden. Dabei ist es wichtig, seine ersten Werke Menschen zu zeigen, die einem zustimmen und ermutigen werden, und sich nicht im Zuge einer weiteren Selbstsabotage gerade denen zu präsentieren, von denen herabsetzende, entwürdigende Worte zu erwarten sind.

Am besten wählt man sich langsam steigende Herausforderungen, die machbar sind und für deren Bewältigung man sich anerkennen und aufbauen kann. So entsteht nach und nach ein inneres Gerüst, auf das man sich verlassen kann, und echtes Selbstbewusstsein, das bisherige Kritiker (auch in sich selbst) ganz von alleine verstummen lässt. Je mehr das dritte Chakra gestärkt und aktiviert ist, umso weniger treffen uns die Energien von außen (Gefühl des Schlags in den Magen bei verbalen Angriffen oder Verletzungen), sondern das eigene Licht zieht außen noch mehr Licht an und lässt Negativität nicht mehr so leicht ins eigene System eindringen.

Dem dritten Chakra sind die Bauchspeicheldrüse in ihrer Funktion als Produktionsstätte von Verdauungssäften und die Leber zugeordnet.


ARBEIT MIT DEM 3. CHAKRA

Farbe: gelb bis goldgelb
Vokal: offenes o (wie bei Rekord)
Mantra: Ram

Edelsteine: alle gelben (z.B. Zitrin) und goldgelben Steine (z.B. Sonnenstein, Bernstein)

Ätherische Öle: anregend: Rosmarin. Erhellend: Bergamotte. Entspannend bei Überfunktion: Lavendel, Melisse.

Musik: feurige und erhebende Musik.

Allgemein: Seine besonderen Fähigkeiten herauskristallisieren, sie aufschreiben und ihnen eine immer bessere, sichtbarere Bühne geben. Überhaupt die Bühne des Lebens mit seiner Einzigartigkeit betreten. Jede Form der Kreativität. Sonne.

Bei Überfunktion: Die Farbe Weiß. Alle Formen von Entspannungsübungen.

Bei Unterfunktion: Die Farbe Gelb (Sonne) oder auch goldgelb (Sinn, eigene Weisheit), gelber und goldfarbener Aura-Soma-Pomander. Aufenthalt in der Sonne, im Licht. Blick auf leuchtend gelbe Blüten. Lichttherapie. Johanniskrautkapseln in Abstimmung mit einem Heilpraktiker oder Arzt. (Achtung! Sie erhöhen die Lichtempfindlichkeit der Haut(!))

# 4. CHAKRA – HERZCHAKRA/ANAHATA-CHAKRA

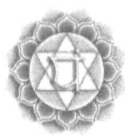 Das vierte Chakra befindet sich in der Mitte der Brust auf Höhe des Herzens und öffnet sich nach vorne. In positiv aktiviertem Zustand hat es die Farbe Grün, wenn der heilende Aspekt im Vordergrund steht, oder rosa, wenn die Liebe stark ausgeprägt ist. Es ist dem Element Luft zugeordnet und steht für Kontakt und Hingabe zum Du, Liebe, Harmonie, Schönheits- und Kunstsinn (Waage-Venus), Herzenswärme und Herzlichkeit (Löwe-Sonne).

Ist das vierte Chakra gereinigt und offen, sind wir in der Lage, uns und der Welt in Liebe zu begegnen. Das beginnt mit der vollkommenen Akzeptanz unserer selbst, unserer Gefühle, auch den negativen, unserem Verhalten und unseren Handlungsweisen. Wir erkennen und sind überzeugt, dass jedes Geschehen einen tieferen Sinn hat, auch wenn es schmerzhaft sein sollte und uns völlig unverständlich erscheint. Alles weist uns den Weg zur stimmigen Selbstentfaltung und Weiterentwicklung und ist in eine höhere Ordnung eingebettet, auf die wir vertrauen können. Dieses Vertrauen, auch und gerade in schwierigen Zeiten, und die Annahme dessen, was in und um uns ist, ist Zeichen eines gut aktivierten Herzchakras. Das Element Luft verweist darauf, dass es um Austausch und Begegnung geht. Je mehr wir in authentischem Einverständnis mit uns selbst sind, umso mehr können wir den anderen mit all seinen Facetten annehmen. Liebe kann fließen und heilt durch bedingungslose Akzeptanz. Jedes negative Gefühl, jede Wahrnehmung von Trennung und Verlust, jeder Schmerz verändert sich in dem Moment, in dem wir unsere Aufmerksamkeit darauf richten, es ehrlich benennen und ja dazu sagen, es also sein lassen, wie und was es ist. Echte, ernst gemeinte Akzeptanz wandelt jedes Gefühl und jede noch so negative Eigenschaft. Diese Wandlung und Transformation ist Folge der heilenden Kraft der Liebe, die annimmt und keine Bedingungen stellt, die in allen Wesen und Ereignissen die göttliche/kosmische Liebe und den göttlichen/kosmischen Willen erkennt und sicher weiß.

Menschen mit einem offenen Herzchakra verbreiten Wärme, Freundlichkeit und Harmonie und wecken diese Eigenschaften auch bei ihrem Umfeld. Man fühlt sich geborgen, sicher und aufgehoben, ohne etwas dafür tun und ableisten zu müssen - ein Segen vor allem in der heutigen Zeit. Ein Mensch mit offenem Herzen wendet sich ganz selbstverständlich seinen Mitmenschen zu, ist voller Anteilnahme und Mitgefühl und gleichzeitig voller Leichtigkeit. Er sucht nicht, will nicht, bindet nicht, kontrolliert nicht, hält nicht fest. Er ist einfach da und wertfrei im Fluss mit seinen Gefühlen, seinem ganzen Wesen und damit auch dem großen Ganzen.

Bei Überfunktion ist es möglich, dass man seinen Mitmenschen sehr viel Zuwendung entgegenbringt, was aber nicht aus seinem tiefsten Herzen kommt, sondern unbewusst eingesetzt wird, um andere an sich zu binden, sie unter Kontrolle zu haben und sie auf ewig zu Dankbarkeit zu bewegen. Man gibt mit viel Kraftaufwand, um etwas für sich zu erreichen und die Menschen vollkommen für sich einzunehmen, aber nicht aus einem absichtslosen Überfluss und echtem Empfinden heraus. Eine andere Art der Überfunktion kann sich darin zeigen, dass man nur gibt und nichts annehmen kann und will aus Angst, weich zu werden und in dieser empfänglichen Haltung verletzt werden zu können. In beiden Fällen ist kein wirklicher Kontakt zu seinem Herzen und seiner Liebe vorhanden. Es wird einfach im Austausch mit anderen so agiert, als ob Liebe da ist, aber es ist ein aktiver Willensakt und kein Fluss in Empfänglichkeit, als Kanal für echtes Gefühl.

Bei Unterfunktion hat man sich als Selbstschutz vor weiteren Verletzungen und aus einer Überempfindlichkeit gegenüber Ablehnung völlig von einem tiefen Austausch zurückgezogen. Entweder man traut sich ab und zu doch etwas nach außen, um dann schnell durch ein falsches Wort oder einen falschen Blick, die vielleicht gar nicht böse gemeint waren, wieder seine Bestätigung zu finden, dass es draußen ohnehin nur Ablehnung und Verletzung gibt. Oder man hat sich schon vollständig von jedem Liebeskontakt zurückgezogen, lebt emotional völlig abgeschirmt und zeigt bestenfalls noch freundliche Worte für jedermann, ohne Nähe zuzulassen. Dieser Rückzug verstärkt und zementiert irgendwann die Sicht des Mangels und führt zu immer größerer emotionaler Verhärtung bis hin zur Verbitterung.

Dem Herzchakra zugeordnet ist die Thymusdrüse, die eine wichtige Rolle für das Funktionieren des Immunsystems hat.

# ARBEIT MIT DEM 4. CHAKRA

Farbe: smaragdgrün und rosa
Vokal: a
Mantra: Yam

Edelsteine: alle lichtgrünen (Smaragd, Jade) und rosafarbenen Steine (z.B. Rhodochrosit und vor allem Rhodonit zur Heilung von emotionalen Verletzungen, Kunzit zur Erweckung innerer Freude und Öffnung für die göttliche Liebe).

Ätherisches Öl: Rose

Musik: meditative oder klassische Musik, bei der man sich im Herzen angesprochen und berührt fühlt.

Allgemein: Für den ersten Schritt die Farbe Grün, also ein bewusster, rezeptiver Aufenthalt in der Natur. Daneben sich auch mit der Farbe rosa umgeben, z.B. in der Oberbekleidung, in der Wohnung, Bettwäsche, Blumen, insbesondere Rosen.

Bei Überfunktion: Die Farbe smaragdgrün zur Reinigung. Heilender Herz-Laut von Mantak Chia (Buch: "Tao Yoga des Heilens", S. 77-79): Entspannt und aufrecht auf einem Stuhl sitzen, die Hände mit den Handflächen nach oben auf den Oberschenkeln liegen haben, sein Herz spüren. Beim Einatmen die Arme rechts und links zur Seite strecken, mit den Handflächen nach oben, und dann die Arme nach oben bis über den Kopf bringen. Mit den Augen der Bewegung der Arme nach oben folgen. Über dem Kopf die Hände ineinander falten und die Handflächen nach oben drehen. Die Arme noch ein Stück nach oben ziehen und dann den linken Arm mit der linken Hand etwas stärker nach oben ziehen, so dass etwas Zug in der Herzregion entsteht. Der Blick ist immer noch nach oben zu den Händen gerichtet. Beim Ausatmen den Mund leicht öffnen, die Lippen runden zu einem O, und dabei den Laut HAAA sanft ausströmen. Dabei stellt man sich vor, dass aller Herzschmerz, Hitze, Ungeduld, Arroganz und Hektik ausgeatmet wird. Dann die Armen langsam seitlich nach unten führen, mit den Handflächen nach unten und die Handrücken wieder auf die Oberschenkel legen. Mit geschlossenen Augen stellt man sich jetzt vor, dass eine leuchtend rosarote Farbe ins Herz einströmt und mit ihr Liebe, Freude und Aufrichtigkeit. Die Übung wird 3-6 Mal wiederholt.

Bei Unterfunktion: Die Farbe hellgrün oder smaragdgrün zur Reinigung und dann rosa zur weiteren Öffnung, Aktivierung und um den neu gewonnenen Fluss der Liebe auch nach außen zu bringen und zu verströmen. Entsprechend smaragdgrüner und rosa Aura-Soma-Pomander.

Atemübung: Beim Einatmen: "Ich" still sagen, beim Ausatmen: "liebe". Dabei kann man sich beim Einatmen auch vorstellen, dass man die Energie vom 1. Chakra hochatmet ins Herz und sie bei Ausatmen nach außen verströmt.

Auch hier: Heilender Herzlaut von Mantak Chia

## 5. CHAKRA – HALSCHAKRA/VISHUDDHA-CHAKRA

 Das fünfte Chakra befindet sich zwischen der Halsgrube und dem Kehlkopf auf Höhe der Halswirbelsäule und öffnet sich nach vorne. In positiv aktiviertem Zustand hat es die Farbe hellblau. Es ist dem Element Äther zugeordnet und ist in erster Linie das Zentrum für Kommunikation, die Aufnahme und Weitergabe von Wissen, die Gestik und den sprachlichen Selbstausdruck (Zwillinge-Merkur). In zweiter Linie steht es für die Wahrnehmung von Raum, Revier und Besitz sowie das Erfahren von Sinnlichkeit (erotisch und kulinarisch) (Stier-Venus, im Nackenbereich).

Ist das fünfte Chakra gereinigt und offen, können die Worte frei fließen und wir bringen unser Wissen, unsere Gedanken und Gefühle, unterstützt durch Gestik und Mimik authentisch zum Ausdruck. Das kann durch Sprache, Weinen, Lachen und Töne aller Art geschehen. Die Botschaften unseres ganzen Wesens, also aller Chakren werden nach außen gebracht und vermittelt. Dabei stellt die Halsregion die Brücke zwischen Kopf (Denken, Inspiration und Intuition (Stirnchakra)) und Rumpf (Fühlen, Individualität, Schöpferkraft, Empfänglichkeit, Kreativität, Aktivität, Sexualität, Erdverbundenheit und Bezug zu Materie und Körper) dar. In diesem Chakra kommen alle inneren Impulse zusammen, die wir artikulieren wollen, um Kontakt aufzunehmen und uns auszutauschen. Das Element Äther ist dabei der energetische Trägerstoff, um Gedanken, Gefühle und Informationen zu vermitteln.

Im Halschakra findet gleichzeitig der erste Schritt zum Abstand zu uns selbst, zu unseren physischen Bedürfnissen und Belangen und unserer emotionalen Befindlichkeit statt. Wir bringen unser Wesen zum Ausdruck und nehmen gleichzeitig bewusst wahr, was in uns vorgeht. Wir stehen in Kontakt zum Mentalkörper auf der Ebene des Intellekts. Der echte geistige Abstand als unbeteiligter innerer Zeuge unserer selbst wie auch die Öffnung für Inspiration und Intuition findet erst im Stirnchakra statt. Das Ergebnis dieses Geschehens wird dann über das Halschakra in eine Form gebracht. Es wird in Worten ausformuliert und damit der Außenwelt zugänglich gemacht.

Der Kehlkopf ermöglicht diese Wort-, Laut- und Tonbildung auf der körperlichen Ebene. Sind das Chakra und damit auch der Stimmapparat energetisch geöffnet, können wir uns vielseitig, in unterschiedlichen Höhen- und Tonlagen, Lautstärken und Betonungen sprachlich immer genauer und stimmiger, immer individueller ausdrücken. Wir sind offen für die Worte der anderen und sprechen selbst aus unserem innersten Wesen heraus.

Der Nacken, die Halswirbelsäule, wo das fünfte Chakra seinen Ursprung hat, ist dem Stier zugeordnet, so dass in dieser Region auch das Thema Genuss und Sinnlichkeit und der Bezug zu Materie und Geld angesprochen wird. Entweder wir vertrauen auf den Überfluss der Existenz und wissen tief innen, dass wir nur bereit sein müssen, ihn anzunehmen, oder wir haben Ängste in Bezug auf die Möglichkeit und Fähigkeit, materiell zu überleben. Falls letzteres dauerhaft vorherrscht, empfiehlt sich neben den feinstofflichen Methoden z.B. auch eine systemische Betrachtung des Problems. Dabei kann man herausfinden, ob wir mit unserem Leben in ständigem Mangel oder in Existenzangst einer Person in der Ahnenschaft oder dem ganzen Clan unbewusst die Treue halten. Hier ist eine Ablösung in Respekt vor der Lebensweise der Vorfahren möglich, um freier den eigenen Weg wählen und gestalten zu können.

Bei Überfunktion redet man viel, gestikuliert emsig und ist die ganze Zeit in Kontakt und Austausch mit seinen Mitmenschen. Bei näherem Hinsehen fehlen aber die Tiefe, das Gefühl und die Echtheit. Die Wortschwälle geben nicht viel preis vom inneren Empfinden und wirklichen Denken. Entweder fehlt der Kontakt zur eigenen Person und man möchte sein Inneres auch gar nicht erst kennen, da es viel zu viel Zündstoff an Konfrontation, unerfüllten Wünschen, Ängsten und Verletzungen in sich birgt. Oder man spürt sein Inneres, aber möchte es auf keinen Fall nach außen zeigen. Die vielen Worte sind nur Kompensation dafür, dass man gar nichts zu sagen hat oder haben möchte. Dahinter steckt tiefes Leid und Angst. Vielleicht ist man verlacht oder abgewiesen worden, als man seine Gefühle und Gedanken zum Ausdruck gebracht hat. Oder man ist in einem Umfeld groß geworden, in dem so viel Unruhe, negative Gefühle und andere bedrohliche Energien herrschten, dass die scheinbare Leichtigkeit und Quirligkeit die einzige Möglichkeit blieben, um zu überleben. Keiner war da, der sich wirklich für einen interessierte. Im Erwachsenenalter kann dieses Verhalten als überholt erkannt und den heutigen Verhältnissen gemäß aktualisiert werden.

Auch ein schwaches Selbstbild kann dazu führen, sich immer stark und unschlagbar zeigen zu müssen, in diesem Fall durch markige Worte, Streitlust und das Verschweigen der wirklichen Bedürfnisse und inneren Anliegen. Diese sacken entsprechend ins Unterbewusstsein und werden nicht mehr wahrgenommen, geschweige denn artikuliert.

Ein weiterer Ausdruck der Überfunktion ist der manipulative bis magische Missbrauch von Worten.

Bei Unterfunktion ist die Stimme leise, unauffällig, gleichtönig und schwach ausgebildet. Die Hintergründe dafür sind ähnlich: Mangel an Selbstwert, Angst vor Konfrontationen und Verletzungen, Angst, etwas Falsches zu sagen und deshalb abgewiesen oder ausgeschlossen zu werden.

Es fehlt in beiden Fällen auch die Brücke zwischen dem Kopf und den Energien des Rumpfes. Es ist wenig Zugang zur Intuition und den Eingaben des Höheren Selbst (Kopf), wie auch zur Gefühlswelt, zu den individuellen kreativen Kräften und zur sexuellen Vitalität (Rumpf). Es bleibt die rein intellektuelle, sachliche Ebene, die immer mehr von den Impulsen der Inspiration und der authentischen Persönlichkeit abgeschnitten wird und die sich nach außen artikuliert, ohne von innen heraus gespeist zu werden.

Dem Halschakra wird die Schilddrüse zugeordnet, die vorwiegend für den Energiehaushalt, die Geschwindigkeit und Art und Weise des Stoffwechsels, also der Umsetzung der aufgenommenen Energie zuständig ist.


ARBEIT MIT DEM 5. CHAKRA

Farbe: hellblau
Vokal: e
Mantra: Ham

Edelsteine: Aquamarin, Chalcedon

Ätherische Öle: Eukalyptus, Salbei

Musik: Musik mit Gesang, vor allem geistliche Musik, Kirchenkonzerte, Obertonmusik.

Allgemein: Atemübungen, Atemmeditationen. Mantren.

Eigentlich eine Übung für den Lungenmeridian, aber zur Reinigung von Trauer, Negativität und zur Öffnung des Atemapparates: Heilender Lungenlaut von Mantak Chia („Tao Yoga des Heilens"):

Bei Überfunktion: Stimme bewusst kanalisieren und ordnen, z.B. Sprachgestaltungsunterricht. Durch tiefes, bewusstes Atmen vorm Sprechen zuerst Kontakt mit dem Inneren herstellen und Ruhe einkehren lassen, bevor man redet.
Mantren singen, um den Überschuss meditativ und heilsam zu kanalisieren.
Zuerst für sich selbst bewusster und klarer werden, wie die eigene Meinung ist und was man eigentlich empfindet, z.B. durch regelmäßiges Tagebuchschreiben, um später auch damit nach außen zu gehen.

Bei Unterfunktion: Die Farbe hellblau, z.B. durch entsprechende Kleidung am Hals, und vor allem durch die Aufnahme des Blau des Himmels. Saphirblauer Aura-Soma-Pomander.
Auch hier, aber zur Öffnung: Sprachgestaltungsunterricht, Singen, Summen, Mantren singen oder sprechen.

# 6. CHAKRA – STIRNCHAKRA/DRITTES AUGE/AJNA-CHAKRA

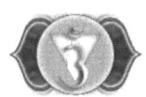 Das sechste Chakra befindet sich zwischen den Augenbrauen ein Fingerbreit über der Nasenwurzel. Es öffnet sich nach vorne. In positiv aktiviertem Zustand hat es die Farbe indigoblau. Es ist wie das siebte Chakra keinem Element mehr zuzuordnen, sondern jenseits aller Verdichtung. Es ist insgesamt jenseits, denn es steht für den absoluten Abstand zum gesamten Geschehen im Menschen. Es steht über den Dingen, betrachtet diese aus der Vogelperspektive heraus und ist stiller, unbeteiligter innerer Beobachter (Wassermann-Uranus). Zudem ist es Eingangspforte für Inspiration und Geistesblitze (Wassermann-Uranus), für Intuition (Fische-Neptun) und das Gefühl der Erfüllung und Eingebundenheit in das Ganze, der Weisheit und Erkenntniskraft (Schütze-Jupiter). Auf niedrigerer Ebene ist es auch Ort des intellektuellen und rationalen Denkens (Farbe: gelb).

Ist das sechste Chakra gereinigt und geöffnet, entsteht Gelassenheit und Gleichmut. Wir verfangen uns nicht in den Befindlichkeiten der darunter liegenden Chakren, sondern atmen die frische Luft des Himmels, befinden uns praktisch über (unseren eigenen) Wolken. Das Stirnchakra schafft Bewusstheit über uns selbst und das Leben. Wir erkennen den tieferen Sinn hinter den Geschehnissen und vertrauen der Richtigkeit des Seins. Je mehr das Stirnchakra offen ist, umso weniger werden unsere Wahrnehmung und Entscheidungen von der emotionalen oder rein rationalen Ebene (weniger geöffnetes Stirnchakra) geprägt. Stattdessen entwickeln wir unsere Intuition, die Fähigkeit zu Klarheit, in der sich das Leben unkommentiert und unzensiert spiegeln kann und wir es so annehmen, wie es ist, ohne zu kämpfen und uns einzumischen. Das heißt nicht, dass wir nur passiv sind. Aber wir reiben uns nicht auf, wir unterscheiden nicht zwischen gut und schlecht. Die Dualität ist aufgehoben. Unsere Handlungen basieren auf klaren Entscheidungen, die uns selbst, aber auch die anderen und die Einbindung in das Ganze, in einen alles durchdringenden Sinn mit einbeziehen. Wir lassen uns von unserem höheren Selbst führen, den wahren Absichten unserer Seele, als individualisierter Teil des Ganzen.

Diese Darstellung scheint aus Sicht unseres Lebens in der westlichen Welt sehr hoch gegriffen und idealistisch. Es ist uns aber durchaus möglich, auch im emsigen Treiben des Alltags, das hierzulande einfach dazugehört und gelebt und ausgehalten werden muss, Ruhephasen einzulegen und seien es auch nur wenige Minuten zwischendurch. Es ist machbar, uns kurz auf das Stirnchakra zu konzentrieren, es mit blauem Licht zu füllen, tief durchzuatmen und es zuzulassen, die Welt und uns selbst mit anderen Augen (nämlich dem dritten) wahrzunehmen. Abstand und Relativität stellen sich ein. Vielleicht kommt uns auch eine Blitzidee als Erlösung und schnell stellt sich die verfahren erscheinende Situation aus einem völlig neuen Blickwinkel dar.

Es manifestiert sich in unserem Leben immer das, worauf wir geistig die größte Aufmerksamkeit richten. Das Stirnchakra bringt Bewusstheit in diese Tatsache und in die Freiheit und gleichzeitig Verantwortung, die darin liegt. Auch in die Notwendigkeit, alle Einflussfaktoren zu erkennen und einzubeziehen, wenn es um die Reflexion des Lebens geht, z.B. die systemische und karmische Prägung. Auch wenn es heute sehr effektive Methoden der Kurzzeittherapie gibt, will dennoch unser Wesen in seinem ganzen inneren Reichtum bewusst wahrgenommen und integriert werden.

Das dritte Auge ist die höchste bewusste Instanz und die geistige Schaltstelle, entsprechend der übergeordneten Drüse, der es zugeordnet ist, der Hypophyse (Hirnanhangsdrüse), die über alle anderen Drüsen und ihr Zusammenspiel im Körper das Regiment führt. Je mehr wir unser Stirnchakra mit Aufmerksamkeit und Übungen nähren und damit öffnen, umso mehr werden wir Meister über unser Leben und wandeln die unteren Chakren, indem wir sie mit Bewusstheit und Erkenntniskraft durchdringen. Umgekehrt brauchen wir die unteren Chakren und ihre Lebendigkeit, um unsere geistige Einsicht zum Wort und zur Tat werden zu lassen.

Eine Überfunktion der Bewusstwerdung und der ganzheitlichen Wahrnehmung gibt es nicht. Es könnte nur zu viel Energiearbeit in den oberen Chakren oder durch übertriebene Elevierung von Sexualenergie nach oben passieren, dass es zur Überhitzung in der Kopfregion kommt. Darin liegt in der heutigen Zeit sicher nicht das Problem. Überfunktion im Stirnchakra findet eher auf seiner tieferen Schwingung des intellektuellen, rationalen Denkens statt, nämlich wenn dieses die Oberhand gewinnt und wir unser Leben völlig verkopft angehen. Emotionale und körperliche Bedürfnisse und Signale werden überhört und zur Seite geschoben. Es regieren allein der Verstand und die Vernunft, was zu einer entsprechenden Einseitigkeit führt. Hintergrund mag die Angst vor der tief und unberechenbar wirkenden Gefühls- und Sexualwelt sein. Wahrscheinlicher sind jedoch die Heiligung des Leistungsstrebens und die Selbstdefinition darüber, ob man seinen übermenschlichen Ansprüchen gerecht wird. Hier tut regelmäßiger Rückzug aus dieser Welt gut, ggf. eine Stunde am Abend oder einen Sonntagnachmittag, um wieder klar zu sehen, Ruhe zu spüren oder mit kreativen Akten seinen Selbstwert so zu steigern, dass die überzogenen Ansprüche an sich selbst nicht mehr notwendig sind.

Überfunktion kann auch entstehen, wenn zu wenig Bodenhaftung besteht und die Welt allein aus der Sicht der Wolke am Himmel betrachtet wird. D.h. man ist offen für höhere Erkenntnisse, hat aber den Bezug zur Realität, die Bodenhaftung verloren und kann seine Ideen und Eingebungen nicht in eine Form bringen.

Unterfunktion des Stirnchakras bedeutet die Beschränkung auf das, was man sieht und anfassen kann. Es existiert nur das, was den materiellen, körperlichen und emotionalen Bedürfnissen gerecht wird und allein die unteren Chakren versorgt. Einsicht und Bewusstwerdung oder gar Spiritualität spielen keine Rolle und werden als nutzlose Hirngespinste abgewertet.

Wie man sieht, gibt es keine guten und schlechten oder bessere und schlechtere Chakren, sondern die Lösung liegt in der Ausgeglichenheit, der harmonischen Verknüpfung und Balance zwischen allen Lebensbereichen.


ARBEIT MIT DEM 6. CHAKRA

Farbe: indigoblau
Vokal: i
Mantra: Ksham

Edelsteine: Blauer Flourit und blauer Saphir (Inspiration), Lapislazuli (Klarheit, Weisheit, Intuition), Sodalith (Klarheit)

Ätherische Öle: Pfefferminze, Zitrusdüfte (geistige Leichtigkeit), Orange, Mandarine (Vertrauen, positive geistige Haltung)

Musik: Bach. Alles, was das Gefühl des Abstands und der Weite mit sich bringt. Sphärische Musik.

Allgemein: Ins Stirnchakra ein- und ausatmen, als Verstärkung: dunkelblaues Licht ins Stirnchakra ein- und ausatmen. Royalblauer Pomander auftragen. Sich auf das Stirnchakra auch im Alltag immer wieder konzentrieren, wenn man Abstand und mehr Gelassenheit wünscht.

Bei Überfunktion: Die Farbe indigoblau. Übungen zur Erdung (s. 1. Chakra) und um wieder in sein Gefühl zu kommen (s. 4. Chakra). Jede Form körperlicher Bewegung, um sich auf der physischen Ebene wieder zu spüren und "runterzukommen", auf die Erde und aus der Kopflastigkeit.

Bei Unterfunktion: Auch die Farbe indigoblau.   Royalblauer Aura-Soma-Pomander. Sich dem dunkelblauen Nachthimmel mit seinen blitzenden Sternen öffnen und hingeben.


## 7. CHAKRA – KRONENCHAKRA/SAHASRARA-CHAKRA

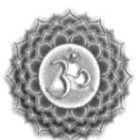 Das siebte Chakra befindet sich auf dem höchsten Punkt in der Mitte unseres Kopfes und öffnet sich nach oben. In positiv aktiviertem Zustand ist erscheint es in allen Regenbogenfarben, wobei violett die Hauptfarbe ist. Da im Kronenchakra alle Energien zusammenlaufen, kann es auch in Weiß, das alle Farben enthält, erscheinen. Auch Gold wird diesem Chakra zugeordnet, wenn der Schwerpunkt darin liegt, sich eingebettet im Ganzen zu fühlen und Sinn und tiefes Vertrauen zu empfinden (Schütze-Jupiter).

Die höchste Umsetzung des Chakras ist die vollkommene Hingabe und damit Selbstaufgabe im besten Sinne, nämlich die Auflösung der Trennung zwischen sich selbst als abgegrenzte Person und der Außenwelt (Fische-Neptun). Es besteht hier genauso wenig eine Grenze wie zwischen dem Tropfen Wasser im Meer und dem Meer selbst. Dennoch ist der Tropfen auch als Einzelteil vorhanden. Es passiert beides gleichzeitig: Wir sind immer eins mit dem Ganzen und in inkarniertem Zustand, also wenn wir "zu Fleisch geworden" sind, auch gleichzeitig eine zur Materie verdichtete, individuelle Form davon. Eine Trennung hat nie wirklich stattgefunden, das Göttliche oder Ganze hat sich nur sichtbar und greifbar manifestiert. Daher sind wir immer beides.

Das wahrzunehmen, während wir unsere individuelle Persönlichkeit für uns selbst, für die Gemeinschaft und die Welt entfalten, ist Aufgabe des Kronenchakras. Dort ist der Schnittpunkt, an dem wir uns der Ganzheit und Individualität gleichzeitig gewahr werden. Unser Wesen wird geistig und spirituell über diesen Eingang genährt, transformiert und weiterentwickelt. Das Göttliche findet hier Einlass und wirkt in unser gesamtes Wesen, in alle unteren Chakren und erhält damit Form. Gleichzeitig stärkt und festigt uns von unten über das erste Chakra die nährende Kraft der Erde.

Je mehr das Kronenchakra geöffnet ist, umso mehr kann diese höchste Energie die Frequenz der unteren Chakren erhöhen, ihre Umsetzung verfeinern und letzte Blockaden lösen.

Wie schon beim sechsten Chakra ist hier eine Gleichwertigkeit festzuhalten: das Göttliche ist jenseits der Dualität und damit "erleuchtet", das Irdische kann nur existieren durch die Energieversorgung aus der feinstofflichen Welt. Andererseits geschieht erst dann Leben, wenn das Göttliche in individuellen greifbaren Formen strahlen und zum Ausdruck kommen kann.

Je mehr das siebte Chakra offen ist, umso häufiger erfahren wir uns als eins mit dem Umfeld und strahlen Ruhe, Klarheit und authentische, selbst- und absichtslose Liebesenergie aus. Dabei können wir auch den Alltagsgeschäften nachkommen. Das ist kein Widerspruch, sondern verändert einfach unsere Wahrnehmung und Ausstrahlung. Innere und äußere Kämpfe verlieren an Bedeutung, denn wer soll mit wem kämpfen, wenn die Einheit erfasst wurde. Das bedeutet nicht, "immer nur freundlich zu sein", auch ein Dalai Lama wird mal wütend. Aber das ändert nicht das Bewusstsein der Ganzheit. Das findet zeitgleich statt. Und ganz wichtig, man klebt nicht an Emotionen und Erfahrungen, sondern befindet sich stets und total dort, wo das Leben und die Ganzheit nur stattfindet und nur gelebt werden kann: im hier und jetzt.

Wenn das Kronenchakra vollständig geöffnet ist, nimmt es nicht länger nur göttliche Energie auf, sondern sendet sie auch aus. Dabei öffnet sich der Blütenkelch aus fast 1000 Lotusblättern nach außen und erstrahlt in einer Krone reinen Lichts über dem Kopf.

Eine Überfunktion des Kronenchakras ist nicht möglich.

Bei Unterfunktion fühlt man sich als getrenntes Wesen, als Einzelkämpfer im Leben. Es fehlt die Erfahrung, in eine höhere Ordnung und Sinnhaftigkeit eingebunden und von einer höheren, überpersönlichen Quelle versorgt zu sein. Das macht immer wieder Angst und unsicher. Existenz- und Todesangst sind klare Abbilder eines nicht oder nur wenig geöffneten siebten Chakras. Wir wissen nicht, wo wir herkommen, wohin wir zurückgehen werden, ohne jemals wirklich davon getrennt gewesen zu sein. Es ist bei Unterfunktion nicht möglich, das Ewige im dem begrenzten Leben hier auf der Erde wahrzunehmen und sich davon vertrauensvoll tragen zu lassen.

## ARBEIT MIT DEM 7. CHAKRA

Farbe: violett
Vokal: m
Mantra: Om

Edelsteine: violette Steine, besonders wenn sie durchscheinend sind wie der Amethyst. Klare Steine wie der Bergkristall.

Ätherisches Öl: Weihrauch

Bei Unterfunktion und zur Harmonisierung: Die Farbe violett. Violettfarbiger Aura-Soma-Pomander. Jede Form der Meditation, besonders stille Meditationen wie Zazen und Kontemplation (christliche Form)

Literaturempfehlung beim Wunsch nach Vertiefung der Chakrenarbeit: Shalila Sharamon und Bodo J. Baginski: Das Chakra-Handbuch

Weitere Empfehlung zur Energiearbeit, besonders mit Hilfe der "Heilenden Laute": Mantak Chia: Tao Yoa des Heilens

# 5. DIE 12 ASTROLOGISCHEN GRUNDENERGIEN

## WIDDER – MARS – 1. HAUS

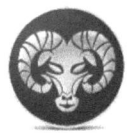 Der Tierkreis beginnt mit dem Widder als Symbol für Neuanfang und Initiative. Er gehört zu den Feuerzeichen und steht für die Urkraft, die noch nicht in bestimmte Bahnen gelenkt ist. Sie prescht ohne Rücksicht auf Verluste nach vorne und möchte sich um jeden Preis durchsetzen. Der ihm zugeordnete Planet ist der Mars, benannt nach dem römischen Kriegsgott. Mars kämpft schon allein um des Kämpfens willen, um seine Kräfte zu messen, ein Ventil für seinen hohen Energiepegel zu haben, die Konkurrenz auszustechen und als Erster durchs Ziel zu stürmen. Er kennt keine Angst und ist ständig auf der Suche nach Risiko und Herausforderungen. Er symbolisiert den zündenden Funken, aus dem Neues entsteht, das vor allem Mut und Tatkraft abverlangt.

Mars und seine Pendants, also das Tierkreiszeichen Widder und im Horoskopkreis das 1. Haus, haben außerdem einen Bezug zum Körper, zur Lust an Bewegung und Schweiß treibenden Aktivitäten, sei es nun körperliche Arbeit, Sex oder Sport. Auch die männliche Seite (in Mann und Frau) wird durch Mars (und die Sonne) repräsentiert.

Mars wird in dieser ursprünglichen Kraft aber meist durch andere Planetenkräfte mit gefärbt und damit verändert, je nachdem wo er im Horoskop steht und mit welchen Planeten er verbunden ist. Das kann heißen, dass er auf den Boden der Realität gebracht wird (Einflüsse durch Erde), dass er vergeistigt wird bzw. sich über Geist, Begegnung und Sprache kanalisiert (Luft) oder dass er mit der Gefühlswelt verbunden wird und damit viel an Sprühkraft verliert und an Empfindsamkeit dazu gewinnt (Wasser).

Die körperliche Zuordnung sind der Kopf, das Adrenalin, die Bewegungsmuskulatur, Penis und Klitoris; auch Zähne und Fingernägel im Sinne von Aggression sowie die Abwehrkräfte. Typische Mars-Erkrankungen sind neben der Erkrankung der benannten Körperregionen Entzündungen jeder Art, Fieber und blutige Verletzungen.

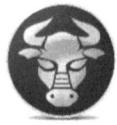 Der Stier schiebt im Gegensatz zum Widder gerne eine ruhige Kugel. Er bevorzugt die Gemütlichkeit und gehört zu den Erdzeichen. Am liebsten ist er mit der Anhäufung von greifbaren, materiellen Gütern beschäftigt und verschafft sich damit erkennbare Sicherheit. Ein eigenes Haus mit einem Zaun darum als Zeichen der Abgrenzung seines Reviers und eine beachtliche Summe an Festgeldanlagen sind das Mindeste für ihn, um sich auf das geliebte Ruhekissen niederlassen zu können. Er ist nicht gerade der Schnellste und reagiert mit großer Abneigung gegenüber Veränderungen. Alles Unberechenbare und was nicht sicher kalkuliert werden kann, geht ihm gegen den Strich und stört unangenehm seine sonst so ausgeprägte Gemütsruhe. Viel lieber badet er in seinen Golddukaten oder widmet sich seinem weiteren Steckenpferd: dem Essen oder besser noch dem Schlemmen von köstlichsten Speisen und Getränken. Er ist Feinschmecker und immer durch einen guten Rotwein aus seiner warmen Ofenecke zu locken.

Der Stier steht für ein hohes Maß an Sinnlichkeit, im kulinarischen wie im körperlich-sexuellen Bereich. Er kostet das Leben aus und verfügt dafür gerne über das nötige Kleingeld. Wenn er sich aufmuntern möchte, geht er einkaufen oder zählt wie Dagobert Duck seine finanziellen Vorräte zusammen. Dann geht es ihm doch gleich viel besser. Oder er schließt noch ein oder zwei weitere Versicherungen ab - eine weitere Leidenschaft, um sich gut und versorgt zu fühlen.

Der Stier steht für eine tiefe Verbundenheit zur Natur und ist sehr bodenständig. Er hat sehr viel Wärme und verwöhnt gerne Menschen, die ihm wichtig sind, bevorzugt durch das, was ihm auch selbst sehr am Herzen liegt: gutes Essen und materielle Güter.

In Verbindung mit Feuer im Horoskop erhält er mehr Antrieb und Dynamik, um seine Ziele zu erreichen.

Luft macht ihn leichter und verschiebt seinen Sammlerdrang in Richtung geistige Werte und Austauschpartner.

Ist die Stierkraft mit Wasser verbunden, kommen Gefühle und Empfänglichkeit dazu, auch die Fähigkeit, zu fließen, was sich besonders dann positiv auswirkt, wenn ein Bollwerk an Sicherheiten entstanden ist, das eher erdrückt und starr macht, als glücklich. Das Besitzstreben ist dann auf emotionale Bindungen ausgerichtet.

Bei Stier und Erde werden das Trägheitsmoment und die Sicherheitsorientierung erwartungsgemäß noch potenziert.

Auf der Körperebene entspricht Stier dem Nacken bzw. der ganzen Halsregion. Typische Erkrankungen sind in diesem Bereich zu finden oder Zeichen von geizigem Festhalten (Stauungen, Fettansammlungen).


## ZWILLINGE – MERKUR – 3. HAUS

 Zwillinge ist das erste Luftzeichen und steht für Leichtigkeit, Austausch und Wissen. Der Zwillinge-Merkur ist entsprechend neugierig und liebt jede Form von Kommunikation. Dabei ist er in der Lage, beide Seiten der Medaille zu sehen und ins Gespräch einzubringen, verhält sich also neutral und objektiv. Er hält nicht viel von tiefschürfenden Gesprächen, Emotionalität oder das Einbringen ganz persönlicher Sichtweisen. Er zieht es vor, die Dinge von allen Seiten zu betrachten, ohne sich festzulegen, und hüpft dann weiter zum nächsten Thema. Schwere und Tiefgang überlässt er gerne anderen. Dafür gibt es viel zu viele Themen, Ideen, Interessen und Menschen, denen er sich widmen kann, um noch mehr zu erfahren, zu wissen und sich austauschen zu können. Die Leichtigkeit des Seins ohne Bindungen, Gefühle, Bewertungen, ohne jede Einmischung oder gar eigenen Standpunkt.

Merkur fühlt sich überall zu Hause, wo er sich geistig frei bewegen kann, Neues erfährt und etwas dazulernt. Zu ihm gehören überfüllte Bücheregale, Flatrates auf allen Telefonen und Computern und viele angefangene Studienobjekte, die zugunsten neuem und noch interessanter erscheinendem Lesestoff auf die Seite gelegt wurden. Was es alles gibt auf der Welt!

Zwillinge-Merkur kann stundenlang am Stück telefonieren und reden und reden, auch wenn dem Gegenüber schon das Ohr glüht. Es fällt ihm immer wieder etwas ein, was er in ausschweifender Weise zum Besten geben kann ("und was ich schon immer mal sagen wollte...."). Wenn sein Gesprächspartner spannend genug berichtet - falls er mal zu Wort kommt -, kann er auch zuhören und dazu beitragen, dass die Sachlage nicht einseitig betrachtet wird, da er alle fehlenden Blickwinkel ergänzt und das gesamte Kaleidoskop möglicher Betrachtungsweisen zusammentragen wird.

Zwillinge-Merkur in Verbindung mit Feuer lässt ihn dieses beim Reden speien und heizt zu Streitgesprächen oder völlig neuen Kommunikationsmitteln und -weisen an.

Erde bringt ihn auf den Boden und lässt ihn klare Entscheidungen fällen sowie klare Worte in eine griffige Form bringen. Man kann sich auf seine Aussagen verlassen.

Wasser verleiht seiner Sprache und seinem Denken Gefühl und Einfühlungsvermögen. Die Worte sind durch seine Empfindungen, seine innersten Regungen gefärbt und nicht mehr so rein sachlich und neutral.

Zwillinge-Merkur mit Luft potenziert den Wunsch nach Wissen, geistiger Beweglichkeit und Kommunikation auf allen Kanälen.

Die körperliche Entsprechung sind das Atmungssystem, die Sprechorgane und Arme und Hände (Gestik!). Typische Erkrankungen betreffen diese Körperregionen.


## KREBS – MOND – 4. HAUS

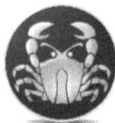 Mit dem Krebs treten wir in die innerste Gefühlswelt ein. Der Mond steht einerseits für Empfindsamkeit und Empfänglichkeit und anderseits für die Fähigkeit, sich fürsorglich um andere zu kümmern. Gefühle fließen, sind in stetem Wandel, und so ist auch der Krebs. Er ist mit seinen Emotionen identifiziert. Entsprechend ändern sich seine Stimmungen. Aufgrund seiner Sensibilität braucht er Schutz und einen Ort des Rückzugs, um sich von den Anforderungen der rauen Außenwelt und des Alltags erholen zu können. Deshalb ist ihm sein Zuhause und ein Umfeld von vertrauten Menschen, am besten seine Art der Familie, sehr wichtig. Er hat einen engen Bezug zu Kindern. Entweder er hat selbst welche oder er arbeitet mit ihnen (Lehrer, Erzieher, Kindergarten, soziale Einrichtungen usw.). Seine Verbindung zur Innenwelt und zu Gefühlen kann er auch als Psychotherapeut zum Beruf machen. Wichtig ist ihm viel emotionale Verbundenheit und innere Beteiligung in allem, was er tut.

Sein inneres Kind braucht besonders viel Aufmerksamkeit, sicheren Schutz und eine verlässliche "Spielecke" in seinem Leben. Seinem Bedürfnis, andere liebevoll zu umsorgen, kann er am besten nachgehen, wenn er sich auch selbst genug seelische Nahrung zukommen lässt.

Der Mond in uns braucht und schenkt Nähe, Geborgenheit, Wärme, Entspannung. Man braucht nichts zu tun, zu beweisen, auf die Beine zu stellen. Man kann einfach nur sein. Das wird immens verstärkt, wenn der Mond in seiner Position im Horoskop mit Wasser verbunden ist.

Mond in Verbindung mit der Erde, bringt Struktur und Vernunft ins Gefühlsleben ein.

Feuer und Mond schaffen Aktivität und Kreativität aus dem Bauch heraus.

Luftige Mondenergie hat mehr Abstand zu den Gefühlen, braucht mehr Distanz und beschäftigt sich eher von der geistigen Seite her mit der Innenwelt. Körperliche Entsprechungen sind der Magen, die Brust und die weiblichen Geschlechtsorgane. Typische Erkrankungen finden sich in diesen Organen.

## LÖWE – SONNE – 5. HAUS

 Nachdem im Krebs die Innenwelt durchdrungen und erfahren worden ist, steigt das Selbst voller Kraft auf und will sich in seiner Einzigartigkeit präsentieren. Löwe steht deshalb für jede Form des kreativen Akts, der die besonderen Qualitäten und Fähigkeiten seiner Individualität zur Schau stellt. Löwe will in seiner ganzen Pracht gesehen und mit Lorbeeren überschüttet werden. Er versteht es, zu organisieren, zu managen und die Führung zu übernehmen. Er ist der Herrscher im Tierkreis und braucht die Umsetzung seiner einmaligen Potenziale, um sich ein gesundes Selbstbewusstsein aufbauen zu können.

Die Sonne ist Symbol für Lebenskraft und Vitalität. Diese werden umso mehr gestärkt, je besser man seine Individualität kennt und einen besonderen Kanal für sie findet. Das können künstlerische Werke, Kinder, ein Unternehmen, jede andere Form der selbständigen Tätigkeit, ein eigenwilliger Führungsstil und allgemein die Gestaltung seines Lebens sein. Während Krebs für das kindliche Empfinden und Empfänglichkeit steht, bedeutet Löwe kindlicher Spieltrieb, der etwas tun, bauen, basteln, konstruieren und vor allem lautstark im Mittelpunkt stehen möchte mit seinen Werken, die er voller Stolz herumzeigt. Löwe ist auch das väterlich-männliche Prinzip, das etwas erschafft, Kinder zeugt oder anderes aus sich hervorbringt, um es als Denkmal seiner selbst der Nachwelt zu hinterlassen.

Die Sonne in einem Erdzeichen oder anderer Erdbetonung wird von der Vernunft und dem Sinn für Realität und Machbarkeit eingeholt und kann ihr Potenzial nur im Rahmen der Bodenständigkeit umsetzen. Ihre Werke sind greifbar, nützlich, materiell, schaffen Sicherheit und Stabilität und haben eine verlässliche Form. Zu viel Erde würgt jedoch auch ab und kann die lodernde Flamme des Ichs in einem rigiden, engen Panzer einsperren.

Durch Wasser wird die Flamme abgedämpft und im schlimmsten Fall fast zum

Erlöschen gebracht. Die Egokräfte, Individualität und Vitalität werden an den Gefühlen und Empfindungen ausgerichtet und die Werke werden aus dem Bauch heraus (Krebs), mit unglaublicher Intensität (Skorpion) oder im absichtslosen Fluss mit dem Leben (Fische) geboren.

Luft facht das Sonnen-Feuer noch mehr an, kann es aber durch zu viel geistige Neutralität und geistigen Abstand auch immer kleiner werden lassen. Wie überall gibt es auch hier keine guten und schlechten Kombinationen, sondern immer nur die Herausforderung, sie bestmöglich umzusetzen.

Steht die Sonne in Verbindung mit Feuer wird ihr Drang zu handeln, zu organisieren und Königin zu sein noch entsprechend verstärkt.

Auf körperlicher Ebene steht die Sonne für das Herz, den Kreislauf, das Blut, die Zeugungskraft und die Lebenskraft ganz allgemein.


## JUNGFRAU – MERKUR – 6. HAUS

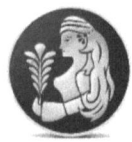 Nach der stolzen und selbstbewussten Präsentation mit Hilfe der Sonne folgt nun die an der Vernunft und den Notwendigkeiten des Alltags orientierte Jungfrau, ein Erdzeichen. Der Jungfrau-Merkur (Merkur ist den Zwillingen und der Jungfrau zugeordnet) misst die Ereignisse des Lebens und die eigene Persönlichkeit an deren Nützlichkeit und praktischen Anwendbarkeit. Alltagstauglichkeit wird groß geschrieben.

Daneben steht die Arbeit im Mittelpunkt der Jungfrau-Energie. Es ist ihr wichtig, perfekt zu funktionieren und ihre Aufgaben gewissenhaft und sorgfältig zu erledigen. Die Aufmerksamkeit für jede noch so kleine Kleinigkeit, die penible Seite des Jungfrau-Merkurs, kann dazu führen, dass man den Wald vor lauter Bäumen nicht mehr sieht, jeden Gesamtüberblick verliert und sich völlig verzettelt. Vorteil davon ist die Fähigkeit zu Feinarbeit und genauester Analyse (der geborene Chemielaborant).

Jungfrauen sind vorsichtig, ziehen stets den Supergau in Betracht und wollen dafür gerüstet sein. Das bezieht sich auch auf ihre Gesundheit: angefangen bei einer gesundheitsbewussten Lebensführung über den Gesundheitsapostel bis hin zum Hypochonder. Wichtig ist dabei das Verdauungssystem, d.h. die Nahrung und die Geschehnisse des Lebens, alles was aufgenommen wird, optimal zu zerkleinern, zu zerlegen, zu verdauen und auf geistig-seelischer Ebene zu verarbeiten.

Neben dem Bezug zum Gesundheitswesen, bevorzugt zu der beweisbaren Schulmedizin, aber auch den Erkenntnissen aus Salutogenese und Psychosomatik, besteht ein starkes Reinigungsbedürfnis auf allen Ebenen: körperlich (Waschen, Sauna, Fasten), geistig (Meditations- und Atemübungen) und seelisch (Psychohygiene). Innere und äußere Aufgeräumtheit steigern stark das Wohlbefinden. Als Endziel könnte ein absolutes (perfektes!) Gewahrsein in jedem Moment anvisiert werden, gereinigt von Vergangenheit und Zukunft.

Jungfrau-Merkur mit zusätzlicher Erd-Energie wird noch mehr an das Greifbare und Alltagstaugliche gebunden. Zweckorientierung und Ordnungssinn werden verstärkt und prägen die Lebensweise.

Jungfrau-Merkur in Verbindung mit Wasser lässt Subjektivität und Gefühl mitschwingen und die Emotionalität hat großen Einfluss auf die gesundheitliche Befindlichkeit. Die Vernunft wird erweicht und sie öffnet ihr Herz für Empfindungen (Krebs), intensive Wandlungsvorgänge (Skorpion) oder den Fluss mit dem, was ist, ohne es zu werten und mit jungfräulicher Strenge immer einsortieren zu wollen (Fische).

In Verbindung mit der Luft kommt Leichtigkeit und Abstand in das Verhaftetsein in Einzelheiten, den Perfektionismus und den Hang zum Workaholismus, oder der Arbeitsdrang wird in geistige Aufgaben gesteckt.

Durch Feuer wird Jungfrau-Merkur aus seiner reinen Vernunft geholt und zu Tatkraft, Kreativität, Weite und Optimismus angeregt.

Auf körperlicher Ebene entspricht Jungfrau dem Verdauungssystem (Darm, Verdauungssäfte aus Pankreas und Galle) und den entsprechenden Erkrankungen. Auch besteht ein besonders enger Zusammenhang zwischen seelischem Befinden und der Entstehung von Beschwerden und Krankheiten.


## WAAGE – VENUS – 7. HAUS

 Nachdem der Mensch sich als Individuum wahrgenommen und entfaltet hat und wieder auf dem Boden der Vernunft und Alltagstauglichkeit gelandet ist, geht er als nächstes nach außen, um Beziehungen aufzubauen. Er begibt sich in die Gefilde der Waage-Venus und sucht nach Begegnung, Liebe und Gemeinsamkeit. Waage ist der Gegenpol zum Widder, so dass hier die dynamische Selbstdurchsetzung hinter dem Wunsch nach

Partnerschaft, Ausgleich und Harmonie zurücksteht.

Der Aufbau einer Beziehung verlangt Kompromissbereitschaft und das Eingehen auf den anderen, auf seine Bedürfnisse. Liebe heißt, dem anderen die Wünsche von den Augen abzulesen und immer für ihn da zu sein. Vorteil: der Mensch lernt, über seinen Tellerrand hinauszublicken und den Partner in seine Lebensgestaltung mit einzubeziehen. Möglicher Nachteil: er vergisst, wer er selbst ist, und verlernt, eigene Entscheidungen zu treffen und klar Stellung zu beziehen. Das macht ihn unentschlossen, vor allem weil er es jedem Recht machen möchte und keinen verletzen oder vor den Kopf stoßen will. Also pendelt er hin und her und macht oft genug keine Anstalten, ausgependelt zu sein und zu einem handfesten Schluss zu kommen.

Seine Stärke liegt darin, Ausgleich zu schaffen, Frieden zu stiften und diplomatisch zu vermitteln. Seine Spezialität ist die Schaffung einer Win-Win-Lösung, von der jeder der Beteiligten etwas hat. Der geborene Mediator im Rechtswesen oder gerade in Partnerschaftsangelegenheiten. Die Waage-Venus hat Geschmack, einen ausgeprägten Schönheitssinn und einen engen Bezug zu den schönen Künsten. Attraktivität hat viel mit Harmonie und Schönheit auf allen Ebenen zu tun. Alles ist im Gleichgewicht, ausgewogen und leicht. Waage ist ein Luftzeichen: Leichtigkeit in der Begegnung und im Austausch von Liebe.

Die Verschiedenartigkeit, wie Beziehungen geführt werden, rührt dann von den anderen Energien her, die mit der Waage-Venus im Horoskop in Verbindung stehen. Besonders schwierig wird es, wenn gegensätzliche Kräfte wirken, wie einerseits das Bedürfnis nach der goldenen Hochzeit auch nach schwierigen Zeiten und dem Drang nach Freiheit und Spontaneität auf der anderen Seite. Meist schlägt man sich dann auf die Seite, die eher der eigenen Gesamtpersönlichkeit entspricht, und projiziert die gegensätzliche Seite auf den Partner, bei dem man sie mit aller Kraft bekämpft. Sinn der Kenntnis seines Horoskops ist, diesen Vorgang zu erkennen, beide Seiten als zu sich gehörend wahrzunehmen, den ausgestoßenen Anteil wieder zu integrieren und Wege zu finden, wie man beiden Anteilen in sich gerecht wird - womit wir wieder beim Waage-Thema von Ausgleich und Gerechtigkeit sind.

Waage-Venus mit Erde verweist auf den Wunsch und die Fähigkeit, berechenbare, stabile und sichere Beziehungen aufzubauen. Dauerhaftigkeit, Vernunft und Verlässlichkeit stehen über vorübergehenden Gefühlsschwankungen. Krisen sind dazu da, sie zu überstehen und die Beziehung noch mehr zu festigen.

Waage-Venus mit Wasser lässt dagegen die Gefühle in den Vordergrund rücken. Partnerschaften sollen ein Hort der Geborgenheit, der Intensität und der stillen Verschmelzung sein. Gefühle rangieren über jeder Vernunft und jeder Konvention.

Waage-Venus mit Luft verstärkt noch die Leichtigkeit. Beziehungen werden schnell und unkompliziert geschlossen, gerne dem Geist unterstellt, entbehren jeglicher Romantik (die ist dem Wasser vorbehalten) und können auch ziemlich leicht wieder beendet werden, wenn nicht andere Konstellationen im Horoskop dagegen halten.

Waage-Venus mit Feuer spricht für Impulsivität, Aktivität und das Bewahren der eigenen Identität in der Beziehung. Man entfacht das Liebesfeuer bei sich und - so Gott will - beim anderen und es herrschen Tatendrang, Unternehmungsgeist und der Drang nach Weite und Expansion. Erst dann spürt man Liebe und den Wunsch, ein Paar zu werden und es auch länger zu sein.

Auf der Körperebene entspricht die Waage-Venus den Nieren und den entsprechenden Erkrankungen wie allen Beschwerden, die auf Beziehungen oder das Thema Attraktivität zurückzuführen sind.

## SKORPION – PLUTO – 8. HAUS

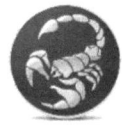

Nach der harmonischen Zweisamkeit geht es hinab in die Katakomben, in das Reich der Unterwelt. Alles, was aus dem Bewusstsein verbannt wurde, sei es aus Angst, Ekel, Scham, aus einer Traumatisierung, oder schlicht aus Unvereinbarkeit mit seinem Selbstbild heraus, treibt dort sein Unwesen, in der inneren Finsternis. Dazu gehören auch oft die kollektiv unerwünschten Eigenschaften wie Wut, Hass, Sadismus, Machtgier, Eifersucht, Sexualität in allen Varianten u.v.m.. Alles, was wir gerne unter Kontrolle, überwunden, transformiert hätten und oft auch wähnen, kauert in diesem inneren Gefängnis vor sich hin und wird immer dicker und stärker, weil es unterdrückt wird.

Druck erzeugt Gegendruck. Es wartet auf die nächstbeste Gelegenheit, um ungewollt aufzutauchen. Daher ist es Plutos erste Aufgabe, die Augen für alles in uns zu öffnen, das wir bewusst oder unbewusst unter den Teppich gekehrt haben. Pluto will uns hinabführen und all dies ans Licht bringen, damit wir aus seiner Sicht ganz und heil werden. Schattenarbeit pur. Damit werden wir satt und können vor nichts mehr erschrecken, denn was außen ängstigt, hat vorher auch innen schon geängstigt und nicht den Platz in unserem Bewusstsein erhalten, der ihm zusteht.

Pluto verschafft damit Macht über uns selbst. Macht ist ohnehin sein Gebiet, auch das Paar Macht/Ohnmacht, das immer zusammen gehört. Jeder ist Täter und Opfer in einer Person. Auch das bringt er in unser Bewusstsein. Er verlangt uns alles ab, insbesondere über unsere Grenzen zu gehen und damit neu aufzuerstehen aus der Asche des bisherigen Selbstbilds. Stirb und werde raunt er uns zu. Mit Weniger gibt er sich nicht zufrieden. Das verschafft uns Totalität und Intensität. Alles oder nichts. Jede tiefgehende Wandlung wird von ihm initiiert und geleitet. Das kann freiwillig geschehen oder durch extreme Ereignisse in Bewegung gebracht werden. Da wo Pluto wirkt, bleibt kein Stein auf dem anderen, der nicht genau unserem Wesen und unserem Weg entspricht. Authentizität! Und das einzig Sichere ist der Wandel. Je mehr wir gegen diese Wahrheit kämpfen und sie kontrollieren wollen, umso erbarmungsloser schlägt er zu.

Pluto in Verbindung mit Erde geht für seine Verhältnisse schrittweise und relativ sortiert vor. Das Ergebnis bleibt dasselbe. Er lässt keine Erstarrung, keine Vernunft, kein Sicherheitsbestreben zu, das von einem authentischen Leben abhält. Er geht nur geerdet, also realistisch und sortiert dabei vor.

Pluto in Verbindung mit Feuer hat eine ungeheure Durchschlagskraft. Wohlwollend könnte man von dem reinigenden und transformierenden Feuer der Alchemie sprechen. Oft genug sind heftige Aktionen zu erwarten, auch in Bezug zur Sexualität. Es speit der Drache sein Feuer, das alles vernichtet, was nicht echt ist, was einem wirklichen Wandel im Wege steht.

Pluto und Luft schmieden zusammen ein Schwert des Geistes und des Wortes, das seinesgleichen sucht. Gedankengebäude stürzen ein, die Wortwahl entbehrt der Kontrolle und entgleitet in das Dunkle, bis wir Pluto als Sprachrohr der Wahrheit und der tiefen Veränderung, der heilsamen Macht den Platz frei machen.

Pluto, selbst im Wasser zu Hause, verstärkt durch weitere Wasser-Energie, zieht noch mehr und tiefer hinab in den schwarzen Schlund, umschlingt uns wie eine Anakonda und lässt erst wieder los, wenn wir uns alles angesehen, alles ins Bewusstsein einverleibt haben und dann als ganze, machtvolle, selbstbestimmte, intensive Persönlichkeit wie neugeboren ins Leben zurückkehren können.

Auf der Körperebene entspricht Pluto dem Enddarm, der Blase und den Sexualorganen sowie den Erkrankungen in diesen Bereichen. Er steht auch für Krämpfe und seelisch-geistig für Zwangsstörungen und Wahnvorstellungen.

## SCHÜTZE – JUPITER – 9. HAUS

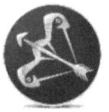 Aus den Tiefen wieder auferstanden gehen wir über zur Weite und Fülle, zur Erfüllung im Leben. Jupiter symbolisiert Expansion, Bewusstseinserweiterung und vor allem eine unschlagbar positive Erwartungshaltung dem Leben gegenüber. Er ist Meister darin, das Glas halb voll zu sehen, jedes Glas, und vom Leben nur das Beste zu erwarten, ohne deshalb viel dafür tun zu müssen. Er sieht sich wie in einem Schlaraffenland, in dem es nur darum geht, sich für diese Fülle zu öffnen und sie selbstverständlich annehmen zu können. Es ist alles da, es muss nur noch zugegriffen werden.

Jupiter steht für die geistige Weite auch im Sinne einer höheren Bildung, eines weiten Bewusstseins und seiner Wahl des Weltbildes und Religionsverständnisses. Er stellt die Sinnfrage. Wodurch und wie fühlt man sich in einen größeren, überpersönlichen Kontext eingebunden? Warum sind wir hier? Woher kommen wir und wie geht es nach dem Tod weiter? Gibt es eine höhere Führung, ein Schicksal oder können wir unser Leben frei und unabhängig gestalten? Alles Fragen, die die philosophische Seite Jupiters weckt und anfacht. Jupiter schafft auch einen Bezug zum Ausland und zu fremden Kulturen und Religionen, um der angestrebten geistigen Weite Nahrung zu geben. Er ist nie wirklich zufrieden, da er weiß, dass es immer noch Neues zu entdecken gibt, das Bewusstsein endlos erweitert werden kann, und es nie genug an Glück und Erfüllung geben kann. Er ist ein geistiger Nimmersatt und bezeichnenderweise der größte Planet in unserem Sonnensystem.

Durch den Einfluss von Erde wird Jupiter in seine Grenzen gewiesen und aufgefordert, seine geistige Weite auf den Boden der Vernunft und Realität zu bringen, also greifbare Umsetzungen zu schaffen, mit denen man im konkreten Leben etwas anfangen kann. Die Bewusstseinserweiterung findet analytisch, alltagstauglich und im und für das Arbeits- und Berufsleben statt.

Jupiter und Wasser bringt Erfüllung in die Gefühls- und Innenwelt und die emotionalen Beziehungen. Wasser kann ihn allerdings auch stark zum Erlöschen bringen. Die ihm eigene Reiselust findet nicht in der äußeren Welt, sondern in der eigenen Seele statt. Die Weisheiten werden aus dem Bauch heraus und intuitiv gefunden und auf das Leben angewendet. Die Bewusstseinserweiterung findet bzgl. Familie und Innenwelt statt.

Durch das Feuer-Element wird Jupiter natürlich noch mehr angeheizt und kann leicht zum hitzigen Missionar werden oder sich dem Größenwahn aufgrund seines "überdehnten" Selbstbildes ergeben. Die Bewusstseinserweiterung findet zur

Selbstdurchsetzung, zur Persönlichkeitsentwicklung statt und möglichst, um neue Impulse zu setzen oder die ganze Welt mit seinen Einsichten und Weisheiten gefragt oder ungefragt zu beglücken.

Jupiter und Luft versteigen sich endlos in den geistigen Welten und verlieren gerne und leicht den Bezug zur konventionellen Realität. Was sollen sie auch da, wo es doch so viele Erkenntnisse zu sammeln und zu entdecken gibt, dass es in einem Leben kaum geschafft werden kann.

Auf körperlicher Ebene entspricht Jupiter der Leber und den Oberschenkeln sowie den Erkrankungen in diesem Bereich. Auch alle Beschwerden und Krankheiten, die auf ein Übermaß, an was auch immer, zurückzuführen sind, fallen in sein Ressort.

## STEINBOCK – SATURN – 10. HAUS

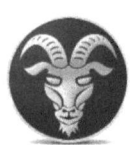

Als Gegenbewegung zur endlosen Erweiterung und Ausbreitung und der Vorstellung, dass einem alles Erwünschte in den Schoß fällt, schließt sich Saturn als Symbol für schrittweises, geplantes Vorgehen an. Er sieht das Leben so, dass er sich jeden kleinen Fortschritt in Richtung seiner ehrgeizigen Ziele mit Müh' und Plag' erarbeiten muss. Es fällt ihm aus seiner Sicht eben gerade nichts in den Schoß, sondern jede Frucht ist gerechter Lohn und verdientes Ergebnis, nachdem ein Höchstmaß an Disziplin, Fleiß und Ausdauer investiert und auch karge Zeiten tapfer und ohne zu Klagen überstanden worden sind.

Er beginnt seinen Weg vor dem Mount Everest, drunter macht er es ungern, und er weiß was ihm bevorsteht: langsam, wohl überlegt und realistisch setzt er einen Fuß vor den anderen und bewegt sich stetig nach oben. Man kann sich fest auf ihn verlassen. Er ist Symbol für Stabilität und strenger Bewahrer all dessen, was er sich mühsam erarbeitet hat. Er formt und festigt und steht dabei stramm, entweder vor einer äußeren Autorität oder seiner inneren.

Ziel ist auf jeden Fall, sein eigener Herr und Meister zu werden und dann über andere zu bestimmen, sie zu formen und ihnen all das abzuverlangen, was er auch selbst leistet, und das befindet sich immer am Rande der Übermenschlichkeit. Gefühle, Privatleben, Spielereien und Launen lässt er nicht gelten, so lange noch nicht der Berg an Arbeit und Pflichten erledigt ist. Er ist der Fels in der Brandung und muss aufpassen, dass er dabei nicht zu sehr erstarrt und hart wird. Ein gutes

Bild dafür ist die ihm zugeordnete Wirbelsäule: knöcherner Aufbau, aber auch flexibel und beweglich durch Bandscheiben, Sehnen und Muskeln. Das wäre der Idealtyp, einerseits der Zwang zur reinen Leistungsfähigkeit und anderseits sich Beweglichkeit und Lebendigkeit zu erhalten. Biegsam zu sein, ohne sich verbiegen zu lassen oder andere verbiegen zu wollen.

Und dann gibt es noch die Angst - auch ein Thema Saturns -, zu versagen und dann besser gar nichts zu tun und in das Dunkel der Depression zu sinken.

Saturn gibt die Kraft, nach vielen Erfahrungen des Alleinseins sein eigenes Rückgrat aufzubauen und sein eigenes Gesetz zu sein. Seine Fähigkeiten gelangen langsam zur Reife, deshalb muss er sich die Zeit nehmen, die er für die Umsetzung seiner Pläne braucht. Das Ergebnis hat dann allerdings auch Bestand und ist oft zeitlos. Es ist sicher nicht der Mode unterworfen, sondern seinen eigenen Maßstäben oder den Notwendigkeiten der Sache, um die es geht.

Saturn wird durch Erde in seiner Bodenständigkeit verstärkt und sollte in dieser Kombination darauf achten, dass sein Leben nicht zu karg und leistungsfixiert wird.

In Verbindung mit Wasser könnte Trägheit entstehen. Das Wasser höhlt sicher auch den erbarmungslosen Stein oder der Stein formt rigoros das Wasser (Gefühle, Sensibilität, Innenwelt). Es kann zu emotionaler Härte kommen oder Saturns Strenge wird etwas aufgeweicht, milde dafür gestimmt, dass auch empfindsame Seelen eine Existenzberechtigung haben.

Kommen Saturn und Feuer zusammen, wird er entweder zu mehr Lebendigkeit angefacht oder er zwingt kraftstrotzenden, ihm kindlich erscheinenden kreativen Selbstausdruck sowie überschäumenden Optimismus in realistische, praktisch umsetzbare Bahnen. Das mindert die freudige Vitalität und erhöht dafür die nachweisbare Effektivität. Besonders viel zu lachen hat man dabei nicht.

Luft könnte sich überheben beim Versuch, Saturn Leichtigkeit beizubringen. Er hält wenig von Gedankenspielen, tollen Ideen und Eingebungen und spontaner, d.h. für ihn unberechenbarer Inspiration. Hier setzt er Grenzen und fordert Reife und Disziplin. Andererseits kann starker Einfluss der Luft in Form eines Wirbelsturms überholtes Mauerwerk zum Einstürzen bringen. Dadurch wird Freiraum geschaffen für den nächsten, von Saturn solide geplanten und umgesetzten Bau mit sehr wohl neuen Ideen und Sichtweisen, die auf Herz und Nieren geprüft wurden, ob sie auch praktikabel sind und seinen ehrgeizigen Zielen oder gesellschaftlichen Belangen entgegenkommen.

Auf körperlicher Ebene entsprechen Saturn die Knochen, Sehnen und Gelenke, besonders die Wirbelsäule und die Knie und deren Erkrankungen. Saturn steht auch für Verhärtungs- und Versteifungsprozesse jeder Art.

## WASSERMANN – URANUS – 11. HAUS

 Nach der Reduktion auf das Wesentliche, auf die Essenz seiner selbst und des Lebens unter der Herrschaft von Saturn wird mit Hilfe von Uranus, dem dritten Luftzeichen, alles durchbrochen, was zu eng und starr geworden ist. Uranus steht für Freiheit und durchschlägt plötzlich und ohne Vorwarnung jeden gordischen Knoten, der die Luft abschnürt. Er symbolisiert Unberechenbarkeit und Spontaneität, die den Weg frei machen zu völlig neuen Erkenntnissen und Erfahrungen. Nichts ist unmöglich oder gerade das als unmöglich Deklarierte ist besonders spannend und wird mit Hilfe von Inspiration und Gedankenblitzen gerne anvisiert und zumindest geistig in Angriff genommen. Das macht Uranus ungern alleine, sondern befindet sich lieber im Kreis von Gleichgesinnten und Freunden, in einer Gemeinschaft, die sich von der Masse und Konvention abhebt und völlig neue Visionen entwickelt. Dabei stehen Gleichberechtigung und Gleichheit im Mittelpunkt.

Die Entdeckung des Planeten fällt in die Zeit der französischen Revolution: Freiheit - Gleichheit - Brüderlichkeit. Uranus steht über den Polen, er hebt die Dualität auf und befindet sich geistig gerne in der Zukunft. Er ist Liebhaber jeder neuesten Technik, absolut begeistert vom world wide web und würde am liebsten die ganze Welt zu einer Gemeinschaft aus freien Individualisten verwandeln. Er bringt frischen Wind ein und sitzt bevorzugt als unbeteiligter Beobachter auf seiner Wolke. Tiefgang, Bindungen, vor allem Emotionalität sowie reale Umsetzungen überlässt er gerne anderen. Seine Spezialität ist es eher, Bindungen zu durchschneiden, wenn sie seiner Freiheit zu gefährlich werden. Dabei kann es leicht sehr eisig und frostig für ihn werden auf seiner Wolke der Distanz oder gar über den Wolken.

Dafür sitzt oder vibriert dort oben ein Visionär, der Denk- und Gesellschaftsstrukturen durchbricht, die für sicher und ewig gegolten haben. Er schlägt Schneisen in eine Welt, die sich vorher keiner vorstellen konnte. Mit den unmöglichsten Mitteln und Methoden und in den schillerndsten Farben. Buntheit, Originalität, Witz, Frische, Abstand und Gemeinschaftssinn bringt Uranus ins Leben und das Wesen des Menschen ein. Wo er wirkt, bleibt kein Stein auf dem anderen. Er wirbelt wie ein Orkan und hinterlässt ein Chaos, aus dem heraus sich wieder neue

Formen bilden können, was dann Aufgabe der Feuer- und Erdzeichen ist.

Uranus und Feuer verbindet Vision mit Tatkraft und Kreativität, d.h. es gibt nicht nur geistige Entwürfe, sondern sie werden auch in Angriff genommen und dynamisch umgesetzt. Freiheitswille und Power sind Basis für Revolutionen jeder Art. Die alten Zöpfe werden abgeschnitten, auch wenn Blut fließt. Das Neue muss erkennbar passieren.

Uranus in Verbindung mit Wasser bringt Abstand in die Gefühlswelt und Objektivität in die subjektive Wahrnehmung und Empfindung. Er durchschneidet zu enge Bindungen und familiäre und emotionale Verstrickungen.

Wasser bringt etwas Wärme in die eisige Uranus-Kälte und erinnert ihn daran, woher er kommt, aus welcher Ahnenschaft er geboren wurde und dass es neben den geistigen Verbündeten auch Blutsbande gibt. Ein ständiger Grund für ihn auszubrechen, sich wieder zu binden, wieder auszubrechen usw.. Freiheit ist noch mehr wert, wenn man auch ihr Gegenteil kennt, das man immer wieder konstruiert, um dann wieder in den Genuss der Befreiung kommen zu können.

Durch Erde wird Uranus auf den Boden gebracht und sieht sich genötigt, seine Visionen real umzusetzen und in die Alltagstauglichkeit zu bringen. Ein hartes Brot. Wird es jedoch zu starr und steif, zu vernünftig und sicherheitsorientiert, wird er sich auch hier unberechenbar und plötzlich von der Erde abstoßen und eine Pause auf seiner Wolke einlegen, tief durchatmen und neue Ideen entwickeln, mit denen er sich wohl oder übel wieder in die Gewöhnlichkeit des Erdenlebens hinabbegeben wird, um sie für die Menschheit in eine Form zu bringen.

Uranus und Luft sind enge Freunde und Verbündete und verstärken sich gegenseitig im Geiste.

Auf körperlicher Ebene entspricht Uranus den Unterschenkeln und dem Sprunggelenk (jump into the unknown!) sowie den dortigen Erkrankungen.

## FISCHE – NEPTUN – 12. HAUS

 Fische als drittes Wasser-Zeichen und sein Planet Neptun haben die 11 vorherigen Zeichen durchlebt und hinter sich gebracht und können deshalb einfach mit dem Fließen, was ist und kommt. Neptun braucht nicht mehr zu kämpfen, sich beweisen, Bauten errichten, Macht ausüben, der Beste sein und etwas darstellen. Er ist einfach. Und alles, was um ihn geschieht, ist auch einfach. Es gibt nichts zu tun. Er ist das

Meer und gleichzeitig der einzelne Tropfen im Meer und er weiß und spürt das.

Böse Zungen könnten ihn als tatenlos und unengagiert oder gar faul bezeichnen, als einen, der kampflos das Feld verlässt. Das tut er aber nicht aus Trägheit, sondern weil er mit seinem Bewusstsein eingetaucht ist in eine größere Einheit. Daher fühlt er sich in der Meditation, in der Stille zu Hause oder er wird eins mit der Musik, die er hört oder selbst spielt.

Da er jede Konvention und Anpassung hinter sich gelassen hat, spielt er allerdings nicht das Spiel der Norm mit. Er hat eine hohe Affinität zu allem und jedem, der ebenso aus dem Gewöhnlichen herausgefallen oder gar ausgestoßen ist, angefangen bei Kranken, Leidenden, sozial Schwachen, Randgruppen jeder Art, zu jedem, der anders ist als die anderen.

Neptun kann gut allein sein, da er dann nicht einsam, sondern all-ein mit dem Ganzen ist. Außerdem muss er seine Sensibilität schützen und in Phasen des Rückzugs in der Ruhe wieder auftanken, bevor er sich dem Alltagstrubel stellt. Falls er kein konstruktives Ventil für seine hohe Sensibilität, sein Einfühlungsvermögen, Mitgefühl, seine künstlerischen und heilerischen Fähigkeiten oder sein soziales Empfinden hat, kann er sich auch durch Sucht oder Krankheit aus der Normalität zurückziehen. Heilung bedeutet hier immer, eine positive, nährende Umsetzung der neptunischen Qualitäten zu finden und umzusetzen. Reine Vernunft, die dem Gegenpol Jungfrau entspricht, und Versuche, ihn ordnungsgemäß in die Gesellschaft einzubauen, sind von vornherein zum Scheitern verurteilt. Neptun bleibt Neptun, die Frage ist nur in welcher Art und Weise. Neptun fließt und übt sich gerne in Absichtslosigkeit. Er schlägt sicher nicht auf den Tisch, sondern zieht sich innerlich und vielleicht auch äußerlich ohne Zutun aus der Situation zurück und geht weiter.

Eine wichtige Umsetzung stellt die Meditation in allen Variationen dar. Hier kann Bewusstseinserweiterung und Selbstaufgabe in einen größeren Plan par excellence praktiziert werden.

Neptun in Verbindung mit Feuer kann sein soziales Empfinden in soziales Handeln einfließen und seine heilenden und künstlerischen Fähigkeiten zur Tat werden lassen. Die Dynamik und der Handlungsdrang des Feuers wird abgemildert, etwas gelöscht und mit Mitgefühl und Selbstlosigkeit gepaart.

Neptun und Wasser potenziert die Sensibilität und Anteilnahme, mit Mond im Gefühls- und Familienleben, mit Pluto besteht die Gefahr, sich willenlos in Abgründe ziehen zu lassen oder mit Allgewalt für Schwache, für alternative Heilweisen (ein weiteres Gebiet Neptuns) oder andere "uneffektive und unvernünftige Ziele" zu kämpfen.

Neptun in Verbindung zur Erde weicht diese in ihrer Struktur, ihrem Sicherheitsdenken und ihrer Vernunft etwas auf und lässt auch Irrationales Einzug halten. Anderseits können mit Hilfe der Erde die Träume und Sehnsüchte Neptuns verwirklicht werden.

Neptun und Luft kann bewirken, dass das Neptunische durchgeistigt und ggf. in Worte gefasst, also verständlich gemacht wird und z.B. auf künstlerische, lyrische Weise zum Ausdruck kommt. Anderseits kann Neptun den Geist und die Sprache auch vernebeln oder durch Intuition erweitern.

Auf körperlicher Ebene ist die klassische Entsprechung der Fuß, dann alle unklaren, nicht konkret diagnostizierbaren Beschwerden oder Erkrankungen, Suchtverhalten und Auflösungszustände auf allen Ebenen.


## PLANETENKOMBINATIONEN – SPEZIELLE ASTROLOGISCHE ZUORDNUNGEN

Am Ende jeder Blütenbeschreibung findet sich eine Auflistung spezieller astrologischer Zuordnungen. Dies sind Kombinationen aus Planetenkräften, die der Blüten-Energie entsprechen.

Beispiel: Mars/Pluto. Diese Konstellation liegt vor, wenn Mars im Skorpion oder im dem Skorpion zugeordneten 8. Haus steht oder wenn er in Verbindung (Aspekt) zu dem Planeten Pluto steht oder wenn das Tierkreiszeichen Skorpion im 1. Haus, das Mars zugeordnet ist, steht oder Widder, der dem Mars zugeordnet ist, sich im 8.Haus befindet.

Mars/Pluto weist demnach auf jede beliebige Kombination zwischen der Mars-Energie und der Pluto-Energie hin. Die Verbindung bedeutet, dass die Durchsetzung und Sexualität (Mars) plutonisch, also intensiv, total und leidenschaftlich ist. Was beide Energien jeweils bedeuten, wird oben bei den 12 Grundenergien erklärt.

# 6. ZUORDNUNGEN VON A-Z

Zum Schluss folgt nun in alphabetischer Reihenfolge eine Auflistung von geistigen, emotionalen und physischen Beschwerdebildern und Vorschlägen, mit welchen Blütenessenzen in diesen Fällen gearbeitet werden kann. Dabei muss man sich stets vor Augen halten, dass jeder Mensch ein Individuum ist, bei dem die Ursachen der inneren Kämpfe und Leiden und vor allem der Manifestationen im körperlichen Bereich unterschiedlichster Natur sein können. Bei physischen und schwerwiegenden psychischen Erkrankungen gilt nochmals der Hinweis, dass die Blütenessenzen unterstützend zur Bewusstwerdung der Krankheitsursache und deren Auflösung beitragen können, jedoch nicht als alleiniges Allheilmittel und als Therapie im Sinne des Heilpraktikergesetzes betrachtet werden sollen. Die Blütentherapie kann in jedem Fall in Verbindung mit allen anderen Heilmethoden und Therapieformen als wertvolle Unterstützung angewendet werden und ruft keinerlei Nebenwirkungen hervor.

## A

Aggression, Ärger
- Black Cohosh, Black-eyed Susan, Chaparral, Dandelion, Fuchsia, Golden Ear Drops, Scarlet Monkeyflower

Allergien
- Chamomile, Chaparral, Dill, Fuchsia, Garlic, Manzanita, Pink Yarrow, Self-Heal, Yarrow-Blütengruppe

Angst
- Angelica, Arnica, Black-eyed Susan, Chrysanthemum, Dogwood, Evening Primrose, Fuchsia, Garlic, Goldenrod, Hibiscus, Mallow, Mountain Pride, Penstemon, Pink Monkeyflower, Purple Monkeyflower, Sticky Monkeyflower, St. John's Wort, Sweet Pea, Trumpet Vine, Violet

Anspannung
- Angel's Trumpet, Black Cohosh, Black-eyed Susan, Chamomile, Dandelion, Dill, Dogwood, Fuchsia, Lavender, Oregon Grape, Scarlet Monkeyflower, Snapdragon, Sticky Monkeyflower, Yerba Santa

Antriebslosigkeit
- Borage, California Wild Rose, Cayenne, Fairy Lantern, Indian Paintbrush, Iris, Milkweed, Morning Glory, Nasturtium, Scotch Broom, Sunflower, Tansy

Atembeschwerden/Asthma
- Black-eyed Susan, Dandelion, Dogwood, Golden Ear Drops, Mariposa Lily, Quince, Scarlet Monkeyflower, Self-Heal, Star Tulip, Yerba Santa

Außenorientiertheit
- Buttercup, California Poppy, Dill, Goldenrod, Indian Pink, Lotus, Madia, Mountain Pennyroyal, Mullein, Pink Monkeyflower, Pretty Face, Red Clover, Sagebrush, Star Tulip, Yerba Santa

Außerkörperliche Erfahrungen
- Canyon Dudleya, Manzanita, Mugwort, Rosemary, St. John's Wort, Shooting Star

Autoritätskonflikte
- Baby Blue Eyes, Buttercup, Fairy Lantern, Golden Ear Drops, Saguaro, Scarlet Monkeyflower, Sweet Pea


B

Beeinflussbarkeit
- Buttercup, Corn, Indian Pink, Madia, Mountain Pennyroyal, Mullein, Mugwort, Pink Yarrow, Pretty Face, Purple Monkeyflower, Red Clover, St. John's Wort, Violet, Yarrow-Blütengruppe

Bequemlichkeit
- California Wild Rose, Fairy Lantern, Morning Glory, Tansy

Bewusstseinserweiterung, für
- Angelica, Black-eyed-Susan, California Pitcher Plant, California Poppy, Chaparral, Dandelion, Deer Brush, Fuchsia, Golden Ear Drops, Hound's

Tongue, Lotus, Love-Lies-Bleeding, Mugwort, Pretty Face, Sage, Scarlet Monkeyflower, Star Tulip, Trillium

## Beziehungsprobleme
in der Partnerschaft
- Basil, Black-eyed Susan, Bleeding Heart, Borage, Calendula, Calla Lily, Dandelion, Deer Brush, Dogwood, Evening Primrose, Fuchsia, Golden Ear Drops, Hibiscus, Mariposa Lily, Oregon Grape, Pink Monkeyflower, Pink Yarrow, Pomegranate, Quince, Scarlet Monkeyflower, Snapdragon, Star Thistle, Star Tulip, Sticky Monkeyflower, Trumpet Vine, Yarrow, Yerba Santa
in der Gruppe
- Black-eyed Susan, Buttercup, Calendula, Deer Brush, Dogwood, Golden Ear Drops, Goldenrod, Larkspur, Mallow, Oregon Grape, Pink Yarrow, Quaking Grass, Sagebrush, Saguaro, Sweet Pea, Tiger Lily, Trillium, Trumpet Vine, Violet

## Bindungsängste
- Baby Blue Eyes, Calla Lily, Black eyed Susan, Chaparral, Dandelion, Deer Brush, Dogwood, Evening Primrose, Fuchsia, Golden Ear Drops, Hibiscus, Mallow, Mariposa Lily, Oregon Grape, Poison Oak, Quince, Scarlet Monkeyflower, Yerba Santa

## D

## Depressionen
- Borage, Buttercup, California Wild Rose, Cayenne, Dandelion, Dogwood, Evening Primrose, Fuchsia, Garlic, Golden Ear Drops, Indian Paintbrush, Love-Lies-Bleeding, Morning Glory, Penstemon, Sage, Scotch Broom, Self-Heal, Shooting Star, Tansy, Violet

## Durchhaltevermögen, Mangel an
- Blackberry, Borage, Echinacea, Fairy Lantern, Filaree, Garlic, Indian Paintbrush, Mountain Pride, Mullein, Penstemon, Red Clover, Scotch Broom, Sunflower, Tansy

Dunkelheit und Tod, Angst vor
- Angel's Trumpet, Angelica, Black Cohosh, Black-eyed Susan, Chrysanthemum, Easter Lily, Fuchsia, Scarlet Monkeyflower, Sticky Monkeyflower


# E

Eifersucht
- Black Cohosh, Black-eyed Susan, Bleeding Heart, Chamomile, Chaparral, Dandelion, Deer Brush, Dogwood, Fuchsia, Golden Ear Drops, Oregon Grape, Scarlet Monkeyflower

Einsamkeit
- Angelica, Bleeding Heart, Buttercup, California Wild Rose, Dogwood, Evening Primrose, Love-Lies-Bleeding, Mallow, Oregon Grape, Pink Monkeyflower, Quince, Shooting Star, Sweet Pea, Violet

Essstörungen
- Alpine Lily, Calla Lily, Evening Primrose, Manzanita, Mariposa Lily, Pink Monkeyflower, Pretty Face, Rosemary

Erdverbundenheit
   Mangel an
- Basil, Blackberry, California Poppy, Canyon Dudleya, Fawn Lily, Filaree, Indian Pink, Lady's Slipper, Manzanita, Milkweed, Nasturtium, Red Clover, St. John's Wort, Shooting Star
   Zu viel an
- Angelica, Chrysanthemum, Hound's Tongue, Indian Paintbrush, Lotus, Star Thistle, Star Tulip, Trillium, Zinnia

Erschöpfung
   emotionale
- Black-eyed Susan, Bleeding Heart, Borage, Chaparral, Echinacea, Love-Lies-Bleeding, Quince, Yerba Santa
   körperliche
- Aloe vera, Echinacea, Garlic, Morning Glory, Rosemary

mentale
- Madia, Nasturtium, Peppermint, Rabbitbrush, Shasta Daisy
nervöse
- Garlic, Lavender
in Bezug auf Kreativität
- Aloe vera, Indian Paintbrush, Iris


# F

Familien, Spannungen in der
Siehe Mutterbeziehung und Vaterbeziehung

Freundschaften, Öffnung für
- Bleeding Heart, Cayenne, Deer Brush, Dogwood, Goldenrod, Evening
  Primrose, Mallow, Oregon Grape, Quince, Violet

Führungsqualitäten, Entwicklung von
- Buttercup, Larkspur, Quaking Grass, Saguaro, Shasta Daisy, Tiger Lily,
  Trillium

Frustration
- Angelica, Black-eyed Susan, Borage, Buttercup, Cayenne, Love-Lies-
  Bleeding, Morning Glory, Mountain Pride, Penstemon, Sage, Sagebrush,
  Scotch Broom


# G

Geborgenheitsgefühl, Mangel an
- Angel's Trumpet, Angelica, Bleeding Heart, Dogwood, Evening Primrose,
  Garlic, Golden Ear Drops, Hibiscus, Mallow, Mariposa Lily, Oregon
  Grape, Quince, St. John's Wort, Shooting Star, Sweet Pea

Gedächtnisschwäche
- Cosmos, Indian Pink, Madia, Peppermint, Shasta Daisy

Gefühle, negative und unterdrückte
- Black-eyed Susan, Chaparral, Dandelion, Deer Brush, Dogwood, Evening Primrose, Fuchsia, Golden Ear Drops, Mariposa Lily, Nasturtium, Oregon Grape, Queen Anne's Lace, Quince, Scarlet Monkeyflower, Star Tulip, Trillium, Yerba Santa

Geistige Unklarheit
- Cosmos, Filaree, Indian Pink, Madia, Mountain Pennyroyal, Peppermint, Rabbitbrush, Shasta Daisy

Geiz
- Hound's Tounge, Star Thistle, Trillium

Gemeinschaftssinn, Mangel an
- Fawn Lily, Hound's Tongue, Quaking Grass, Shooting Star, Tiger Lily, Trillium, Yellow Star Tulip

Gewohnheiten, gefangen in
- Angel's Trumpet, California Wild Rose, Cayenne, Hound's Tongue, Indian Paintbrush, Iris, Lotus, Morning Glory, Nicotiana, Purple Monkeyflower, Sagebrush, Tansy

Gleichgültigkeit
- California Wild Rose, Cayenne, Lotus, Milkweed, Morning Glory

Gottvertrauen, Mangel an
- Angel's Trumpet, Angelica, Baby Blue Eyes, California Wild Rose, Love-Lies-Bleeding, Sage, Scotch Broom

Gruppenverhalten
Siehe Beziehungsprobleme in der Gruppe.


H

Habgier
- Chrysanthemum, Hound's Tongue, Star Thistle, Trillium

Härte
- Aloe vera, Baby Blue Eyes, Chamomile, Dogwood, Evening Primrose, Larkspur, Lavender, Oregon Grape, Quaking Grass, Poison Oak, Quince, Tiger Lily, Trillium, Zinnia

Halschakra
- Calendula, Cosmos, Trumpet Vine

Hassgefühle
- Black Cohosh, Black-eyed Susan, Chaparral, Dandelion, Deer Brush, Dogwood, Fuchsia, Golden Ear Drops, Mariposa Lily, Quince, Scarlet Monkeyflower, Yerba Santa

Hautprobleme
- Self-Heal-Cream, Self-Heal, Black-eyed Susan, Buttercup, Dandelion, Dogwood, Fuchsia, Golden Ear Drops, Goldenrod, Mallow, Nasturtium, Scarlet Monkeyflower, Sticky Monkeyflower (bei Juckreiz), Sunflower, Trumpet Vine, Violet, Yarrow-Blütengruppe, Yerba Santa

Herrschsucht
- Black Cohosh, Black-eyed Susan, Fuchsia, Hound's Tongue, Larkspur, Quaking Grass, Quince, Scarlet Monkeyflower, Star Thistle, Star Tulip, Tiger Lily, Trillium

Herzchakra
- Aloe vera, Bleeding Heart, Borage, Dandelion, Deer Brush, Dogwood, Evening Primrose, Fuchsia, Golden Ear Drops, Mallow, Mariposa Lily, Oregon Grape, Quince, Scarlet Monkeyflower, Star Tulip, Yerba Santa

Hilflosigkeit
- Angel's Trumpet, Angelica, Buttercup, Echinacea, Golden Ear Drops, Milkweed, Mountain Pride, Penstemon, Sunflower

I

**Immunsystem, geschwächtes**
- Angelica, Chaparral, Dill, Echinacea, Garlic, Yarrow-Blüten, Self-Heal, Yarrow-Blütengruppe

**Informationsüberflutung**
- Chamomile, Corn, Cosmos, Filaree, Madia, Rabbitbrush, Shasta. Daisy

**Inneres Kind, Heilung des**
- Baby Blue Eyes, Bleeding Heart, Dogwood, Evening Primrose, Fairy Lantern, Golden Ear Drops, Mariposa Lily, Milkweed

**Instinkt, Mangel an**
- California Pitcher Plant, Calla Lily, Nasturtium

**Intellektuelle Überbetonung**
- Blackberry, Basil, Calendula, California Pitcher Plant, Cosmos, Lotus, Manzanita, Nasturtium, Quince, Star Tulip

**Intimität, Angst vor**
- Baby Blue Eyes, Easter Lily, Evening Primrose, Hibiscus, Pink Monkeyflower, Poison Oak, Star Tulip, Sticky Monkeyflower

**Intuition, Mangel an**
- Angelica, Hound's Tongue, Iris, Lotus, Mountain Pennyroyal, Mullein, Nasturtium, Peppermint, Rabbitbrush, Star Tulip

**Introvertiertheit**
- Calendula, Evening Primrose, Golden Yarrow, Mallow, Quince, Trumpet Vine, Violet

K

Kindheitserfahrungen, Verarbeitung
- Baby Blue Eyes, Black-eyed Susan, Buttercup, Chaparral, Dogwood, Evening Primrose, Fairy Lantern, Fuchsia, Golden Ear Drops, Mariposa Lily, Milkweed, Saguaro, Scarlet Monkeyflower, Sunflower, Yerba Santa, Zinnia

Kontaktarmut
- Baby Blue Eyes, Bleeding Heart, Deer Brush, Dogwood, Evening Primrose, Fawn Lily, Golden Ear Drops, Golden Yarrow, Mallow, Quince, Shooting Star, Trumpet Vine, Violet

Kopfschmerzen
- Dandelion, Lavender, Nasturtium, Peppermint, Scarlet Monkeyflower, Self-Heal

Körperliebe
- Alpine Lily, Calla Lily, Dandelion, Easter Lily, Manzanita, Morning Glory, Nasturtium, Pretty Face, Rosemary

Kommunikation
Siehe Sprache

Konzentrationsschwäche
- Cosmos, Indian Pink, Madia, Peppermint

Kreativität, Mangel an
- Borage, Buttercup, Indian Paintbrush, Iris, Milkweed, Sunflower

L

Lebensfreude, Mangel an
- Borage, California Wild Rose, Echinacea, Indian Paintbrush, Iris, Love-Lies-Bleeding, Morning Glory, Nasturtium, Sage, Sagebrush, Scotch Broom, Sunflower, Zinnia

Liebe

Festhalten in der Liebe
- Bleeding Heart, Deer Brush, Dogwood, Golden Ear Drops. Liebeskummer
- Bleeding Heart, Borage, Forget-me-not. Love-Lies-Bleeding Liebesfähigkeit, Mangel an
- Baby Blue Eyes, Bleeding Heart, Dandelion, Dogwood, Pink Monkeyflower, Poison Oak, Quince, Yerba Santa.

Loslassen lernen
- Angel's Trumpet, Chrysanthemum, Love-Lies-Bleeding, Poison Oak, Pretty Face, Purple Monkeyflower


M

Macht
- Black Cohosh, Trillium

Männlichkeit
- Calla Lily, Fairy Lantern, Mountain Pride, Sunflower

Magenempfindlichkeit
- Chamomile, Garlic, Mariposa Lily, Self-Heal

Materialistische Einstellung, Überbetonung
- Angel's Trumpet, Chrysanthemum, Forget-me-not, Hound's Tongue, Lotus, Morning Glory, Quince, Star Tulip, Trillium

Minderwertigkeitsgefühle
- Borage, Buttercup, Dogwood, Golden Ear Drops, Goldenrod, Indian Paintbrush, Mallow, Penstemon, Sagebrush, Sunflower, Sweet Pea, Violet

Missbrauch
- Black Cohosh, Black-eyed Susan, Golden Ear Drops, Echinacea, Evening Primrose, Hibiscus, Mariposa Lily, Pink Monkeyflower, Rosemary

Misstrauen
- Baby Blue Eyes, Bleeding Heart, Dogwood, Golden Ear Drops, Mariposa Lily, Oregon Grape, Pink Monkeyflower, Quince, Saguaro

Motivationslosigkeit
- Borage, California Wild Rose, Cayenne, Fairy Lantern, Indian Paintbrush, Iris, Milkweed, Morning Glory, Scotch Broom, Tansy

Mutlosigkeit
- Angel's Trumpet, Borage, Buttercup, Echinacea, Garlic, Goldenrod, Love-Lies-Bleeding, Mallow, Mountain Pride, Penstemon, Sunflower, Violet

Mutterbeziehung
- Evening Primrose, Fairy Lantern, Golden Ear Drops, Mariposa Lily, Pomegranate


N

Nabelchakra
- Chamomile, Garlic, Golden Yarrow, Sunflower

Negative geistige Einstellung
- Baby Blue Eyes, Love-Lies-Bleeding, Lotus, Morning Glory, Mountain Pennyroyal, Oregon Grape, Penstemon, Sage, Scotch Broom

Nervosität
- Canyon Dudleya, Chamomile, Cosmos, Garlic, Lavender, Nicotiana

Notfälle
-   Angel's Trumpet, Angelica, Arnica, Chamomile, Echinacea, Love-Lies-Bleeding, St-John's Wort, Self-Heal, Yarrow Environmental Solution.

O

Ohnmacht
-   Körperlich - Arnica
-   Seelisch – Angel's Trumpet, Baby Blue Eyes, Echinacea, Love-Lies-Bleeding, Rosemary

P

Passivität
-   Blackberry, Borage, California Wild Rose, Cayenne, Garlic, Indian Paintbrush, Milkweed, Morning Glory, Mountain Pride, Scotch Broom, Sunflower, Tansy

Partnerschaftsprobleme
Siehe Beziehungsprobleme.

R

Reinigung
-   Chaparral, Deer Brush, Garlic, Golden Ear Drops, Morning Glory, Mountain Pennyroyal, Sagebrush, Self-Heal, Yarrow, Yerba Santa

Rücksichtslosigkeit
-   Black Cohosh, Poison Oak, Tiger Lily, Trillium

S

Sakralchakra
- Alpine Lily, Basil, Dandelion, Sticky Monkeyflower, Trillium

Schattenarbeit
- Black Cohosh, Black-eyed Susan, Easter Lily, Evening Primrose, Fuchsia, Hibiscus, Pink Monkeyflower, Rosemary, Scarlet Monkeyflower, Sticky Monkeyflower

Scheitelchakra
- Lotus

Schlaflosigkeit
- Chamomile, Chaparral, Filaree, Lavender

Schock
Siehe Trauma

Schüchternheit
- Buttercup, Evening Primrose, Mallow, Sweet Pea, Trumpet Vine, Violet

Schutzkräfte, Mangel an
- Angelica, Echinacea, Garlic, Nicotiana, Purple Monkeyflower, Red Clover, St. John's Wort, Yarrow-Blütengruppe

Schwächezustand
- Aloe Vera, Borage, California Wild Rose, Echinacea, Fairy Lantern, Garlic, Indian Paintbrush, Love-Lies-Bleeding, Morning Glory, Mountain Pride, Penstemon, Rosemary, Tansy

Selbstbegrenzung
- Angelica, Buttercup, Chrysanthemum, Forget-me-not, Hound's Tongue, Indian Paintbrush, Iris, Mullein, Penstemon, Pretty Face, Sagebrush, Scotch Broom, Star Thistle

Selbstbezogenheit
- Bleeding Heart, Hound's Tongue, Larkspur, Quaking Grass, Quince, Tiger Lily, Trillium, Yellow Star Tulip

Selbstdarstellung, falsche
- Buttercup, Goldenrod, Pink Monkeyflower, Sagebrush, Trumpet Vine

Selbstentfremdung
- Alpine Lily, California Pitcher Plant, California Poppy, California Wild Rose, Dill, Echinacea, Fuchsia, Goldenrod, Manzanita, Morning Glory, Mullein, Poison Oak, Pretty Face, Rosemary, Scotch Broom, Sagebrush, Shooting Star, Sunflower, Tansy

Selbstsicherheit, Mangel an
- Buttercup, California Poppy, Garlic, Golden Ear Drops, Goldenrod, Indian Paintbrush, Mallow, Mountain Pride, Mullein, Penstemon, Pretty Face, Sagebrush, Sunflower, Sweet Pea, Trumpet Vine, Violet

Selbstzerstörung
- Black Cohosh, California Wild Rose, Hound's Tongue, Lotus, Manzanita, Morning Glory, Mountain Pennyroyal, Mountain Pride, Scarlet Monkeyflower, Scotch Broom, Self-Heal, Sunflower

Sexualität
- Black Cohosh, Basil, Calla Lily, Easter Lily, Fuchsia, Hibiscus, Manzanita, Queen Anne's Lace, Scarlet Monkeyflower, Snapdragon, Sticky Monkeyflower

Spiritualität, Mangel an
- Angel's Trumpet, Angelica, Forget-me-not, Lotus, Love-Lies-Bleeding, Hound's Tongue, Tiger Lily, Trillium

Spiritualität, Überbetonung
- Canyon Dudleya, Fawn Lily, Lady's Slipper

Stirnchakra
- Chrysanthemum, Cosmos, Queen Anne's Lace, Madia, Mountain Penny-royal, Peppermint, Rabbitbrush, Shasta Daisy

Stress
- Aloe Vera, Borage, Chamomile, Dandelion, Dill, Filaree, Lavender, Mountain Pride, Penstemon, Red Clover, Shasta Daisy, Yerba Santa

Sprache
- Calendula, Cosmos, Snapdragon, Trumpet Vine

Suchtverhalten
- California Poppy, California Wild Rose, Garlic, Manzanita, Milkweed, Morning Glory, Nicotiana, Sagebrush, Scotch Broom, Self-Heal, Sunflower


T

Tatkraft, Mangel an
- Blackberry, Borage, California Wild Rose, Cayenne, Fairy Lantern, Garlic, Indian Paintbrush, Milkweed, Morning Glory, Mountain Pride, Nasturtium, Penstemon, Scotch Broom, Sunflower, Tansy

Träume
- Chaparral, Mugwort, St. John's Wort.

Trauma
- Arnica, Dogwood, Echinacea, Golden Ear Drops, Love-Lies-Bleeding, Pink Monkeyflower, Self-Heal, Yarrow Environmental Solution


U

Überaktivität
- Chamomile, Cosmos, Dill, Lavender

Überblick, Mangel an
- Cosmos, Dill, Filaree, Madia, Peppermint, Rabbitbrush, Shasta Daisy

Ungeduld
- Chamomile, Lavender

Unentschlossenheit
- Blackberry, Calla Lily, Cayenne, Filaree, Mullein, Peppermint, Rabbit-brush, Shasta Daisy, Tansy


# V

Vaterbeziehung
- Baby Blue Eyes, Buttercup, Dogwood, Fairy Lantern, Golden Ear Drops, Sagebrush, Saguaro, Sunflower

Verbitterung
- Baby Blue Eyes, Black-eyed Susan, Love-Lies-Bleeding, Sage, Scarlet Monkeyflower, Scotch Broom

Verdauungsbeschwerden
- Black-eyed Susan, Chamomile, Fuchsia, Garlic, Golden Ear Drops, Lavender, Scarlet Monkeyflower, Self-Heal

Vergeistigung
- Blackberry, Basil, California Pitcher Plant, Manzanita, Nasturtium

Verschlossenheit
- Baby Blue Eyes, Dogwood, Evening Primrose, Fuchsia, Golden Ear Drops, Golden Yarrow, Hibiscus, Iris, Mallow, Oregon Grape, Quince, Scarlet Monkeyflower, Sticky Monkeyflower, Sweet Pea, Trumpet Vine, Violet, Zinnia

Verspannungen
- Chamomile, Dandelion, Garlic, Lavender, Manzanita, Self-Heal, Yerba Santa

Verträumtheit
- Blackberry, California Poppy, Indian Pink, Shooting Star

Vitalität, Mangel an
- Blackberry, Borage, California Wild Rose, Cayenne, Milkweed, Morning Glory, Nasturtium, Rosemary, Scotch Broom, Sunflower, Tansy Yarrow-Blütengruppe


# W

Wandlungsfähigkeit, Mangel an
- Angel's Trumpet, Black-eyed Susan, Buttercup, California Wild Rose, Cayenne, Chaparral, Chrysanthemum, Golden Ear Drops, Iris, Morning Glory, Mullein, Sagebrush, Tansy

Weiblichkeit
- Alpine Lily, Calla Lily, Hibiscus, Mariposa Lily, Pomegranate, Pretty Face, Quince, Star Tulip

Widerstandskraft, Mangel an
- Borage, California Wild Rose, Chaparral, Dill, Echinacea, Manzanita, Morning Glory, Penstemon, Pink Yarrow, St. John's Wort, Self-Heal, Yarrow-Blüten

Willenskraft, Mangel an
- Blackberry, Borage, California Wild Rose, Cayenne, Fairy Lantern, Penstemon, Pink Yarrow, Scotch Broom Tansy, Yarrow

Wurzelchakra
- Alpine Lily, Basil, California Pitcher Plant, Sticky Monkeyflower

Wut
- Black-eyed Susan, Chamomile, Fuchsia, Golden Ear Drops, Poison Oak, Scarlet Monkeyflower, Snapdragon

# Z

## Zentriertheit, Mangel an
- Canyon Dudleya, Corn, Dill, Filaree, Indian Pink, Madia, Red Clover, Shooting Star

## Zerstreutheit
- Cosmos, Dill, Filaree, Indian Pink, Madia, Shasta Daisy

## Ziellosigkeit
- Buttercup, California Poppy, California Wild Rose, Indian Pink, Morning Glory, Mullein, Tansy

# 7. LITERATURHINWEISE UND FOTOS

Patricia Kaminski und Richard Katz: Handbuch der kalifornischen und englischen Blütenessenzen, AT Verlag, Aarau, 1996

Beate Helm, Die Heilkräfte der kalifornischen Blütenessenzen, Aquamarin Verlag, 1990/2003, vergriffen.

Renate Sperling: Vom Wesen der Edelsteine, Aquamarin Verlag, Grafing 1995

Susanne Fischer-Rizzi: Himmlische Düfte, Heinrich Hugendubel Verlag, München 1989

Robert B. Tisserand: Aroma-Therapie, Herrmann Bauer Verlag, Freiburg 1980

Irene Dalichow, Mike Booth: Aura-Soma  Farbe, Pflanzen- und Edelsteinenergie, Droemer Knaur Verlag, 2000

Anita Bind-Klinger: Die Aura-Soma-Meisteressenzen, Aquamarin Verlag, Grafing 1996

Nicola Waddington: Aura-Soma, Goldmann Verlag, München 1997

Alexander Lowen: Bioenergetik für jeden

Die große Enzyklopädie der Heilpflanzen, Neuer Kaiser Verlag, 1994

Wolfgang Mettler: Darmnosoden (Vita von Bach), Müller & Steinicke  Verlag, 2000

Shalila Sharamon, Bodo J. Baginski: Das Chakra-Handbuch, Knaur Verlag München

Saraswati/Bodhi Avinasha: Juwel im Lotos, Tantrischer Kriya-Yoga, , Hermann Bauer Verlag, Freiburg 1995

Sogyal Rinpoche: Das tibetische Buch vom Leben und Sterben, O.W. Barth Verlag, München 1997

Paul Reps (Hrsg.): Ohne Worte – Ohne Schweigen, O.W. Barth Verlag, München 1976

Willigis Jäger: Kontemplation, Otto Müller Verlag, Salzburg 2001

Tao-Yoga: männlicher Weg: Mantak Chia: Tao-Yoga, Tao Yoga der heilenden Liebe, Ansata Verlag, CH-Interlaken.

Weiblicher Weg: Maitreyi Piontek: Das Tao der weiblichen Sexualität, Heyne Verlag, München 2002

Mantak Chia: Tao Yoga des Heilens (u.a. Die 6 Heilende Laute), Ansata Verlag, CH-Interlaken 1995

Zulma Reyo: Innere Alchemie, Hermann Bauer Verlag, Freiburg 1995

Felicitas Goodmann: Wo die Geister auf den Winden reiten, Hermann Bauer Verlag, Freiburg 1993

Michael Harner: Der Weg des Schamanen, Heinrich Hugendubel Verlag, München 1994

Sandra Ingermann: Auf der Suche nach der verlorenen Seele, Ariston Verlag, Kreuzlingen 1998

Peter Orban: Die Kraft, die aus der Herkunft stammt, Kösel Verlag, München 1997

Peter Orban: Die Kraft, die in der Liebe wirkt, Kösel Verlag, München 2003

Bücher zur systemischen Wahrnehmung und Therapie, z.B. aus dem Verlag Carl-Auer-Systeme

Die Bücher von Wilfried Nelles

Michael Lukas Moeller: Die Wahrheit beginnt zu zweit, Rowohlt Taschenbuch Verlag, Reinbek, 2008

Ulrich Clement: Systemische Sexualtherapie, Klett Cotta Verlag, Stuttgart 2006

Julia Cameron: Der Weg des Künstlers, Knaur Verlag, München 1996

Marshall B. Rosenberg: Gewaltfreie Kommunikation, Junfermann Verlag, Paderborn 2001

FOTOS

Die folgenden Bilder sind bei **www.fotolia.com** käuflich erworben.
Der feinstoffliche Körper: Photosani
Die 7 Chakren: thinkthink
Die 7 Chakrenbilder: Dirk Czamota
Die 12 Sternzeichenbilder: nastaletter

# Die Autorin

Beate Helm, Jg. 1961, ist Heilpraktikerin mit den Schwerpunkten psychologische Astrologie, Blütenessenzen und systemische Therapie. Sie ist Pionierin in der Arbeit mit kalifornischen Blütenessenzen im deutschsprachigen Raum und leitet die Themis-Schule, in der sie Blütentherapie und Astrologie lehrt. Ihre größte Leidenschaft ist das Schreiben. Sie ist Autorin von Sachbüchern, Romanen, Märchen und Gedichten.

Weitere Publikationen im Sati-Verlag: Bach-Blüten und Bewusstseinsarbeit * Bach-Blüten und kalifornische Blüten von A-Z – Kompendium * Das Mädchen Namenlos – Ein spirituelles Märchen * Psychologische Astrologie – Ausbildung in 18 Bänden * Astrotherapie * Das Weib im Horoskop: Lilith und die Asteroiden * Astrologie und Meditation * Horoskope deuten.

Weitere Infos: www.sati-verlag.de

# BIN TRAVERLER FORM

Cut By: _PEDRO CASTILLO #2_ Qty _38_ Date _07-23-26_

Scanned By: _____

Qty _____ Date _____

Scanned Batch ID's

_____

_____

Notes / Exceptions

_____